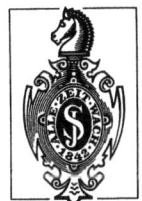

Asao Hirano

Praktischer Leitfaden der Neuropathologie

Aus dem Englischen übersetzt
von Horst Peter Schmitt, Heidelberg

Mit 312 zum Teil farbigen Abbildungen

Springer-Verlag
Berlin Heidelberg New York 1983

ASAO HIRANO, M. D.
Head, Division of Neuropathology, Montefiore Hospital
and Medical Center;
Professor, Department of Pathology and Neuroscience,
Albert Einstein College of Medicine, New York, NY/USA

Übersetzer:
Prof. Dr. HORST PETER SCHMITT
Institut für Neuropathologie der Universität Heidelberg,
Im Neuenheimer Feld 220/221, D-6900 Heidelberg

Titel der amerikanischen Originalausgabe:
Asao Hirano: A Guide to Neuropathology. Published and distributed by IGAKU-SHOIN Ltd., Tokyo, and IGAKU-SHOIN Medical Publishers, Inc., New York, NY
© First edition 1981 by IGAKU-SHOIN Ltd., Tokyo

ISBN-13:978-3-642-68760-0   e-ISBN-13:978-3-642-68759-4
DOI: 10.1007/978-3-642-68759-4

CIP-Kurztitelaufnahme der Deutschen Bibliothek
Hirano, Asao:
Praktischer Leitfaden der Neuropathologie / Asao Hirano. Aus d. Engl. übers. von Horst Peter Schmitt. – Berlin; Heidelberg; New York: Springer, 1983.
   Einheitssacht.: A guide to neuropathology dt.
   ISBN-13:978-3-642-68760-0

Das Werk ist urheberrechtlich geschützt. Die dadurch begründeten Rechte, insbesondere die der Übersetzung, des Nachdruckes, der Entnahme von Abbildungen, der Funksendung, der Wiedergabe auf photomechanischem oder ähnlichem Wege und der Speicherung in Datenverarbeitungsanlagen bleiben, auch bei nur auszugsweiser Verwertung, vorbehalten.

Die Vergütungsansprüche des § 54, Abs. 2 UrhG werden durch die „Verwertungsgesellschaft Wort", München, wahrgenommen.

© by Springer-Verlag Berlin Heidelberg 1983
Softcover reprint of the hardcover 1st edition 1983

Die Wiedergabe von Gebrauchsnamen, Handelsnamen, Warenbezeichnungen usw. in diesem Werk berechtigt auch ohne besondere Kennzeichnung nicht zu der Annahme, daß solche Namen im Sinne der Warenzeichen- und Markenschutz-Gesetzgebung als frei zu betrachten wären und daher von jedermann benutzt werden dürften.

2123/3130-543210

Dieser kleine Band ist meinen Lehrern

Dr. Harry M. Zimmerman und Dr. Robert D. Terry

gewidmet – den Männern, denen ich nicht nur für die
Einführung in die Grundlagen der Neuropathologie,
sondern auch für die Anregung, dieses Fachgebiet zu
wählen und mich ihm zu verschreiben, in großer
Dankbarkeit verbunden bin.

Geleitwort

Der Anfänger in der Neuropathologie, sei es der Medizinstudent, sei es der morphologisch ungeschulte Neurowissenschaftler, wird in diesem Buch eine unschätzbare Hilfe finden. Das Ziel ist offensichtlich, eine Basis für zukünftige Untersuchungen auf diesem Gebiet zu schaffen. So werden auch elementare Grundlagen, sowohl der makroskopischen wie der mikroskopischen Neuroanatomie vermittelt, welche für das Verständnis der pathologischen Anatomie von grundsätzlicher Bedeutung sind. Darüber hinaus werden die Methoden der sachgerechten Entnahme des menschlichen Zentralnervensystems bei der Sektion zur weiteren detaillierten autoptischen Aufarbeitung, der Fixierung und der Färbung für die licht- und elektronenmikroskopische Untersuchung dargelegt. Dieses Buch ist ein echtes Vademecum, welches einen lebenden Mentor zur weiteren Anleitung nahezu überflüssig macht. Es ist deshalb so praktisch, weil es grundlegende Methoden vermittelt, die in Jahren der Unterweisung und Weiterbildung vieler Generationen von Neuropathologen am medizinischen Zentrum Montefiore in New York erprobt und gereift sind.

Bemerkenswerterweise ist der Inhalt dieses Buches in einer neuen, ungewohnten Form gegliedert. Es wird nicht der Versuch unternommen, so, wie es in Lehrbüchern und Standardwerken der Pathologie üblich ist, den Inhalt nach nosologisch zusammenhängenden Gruppen zu ordnen. Statt dessen werden die krankhaften Befunde nach topographischen Gesichtspunkten gegliedert. D.h., es werden Veränderungen der Hirnrinde und des zentralen Graus, des Marklagers, der Blutgefäße, der Glia und der Meningen jeweils in getrennten Kapiteln zusammengefaßt und abgehandelt. Das gleiche topographische Einteilungsprinzip gilt für das Rückenmark und seine Veränderungen. Diese Darstellungsweise des Stoffes hat sich in über 20 Jahren der Lehre und Ausbildung von Assistenten und Hospitanten in der Neuropathologie als effektiv bewährt.

In einer ganz besonderen Hinsicht ist das Buch mehr als lediglich ein praktischer Leitfaden für Anfänger: Zahlreiche

Illustrationen, die bekannte und weniger bekannte Veränderungen des Neuropils, der Nervenzellen, der Glia und der Blutgefäße wiedergeben, dienen einmal der Reorientierung über die wichtigsten pathomorphologischen Sachverhalte und ermöglichen zum anderen dem Anfänger einen raschen Einstieg in das Fachgebiet der Neuropathologie. Ein hilfreicher Index erleichtert das Auffinden der Abbildungen zu den jeweiligen morphologischen Veränderungen.

Es wird dem Leser auffallen, daß der überwiegende Teil der kapitelweise geordneten Literaturangaben und Quellenzitate sich auf eigene Publikationen des Autors bezieht. Dies schafft eine gewisse Atmosphäre der Unmittelbarkeit und des Vertrauens, da sich darin das profunde Wissen, auf welches sich das Buch gründet, widerspiegelt. Darüber hinaus gibt es am Schluß des Werkes eine umfassendere bibliographische Übersicht, welche den Wünschen derjenigen Leser, die einen tieferen Zugang zu dem Gebiet anstreben, Rechnung trägt.

H. M. Zimmerman, M. D.

Vorwort

Zwei etwas widersprüchliche Hintergedanken gaben Anlaß zur Abfassung des vorliegenden Buches: Das erste Anliegen war, einen praktischen Leitfaden für den angehenden Neuropathologen zu schaffen. Grundsätzlich werden darin die Methoden beschrieben, nach denen im Montefiore Hospital die jungen Neuropathologen ausgebildet werden. Der Lernende wird zunächst mit den Erfordernissen einer sorgfältigen Sammlung der klinischen Daten und der Gewinnung des Materials für die pathologisch-anatomische Untersuchung vertraut gemacht und in die Untersuchungstechniken der Neuropathologie eingewiesen. Er oder Sie werden dann schrittweise an die Hirnuntersuchung herangeführt, beginnend mit der äußeren Besichtigung, gefolgt von der Befunderhebung am sezierten Gehirn. Eingeschlossen ist die Zerlegung des Gehirns in Horizontalschnitte, die mit dem axialen Computertomogramm verglichen werden können. Anschließend folgt in der Regel die Einführung in die feingewebliche Untersuchung. Im Hinblick auf das Ziel einer generellen Anleitung ist das Buch unter topographisch-anatomischen Gesichtspunkten, anstelle der sonst in Lehrbüchern der Neuropathologie üblichen Einteilung nach Krankheitsgruppen, gegliedert.

Das zweite Anliegen war, die große Bedeutung der Erkenntnisse der letzten zwei bis drei Jahrzehnte auf ultrastrukturellem Gebiet in der Neuropathologie zu dokumentieren. Während auf einigen ausgewählten Spezialgebieten, wie z.B. dem der Demyelinisierungskrankheiten oder der Alterung detaillierte Übersichten vorliegen, gibt es bislang nicht ein einziges Werk, in welchem versucht würde, die gesamte bisherige Information zusammenzufassen und in einer für den Neuropathologen nutzbringenden Art und Weise darzustellen.

Zwei für den Neuropathologen praktisch wichtige Gebiete werden von der Darstellung ausgeschlossen: die Pathologie der Skelettmuskulatur und der peripheren Nerven. Auf diesen Sektoren sind in der jüngsten Vergangenheit einige exzellente Werke erschienen, die eine weite Verbreitung gefunden haben. Der Leser möge sich dort orientieren.

Die Literaturangaben wurden, neben einigen ausgewählten Schlüsselreferenzen, auf meine eigenen Publikationen beschränkt; sie sind keineswegs vollständig. Eine Zusammenstellung der Lehrbücher am Schluß des Werkes mag als Hilfe für den weiteren Zugang zur relevanten Literatur dienen.

Das Bildmaterial wurde zum Teil der Sammlung des Montefiore Hospitals entnommen; zum Teil entstammt es einer Anzahl mitgeteilter Einzelfälle. Ich bedanke mich an dieser Stelle bei den zahlreichen Kollegen, die mir die Untersuchung dieser Fälle gestattet haben.

Asao Hirano

Danksagungen

An dem vorliegenden Werk haben viele Kollegen und Mitarbeiter direkt oder indirekt mitgewirkt. Unter ihnen befinden sich einige, denen ich ganz besonderen Dank schulde. Dr. Leopold G. Koss, Professor und Vorstand der Abteilung für Pathologie des Albert Einstein College für Medizin im Montefiore Hospital, hat uns bei diesem Unterfangen große Unterstützung und viel ermutigenden Zuspruch zuteil werden lassen. Herr Dr. Nitya Ghatak und Frau Dr. Josefina F. Llena, meine Mitarbeiterin in der Division für Neuropathologie, waren mir stets wertvolle Hilfen. Weiter danke ich Herrn Dr. Herbert M. Dembitzer, der mich in großzügiger Weise bei der Vorbereitung des Manuskriptes unterstützt hat. Schließlich gilt mein Dank Frau Pearl Parsowith für ihre unermüdlichen Dienste als Sekretärin, Schreibhilfe und Herausgeberin, Frl. Ernestine Middleton und Frau Glenna Smith für ihre ausgezeichnete technische Assistenz und schließlich dem Igaku-Verlag für viel Geduld und Hilfe während des gesamten Unternehmens.

Vorwort des Übersetzers

In zweierlei Hinsicht füllt das vorliegende Werk von Asao Hirano nicht nur auf dem nordamerikanischen Kontinent, sondern auch auf dem deutschen Markt eine bestehende Lücke:

Zum einen bietet es einen ausgezeichneten methodischen Leitfaden, der dem fachfremden Neuling, insbesondere dem ohne pathologisch-anatomische Vorbildung, eine schnelle Orientierung über die praktischen Verfahrensweisen zur Untersuchung des zentralen und peripheren Nervensystems, angefangen von der sachgerechten Entnahme bei der Sektion über die weitere Aufarbeitung zur makroskopischen und mikroskopischen Untersuchung, bis hin zur ultrastrukturellen Analyse gestattet. Dabei sind auch gebräuchliche Konservierungs-, Fixierungs- und Färbetechniken der Neuropathologie berücksichtigt. In geschickter Weise versteht es der Autor, selbst fast banal erscheinende Wiedergaben, wie z.B. die der überaus geläufigen Hämatoxilin-Eosin-Färbung in einer Farbillustration mit einem Bildinhalt zu verbinden, der wegen seiner Außergewöhnlichkeit auch den erfahrenen Fachmann, dem die Färbetechnik als solche geläufig ist, an der Abbildung verweilen läßt. Die Kombination von Alzheimerschen Fibrillenveränderungen mit einer Lewy-Kugel im Perikaryon der gleichen Nervenzelle dürfte auch vielen Erfahrenen noch ein überraschendes, wenn nicht gar unbekanntes Phänomen sein, und zählt zu den fachlichen Pikanterien, die man nur von einem in der feinstrukturellen Morphologie neuropathologischer Sachverhalte so versierten und international ausgewiesenen Kenner wie Asao Hirano erwarten kann.

Eine Marktlücke füllt der methodische Teil des Buches auch in Deutschland deshalb, weil in den wenigen, bei uns gebräuchlichen Präparier- und Sektionsanleitungen die Sektion des Zentralnervensystems in der Regel nur beiläufig und zweitrangig berücksichtigt ist und es von neuropathologischer Seite im deutschsprachigen Schrifttum kaum eine dem vorliegenden Buch entsprechende moderne Alternative gibt.

Zum anderen besteht eine Besonderheit des Werkes in seiner ungewöhnlichen Gliederung des Stoffgebietes nach topographischen anstelle der üblichen, nach nosologischen Gesichtspunkten ausgerichteten. Diese Einteilung wird im zweiten, zytologischen Teil, unter Übertragung auf die einzelnen, getrennt abgehandelten Gewebskomponenten im Prinzip beibehalten. Dadurch wird das Werk in der Gesamtbilanz zu einer Art differentialdiagnostischem Leitfaden der morphologischen Neuropathologie, der in dieser Form weder im deutschsprachigen Raum noch darüber hinaus vergleichbare Gegenstücke hat.

So hilfreich der erste, methodische Teil für den Anfänger in der Neuropathologie ist, so wertvoll wird der zweite, ultrastrukturelle Teil auch dem fachlich Versierteren sein. Dieser Teil enthält eine straffe Zusammenfassung der großen Fülle vor allem elektronenmikroskopischer Befunde zur Orthologie und Pathologie der zentralnervösen Elemente, die in den vergangenen zwei bis drei Jahrzehnten erarbeitet wurden. Der große Anteil, den die Untersuchungen des Verfassers an dieser Entwicklung hatten, wird aus den fast ausschließlichen Hinweisen auf eigene Publikationen des Autors und seiner Mitarbeiter in Text und Literaturangaben deutlich. Sie vergegenwärtigen, zusammen mit dem reichhaltigen und eindrucksvollen Bildmaterial, die große persönliche Erfahrung des Verfassers auf dem Gebiet, über das er schreibt. Gerade dies läßt das vorliegende Werk, trotz seiner Kürze, besonders im zweiten Teil, auch für den fortgeschrittenen Neuropathologen zu einer fruchtbaren Lektüre werden.

Bei der Übersetzung eines fremdsprachigen Textes ins Deutsche steht der Übersetzer stets vor dem Problem, auf der einen Seite so exakt wie möglich übersetzen, auf der anderen Seite aber auch den Inhalt möglichst unverfälscht in gutes Deutsch bringen zu müssen. Bei Übersetzungen aus dem Englischen bedeutet dies, wegen der sehr unterschiedlichen Syntax, daß in der Regel eine wörtliche Übertragung nicht möglich ist. Es muß der Inhalt der Aussage erfaßt und der Satz dann neu formuliert werden. Dabei stößt man häufig auf die Schwierigkeit, daß es für einen englischen Begriff verschiedene deutsche Wortalternativen gibt, die jedoch nicht frei austauschbar sind, da sie mit spezialisierter Bedeutung verwandt werden. Mitunter ist es dem Übersetzer dann nur möglich, aufgrund der eigenen Kenntnis des Sachverhaltes zu entnehmen, was genau der Autor meint, und dementsprechend deutsch zu formulieren. Hierin liegt eine besondere Verantwortung, die um so größer ist, als der Autor selbst nicht überprüfen kann, ob der Sinn seiner Aussage getroffen wurde. In schwierigen Einzelfällen hat sich der Übersetzer durch Rückfrage beim Verfasser in diesem Sinne vergewissert. Mitunter wurde es auch notwendig, in Adaptation an grundsätzlich abweichende deutsche Auffassungen oder Sprachgebräuche ergänzende Anmerkungen oder Einschaltungen vorzunehmen, zumal es sich um ein Werk handelt, das sich vorwiegend an den noch Unerfahrenen wendet, wenngleich es auch dem Erfahrenen manches an wertvoller Information bietet. Die entsprechenden Ergänzungen oder Anmerkungen wurden entweder als Fußnoten oder, wenn kurz, als Einschaltungen im Text in Klammern angebracht. Die Fußnoten sind mit A.d.Ü. (Anmerkung des Übersetzers) zusätzlich gekennzeichnet. Besondere Probleme ergaben sich bezüglich einer Anzahl von Termini technici der Elektronenmikroskopie, die der Übersetzer selbst nur aus der englischsprachigen Literatur kennt und die wohl vielfach keinen zumindest gängigen deutschen Äquivalenzbegriff haben. In diesen Fällen wurde der englische Terminus in die Übersetzung, meist in Gänsefüßchen, übernommen, da er in der Regel zumindest als gebräuchlicher vorausgesetzt werden konnte.

Es bleibt zu hoffen, daß die Übersetzung die Meinungen des Autors unverzerrt wiedergibt ohne das Sprachgefühl des deutschen Lesers allzusehr zu stören, wobei zum Teil erhebliche Abweichungen von der wörtlichen Übersetzung des Originaltextes in Kauf genommen werden mußten. In Zweifelsfällen besteht die Möglichkeit des Vergleiches mit dem Urtext.

Horst P. Schmitt

Inhaltsverzeichnis

I. **Grundlagen und Methodik**

   A. Das Material 1

   B. Ausbildung in der Neuropathologie 3

   C. Die Bedeutung der klinischen Daten 5

   D. Entnahme und Konservierung von Geweben . 6

   E. Makroskopische Untersuchung von Gehirn und Rückenmark 10

      1. Die Korrelation der klinischen und pathologisch-anatomischen Befunde 10
      2. Die Untersuchung des Gehirns 11
         Dura mater 12
         Leptomeninx 21
         Der Circulus arteriosus Willisi 25
            Normale Anatomie und Varianten . . . 25
            Arteriosklerose und Lichtungsverschluß . 28
            Aneurysmen 29
         Hirnnerven 35
         Die makroskopische Pathologie der intrakraniellen Drucksteigerung 37
            Herniation des Gyrus cinguli (Subfalxiale Herniation) 38
            Tentorielle Herniation (Uncusherniation, transtentorielle Herniation, hippokampale Herniation) 39
            Tonsilläre Herniation 43
            Weitere Herniationsformen 45
            Veränderungen des Ventrikelsystems . . . 45
         Das makroskopische Bild des geschlossenen Gehirns 46
            Grundsätzliche Überlegungen 46
            Diffuse Veränderungen 48
            Herdförmige Veränderungen 51
            Sekundäre Veränderungen 55

Anhang I: Infarkte 56
Lokalisation des Infarktes in Abhängigkeit
vom Sitz des Verschlusses 57
Anhang II: Hirntumoren 61
Die Sektion des Gehirns 70
Die Sektionstechniken 70
Diffuse Veränderungen 82
Anhang III: Entmarkungskrankheiten . . 84
Herdförmige Veränderungen 88
3. Untersuchung des Rückenmarkes 103
Der spinale Epiduralraum 103
Die Leptomeninx spinalis und der Subarachnoidalraum 104
Das intakte Rückenmark 105
Normale Anatomie 105
Pathologische Anatomie des Rückenmarkes 107
F. Gewebsentnahme zur mikroskopischen
Untersuchung 116
G. Färbetechniken 119
1. Die Hämatoxilin-Eosin-Färbung (H.E) . . . 119
2. Spezialfärbungen 120
Die Nissl-Färbung 121
Die Versilberung nach Bielschowsky und
ihre Modifikationen (Axon-Versilberung) . . 121
Gliafaserfärbungen 124
Markscheidenfärbungen 124
Die Sudan-(Fett-)Färbung 125
Retikulinfaser- und Bindegewebsfärbungen . 125
Lichtoptische Färbung von in Kunststoff
eingebettetem Material 127
Immunhistochemie 128

II. Neuropathologie auf zellulärer Ebene

A. Die Nervenzellen 130
1. Der Zellkern 130
2. Die Nissl-Substanz 133
Chromatolyse 134
Lamelläre Einschlüsse („Lamellar-Bodies") . 136
Ringförmige Lamellarstrukturen („Annulate
Lamellae") 138
Membran-Partikelkomplexe 140
Andere Veränderungen 143

3. Lipofuscin und andere Pigmente 145
   Lipofuscin 145
   Neuromelanin. 147
   Granulovakuoläre Körperchen 149
   Abnorme Lipideinschlüsse 149
4. Neurofibrillen. 153
   Veränderungen der Neurofilamente . . . 156
   Alzheimersche Fibrillenveränderungen . . . 159
      Der lichtmikroskopische Nachweis der
      Alzheimerfibrillen 159
      Vorkommen und Verteilung der Alzheimer-
      fibrillen 162
      Die Feinstruktur der Alzheimerfibrillen . 167
   Neurofibrillenveränderungen beim Steele-
   Richardson-Olszewski-Syndrom 168
   Weitere Neurofibrillenveränderungen . . . 169
   Eosinophile stäbchenförmige Strukturen
   (Hirano-Bodies) 169
5. Mitochondrien 174
6. Intrazytoplasmatische Einschlüsse 177
   Pick-Kugeln. 177
   Lewy-Kugeln 178
   Lafora-Körper. 180
   Intrazytoplasmatische hyaline (kolloidale)
   Einschlüsse 182
   Bunina-Körper 182
   Negri-Körper 185
   Kleine eosinophile Granula der pigment-
   haltigen Nervenzellen der Substantia nigra . 185
   Eosinophile Einschlüsse in Nervenzellen
   des Thalamus 185
7. Nervenzellfortsätze. 186
   Die Dendriten 186
   Axone 191
      Organellenverluste 193
      Veränderungen der fibrillären Organellen 193
      Veränderungen des glatten endoplasma-
      tischen Retikulums 193
      Vermehrung von Mitochondrien, Vesikeln
      und „Dense-Bodies" 198
      Polyglucosankörper 201
8. Synapsen. 202
   Normale Synapsen 202
   Veränderungen der Synapsen 204
   „Leere Schwellung" 205

Atrophie 207
Der leere präsynaptische Sack („Empty Synaptic Bag") 207
Tubulovesikuläre Strukturen 208
Senile Drusen 209
Die kongophile Angiopathie oder Amyloidose der Hirngefäße 214
Kuru-Plaques 215
Aberrationen der Synapsenentwicklung . 216
9. Weitere neuronale Veränderungen 219
Nervenzelluntergang 219
Dunkle und geschrumpfte Neurone („Dark-Neurons") 222
Ischämische Veränderungen 222
Doppelkernige Nervenzellen 222
Vakuoläre Degeneration 223
Neuronale Entwicklung 224
„Dying-back" (Distale Axonopathie) 224
Transneuronale Degeneration 225
Gestaltänderungen 225
Geschwülste 228

B. Astrozyten 229

1. Normale Astrozyten 229
2. Die Pathologie der Astroglia 232
Astrozytenschwellung 232
Kernveränderungen 232
Hypertrophische (gemästete) Astrozyten . . 238
Fasergliose 238
Gliainseln („Glial Bundles") 243
Einschlüsse in Astrozyten 244
Gestaltveränderungen der Astrozyten . . . 246
Geschwülste 247
Astrozytome 247
Glioblastoma multiforme 250

C. Oligodendroglia 253

1. Die normale Oligodendroglia 253
2. Pathologie der Oligodendroglia 257

D. Die Markscheide 260

1. Die normale zentrale Markscheide 260
2. Die normale periphere Markscheide 266

Inhaltsverzeichnis XIX

3. Veränderungen der Markscheide	270
Entmarkung	270
Die Pathologie des Perikaryon der Oligodendrogliazelle	270
Die Pathologie der Markscheide	271
Die Pathologie der inneren Schleife	281
Remyelinisierung	284
Veränderungen der Transversalbänder	296
4. Geschwülste des peripheren Nerven	297
E. Makrophagen, Entzündung und Bindegewebe	301
F. Das Ependym	312
1. Normales Ependym	312
2. Pathologische Veränderungen des Ependym	315
Reaktive Veränderungen	315
Das Ependymom	316
Das Ependymoblastom	318
G. Der Plexus chorioideus	323
H. Die Meningen	327
1. Die Dura mater	327
2. Die Leptomeninx	327
Normale Anatomie	327
Pathologische Veränderungen der Leptomeninx	328
Die Meningitis	328
Meningeome	330
I. Die Gefäßversorgung	334
1. Die Arterien	334
Normale Arterien	334
Pathologische Veränderungen der Arterien	335
Die Arteriosklerose	335
Arterielle Verschlüsse und Rupturen	337
Aneurysmen	337
Gefäßmißbildungen	337
2. Die Venen	337
3. Die Kapillaren	337
Die pathologischen Veränderungen der Kapillaren und anderer kleiner Gefäße	340
Fenestrationen	340
Interzelluläre Verbindungen	343

Plasmalemmale (pinozytotische) Vesikel . 347
Oberflächenmodulation. 347
Tubuläre Körper (Weibel-Palade)
und verwandte Strukturen 347
Tubuläre Formationen 351
Endothelproliferationen. 353
Weitere Veränderungen 353
4. Das Hirnödem 354

J. Nicht-neuroektodermale Gewebe in der Neuraxis 364

1. Die Hypophyse 364
2. Das Kraniopharyngeom 367
3. Das Cholesteatom 368
4. Endodermalzysten 369
5. Das Germinom 372
6. Teratome. 373
7. Bindegewebstumoren. 373
8. Chordome 374
9. Metastasen 374

III. Auswahl der Lehrbücher und Zeitschriften auf dem Gebiet der Neuropathologie 379

Sachverzeichnis 383

I. Grundlagen und Methodik

A. Das Material (Abb. 1)

Die Neuropathologie ist der Teil der Pathologie, der sich in erster Linie mit dem Nervensystem befaßt, sowohl mit dem zentralen, als auch mit dem peripheren. Theoretisch sollte sie sich auf diese Abschnitte beschränken; in der Praxis jedoch schließt sie die Beschäftigung mit jeglicher Art von Gewebsteilen ein, die für den Neurologen oder Neurochirurgen von irgendeinem Interesse sind. So laufen in einer neuropathologischen Abteilung auch Gewebsproben von der Kopfschwarte oder vom Schädel ein, die vom Neurochirurgen operativ entfernt wurden. In ähnlicher Weise gilt es nicht nur Rückenmarksgewebe zu untersuchen, sondern gelegentlich auch Material vom Wirbelkörper, von der Bandscheibe und schließlich epidurales

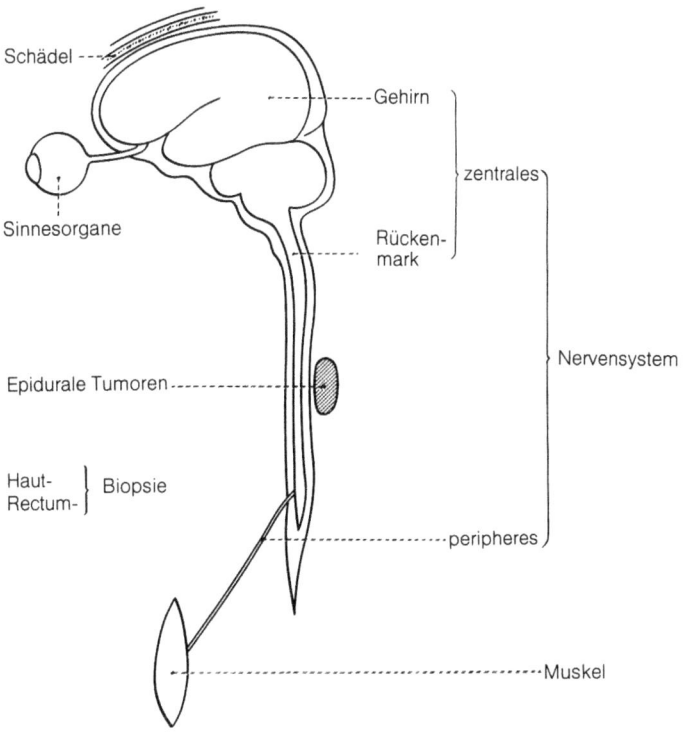

Abb. 1. Gewebe zur neuropathologischen Untersuchung

Gewebe. Durch die enge Beziehung zwischen Nervensystem und Muskulatur ist auch die Skeletmuskulatur stets ein wichtiger Bestandteil des neuropathologischen Fachgebietes. Darüber hinaus gilt dies ferner für die Haut in Fällen wie der Dermatomyositis und für die Rectumschleimhaut bei Biopsie im Zusammenhang mit bestimmten Lipidosen (Landing et al., 1972, Fidelman und Lagunoff, 1972). In besonderen Fällen können schließlich auch Teile der Sinnesorgane wie die Retina oder der Orbitainhalt wichtiger Gegenstand der Bemühungen des Neuropathologen werden.

Literatur

Landing BH, Neustein HB, Kamoshita S (1972) Biopsy diagnosis of lipidosis: Background considerations, general concepts and practical aspects. In: Sphingolipids, Sphingolipidoses and Allied Disorders. pp 15–35. Volk BW, Aronson SM (eds.), Plenum Publishing Co., New York

Fidelman S, Lagunoff D (1972) The morphology of the normal human rectal biopsy. Human Pathol, 3: 389–401

Dubowitz V, Brooke MH (1973) Muscle Biopsy: A Modern Approach. WB Saunders Co., Ltd, London

Hughes JT (1974) Pathology of Muscle. WB Saunders Co., Philadelphia

Burger PC, Vogel FS (1976) Surgical Pathology of the Nervous System and its Coverings. John Wiley & Sons, New York

B. Ausbildung in der Neuropathologie (Abb. 2)

Prinzipiell kommen die Interessenten an einer Weiterbildung in der Neuropathologie aus zwei unterschiedlichen Quellen: die eine ist die Klinik, entweder die neurologische oder die neurochirurgische, die andere die generelle Pathologie. In den meisten Fällen stammt der Neuropathologe, der das Fach später hauptberuflich betreibt, aus der Pathologie, nicht selten rekrutiert sich der neuropathologische Nachwuchs aber auch aus dem neurologischen und neurochirurgischen Lager.

Die Zeit, die ein Auszubildender in einer neuropathologischen Abteilung verbringen sollte, hängt natürlich ganz von den Zukunftsplänen des Betreffenden ab. Diejenigen, welche eine Fachausbildung und spätere Tätigkeit als Neuropathologe anstreben, sollten, über sonstige notwendige Ausbildungserfordernisse hinaus, mindestens zwei Jahre in der Neuropathologie weitergebildet werden. Andere mögen gelegentlich nur drei Monate in einem neuropathologischen Institut verbringen, in der Absicht, lediglich einige wenige Grundlagen der Morphologie von dort mitzunehmen.

Nach unseren Erfahrungen ist eine Zeitspanne von weniger als sechs Monaten nicht geeignet, auch nur die Minimalanforderungen des Faches zu vermitteln. Nur in dieser Mindestzeit ist es möglich, so viel vom Fache mitzubekommen, wie nötig ist, um einen ernsthaft Interessierten anzure-

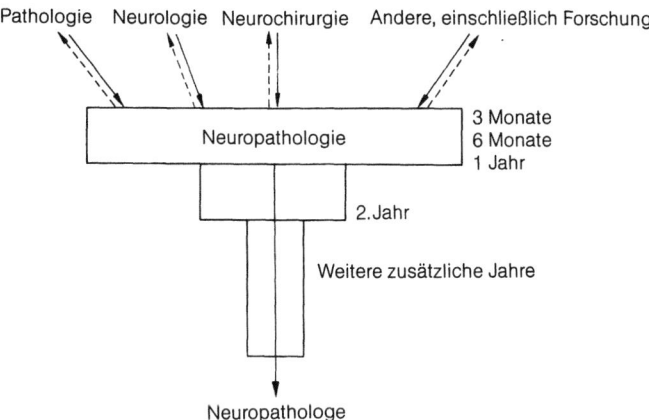

Abb. 2. Die Quellen der Interessenten an der Neuropathologie

gen. So sollten auch angehende Neurologen und Neurochirurgen zumindest sechs Monate Tätigkeit in der Neuropathologie anstreben.

Trotzdem sind in der Praxis in den enggedrängten Zeitplänen der Kliniker manchmal nur drei Monate zu erübrigen.

In einer wichtigen Hinsicht ist die Mischung von Klinikern und Pathologen in einer neuropathologischen Abteilung von Nutzen: Grundsätzlich bringt der Neurologe oder Neurochirurg die Fähigkeit mit, klinische Symptomatik und makroskopische Anatomie miteinander zu verbinden. Demgegenüber hat er jedoch oft Schwierigkeiten, die mikroskopischen Veränderungen adäquat zu erfassen. Der Pathologe in der neuropathologischen Weiterbildung hingegen bringt gewöhnlich gute Anlagen für die Mikromorphologie mit und vermag schnell feingewebliche Veränderungen zu erkennen, hat dagegen aber oft Schwierigkeiten, die Klinik mit der Morphologie, vor allem auf makroskopischer Ebene, zu verbinden. So ist eine gute neuropathologische Abteilung stets ein Gemisch von Klinikern und Pathologen. In vielerlei Hinsicht ergänzen sie einander, und der eine lernt vom anderen. Wenn nun noch jemand das besondere Ingredienz eines aktiven Forschungsprogrammes hinzufügt, welches dann auch noch die Einbeziehung von Grundlagenforschern bedingt, wird ein neuropathologisches Institut zu einer aufregenden, pulsierenden Stätte fruchtbaren akademischen Wirkens auf der einen und zu einer wertvollen Hilfe für die Klinik auf der anderen Seite.

C. Die Bedeutung der klinischen Daten

Bei der Ankündigung der Obduktion eines Verstorbenen mit neurologischen Symptomen neigt der Anfänger in der Neuropathologie stets dazu, ohne weitere Vorüberlegungen zunächst einmal das Gehirn und vielleicht auch das Rückenmark zu entnehmen und in Formol zu fixieren. Dies ist oftmals jedoch nicht die klügste Verfahrensweise. Bevor er an die Leiche herangeht, sollte der Neuropathologe sich durch Einholen von klinischen Daten des Patienten so umfassend wie möglich über dessen Vorgeschichte informieren. Der Allgemeinpathologe wird ihm dabei selbstverständlich helfen, und der behandelnde Kliniker sollte ebenfalls erreichbar sein.

Nur unter Kenntnis und Berücksichtigung der klinischen Daten kann der Neuropathologe bei der Sektion sinnvoll vorgehen. Die erste Frage ist natürlich, welche Gewebe im gegebenen Falle das größte Interesse beanspruchen. Zwar wird das Gehirn in nahezu jedem Fall entnommen, doch sind im Einzelfalle oft andere Gewebsabschnitte wesentlich bedeutsamer und sollten zur Untersuchung asserviert werden. In einem Fall mit peripherer Neuropathie zum Beispiel ist die Entnahme der betroffenen Muskeln und der zugehörigen Nerven, einschließlich des Rückenmarkes, essentiell. In anderen Fällen können Gehirn und Rückenmark lediglich Nebenschauplätze im Rahmen extrakranieller und extraspinaler Krankheitsprozesse sein, wie zum Beispiel als Sitz von Metastasen oder Abszessen. In solchen Fällen sind Gewebsproben aus Nachbarregionen von mindestens gleichrangigem Interesse und müssen entnommen werden.

Wenn ein Verdacht auf Verschluß der Arteria carotis besteht, muß die Aufteilungsstelle der Arteria carotis communis in die Arteria carotis externa und die interna im Halsbereich sorgsam inspiziert und entnommen werden, sofern sie verschlossen ist. Ist die Bifurkation durchgängig, so sollte nach der Entnahme des Gehirns Wasser oder Kochsalzlösung auf Halsebene in die A. carotis interna injiziert werden, um die Durchgängigkeit des Gefäßes über seinen gesamten Verlauf zu prüfen. Im Falle eines Verschlusses sollte man das Gefäß entnehmen und zur weiteren Untersuchung des Siphonabschnittes, welcher der zweithäufigste Sitz von Verschlüssen ist, konservieren.

Was hier klargestellt werden soll, ist die Tatsache, daß eine nach starrem Schema durchgeführte Obduktion völlig nutzlos sein kann. Nur unter vorausschauender Berücksichtigung der klinischen Daten kann der Neuropathologe sicher gehen, daß er alle zur Untersuchung wichtigen Teile entnommen hat, die anderenfalls unwiederbringlich verloren sind.

D. Entnahme und Konservierung von Geweben (Abb. 3)

Sobald feststeht, welche Gewebe asserviert werden müssen, sollte die Entnahme ohne Verzug und mit entsprechender Vorsicht erfolgen. In den meisten Fällen werden Gehirn und Rückenmark vom Sektionsgehilfen entnommen werden. In einigen Fällen jedoch, in denen Spezialuntersuchungen erforderlich sind, ist in anderer Weise zu verfahren. Die entsprechenden Entscheidungen müssen getroffen werden, noch bevor das Gewebe entnommen ist.

In Fällen mit Verdacht auf virale oder andere entzündliche Prozesse zum Beispiel, muß Material aus entsprechenden Abschnitten für die Kultur, Immunfluoreszenz oder andere Untersuchungen noch vor der Formalinfixierung sichergestellt werden. Ähnlich können andere Konservierungsmethoden für Gewebe aus ausgewählten Arealen notwendig werden, wie zum Beispiel zu Untersuchungen in der Gewebekultur, mit dem Elektronenmikroskop oder mit einigen histochemischen Verfahren. Für histochemische oder neurochemische Untersuchungen bei bestimmten Lipidosen oder anderen Krankheiten muß Material tiefgefroren aufbewahrt werden. Die Gewebekultur ihrerseits verlangt eine sterile Gewebsentnahme anstatt jeglicher Fixierung. Für die Elektronenmikroskopie ist Glutaraldehyd anstelle von Formalin das Konservierungsmittel der Wahl.

Wie oben bereits erwähnt, nimmt unter gewöhnlichen, routinemäßigen Bedingungen der Sektionsgehilfe Gehirn und Rückenmark heraus. Trotzdem ist es für den Anfänger in der Neuropathologie ratsam, sich selbst gründlich mit den entsprechenden Sektionsmethoden vertraut zu machen.

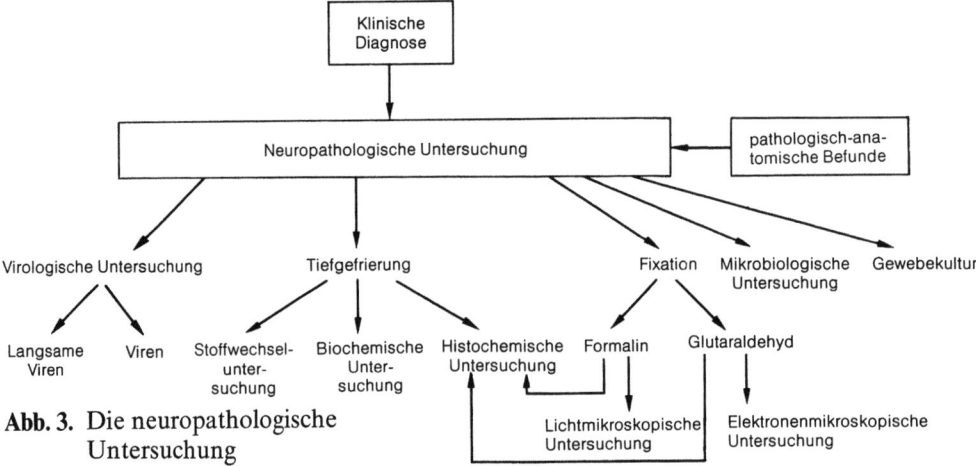

Abb. 3. Die neuropathologische Untersuchung

Hier werden verschiedene Methoden von einer Reihe von Autoren beschrieben. Die einfache, von K. M. Earle[1] angegebene, ist wahrscheinlich für den Anfänger die praktikabelste.

Kurz gesagt, besteht die Methode zunächst aus einem Kopfschwartenschnitt, der von Mastoid zu Mastoid über den Scheitel führt. Die Kopfhaut wird dann nach vorn und hinten zurückgeschlagen, um den Schädel freizulegen. Nach Abtrennen der Musculi temporales wird der Schädel in einer Horizontalebene, die wenige Zentimeter über der oberen Umrandung der Orbita einerseits und der Protuberantia occipitalis externa andererseits verläuft, aufgesägt. Die Dura mater wird dann in der gleichen Ebene aufgeschnitten, die Falx cerebri von der Crista galli gelöst. Das Gehirn wird vom Schädel durch Anheben der Frontallappen abgehoben. Dabei werden schrittweise die Verbindungsstrukturen zur Schädelbasis, wie Nervi optici, Hypophysenstiel, A. carotis interna etc. durchtrennt.

Anschließend wird, nach weiterem Abheben des Gehirns, das Tentorium cerebelli entlang seinem Ansatz durchtrennt. Dann werden Hirnnerven und Vertebralarterien durchtrennt und schließlich das Gehirn durch Hirnstammschnitt vom Rückenmark abgelöst. Nach Durchtrennung der Duraansätze ist das Gehirn frei. Beim Erwachsenen läßt sich die Dura mater leicht vom Schädeldach ablösen; beim Säugling dagegen, wo sie gleichzeitig das Schädelperiost bildet, ist sie fest am Knochen adhärent.

Nun wird das Gehirn gewogen und in 10% gepuffertem Formalin fixiert, sofern keine Subarachnoidalblutung vorliegt oder irgend ein Anlaß zu abweichendem Vorgehen im oben beschriebenen Sinne gegeben ist. Außer für die kurze Zeit des Wiegens sollte man das Gehirn nicht unnötig auf einer harten Unterlage liegen lassen. Die Perfusionsfixation ist der einfachen Immersionsfixation vorzuziehen. Etwa 100 ml Fixierungsflüssigkeit werden in jeden Carotisstumpf und in die Vertebralarterien injiziert. Dann fixiert man das Gehirn schwimmend in einem Gefäß, in dem man einen Faden unter der Arteria basilaris hindurchzieht und diesen am Oberrande des Gefäßes befestigt. In Fällen, in denen eine Perfusion, zum Beispiel wegen Verschlusses eines oder mehrerer Gefäße, undurchführbar ist, wird das Gehirn nur immersionsfixiert.

Bei Subarachnoidalblutung empfiehlt es sich, das Gehirn zunächst unter fließendem kaltem Wasser abzuspülen und soviel Blut wie möglich zu entfernen, um freien Blick auf die Blutgefäße zu bekommen. Erst danach wird das Gehirn in der üblichen Weise fixiert.

Nach sorgsamer Einbringung des Gehirns in die Fixierungsflüssigkeit wird die Schädelbasis auf krankhafte Veränderungen hin inspiziert. Dabei wird in der Regel auch die Hypophyse entnommen und fixiert.

---

1 A.d.Ü.: Die hier auf K. M. Earle bezogene Sektionsmethode für Schädel und Spinalkanal einschließlich Gehirn ist bereits wesentlich älter als die zitierte Publikation von Earle und wurde schon in früheren deutschen Sektionstechniken erwähnt (vgl. z.B. Rössle, Robert, 1927 in Abderhaldens Handbuch der histologischen Arbeitsmethoden, Abteilung VIII, Teil 1/II., Seite 1171, Klinge, 1948, Georg Thieme Verlag, und Ostertag, Springer 1944, 1949).

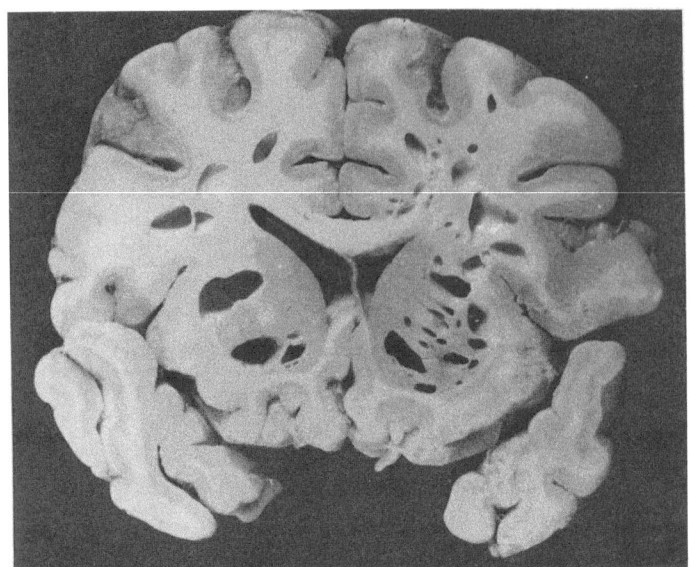

Abb. 4. „Schweizer Käse"-Artefakt

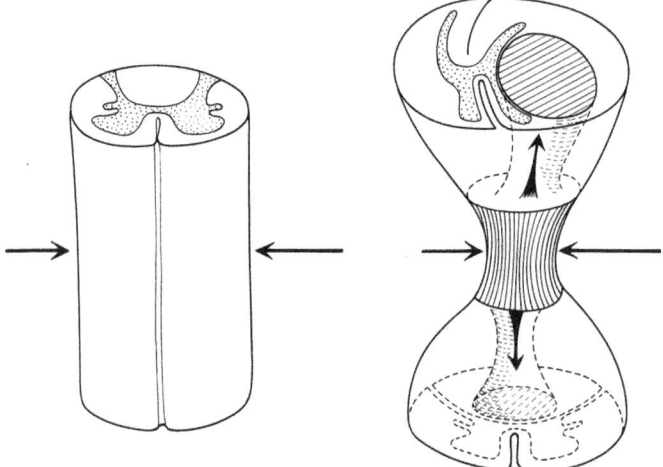

Abb. 5. „Zahnpasta"-Artefakt (van Giesonscher Artefakt)

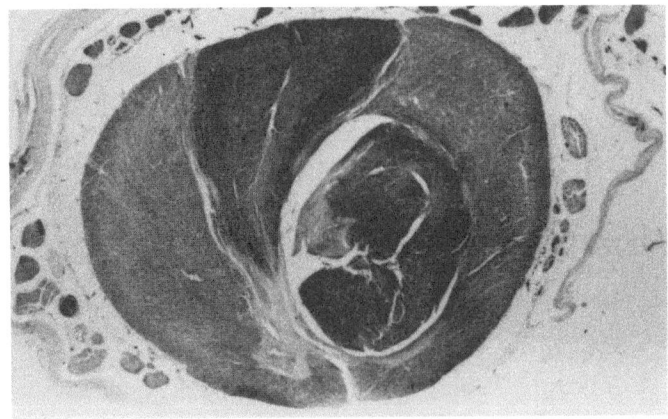

Abb. 6. „Zahnpasta"-Artefakt (Markscheidenfärbung)

Die Entnahme des Rückenmarkes ist schwieriger und zeitraubender. Es stehen dazu zwei gebräuchliche Methoden zur Verfügung: der Zugang von vorn oder von hinten. Wir halten den Zugang von vorne für praktischer. Im Anschluß an die Eventeration von Brust- und Bauchhöhle werden die Wirbelbögen, zusammen mit den umgebenden Weichteilen, am Ansatz durchtrennt. Das Rückenmark wird in der Dura angehoben und die Wurzeln von oben nach unten der Reihe nach durchschnitten. Schließlich wird das Filum terminale abgetrennt und das Rückenmark herausgehoben. Sofern keine speziellen Verfahrensweisen indiziert sind, wird das gesamte Rückenmark in einem langen, röhrenförmigen Behälter fixiert.

Unter gewöhnlichen Umständen werden Gehirn und Rückenmark für ein bis zwei Wochen im Fixativ belassen, obwohl man sie darin praktisch unbegrenzt aufheben kann. Bei zu langer Verweildauer leidet jedoch die Anfärbbarkeit des Gewebes für die Histologie. Andererseits führt das Aufschneiden eines frischen Gehirnes unweigerlich zu Veränderungen der normalen anatomischen Verhältnisse. Nach ein bis zwei Wochen ist das Gewebe gewöhnlich fest und für die weitere Untersuchung geeignet.

Man kann die Bedeutung sofortiger Fixierung und vorsichtigen Umganges mit dem Gehirn nicht überbetonen. Einerseits sind autolytische Veränderungen häufiger Artefakte einer zu späten Fixierung. In Extremfällen kann dies zu groben spongiösen Destruktionen als Folge einer Gasblasenbildung im Gewebe durch Fäulnis führen. Dieser Artefakt ist wohlbekannt durch sein „Schweizer Käse"-artiges Erscheinungsbild (Abb. 4). Weiter kann die postmortale Autolyse auch zu dem noch weitaus verwirrenderen Bild einer mikroskopischen Spongiose als Folge einer Auflösung der Zellen führen. Schließlich kann die grobe Behandlung unfixierten oder noch unzulänglich fixierten Gewebes artefizielle Deformierungen sowohl im Gehirn wie im Rückenmark zur Folge haben. Ein gut bekanntes Beispiel hierfür ist der sogenannte „Zahnpastaartefakt" des Rückenmarkes, der dadurch zustande kommt, daß ein Rückenmarksabschnitt eingeschnürt und Gewebe in eine abnorme Lage oberhalb und unterhalb der Einschnürung gepreßt wird (Abb. 5 und 6)[1]. Gebiete von besonderem Interesse, wie Infarkte oder Tumoren, sind besonders anfällig für diese Veränderung.

Literatur

Bailey OT, Smith PE (eds) (1968) Symposium on methods for the study of the central nervous system. In: The Central Nervous System: International Academy of Pathology Monograph, pp 284–347. The Williams and Wilkins Company, Baltimore

Hirano A (1971) Electron microscopy in neuropathology. In: Progress in Neuropathology, Vol 1, pp 1–61. Zimmerman, HM (ed), Grune & Stratton, New York

Earle KM. Examination of the Brain. American Registry of Pathology, Armed Forces Institute of Pathology, Washington, D.C.

Hughes JT (1978) Pathology of the Spinal Cord. 2nd Ed, pp 181–190. Lloyd Luke, London

---

1 (A.d.Ü.: Im deutschen Sprachgebrauch läuft diese Veränderung auch unter der Bezeichnung „van Giesonscher Artefakt", nach seinem Erstbeschreiber van Gieson, 1892).

E. Makroskopische Untersuchung von Gehirn und Rückenmark

1. Die Korrelation der klinischen und pathologisch-anatomischen Befunde

Da in jedem Falle ein Minimum von ein bis zwei Wochen zwischen Hirnentnahme und weiterer Untersuchung verstreichen muß, ist es eine gute Übung, die klinischen Daten noch einmal zu überdenken, bevor man an die Sektion von Gehirn und Rückenmark herangeht. Innerhalb dieser Zeitspanne sollten auch die Ergebnisse der Gesamtobduktion greifbar sein.

Dieser Rückblick ist von außerordentlichem Wert, sowohl für den Anfänger wie auch für den reiferen Neuropathologen. Zu diesem Zeitpunkt müssen die Resultate der diagnostischen Anstrengungen in vollem Umfange genutzt werden. Der Untersucher sollte in der Lage sein, die zu erwartenden pathologischen Veränderungen so genau wie möglich vorherzusagen.

In diesem Zusammenhange ist es wichtig, sich klarzumachen, daß die Korrelation von klinischen und pathologisch-anatomischen Befunden keineswegs immer so gut gelingt, wie es wünschenswert wäre. Einmal können mitunter offensichtliche klinische Störungen weder auf makroskopischer noch auf mikroskopischer Ebene mit einer eindeutig erkennbaren pathoanatomischen Veränderung korreliert werden. Funktionelle Psychosen, viele Anfallsleiden und bestimmte Formen der geistigen Retardierung im Kindesalter sind dafür gute Beispiele. In anderen Fällen, in denen das Gehirn makroskopisch völlig unauffällig erscheint, können mikroskopisch überraschende Befunde zutage treten. Ohne umfassende Kenntnis der klinischen Symptome kann es durchaus geschehen, daß entscheidende Abschnitte des Gehirns von der weiteren Untersuchung ausgeschlossen bleiben und sogar als normal verworfen werden. Ein gutes Beispiel dafür ist die amyotrophische Lateralsklerose, bei der die mitgeteilten, offensichtlich eindeutigen Veränderungen im motorischen Cortex gewöhnlich sehr schwer mit bloßem Auge festzustellen sind. In einigen Fällen von Creutzfeldt-Jakobscher Krankheit können grobe atrophische Veränderungen ebenfalls fehlen.

Anderseits kann mitunter bereits die makroskopische Untersuchung Befunde aufdecken, die vom Kliniker nicht erkannt oder erwartet wurden. Oft findet man Meningeome und sogar Akustikusneurinome, die vorher, gewöhnlich wegen der Überlagerung durch schwerwiegendere klinische Symptome, nicht erfaßt wurden. Man kann allerdings erwarten, daß mit zunehmendem Einsatz der Computertomographie (CAT) solche Überraschungen seltener werden. Demgegenüber müssen wir im Rahmen des zunehmenden Einsatzes von Chemotherapeutika, Steroiden und Antibiotika nach oder in Verbindung mit Organtransplantationen oder bei der Behandlung von Lymphomen und anderen malignen Tumoren, mit einer steigenden Frequenz von okkulten viralen und mykotischen Infektionen des Gehirnes rechnen. Es ist daher ratsam, Gewebsproben aus bestimmten Standardregionen auch dann zur mikroskopischen Untersuchung zu entnehmen, wenn makroskopisch erkennbare Veränderungen fehlen. Grundsätzlich sollte man sich darüber im klaren sein, daß das einmal verworfene Gehirn unwiederbringlich verloren ist.

Literatur

Friedman, AP, Carton CA, Hirano A (1960) Facial pain. Post-graduate Medicine 27:756–775

2. Die Untersuchung des Gehirns

Bevor das Gehirn untersucht werden kann, muß es für 6–10 Stunden in fließendem Leitungswasser gewässert werden, um den Überschuß an Formalin zu entfernen. Die Hirnsektion sollte wegen der starken Formalinausdünstungen in einem gut belüfteten Raume durchgeführt werden.

Das bereits vor der Fixierung festgestellte Hirngewicht sollte nach Fixierung wegen der möglichen Hinweise auf pathologische Veränderungen nochmals bestimmt werden. Das durchschnittliche Hirngewicht beträgt beim Erwachsenen um 1300 g, wobei beachtliche Abweichungen von diesem Mittelwert keineswegs notwendigerweise pathologische Veränderungen signalisieren müssen. Dennoch sollte ein Gewicht unter 1000 g oder über 1500 g beim Erwachsenen an eine Hirnatrophie oder -schwellung denken lassen, wobei letztere oft von einer intrakraniellen Raumforderung begleitet ist.

Die Durchschnittsgewichte von Kindergehirnen sind in Abb. 7 graphisch dargestellt. Ältere Menschen, besonders jenseits von 65 Jahren, neigen zu geringeren Hirngewichten. Schließlich haben Frauen durchschnittlich kleinere Gehirne als Männer.

Nach der Fixierung und Entfernung der Dura werden das Gehirn, die Leptomeninx, die Hirnnerven und die Blutgefäße der Hirnoberfläche inspiziert, bevor das Gehirn aufgeschnitten wird. Pathologische Veränderungen an diesen Strukturen können uns Hinweise auf das geben, was am tiefergelegenen Parenchym zu erwarten ist, nicht nur äußerlich, sondern auch auf den Schnittflächen.

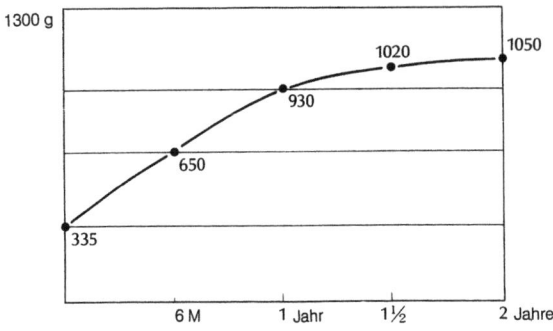

Abb. 7. Das Hirngewicht des Kleinkindes

Dura mater

Normalerweise ist die Dura mater eine dicke, kräftige, weiße, weiche Membran, welche die venösen Blutleiter führt. Die auffälligste Veränderung im Bereiche der Dura mater sind die *epiduralen* (Abb. 8) und *subduralen* (Abb. 9–12) Hämatome. Alter und Umfang des Hämatoms bestimmen sein äußeres Erscheinungsbild.

Tumoren können als Auftreibungen an der inneren oder äußeren Oberfläche der Dura in Erscheinung treten. Meistens handelt es sich um *Meningeome* (Abb. 13, 14) oder *Metastasen* (Abb. 15–17). Beide können singulär oder multiple auftreten. Oft sind sie so groß, daß sie das darunterliegene Gehirn imprimieren. Besonders bei Frauen findet man nicht selten bei der makroskopischen Untersuchung kleine Meningeome oder Metastasen als Zufallsbefunde. Metastasen von Mammakarzinomen sind die häufigsten in der Dura zu findenden Metastasen (Abb. 17). In seltenen Fällen kann ein Mammakarzinom sogar in ein präexistentes Meningeom metastasieren.

Nachdem äußere und innere Oberfläche der Dura untersucht wurden, wird sie vom Gehirn entfernt. Anschließend wird die Hirnoberfläche inspiziert. Das Vorliegen einer beidseitigen parasagittalen Gewebserweichung, die mit den Dränagegebieten des oberen Längsblutleiters korrespondiert, deutet auf einen Verschluß des Sinus hin, d. h. auf eine Sinusthrombose. In diesem Falle müssen Proben vom verschlossenen Sinus für die mikroskopische Untersuchung entnommen werden.

Einige auffallende Veränderungen der Dura müssen nicht pathologisch sein; so sind Verkalkungen der Falx cerebri ein häufiger akzidentieller Befund, besonders im fortgeschrittenen Lebensalter. Diese Veränderungen sollten nicht mit Tumoren verwechselt werden.

Aneurysmen der Vena magna Galeni (Abb. 18) kann man bereits bei der äußeren Inspektion erkennen. Sie sind arteriovenöse Mißbildungen, in welchen meist die A. cerebri anterior oder die A. cerebri posterior mit der Vena magna Galeni kurzgeschlossen sind.

In einigen Fällen ist es erforderlich, ausgedehnte Abschnitte der Dura mater zu untersuchen. Dabei ist es das Praktischste, einen langen Gewebs-

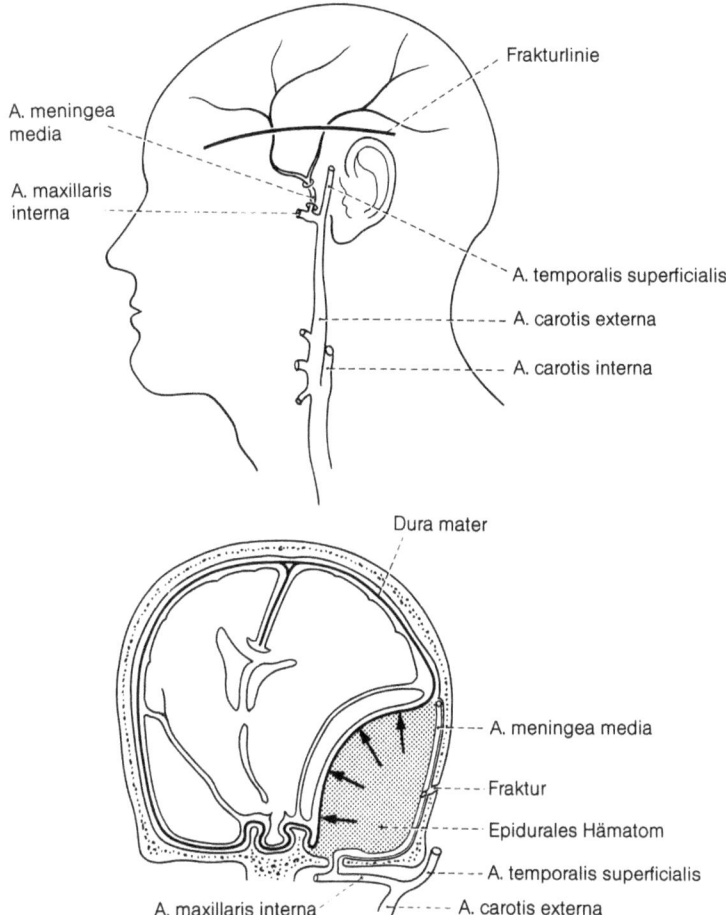

Abb. 8. Das *epidurale Hämatom*. Die A. carotis interna und externa entspringen aus der A. carotis communis. Die Carotis externa gibt die A. temporalis superficialis und die A. maxillaris interna ab. Der erste Ast der A. maxillaris int. ist die A. meningea media, die durch das Foramen spinosum in das Schädelinnere eintritt und an der Hirnbasis erscheint. Von dort läuft sie in einer seichten Knochenrinne zwischen Dura mater und Schädelknochen aufwärts, wo sie sich teilt und mit ihren Ästen die Temporalregion des Schädels versorgt. Eine Transversalfraktur, wie hier dargestellt, bedingt eine Ruptur der A. meningea media mit einer arteriellen Blutung zwischen Dura und Schädelknochen. So entsteht ein raumforderndes Hämatom, welches eine intrakranielle Drucksteigerung mit Compressio cerebri und allen schwerwiegenden Folgen hervorruft. Besonders ernst ist die Situation beim Erwachsenen, wo die Dura ihren festen Kontakt mit dem Schädel verloren hat. Bei Kindern, wo die Dura mater noch das Schädelperiost bildet, verhindert die feste Adhäsion am Knochen die Abhebung der Dura vom Knochen. Bei Neugeborenen findet man daher selten große epidurale Hämatome. Zudem ist der Schädel selbst einigermaßen elastisch, so daß Schädelfrakturen weniger wahrscheinlich sind

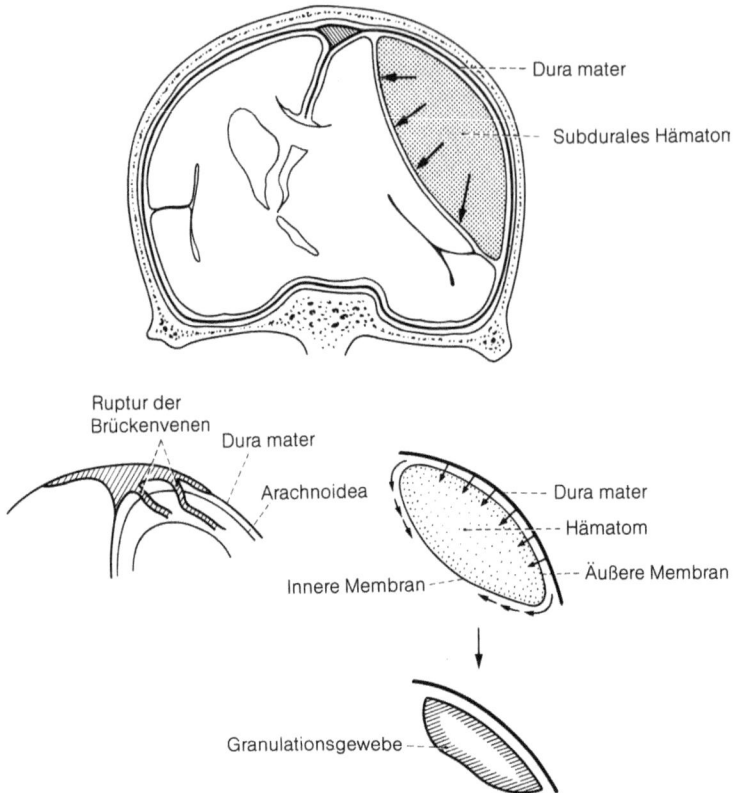

Abb. 9. Das *subdurale Hämatom*. Beim Schädeltrauma erleidet das Gehirn eine Relativverschiebung gegen den Schädel, so daß es zur Scherbelastung der Brückenvenen am Eintritt in den Sinus sagittalis superior kommt. Bei genügend großer Scherkraft tritt eine Rupturblutung in den Subduralraum ein. Im Gegensatz zum Epiduralspalt ist der Subduralraum ein echter Raum, der eine leichte Ausbreitung des Blutes gestattet. Diese bildet die akute Phase des subduralen Hämatoms. Die Dura mater reagiert auf die Anwesenheit des Blutes mit der Bildung einer Kapsel aus Granulationsgewebe, die das Hämatom abkapselt. So kann ein blutgefüllter, nach allen Seiten von einer dicken, bindegewebigen Kapsel umgebener Sack entstehen, das chronische subdurale Hämatom. Es dehnt sich gewöhnlich langsam weiter aus. Der Mechanismus dieser Entwicklung ist unbekannt, aber man sollte sich vergegenwärtigen, daß häufig frisches Blut im chronischen subduralen Hämatom nachweisbar ist. Bei geringfügigen Blutungen in den Subduralraum kommt es nicht zu einer Kapselbildung. In solchen Fällen zeigt die Dura mater eine feine, bräunliche, membranöse Auflagerung, die man leicht von der glatten hellen Durainnenfläche abziehen kann. Dieses Phänomen wird vom Anfänger leicht fälschlich für eine postmortale blutige Imbibition gehalten, während es in Wirklichkeit eine organisierte subdurale Blutung anzeigt

Abb. 10. Bilaterale subdurale Hämatome

Abb. 11. Einseitiges subdurales Hämatom

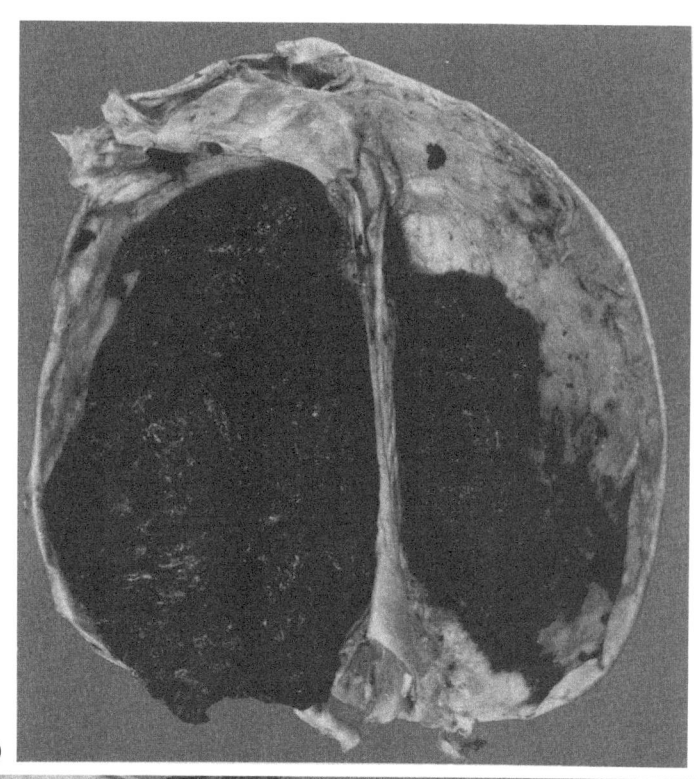

Abb. 11   Abb. 10

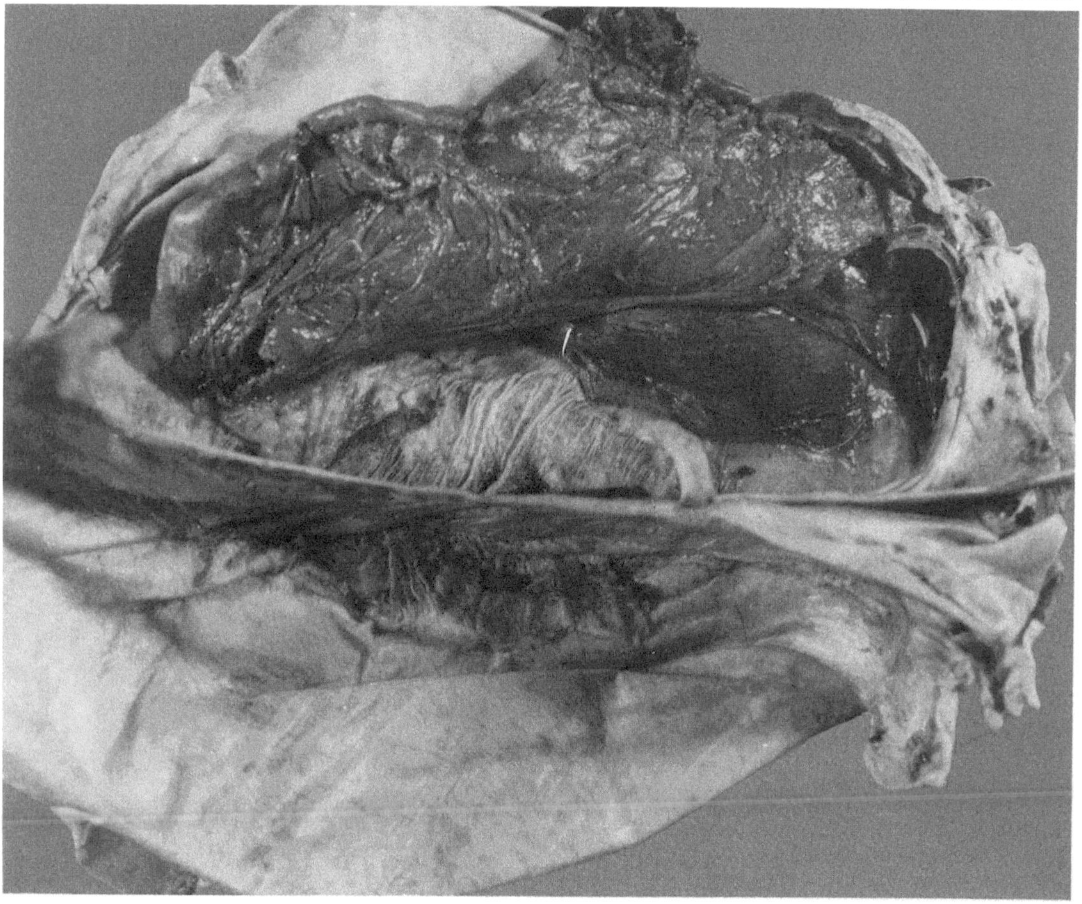

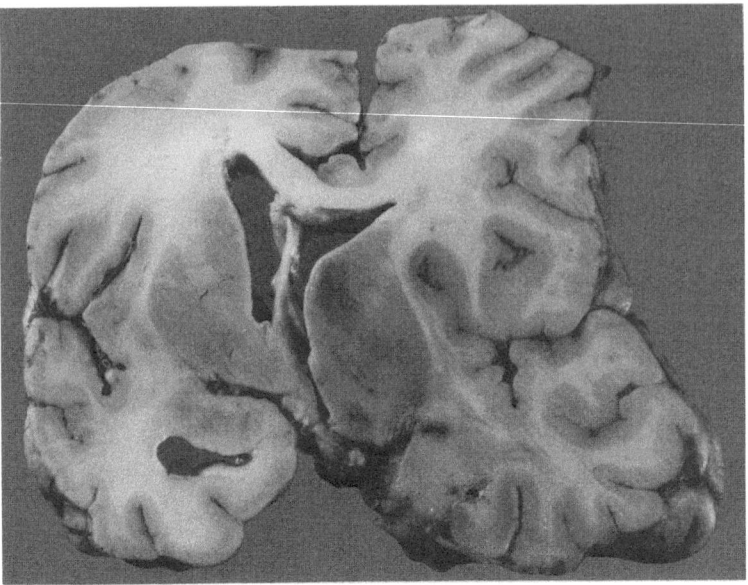

Abb. 12. Compressio cerebri nach subduralem Hämatom

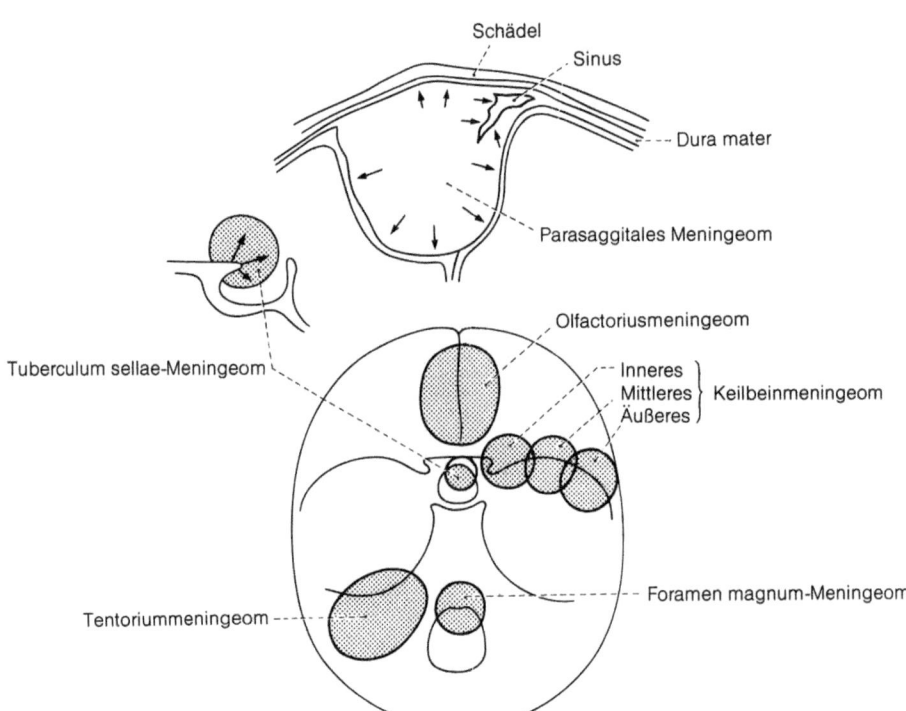

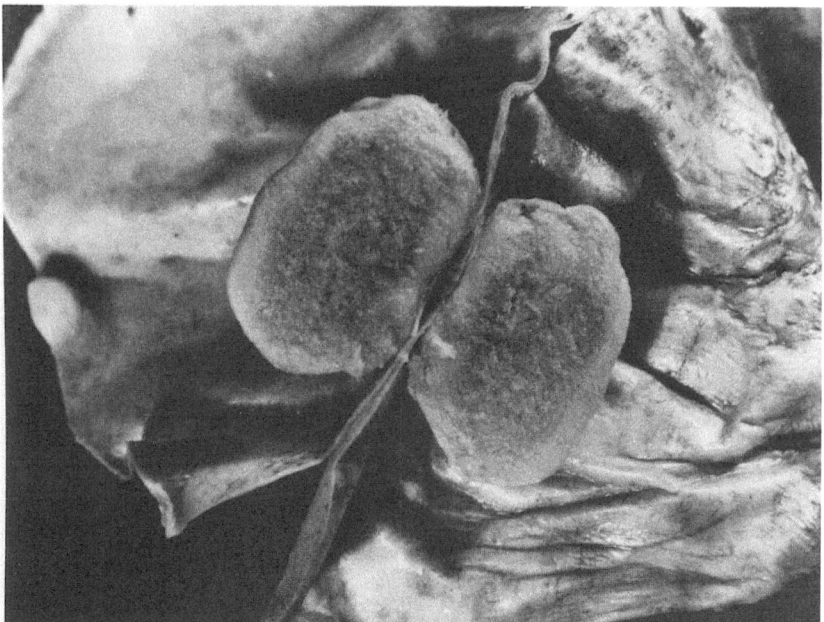

Abb. 14. Meningeom

◄─────────────────────────────────

Abb. 13. *Meningeom*. Meningeome gehören zu den häufigsten primären, benignen, intrakraniellen Tumoren im Erwachsenenalter. Bei Frauen sind sie häufiger als bei Männern. Sie treten am häufigsten in Abschnitten auf, in denen es Pacchionische Granulationen gibt. Das trifft insbesondere auf die Parasagittalregion zu (etwa 50% der Meningeome). Die Vorzugslokalisationen sind im obigen Schema eingezeichnet; sie umfassen die Olfaktoriusrinne, den Keilbeinflügel, das Tuberculum sellae, den Tentoriumrand und das Foramen occipitale magnum. Die Meningeome sind gut abgegrenzte Tumoren, die der Dura mater anhaften. Sie können das darunter gelegene Hirngewebe komprimieren, führen aber gewöhnlich nicht zur Nekrosebildung oder zur Blutung. In der Regel treten sie singulär auf, aber auch multiple Meningeome sind nicht ganz selten. Da sie häufig im Bereich des Sinus sagittalis superior sitzen, ist ihre totale chirurgische Entfernung oft schwierig, so daß in dieser Gegend Rezidive grundsätzlich unvermeidbar sind. Maligne Meningeome sind sehr selten

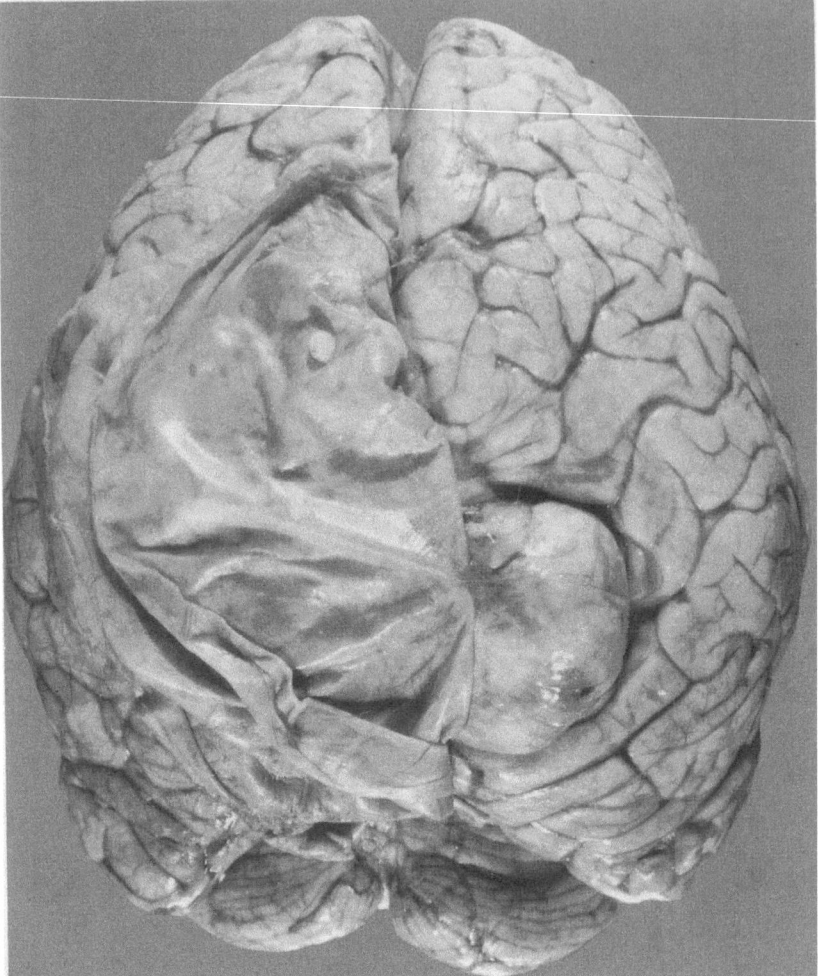

Abb. 15. Durametastase, die ein Meningeom vortäuscht

streifen aus den veränderten Duraabschnitten herauszuschneiden und zu einer Rolle zusammenzudrehen, die, wie in Abb. 19 dargestellt, mit einem Faden zusammengebunden wird. Ein solches Präparat erlaubt lange Gewebsstreifen in einem einzigen mikroskopischen Schnitt zu untersuchen. Dabei ist es ratsam, festzuhalten, wie der Gewebsstreifen aufgerollt wurde, damit man später sicher sein kann, welche Seite der Dura mater man im Mikroskop vor sich hat.

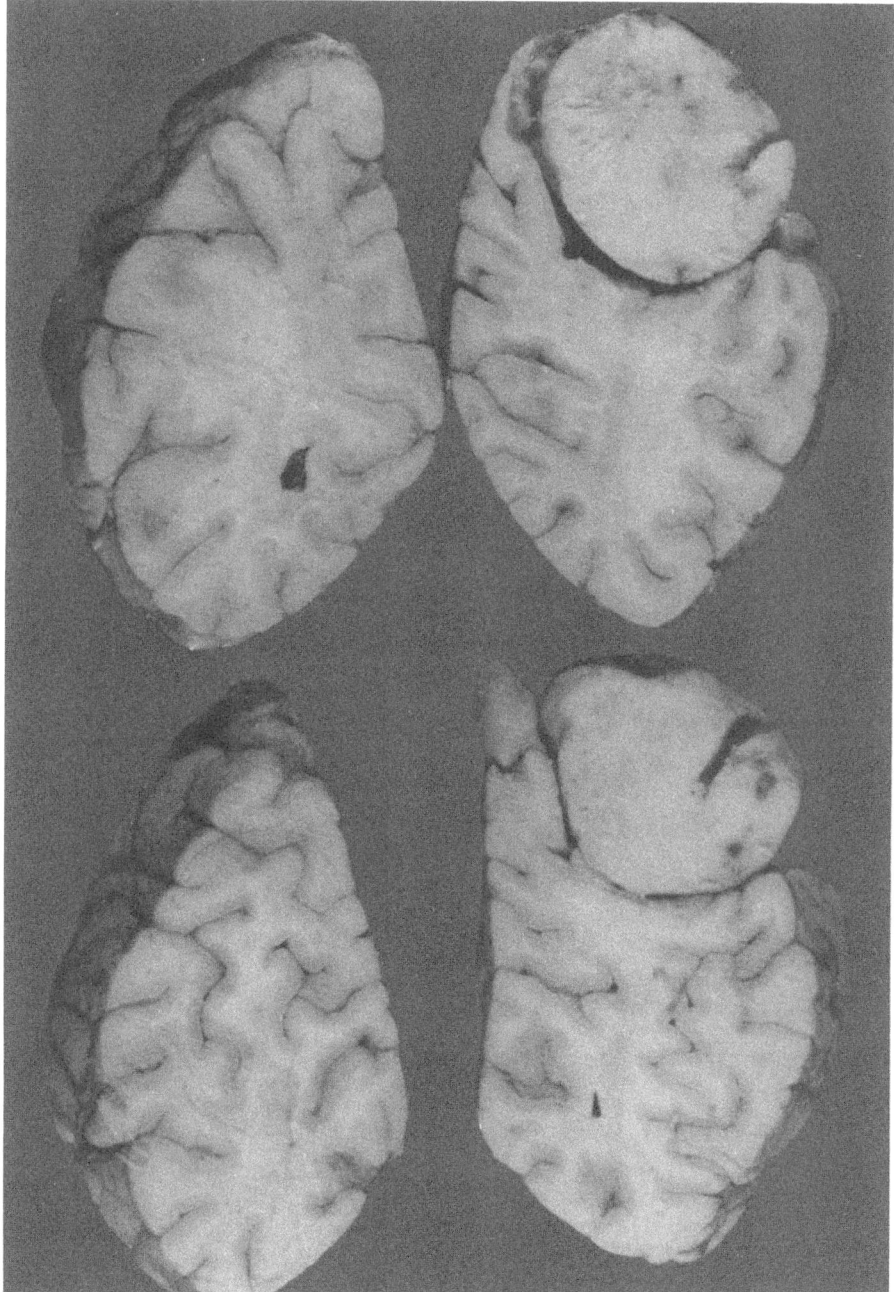

Abb. 16. Frontalschnitte durch ein Gehirn mit Hirnmetastase, die ein Meningeom imitiert

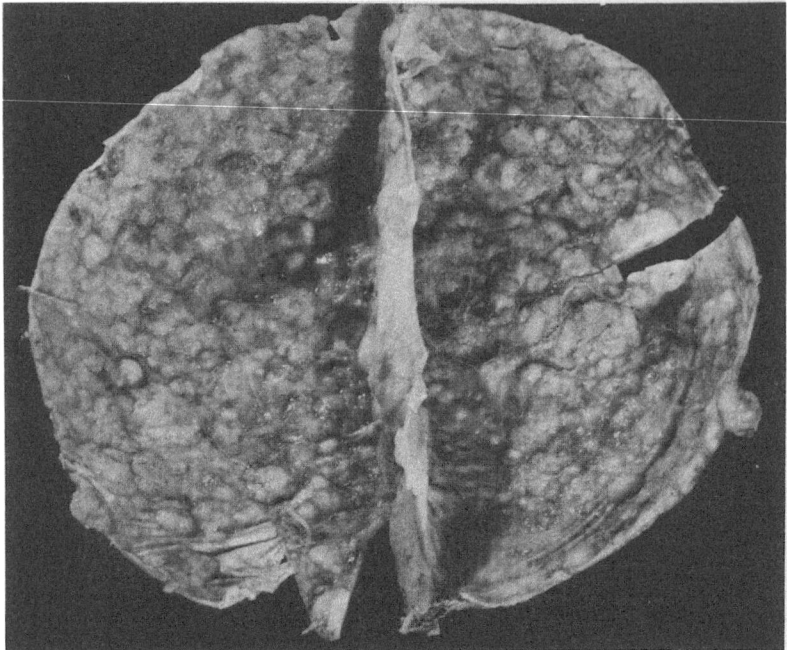

Abb. 17. Durametastasen eines Mammakarzinoms

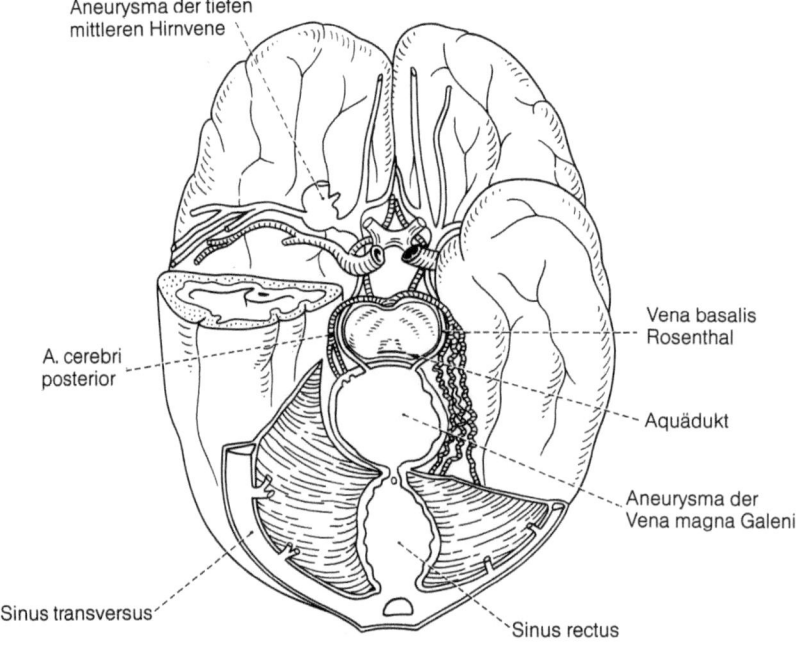

Abb. 18. Aneurysma der Vena magna Galeni. Die ausgeprägte Ausweitung der Vene ist Folge einer Anastomose mit der A. cerebri posterior. Durch Kompression des Mittelhirns kommt es zur Aquäduktstenose (aus: Hirano A, Terry RD (1958) Aneurysm of the vein of Galen. J Neuropathol Exp Neurol 18:424–429, Hirano A, Solomon S (1960) Arterio-venous aneurysm of the vein of Galen. Arch Neurol 3:589–593)

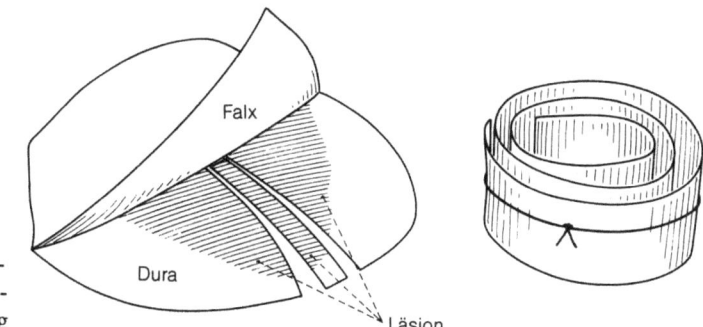

Abb. 19. Präparation der Dura mater zur Einbettung

Leptomeninx (Abb. 20)

Mit dem Abheben der Dura mater vom Gehirn wird der Blick auf die Oberfläche der Arachnoidea frei. Sie bildet, zusammen mit dem daruntergelegenen Subarachnoidalraum und der feinen Pia mater, die Leptomeninx. Um die Dura mater vom Gehirn abzulösen, muß man eine Reihe von Bindungen durchtrennen, insbesondere entlang dem oberen Längsblutleiter, und auch im Bereiche der Vena magna Galeni. Am Sinus sagittalis superior bestehen die Verbindungen einmal in den zahlreichen *Arachnoidalzotten* (Pacchionische Granulationen) und zum anderen in den Brükkenvenen, welche in die Sinus durae matris drainieren. Die Arachnoidalzotten bilden die Resorptionsstätten für den Liquor cerebrospinalis aus dem Subarachnoidalraum. Histologisch imitieren diese Zotten kleine Menigeome. Interessanterweise sind Abschnitte, die reichhaltig mit Arachnoidalzotten ausgestattet sind, Prädilektionsstätten für die Bildung von Meningeomen. Zerreißungen der Brückenvenen bei traumatischer Einwirkung gelten als die hauptsächliche Quelle der subduralen Hämatome.

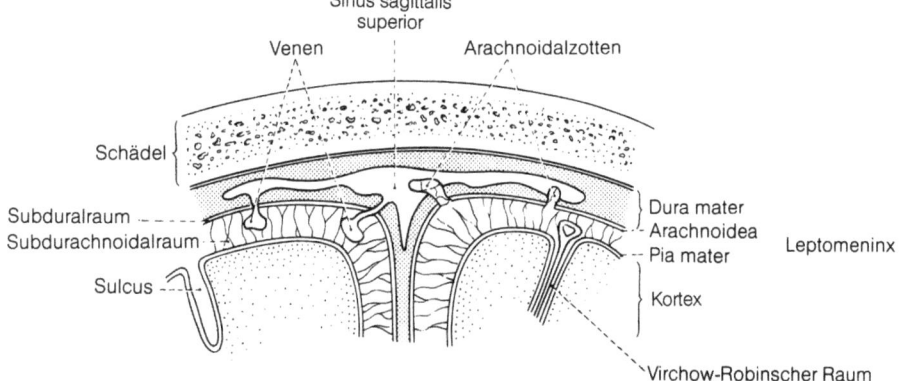

Abb. 20. Die anatomischen Beziehungen zwischen Sinus sagittalis superior und den Meningen

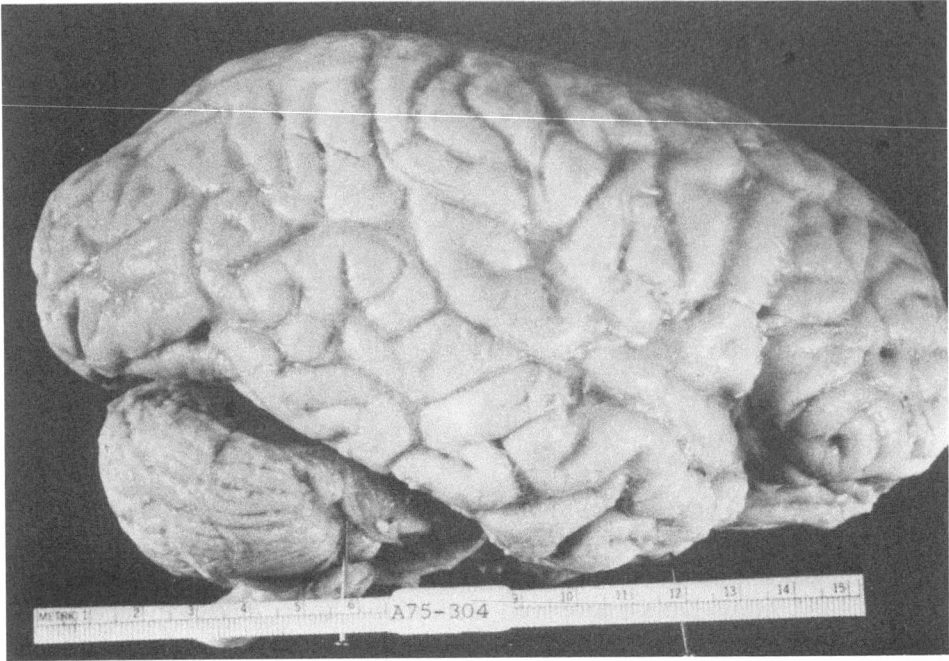

Abb. 21. Kryptokokkenmeningitis

Die *Arachnoidea* überspannt die gesamte Oberfläche des Gehirns sehr eng. Sie reicht dabei in die größeren Fissuren hinunter, nicht jedoch in die feineren Sulci. Im darunterlgelegenen Subarachoidalraum befinden sich der Liquor, die Blutgefäße und ein kompliziertes trabekuläres Netzwerk. Die *Pia mater* reicht in alle Sulci hinein und bedeckt so eine weitaus größere Oberfläche als die Arachnoidea. Bei Säuglingen lösen sich die Leptomeningen leicht von der Oberfläche des Hirngewebes ab.

Die Oberfläche der Hirnbasis, besonders der Medulla oblongata, ist manchmal dunkel gefärbt. Dies ist ein normales Phänomen, welches durch das Vorkommen melaninhaltiger Zellen, der Melanophoren, im Subarachnoidalraum zustandekommt. Es ist am häufigsten bei dunkelhäutigen Menschen anzutreffen und fehlt bei Albinos.

Die *Meningitis* (Abb. 21) bedingt durch die Ansammlung von zellulärem entzündlichem Exsudat im Subarachnoidalraume, zusammen mit der Reaktion der Arachnoidalzellen und Fibroblasten, eine Trübung der Leptomeninx. Dies kann man besonders bei jungen Patienten finden, bei denen die weichen Hirnhäute normalerweise *zart* und *durchscheinend* sind. Bei älteren Patienten ist eine Trübung infolge einer Entzündung oft weniger augenfällig, da die übliche Altersveränderung der Leptomeninx mit Fibrosierung zu einer zunehmenden Verdickung mit geringerer Transparenz der Arachnoidea führt. In solchen Fällen kann die Feststellung einer Meningitis, solange diese nicht ein erhebliches Ausmaß hat, dem Unerfahrenen Schwierigkeiten

Leptomeninx 23

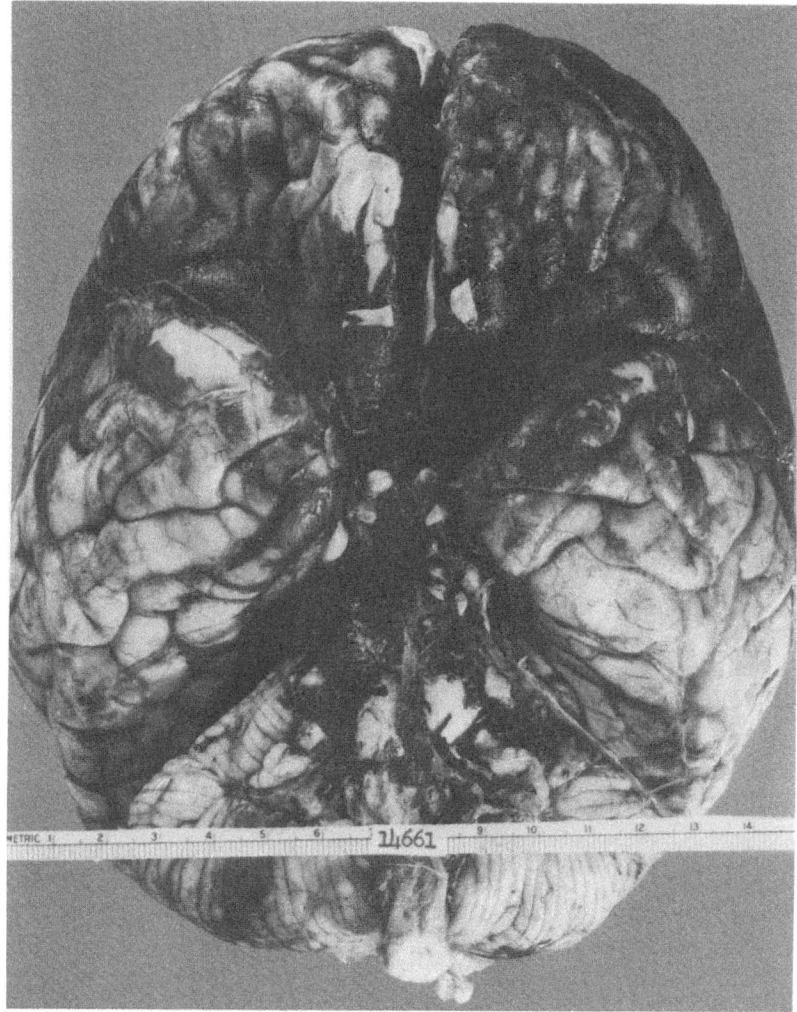

Abb. 22. Subarachnoidalblutung

bereiten. Diese Überlegungen sind besonders wichtig, da heutzutage viele Patienten erst nach längerer Behandlung mit Immunsuppressiva und Antibiotika zur Obduktion gelangen, wobei eine leichte, okkulte Meningitis erst in der Terminalphase angegangen sein kann. Da der Subarachnoidalraum mit dem Ventrikelsystem kommuniziert, ist die Meningitis oft auch von einer Ependymitis begleitet. In Fällen von chronischer Meningitis kann die fibrotische Verdickung der Arachnoidea im Rahmen der Abheilung zur Obstruktion des Foramen Magendie und der Foramina Luschkae mit einem nachfolgenden Hydrozephalus führen.

Der noch in der Ausbildung stehende Neuropathologe hält leicht die normale Blutfülle der subarachnoidalen Gefäße für ein Zeichen der Stau-

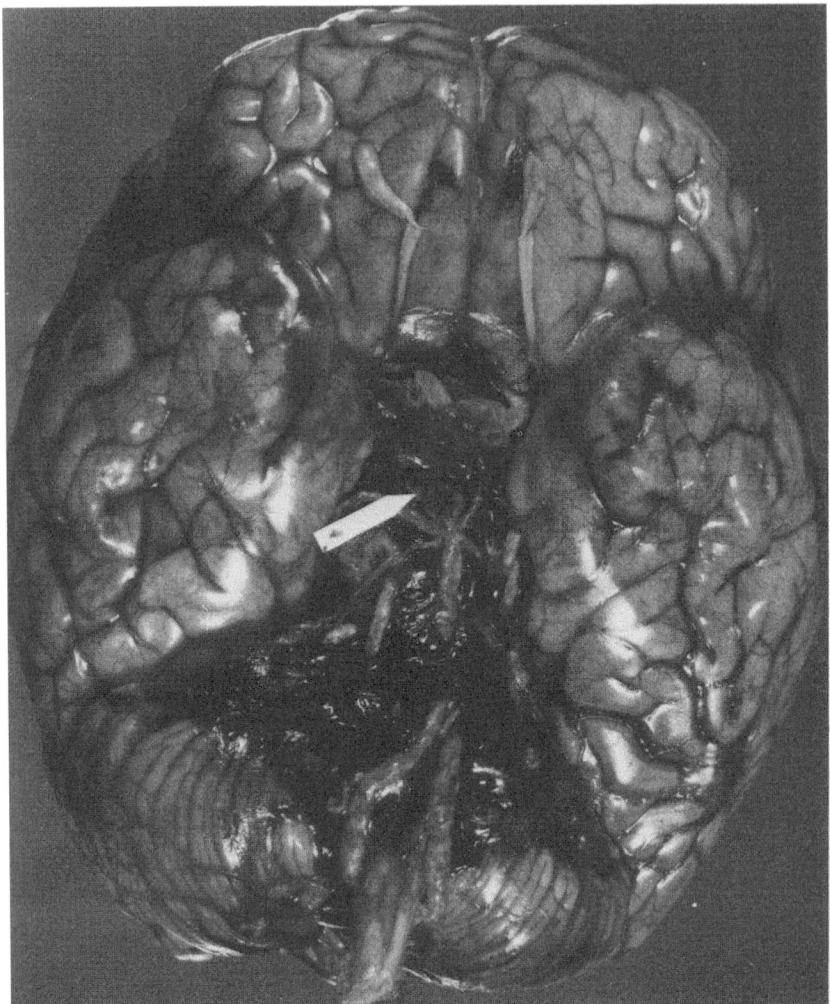

Abb. 23. Rupturiertes Aneurysma der A. basilaris

ungshyperämie. Dies kann vor allem dann geschehen, wenn, aus welchem Grunde auch immer, das Gehirn nicht perfundiert wurde.

Die *Subarachnoidalblutung* ist wahrscheinlich die häufigste Veränderung im Bereiche der weichen Hirnhäute (Abb. 22). Sie ist am häufigsten Folge einer *Aneurysmaruptur* in der Gegend des *Circulus arteriosus Willisi* (Abb. 23). Dabei treten im Subarachnoidalraume, besonders an der Hirnbasis, große Blutansammlungen auf. Die Ruptur abnormer Gefäße in einem *arteriovenösen Angiom* ist eine weitere Hauptursache für Subarachnoidalblutungen (Abb. 24).

Alte oder rezidivierende Blutungen an der Hirnoberfläche äußern sich in einer bräunlichen Verfärbung. Es handelt sich um Hämosiderinpigment, welches mikroskopisch in subpialen Astrozyten und in einigen Meningeal-

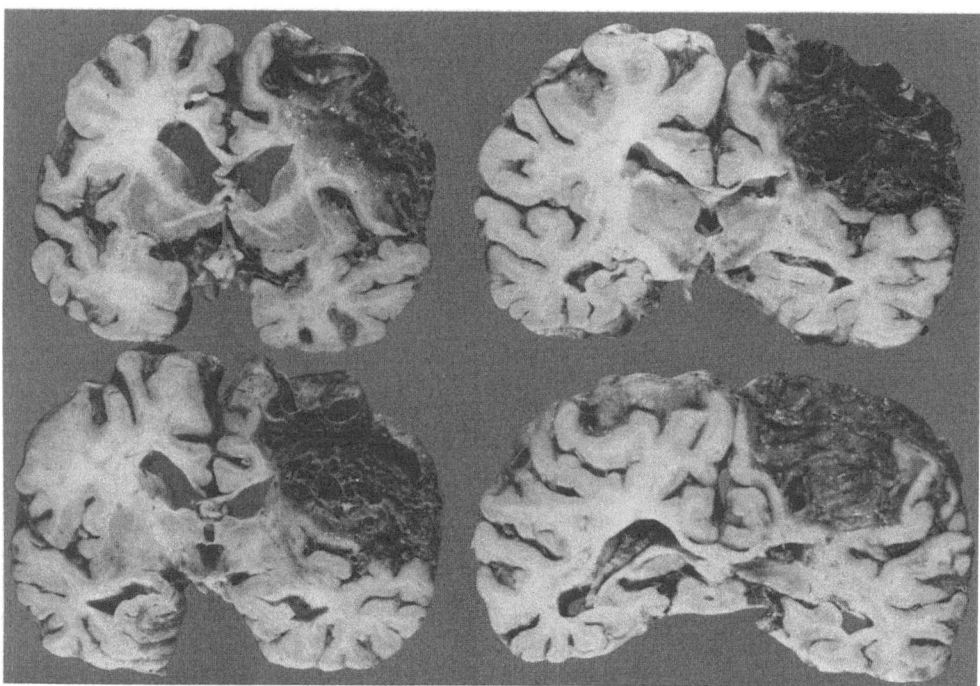

Abb. 24. Arteriovenöses Angiom. Dieser kongenitalen Mißbildung liegt eine Fehlentwicklung der Blutgefäße zugrunde, wobei es manchmal zur Ausbildung großer Ansammlungen abnormer Blutgefäße kommt. Einige Arterien gehen direkte Anastomosen mit Venen ein und setzen diese damit arteriellen Druckverhältnissen aus. Dies führt zu einer Ausweitung der Venen mit unregelmäßigen Wandverdickungen, die es oft schwer machen, mikroskopisch noch sicher zwischen Arterie und Vene zu unterscheiden. Obwohl die abnormen Gefäßkonvolute das darunter befindliche Hirngewebe komprimieren und eine Gliose hervorrufen, bleiben arteriovenöse Angiome häufig asymptomatisch. Der abnorm hohe venöse Druck birgt jedoch die Gefahr von Rupturblutungen oder Thrombosen mit Infarkt. Da die arteriovenösen Angiome häufig im Subarachnoidalraum lokalisiert sind, haben sie auf Frontalschnitten eine keilförmige Gestalt

zellen lokalisiert ist. Zusätzlich kann eine Fibrose der weichen Häute als Folge einer Blutung auftreten. In schweren Fällen hat dies wiederum die Obliteration der Aperturen des vierten Ventrikels mit Hydrocephalus occlusus zur Folge.

Der Circulus arteriosus Willisi

Normale Anatomie und Varianten

Der Circulus arteriosus Willisi liegt an der Hirnbasis. Die Abb. 25 und 26 A zeigen in schematischer Wiedergabe seine normale Anatomie. Auf beiden

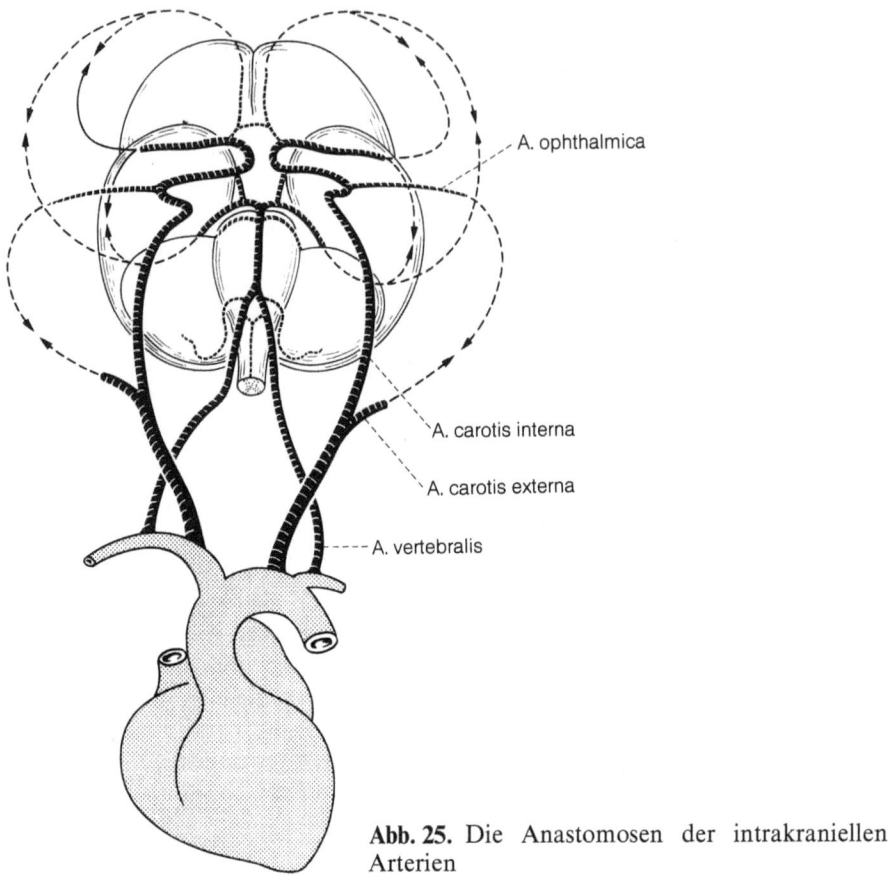

Abb. 25. Die Anastomosen der intrakraniellen Arterien

Seiten hat er zwei arterielle Zuflüsse, vorne die Aa. carotides internae und hinten die Aa. vertebrales. Sein normaler anatomischer Aufbau soll einen Kollateralkreislauf prinzipiell zwischen allen Abschnitten des Gehirns gewährleisten. Dieser wird weiter durch die meningealen Anastomosen[1] zwischen allen aus dem Circulus arteriosus Willisi entspringenden großen Gefäßen ergänzt. Der basale Schlagaderzirkel weist jedoch eine erhebliche Variationsbreite hinsichtlich seiner Größe, Gestalt und des Gefäßkalibers auf. Es ist sogar die Ausnahme, einen so regelmäßig und symmetrisch gestalteten Zirkel zu finden wie er in Abb. 26 dargestellt ist. In vielen Fällen sind ein oder mehrere Gefäße, insbesondere die Rami communicantes anteriores oder posteriores, nur rudimentär angelegt. Dies muß unter normalen

---

1 A.d.Ü.: Im Deutschen auch als Heubnersche Anastomosen bezeichnet.

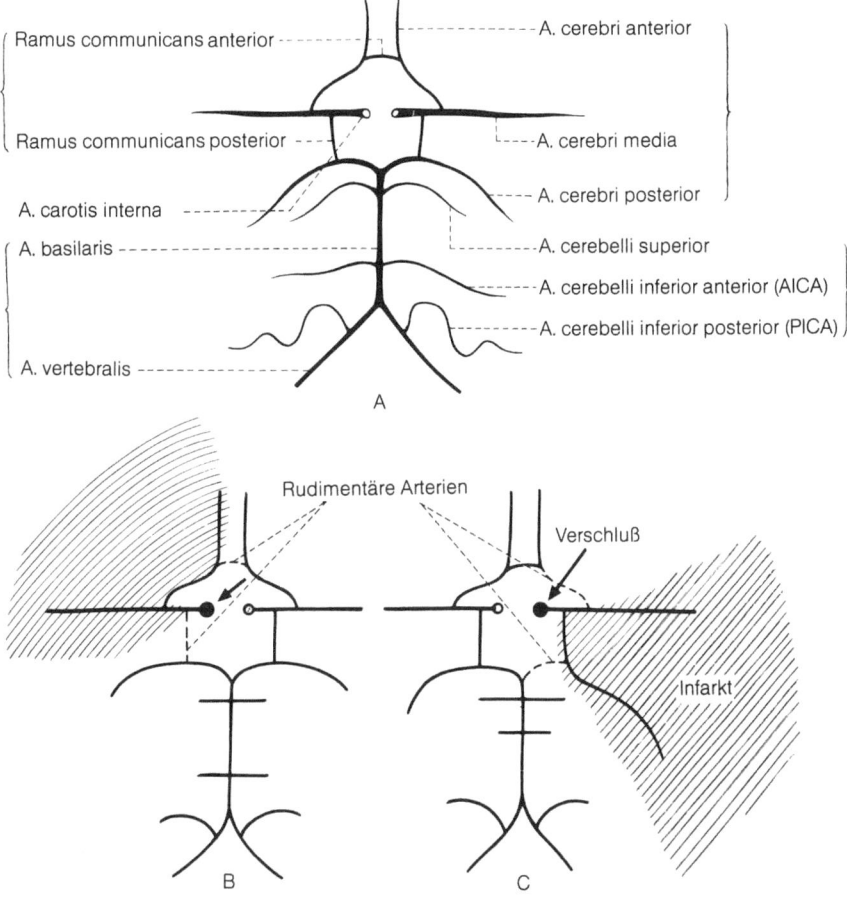

Abb. 26. Der Circulus arteriosus Willisi

Umständen keine pathologischen Folgen zeitigen. Im Falle eines arteriellen Gefäßverschlusses indes, z. B. der A. carotis interna, führt eine solche Insuffizienz der Anastomosen zu ausgedehnten Nekrosen im abhängigen Versorgungsgebiet. In Abb. 26 B und C sind schematische Beispiele hierzu wiedergegeben. Man beachte bitte, daß in beiden Fällen die A. carotis interna verschlossen ist, die Lokalisation der Infarkte jedoch in Abhängigkeit von der jeweiligen Qualität der Anastomosen und kleinerer Gefäßverbindungen variiert. Die Topographie solcher pathologischer Veränderungen wird noch komplizierter, wenn man zusätzlich zu den präexistenten Gefäßvarianten unterschiedliche Grade arteriosklerotischer Gefäßwandveränderungen, die mit dem Alter zunehmen, zugrunde legt. So sollte man bei der Beurteilung von Nekrosen, die auf dem Boden von Zirkulationsunterbrechungen entstanden sind, stets die mögliche Überlagerung von pathologischen oder altersbedingten Veränderungen mit den präexistenten anatomischen Verhältnissen des Circulus arteriosus Willisi im Auge behalten.

Arteriosklerose und Lichtungsverschluß (Abb. 27)

Beim Erwachsenen und besonders bei älteren Menschen ist die Arteriosklerose eine der auffallendsten pathologischen Veränderungen im Bereiche des Circulus arteriosus Willisi und seiner Zuflüsse, den Aa. carotides internae und Aa. vertebrales. Die sklerotische Arterie ist verdickt, verstärkt geschlängelt und oft von gelbem Colorit. Trotz ihres kräftigen Kalibers ist ihre Lichtung auf laminierenden Schnitten oft eingeengt. Im Falle einer Hirnerweichung ist es wichtig, nach dem zugehörigen Verschluß zu suchen.

Arterielle Gefäßverschlüsse im Gehirn können ebenfalls Folge von *Embolien* aus anderen Körperabschnitten sein. Oft verursachen sie multiple Läsionen. Meistens stammen die Emboli von abgerissenen Parietalthromben des Herzens oder der proximalen Hauptschlagadern.

Kleinere Hirngefäße können durch *„Schrotschußemboli"*, die von Thromben, Fremdmaterial oder Fetttropfen abgeleitete Mikroemboli sind, verlegt werden. Tumormetastasen oder infektiöses Material aus der Blutbahn können ebenfalls als Formen von Mirkoembolie angesehen werden.

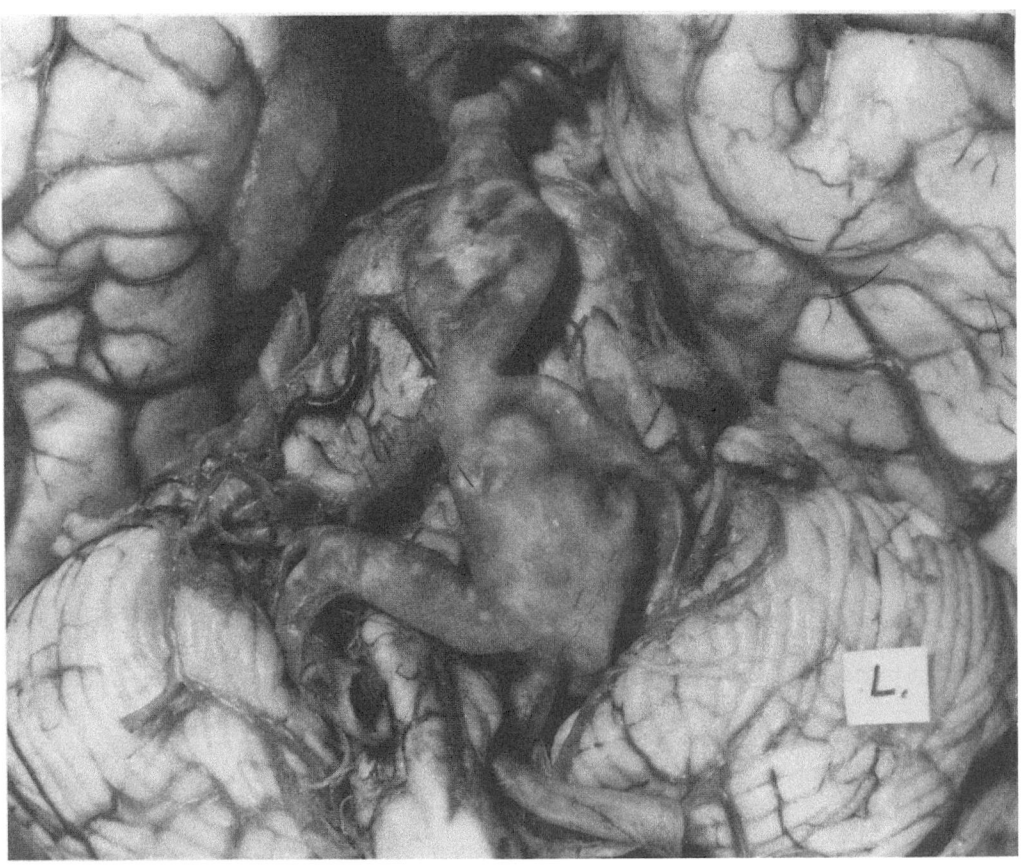

Abb. 27. Ausgeprägte Arteriosklerose der Hirngrundschlagadern

Aneurysmen 29

Sobald sich der Verdacht auf einen embolischen Gefäßverschluß ergibt, sollte man stets nach der Emboliequelle fahnden. In diesem Zusammenhang sind die klinischen Angaben wie auch die Befunde an den übrigen Körperorganen, insbesondere am Herzen, von ganz besonderer Bedeutung.

Aneurysmen (Abb. 28)

Kleine Aneurysmen ohne Rupturzeichen im Bereiche des arteriosklerotisch veränderten Circulus arteriosus Willisi werden häufig als Zufallsbefunde bei der Routineuntersuchung entdeckt. Sie bilden sich meist an Gefäßaufteilungsstellen in Richtung des Blutstromes aus. Ihre Vorzugslokalisationen sind die Abgangsstellen des Ramus communicans anterior von den Aa. cerebri anteriores (Abb. 29, 30), der Rami communicantes posteriores von den Carotiden (Abb. 31–34) und die Aufteilungsstellen der Aa. cerebri me-

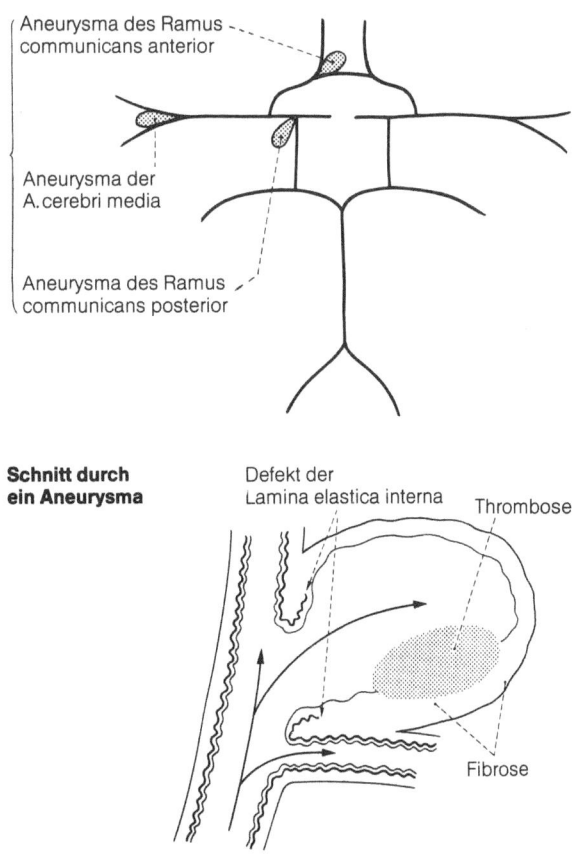

Abb. 28. *Aneurysmen.* Die charakteristischen mikroskopischen Veränderungen des Aneurysmahalses sind Unterbrechung der Lamina elastica interna, arteriosklerotische Veränderungen und eine auffallende Dehnung der Gefäßwand

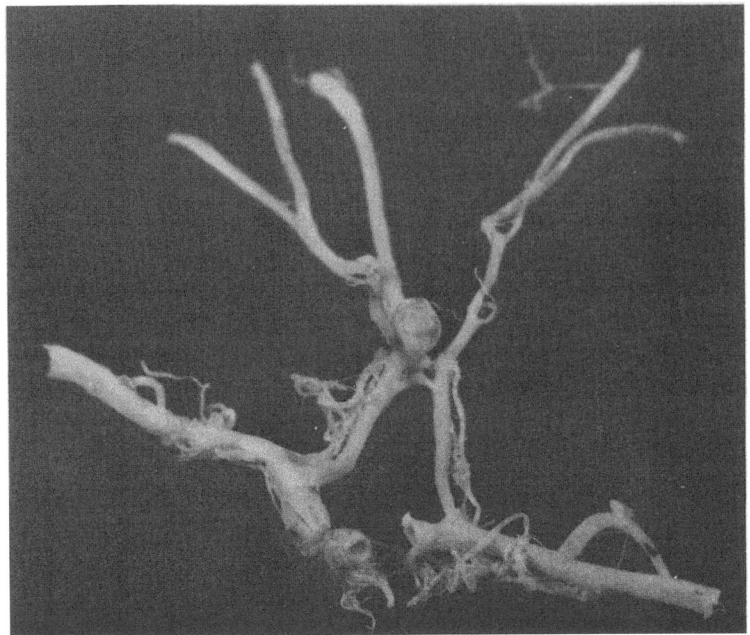

Abb. 29. Aneurysma des Ramus communicans anterior

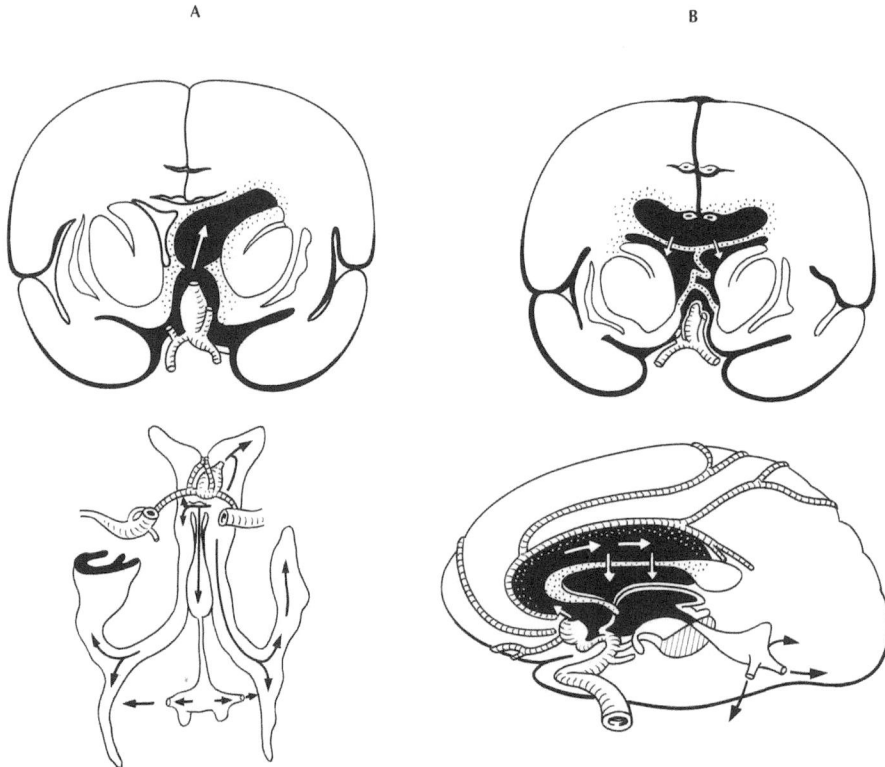

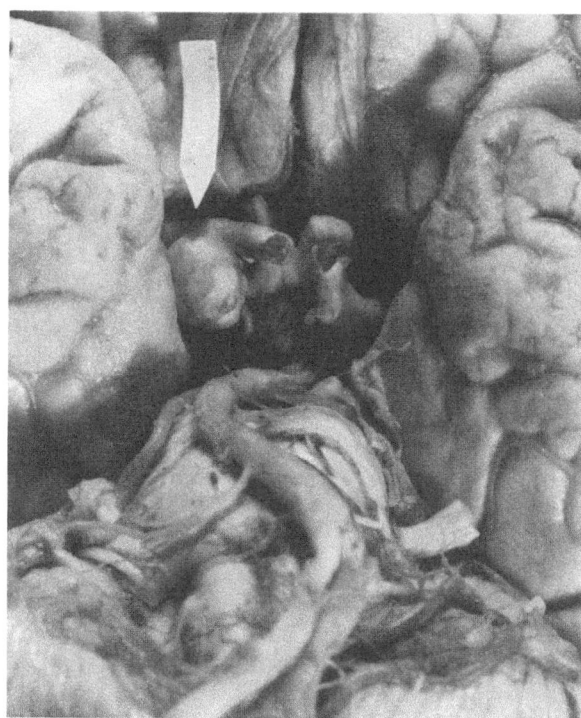

Abb. 31. Aneurysma des Ramus communicans posterior

Abb. 30. Ruptur eines Aneurysmas des Ramus communicans anterior (aus: Hirano A (1961) Advances in Neurological Sciences (Tokyo) 5:480). Aneurysmen an der Verbindung der Aa. cerebri anteriores über den Ramus communicans anterior sind in der Regel klein und bis zur Ruptur asymptomatisch. Man kann sie leicht übersehen, wenn man nicht die Hemisphären spreizt und den Ramus communicans anterior in der Tiefe darstellt. Nach der Ruptur beschränkt sich die Blutung gewöhnlich auf den Subarachnoidalraum, ohne in das Gehirn einzubrechen. Andererseits kann die Blutung aber auch von der Basis aufwärts in das Vorderhorn der Seitenventrikel penetrieren (A). Seltener drängt sich die Blutung zwischen Corpus callosum und die Gyri cinguli, unter kranialwärtiger Abhebung der Aa. cerebri anteriores, was zur Zerrung der Rami perforantes mit Balkennekrose führen kann. Dabei kann der Balken seinerseits reißen, so daß die Blutung von oben Anschluß an das Vorderhorn und die Cella media der Seitenventrikel gewinnt (B). (Hirano A, Terry RD, Zimmerman HM (1959) Ruptured aneurysm of the anterior communicating artery. J Nerv and Ment Dis 128:309–322

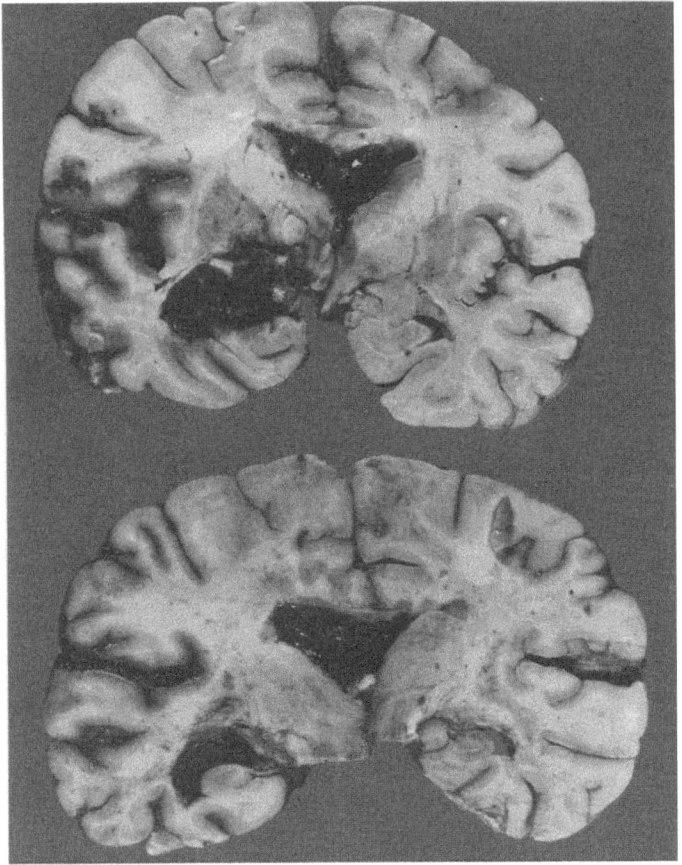

Abb. 32. Intraventrikuläre Blutung nach Ruptur eines Aneurysma des Ramus communicans posterior

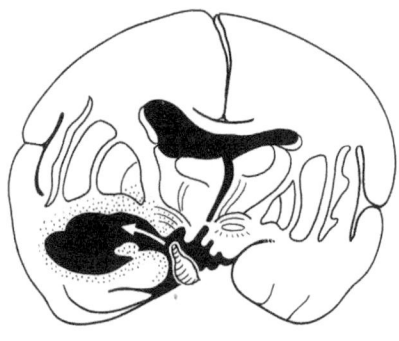
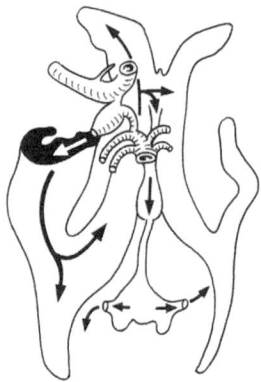

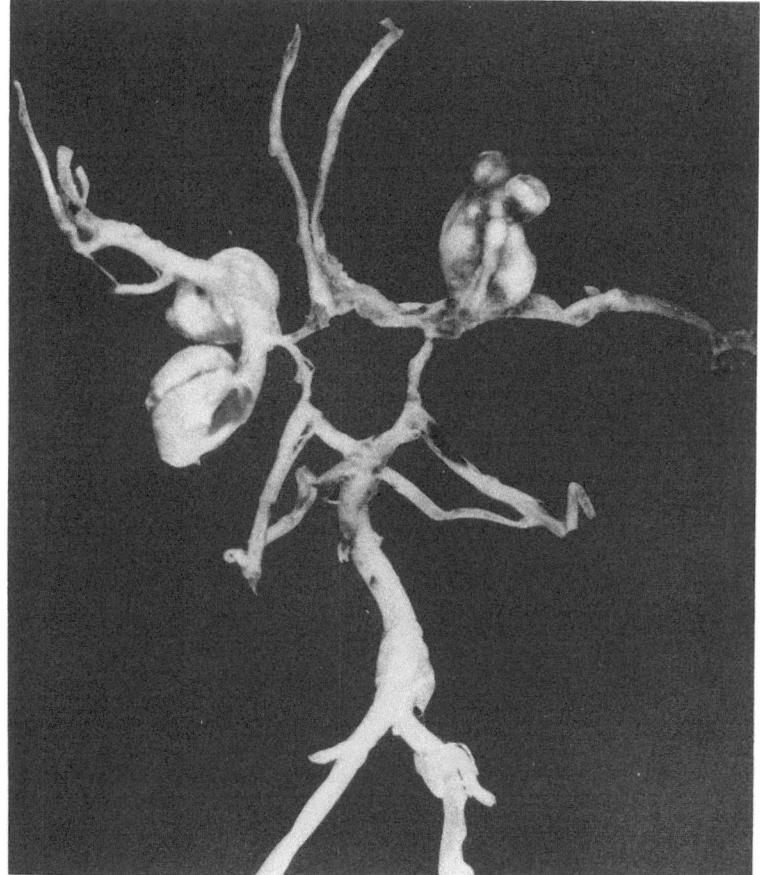

Abb. 34. Multiple Aneurysmen

Abb. 33. Ruptur eines Aneurysma des Ramus communicans posterior mit Blutung in das homolaterale Unterhorn (aus: Hirano A (1961) Recent Advances in Research of the Nervous System (Tokyo) 5:480). Das Aneurysma des Ramus communicans posterior kommt am Ursprung des Ramus aus der A. carotis interna vor. Es dehnt sich meist nach lateral oder hinten aus. Da der dritte Hirnnerv zwischen der genannten Ursprungsstelle und dem Uncus gyri parahippocampalis verläuft, kann er durch ein Aneurysma an dieser Stelle komprimiert werden. Die Lähmung des Nervus oculomotorius kann daher ein klinisches Hinweiszeichen auf ein solches Aneurysma sein. Nach der Ruptur ergießt sich das Blut entweder in den Subarachnoidalraum, oder es kann auch in das Unterhorn der Seitenventrikel unter Zerstörung des mediobasalen Hirnmantels einbrechen (Hirano A, Barron KD, Zimmerman HM (1959) Ruptured aneurysms of the supraclinoid portion of the internal carotid and of the middle cerebral arteries. J Nerv and Ment Dis 129:34–53)

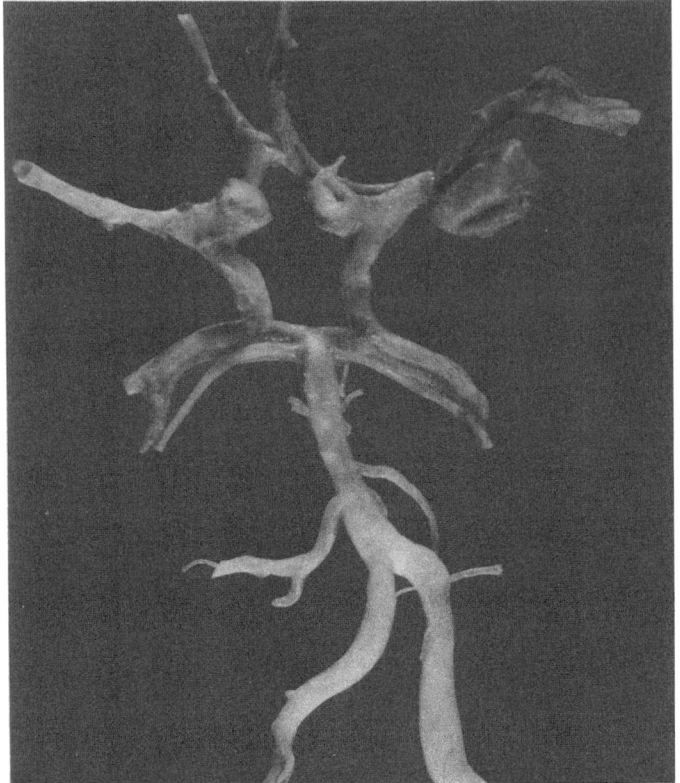

Abb. 35. Aneurysma der A. cerebri media

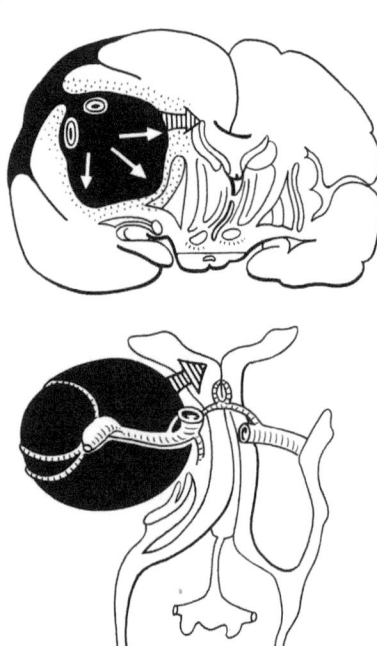

Abb. 36. Hämatom der Fissura Sylvii nach Ruptur eines Aneurysma der A. cerebri media (aus: Hirano A (1961) Recent Advance in Research of the Nervous System (Tokyo) 5:480). Die Aneurysmen der A. cerebri media sitzen am häufigsten in der Fissura Sylvii, an der Stelle der ersten Aufteilung der Arterie in weitere Äste. Normalerweise sind Aneurysmen in dieser Lokalisation asymptomatisch und können leicht übersehen werden, wenn man nicht die Fissura Sylvii spreizt und die Aufteilungsstelle freilegt. Bei einer Ruptur ergießt sich die Blutung zuerst in die Fissur, kann aber im Zuge ihrer weiteren Ausbreitung den Hirnmantel perforieren und in den Seitenventrikel einbrechen

diae in den Fissurae Sylvii (Abb. 35, 36). Nicht selten treten die Aneurysmen multipel auf (Abb. 34). Die Aneurysmaruptur ist die häufigste Ursache der Subarachnoidalblutung.

Literatur

Hirano A (1961) Ruptured intracranial aneurysms, A patho-anatomical analysis of intraventricular hemorrhage. Recent Advance in Research of the Nervous System (Tokyo), 5:480–499

Hirnnerven (Abb. 37)

Von den meisten Hirnnerven gehört nur ein kleiner, proximaler Abschnitt zum Zentralnervensystem. Der *erste* und *zweite* Hirnnerv sind dagegen in ihrer gesamten Länge echte, nach außen verlagerte Anteile des Gehirns. Dies bedeutet, daß ihre Axone von Gliazellen anstatt von Schwannzellen eingescheidet werden, und daß ihre Markscheiden aus Myelin vom zentralen anstatt vom peripheren Typ bestehen (s. S. 266). So wird der *Nervus opticus* bei Erkrankungen des Zentralnervensystems, wie z. B. der Multiplen Sklerose, in die herdförmige Entmarkung einbezogen; ebenso kann er der Entstehungsort von Gliomen anstatt von Schwannomen sein.

Das Fehlen der Bulbi olfactorii ist ein häufiger Befund bei bestimmten Formen der Trisomie. Es kann jedoch bei Sektionen von Säuglingen gele-

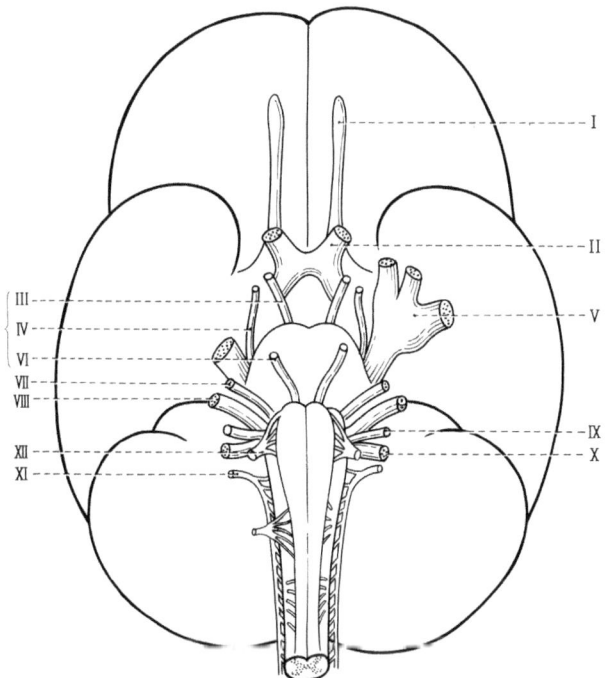

Abb. 37. Die Hirnnerven

gentlich passieren, daß die *Nn. olfactorii* versehentlich in der Schädelhöhle belassen werden, was dann leicht zu der falschen Annahme einer kongenitalen Agenesie der Nn. olfactorii führt. Ähnlich geht der *dritte Hirnnerv* leicht durch Abriß an der Austrittsstelle aus dem Hirnstamm, bei zu grobem Vorgehen während der Hirnentnahme, oder durch nachfolgende Manipulationen mit dem Gehirn, verloren. Da der dritte Hirnnerv in enger Nachbarschaft zum Ramus communicans posterior verläuft, wird er von Aneurysmen in diesem Gefäßbereich gerne komprimiert. Ebenso wird er bei jeder Raumforderung in dieser Gegend, wie auch bei oberer Einklemmung infolge intrakranieller Drucksteigerung, bevorzugt in Mitleidenschaft gezogen (s. S. 37). Bei der axialen Abwärtsverschiebung des Hirnstammes und der Blutgefäße im Gefolge einer intrakraniellen Raumforderung wird der N. oculomotorius zwischen A. cerebri posterior und A. cerebelli superior komprimiert.

Der *vierte* und *sechste Hirnnerv*, insbesondere der letztere, sind klinisch zwar von großer Bedeutung, pathalogisch-anatomisch jedoch kaum jemals Sitz grob auffälliger Veränderungen. Der vierte Hirnnerv verläßt den Hirnstamm an der Dorsalseite und ist sehr dünn. Der *sechste Hirnnerv* ist gut zu erkennen und hat bekanntermaßen von allen Hirnnerven den längsten intrakraniellen Verlauf.

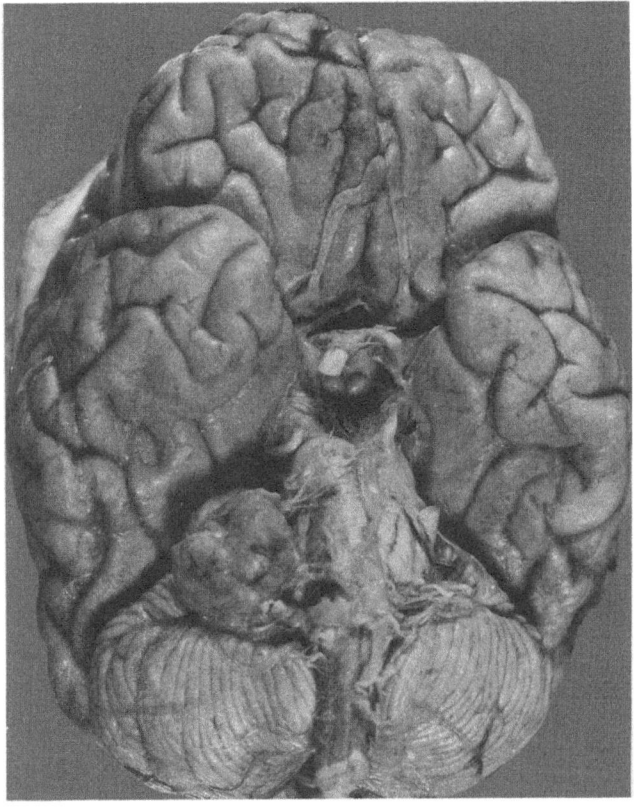

Abb. 38.
Akustikusneurinom

Der *fünfte Hirnnerv* hat den größten Durchmesser. Sein proximaler Anteil besteht zu einem großen Teil aus zentralnervösem Gewebe und kann daher Sitz einzelner Plaques bei der Multiplen Sklerose sein. Gelegentlich sind Schwannome im Bereich des Ganglion Gasseri gesehen worden. Bei der Trigeminusneuralgie ist der fünfte Hirnnerv oft Gegenstand neurochirurgischer Interventionen. Bei Herpes zoster wurden im Ganglion Gasseri virale Partikel gefunden.

Was die weiteren Hirnnerven anbetrifft, so sind die häufigsten pathologischen Veränderungen die *Schwannome* des *achten Hirnnerven (Akustikus-Neurinome)* (Abb. 38). Verglichen mit den übrigen Hirnnerven hat der achte noch über eine relativ lange Strecke nach dem Austritt aus dem Hirnstamm Myelin vom zentralen Typ. Dennoch sind Schwannome die häufigsten Tumoren des Kleinhirnbrückenwinkels. Diese gutartigen Tumoren leiten sich von Zellen des peripheren Nerven ab. Der Subarachnoidalraum ist im Bereich des Kleinhirnbrückenwinkels relativ weit. Auch andere Tumoren können in dieser Lokalisation vorkommen, z.B. Tentoriummeningeome, Metastasen und Cholesteatome. Neben einer Kompression des Hirnstammes können Tumoren in dieser Lokalisation die Zirkulation des Liquor cerebrospinalis behindern und einen Hydrozephalus internus verursachen. Im Rahmen der von Recklinghausenschen Krankheit kommen Schwannome auch an anderen Hirnnerven vor.

Grundsätzlich können Prozesse wie eine Meningitis oder Metastasen jeden Hirnnerven oder auch mehrere gleichzeitig einbeziehen.

Die makroskopische Pathologie der intrakraniellen Drucksteigerung
(Abb. 39)

Der starre Hirnschädel bietet dem empfindlichen Gehirn einen ausgezeichneten Schutz. Im Falle einer intrakraniellen Raumforderung jedoch ist gerade diese Unnachgiebigkeit von großem Nachteil, da sie eine Expansion des Gehirns verhindert, mit der Folge eines intrakraniellen Druckanstieges, der zur Kompression und Schädigung des Gehirnes führt.

Die intrakranielle Drucksteigerung ist die gefährlichste Komplikation in der klinischen Neurologie. Sie kommt prinzipiell bei allen raumfordernden Prozessen im Zusammenhang mit Schädelhirntraumen, Tumoren, entzündlichen und vaskulären Prozessen und anderen vor. Das Hirnödem, die abnorme Zunahme des intrazerebralen Wassergehaltes, ist der hauptsächliche Vermittler des intrakraniellen Druckanstieges. Die Pathogenese des Hirnödems wird an späterer Stelle beschrieben werden (s. S. 354). Fürs erste werden wir nur die makroskopischen Veränderungen erörtern, die man im Gefolge einer intrakraniellen Druckerhöhung erwarten kann.

Sowohl Größe als auch Gewicht des Gehirns sind bei der Hirnschwellung vermehrt. Die Gyri sind verbreitert und abgeplattet, die Sulci eingeengt.

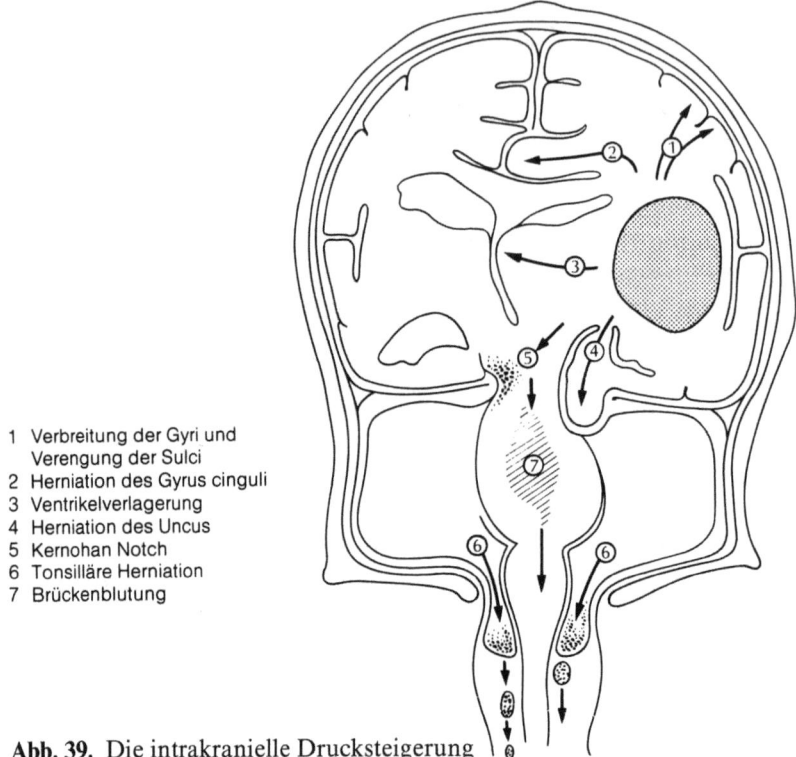

1 Verbreitung der Gyri und
  Verengung der Sulci
2 Herniation des Gyrus cinguli
3 Ventrikelverlagerung
4 Herniation des Uncus
5 Kernohan Notch
6 Tonsilläre Herniation
7 Brückenblutung

Abb. 39. Die intrakranielle Drucksteigerung

In Abhängigkeit vom Sitz der Raumforderung können in verschiedenen Abschnitten Massenverschiebungen auftreten. Sie werden als Herniation bezeichnet.

Herniation des Gyrus cinguli (Subfalxiale Herniation) (Abb. 40, 41)

Der Gyrus cinguli kann unter dem freien Rande der Falx cerebri hindurch über die Mittellinie zur Gegenseite verlagert werden, wenn die Raumforderung ihren Sitz in den oberen Abschnitten der Hemisphären hat. Bei der Verlagerung zur Gegenseite werden die Äste der A. cerebri anterior mitgenommen, was zu den typischen „Step signs" oder dem „Falxzeichen" in der Frontalaufnahme des Angiogramms führt. Infolge der abnehmenden Tiefenausdehnung der festen Falx cerebri ist die Herniation in den vorderen Abschnitten am ausgeprägtesten und nimmt in okzipitaler Richtung ab, um schließlich im Bereiche des Splenium corporis callosi, wo die Falx mit dem freien Rande dem Balken fest aufliegt, ganz zu verschwinden. Diese Veränderung in der Ausprägung der Herniation ist nach Entfernung der Falx cerebri und Spreizen des Interhemisphärenspaltes leicht zu erkennen, wie die Abb. 40 zeigt. Auch Frontalschnitte durch das Großhirn zeigen dieses Phänomen deutlich (Abb. 41).

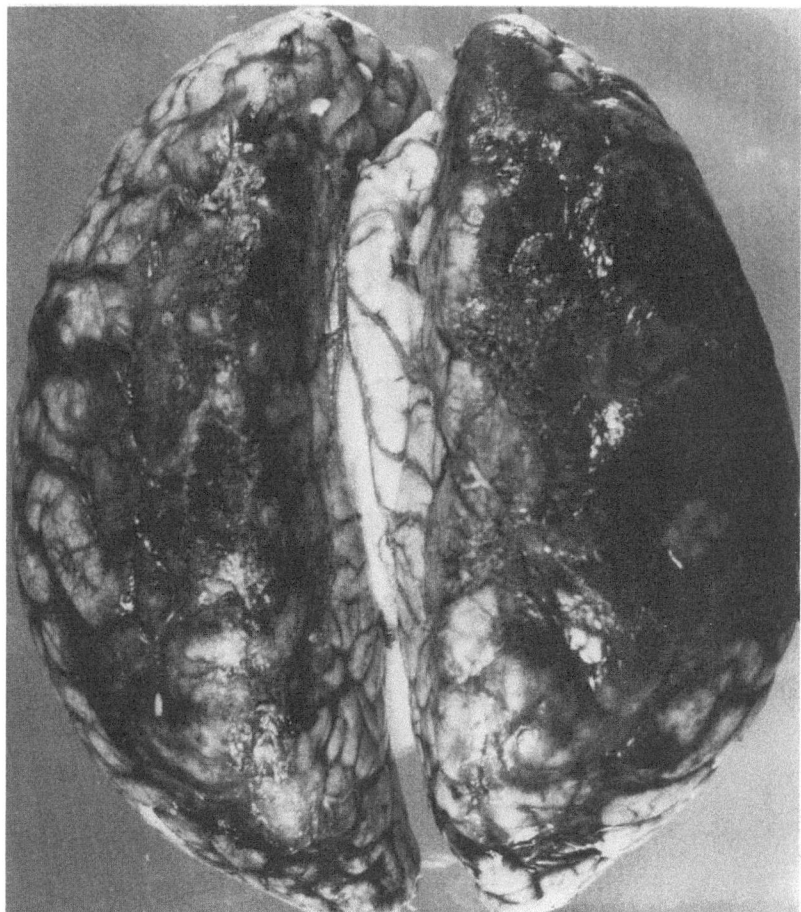

Abb. 40. Subarachnoidalblutung und Herniation des Gyrus cinguli

Tentorielle Herniation (Uncusherniation, transtentorielle Herniation, hippokampale Herniation) (Abb. 42)

Raumfordernde Prozesse in den Großhirnhemisphären, insbesondere solche in der Temporalregion, führen zur transtentoriellen Herniation.[1] In diesem Falle wird ein Teil des Uncus parahippocampalis durch den Tentoriumschlitz abwärts in Richtung hintere Schädelgrube verlagert.

Dieses Phänomen kann verschiedenartige klinische Herdsymptome hervorrufen. Zunächst kann dabei der dritte Hirnnerv komprimiert werden, was schließlich zur Oculomotoriuslähmung führt. Die Kompression kann einmal zwischen Uncus und Ramus communicans posterior oder zwischen

---

[1] A.d.Ü.: Im Deutschsprachigen auch häufig als „obere Einklemmung" bezeichnet.

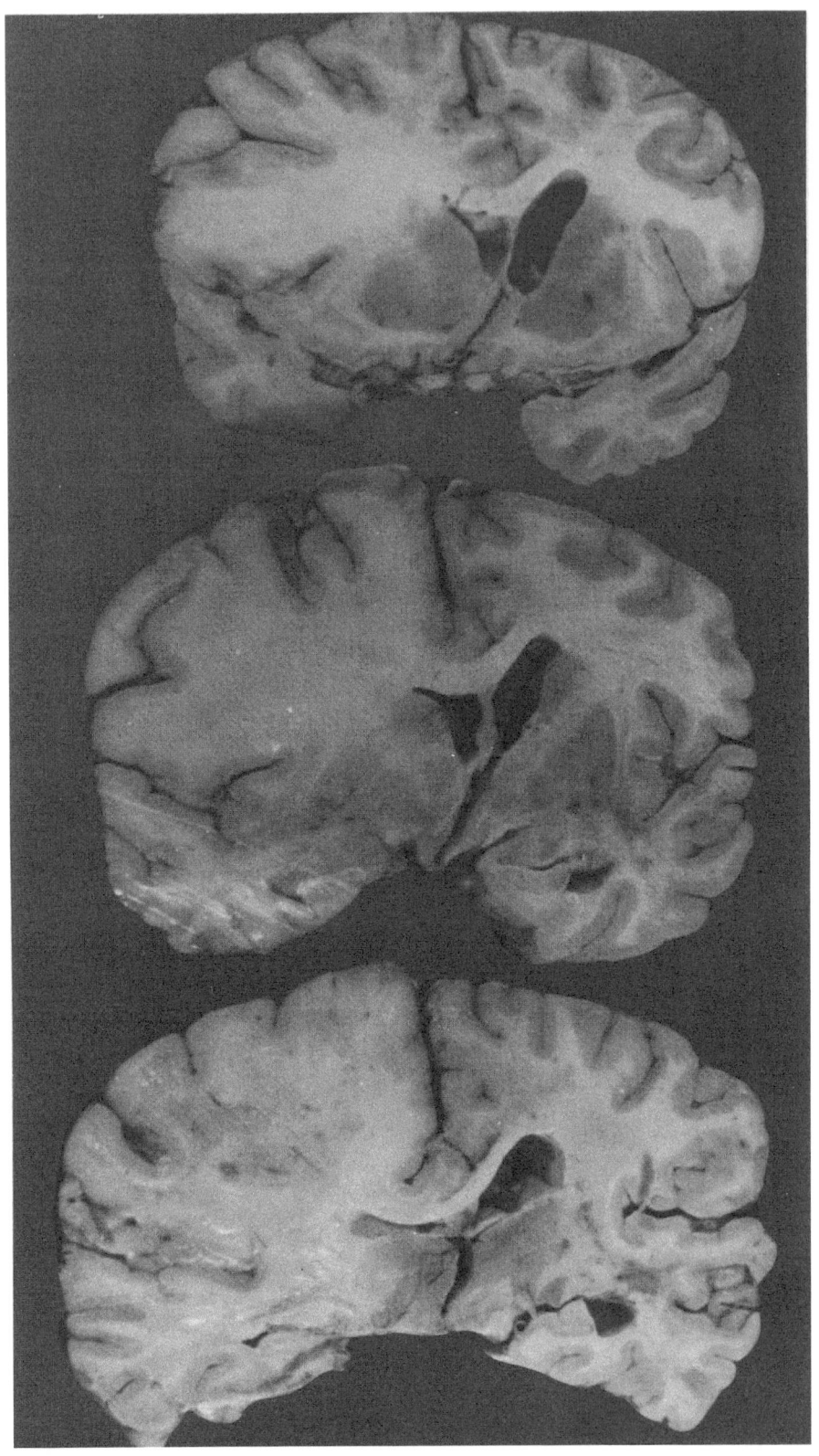

Abb. 41. Schwellung vorwiegend der weißen Substanz. Beachte die Herniation des Gyrus cinguli

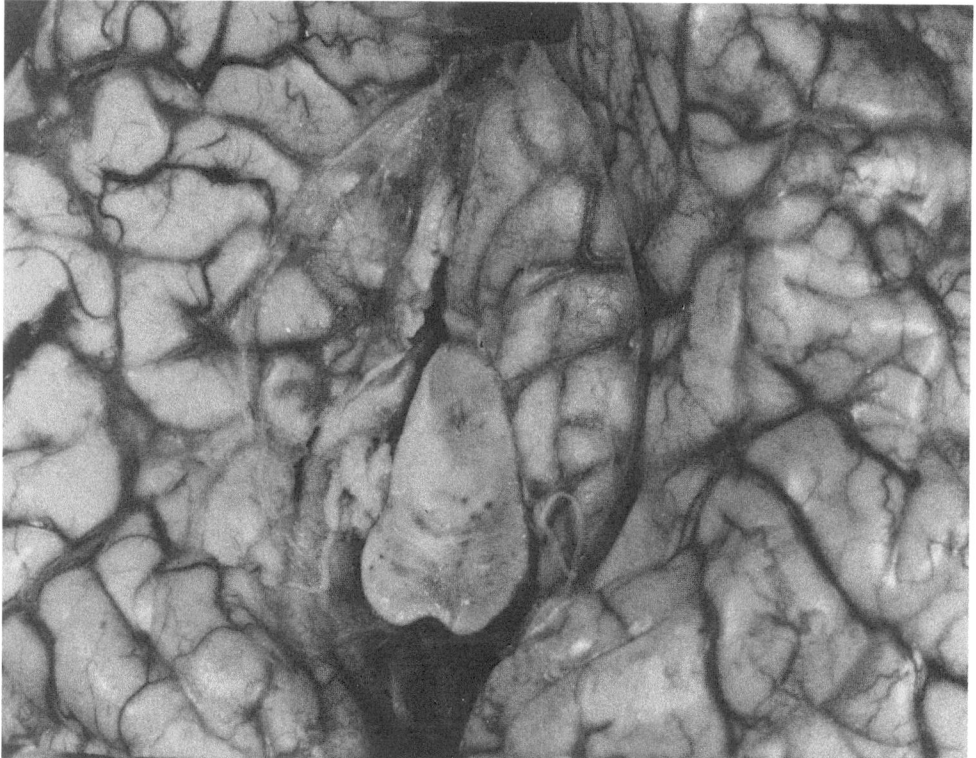

Abb. 42. Transtentorielle Herniation

der verlagerten A. cerebri posterior und der A. cerebelli superior erfolgen. Zunächst kann eine Paralyse durch Streckung und Zerrung des Oculomotorius, als Folge der axialen Abwärtsverschiebung des Hirnstammes, hervorgerufen werden. Weiterhin können zur Seite der Raumforderung homolaterale Pyramidenbahnzeichen als Herniationsfolge auftreten. Die Seitwärtsverlagerung des Gewebes verursacht eine keilförmige Nekrose des Hirnschenkels („*Kernohan-Notch*") durch Anpressen gegen den scharfen und festen freien Tentoriumrand auf der Gegenseite (Abb. 39). So werden die Pyramidenbahnfasern der gegenseitigen Hemisphäre, welche diese Gegend durchziehen, unterbrochen, was zu den zur Raumforderung ipsilateralen spastischen Zeichen führt.

Als dritte Folge der Massenverschiebung können hämorrhagische Infarkte in der Sehrinde (Abb. 43) und/oder im Hirnstamm (Abb. 44) durch Kompression der Aa. cerebri posteriores auftreten. Im ersten Falle findet man bei einseitiger Manifestation eine homonyme Hemianopsie. Im zweiten Falle haben sie, wie die sekundären Hirnstammblutungen, gewöhnlich den Tod zur Folge. Die Blutungen werden als sekundär angesehen, da sie im Gefolge der Massenverschiebung durch den Tentoriumschlitz entstehen und nicht etwa als primäre Hirnstammblutungen.

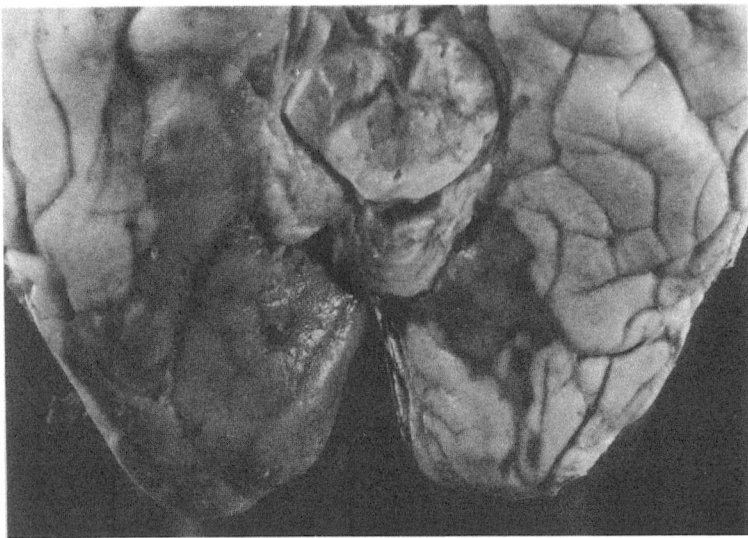

Abb. 43. Bilateraler hämorrhagischer Infarkt der Okzipitallappen und des Mittelhirns als Folge intrakranieller Drucksteigerung

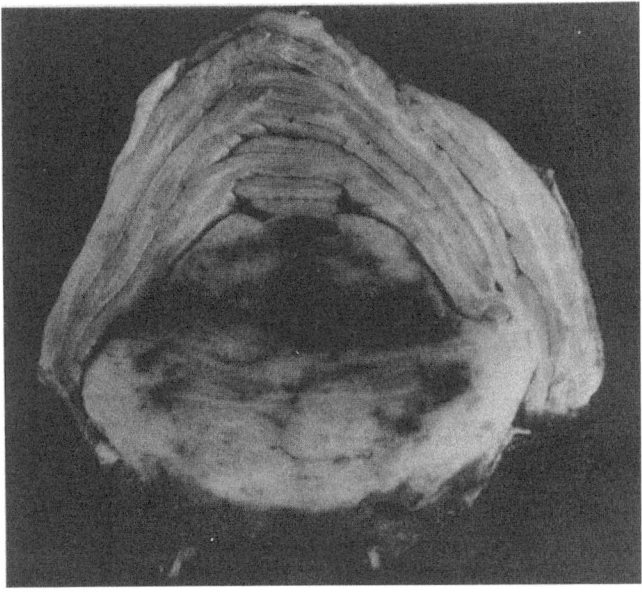

Abb. 44. Sekundäre Verschiebeblutungen in der Brücke bei intrakranieller Drucksteigerung

Bezüglich der Pathogenese dieser Veränderungen existieren zwei Auffassungen: Die erste, traditionelle, ist die, daß es sich um eine Unterbrechung der venösen Drainage durch Venenkompression am freien Tentoriumrande mit hämorrhagischer Infarzierung in den Drainagegebieten handelt. Die andere Richtung interpretiert die Schäden als Folge einer temporären arteriellen Zirkulationsunterbrechung. Die anschließende Rezirkulation führt dann zu Blutungen in das Infarktgebiet.

Tonsilläre Herniation (Abb. 45)

Bei dieser Veränderung werden die Kleinhirntonsillen infolge des gesteigerten intrakraniellen Druckes durch das Foramen occipitale magnum abwärts verlagert. Die Einklemmung ins Foramen führt zur Kompression der Medulla oblongata und damit zur Störung der lebenswichtigen Regulationszentren mit Todeseintritt. Wie bei den anderen Herniationsformen wird das Tonsillengewebe durch den Druck und die damit verbundene Zirkulationsunterbrechung nekrotisch. Wird das Leben des Patienten mit Hilfe maschineller Beatmung durch einen Respirator künstlich verlängert, kann die Herniation bis zu einem Grade fortschreiten, an dem Kleinhirngewebe abgepreßt und weiter abwärts in den spinalen Subarachnoidalraum verlagert wird. Bei solchen „Respiratorgehirnen" kann man manchmal sogar nekrotische Purkinjezellen und Anteile der Körnerzellschicht im Bereich der Cauda equina finden.

Obwohl bei der tonsillären Herniation stets ein Druckkonus entsteht, ist ein solcher nicht in jedem Falle pathologisch, sondern bis zu einem gewissen Grade, der individuell erheblich variert und von der Weite des Foramen occipitale magnum und anderen Dingen abhängt, normal. Um eine

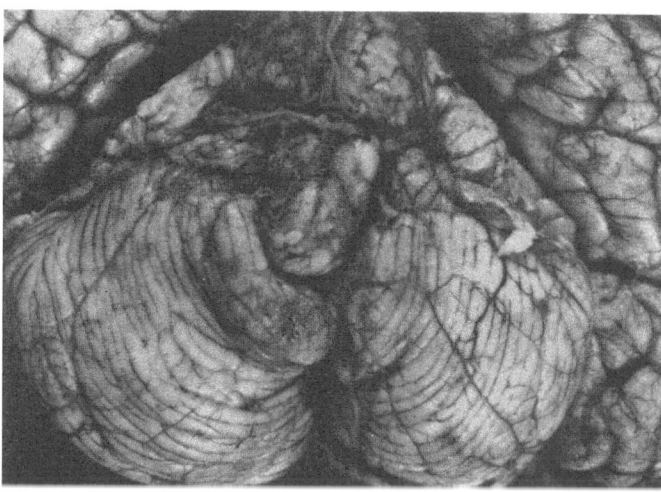

Abb. 45. Akute tonsilläre (zerebelläre) Herniation

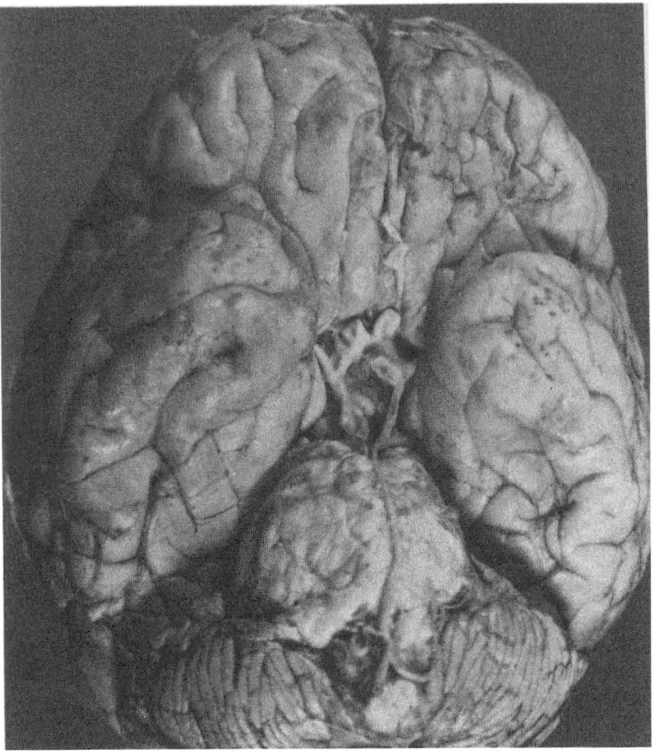

Abb. 46. Grübchen („Pits") in den Temporallappen im Zusammenhang mit Hirnödem

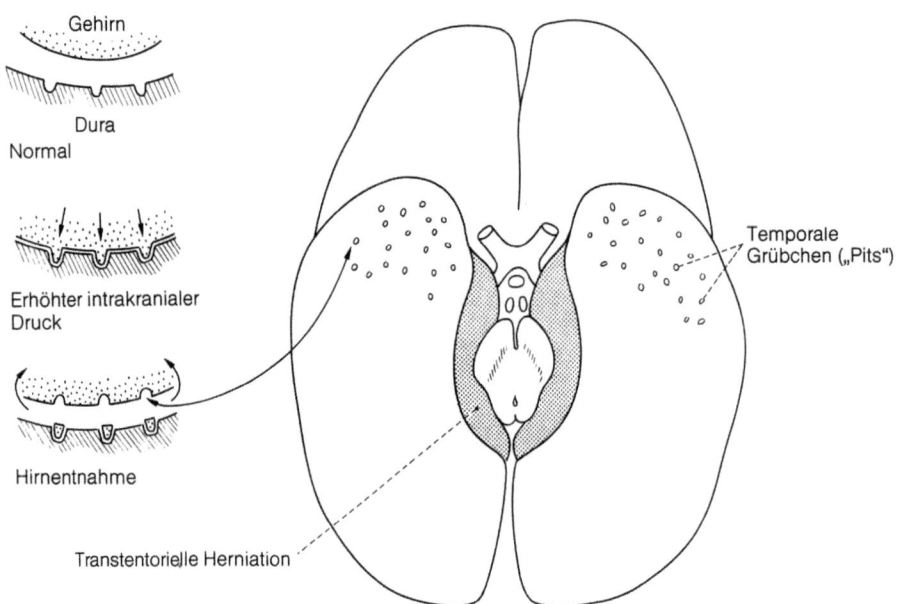

Abb. 47. Mechanismus der Grübchenbildung in den Temporallappen

tonsilläre Herniation diagnostizieren zu können, muß man daher noch andere Gesichtspunkte, wie z.B. das Vorliegen oder Fehlen von Nekrosen in den Tonsillen und weitere anatomische Charakteristika des erhöhten interkraniellen Druckes, berücksichtigen.

Weitere Herniationsformen

Zwei weitere Formen von Gewebsverlagerungen findet man manchmal in Fällen von intrakranieller Drucksteigerung. Trotz morphologischer Auffälligkeit sind bei keiner der beiden klinische Zeichen korreliert.

Bei der ersten Form werden die Gyri orbitales gegen die Keilbeinkante gepreßt, was eine tiefe Einschnürung im Gewebe hinterläßt. Bei der zweiten findet man kleine grübchenförmige Defekte („Pits") an der Basis der vorderen Temporallappenabschnitte (Abb. 46). Die mikroskopische Untersuchung dieser Stellen zeigt Abschnitte herausgerissenen Gewebes. Ein möglicher pathogenetischer Mechanismus, der zu dieser Veränderung führt, ist in Abb. 47 dargestellt. Wahrscheinlich werden durch den erhöhten Druck die Oberflächenabschnitte des Lobus temporalis in die harte Dura mater hineingepreßt. Aus irgendeinem Grunde bleiben dann bei der Hirnentnahme kleine Gewebsstücke an der Dura mater haften. Prinzipiell sind die „Pits" des Temporallappens zwar auf der Seite des raumfordernden Prozesses am stärksten ausgeprägt, in der Regel aber auf beiden Seiten nachweisbar. Interessanterweise sind diese Veränderungen an keiner anderen Stelle des Gehirns zu beobachten.

Im Gegensatz zu diesen beiden Herniationsformen, die offensichtlich kein klinisches Korrelat besitzen, gibt es den klinischen Begriff der *„zentralen Herniation"*[1], die umgekehrt kein anatomisches Korrelat hat. Die zentrale Herniation manifestiert sich in einer Sequenz von transitorischen und wechselnden klinischen Symptomen, die auf Zwischenhirn, Hirnnerven und Hirnstamm hindeuten und insbesondere Augenstörungen und Bewußtseinsveränderungen einbeziehen. Die Veränderungen, die man bei der Hirnsektion findet, decken sich nicht unmittelbar mit der klinischen Symptomatik. Im Prinzip handelt es sich um solche, wie man sie auch in anderen Regionen findet, lediglich in stärkerer Ausprägung[2].

Veränderungen des Ventrikelsystems

In Abhängigkeit von der Lokalisation des raumfordernden Prozesses kann eine intrakranielle Drucksteigerung zu verschiedenen Veränderungen des

---
1 A.d.Ü.: Auch „transtentorielle Herniation des Dienzephalon" genannt (s. Plum u. Posner, 1972, The diagnosis of stupor and coma, Devis, Philadelphia).
2 A.d.Ü.: Plum u. Posner nennen hier ödematöse Auftreibung des und Blutungen im Dienzephalon und manchmal auch im Thalamus.

Ventrikelsystems führen: So verursacht eine Raumforderung in der rechten Hemisphäre oft eine Kompression des rechten Seitenventrikels und, durch Massenverschiebung der Medianstrukturen zur Gegenseite, eine Verlagerung des dritten Ventrikels (Abb. 39). Dies kann eine Dilatation des linken Seitenventrikels als Folge der Obstruktion des dritten Ventrikels mit einer Blockade des Foramen Monroi nach sich ziehen. Die tentorielle Herniation führt zu einer Kompression des Aquäduct mit Erweiterung des dritten Ventrikels und der Seitenventrikel. Die tonsilläre Herniation kann eine Blockade der Foramina Luschkae und Magendie verursachen, wodurch es zu einer hydrozephalen Erweiterung des gesamten Ventrikelsystems kommt. In allen diesen Fällen hat die Ventrikelerweiterung ihrerseits wiederum eine intrakranielle Drucksteigerung zur Folge, wodurch sich die Gesamtsituation weiter verschlechtert.

Das makroskopische Bild des geschlossenen Gehirns

Grundsätzliche Überlegungen

Im Idealfalle ist das fixierte Gehirn ein wohlgeformtes, symmetrisch aufgebautes Organ, in welchem die relativen Größenordnungen der einzelnen Abschnitte, aus denen es zusammengesetzt ist, sich innerhalb enger Grenzen bewegen. Gelegentlich jedoch führen schlechte Fixierung oder unsanfte Behandlung zu Deformierungen. Der Neuling muß daher lernen, zwischen solchen Artefakten und echten pathologischen Veränderungen zu unterscheiden. Darüber hinaus ist aber auch das normale Gehirn bis zu einem gewissen Grade durch individuelle Variationen gekennzeichnet. Andererseits können unter bestimmten pathologischen Verhältnissen, insbesondere kongenitalen Mißbildungen, erhebliche Abweichungen von der normalen Konfiguration vorkommen.

Bei der Untersuchung des Einflusses pathologischer Prozesse auf das Gehirn wird einer seiner einzigartigen Züge offenbar: Im Gegensatz zu den meisten anderen Organen ist die exakte Lokalisation einer Veränderung im Hinblick auf die Korrelation der pathologisch-anatomischen Befunde mit den klinischen Symptomen von ausschlaggebender Bedeutung. So führt z. B. bekanntermaßen eine umschriebene Läsion in der rechten Hemisphäre zu ganz anderen Symptomen als eine solche an der korrespondierenden Stelle der gegenüberliegenden Hirnhälfte. Zudem ist die Ätiologie einer Veränderung oft in bezug auf die klinische Symptomatik nicht so bedeutsam wie ihre topographische Lokalisation. Aus diesem Grunde müssen alle zur weiteren Untersuchung aus dem Gehirn entnommenen Gewebsstücke bezüglich des Entnahmeortes und der Seite sorgfältig gekennzeichnet werden. Man kann die Wichtigkeit dieser Vorsichtsmaßregeln kaum überbetonen! Abb. 48 zeigt Schemata der Hirnoberfläche mit den wichtigsten Gyri und Sulci.

Das makroskopische Bild des geschlossenen Gehirns

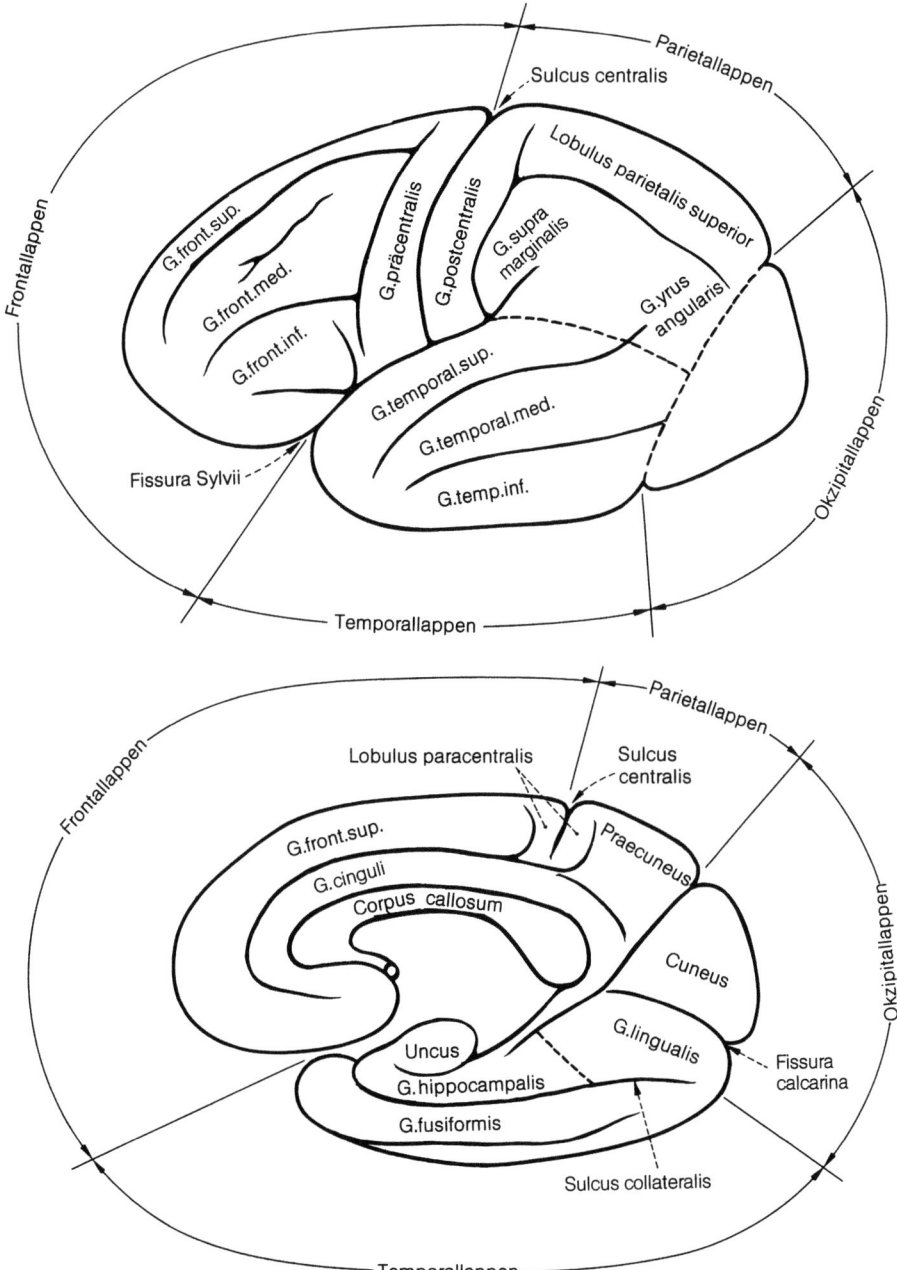

Abb. 48. Gyri und Sulci des Gehirns

Diffuse Veränderungen

Das generalisierte Hirnödem ist ein gutes Beispiel für eine diffuse Veränderung des Gehirns. Die Gehirne von Patienten, die nach Respiratorbeatmung verstarben, zeigen oft eine diffuse Schwellung und Verfärbung (Walker, 1978).

Die Obstruktion der normalen Zirkulationswege des Liquor cerebrospinalis kann zum „Hydrocephalus occlusus" mit diffuser Hirnschwellung führen. Ursache und Lokalisation der Obstruktion können variieren und sind erst bei der Hirnsektion besser nachweisbar.

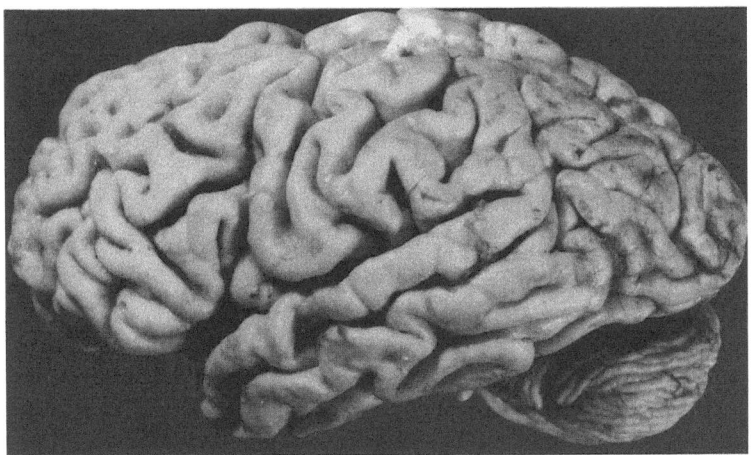

Abb. 49. Diffuse Hirnatrophie

Ein anderes Beispiel mit exakt gegenteiligem Effekt ist die Hirnatrophie (Abb. 49), die bei seniler und präseniler Demenz (Alzheimersche Krankheit, Chorea Huntington, Parkinson-Demenz-Komplex u. a.), auftritt. Gleiches gilt für andere Krankheiten, welche die graue und/oder weiße Substanz affizieren. In diesen Fällen ist das Gehirn klein, die Gyri sind verschmälert und die Sulci erweitert.

Verschiedene Fehlbildungen wie Agenesien oder Dysgenesien führen zu Formveränderungen des Gehirns, die schon bei der äußeren Inspektion offensichtlich sind. Es gibt viele solcher Fehlbildungen. Zu den bekanntesten gehört die Arnold-Chiari-Mißbildung, die in den Abb. 50–52 dargestellt ist.

Literatur

Walker AE (1978) Pathology of brain death. Ann NY Acad Sci, 315:272–280
Iwata M, Kawamoto K, Hirano A (1978) Arnold-Chiari malformation. Neurol Med (Tokyo), 9:86–88

Diffuse Veränderungen

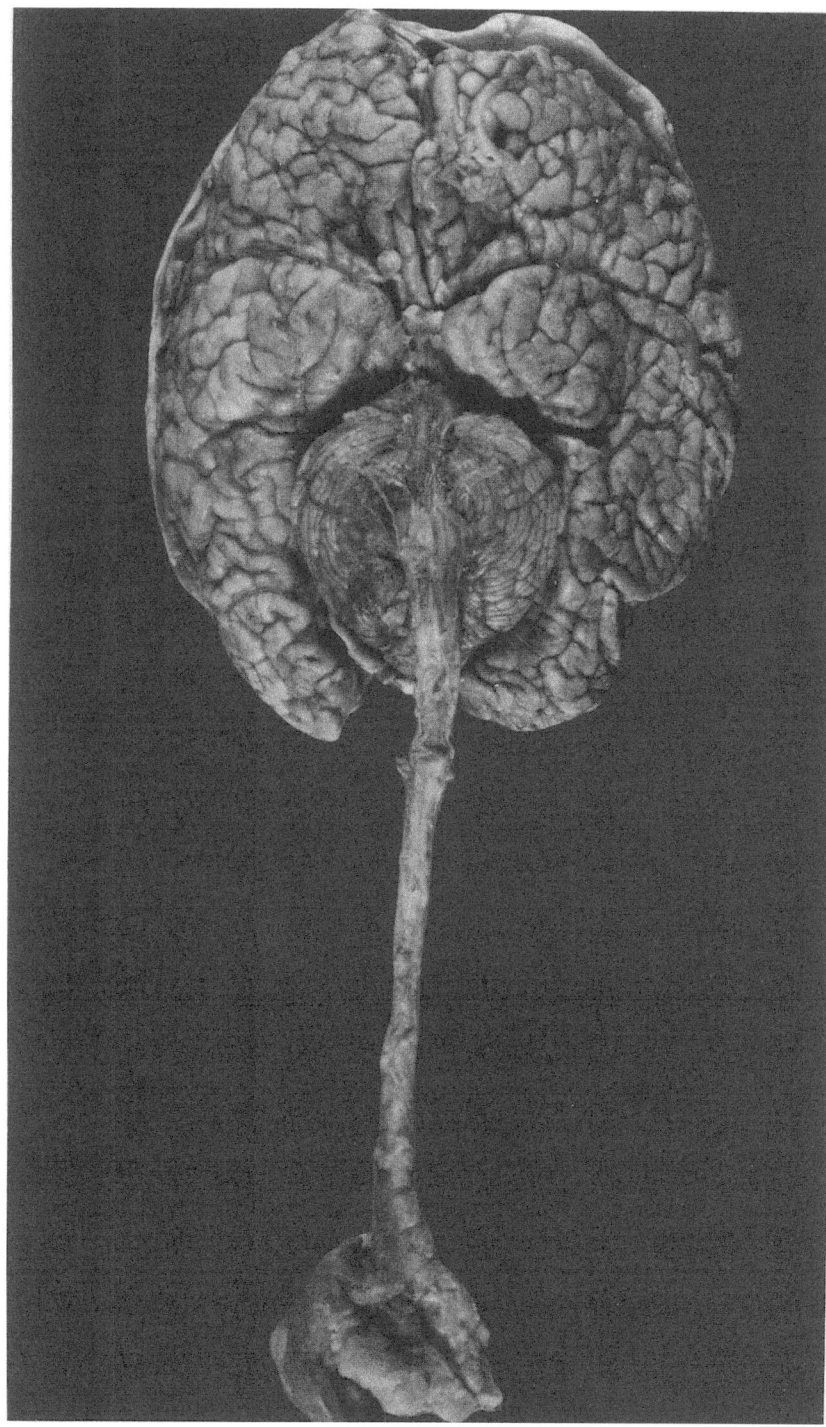

Abb. 50. Mikropolygyrie, Arnold-Chiari-Mißbildung und Meningomyelocele

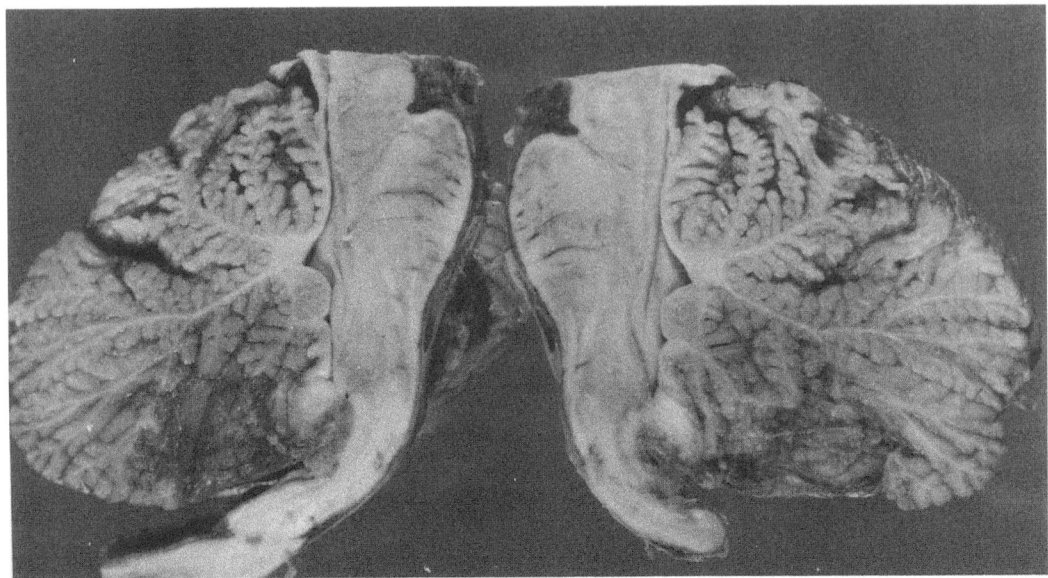

Abb. 51. Arnold-Chiari-Mißbildung. Sagittalschnitt durch den Hirnstamm und das Kleinhirn des Falles in Abb. 50

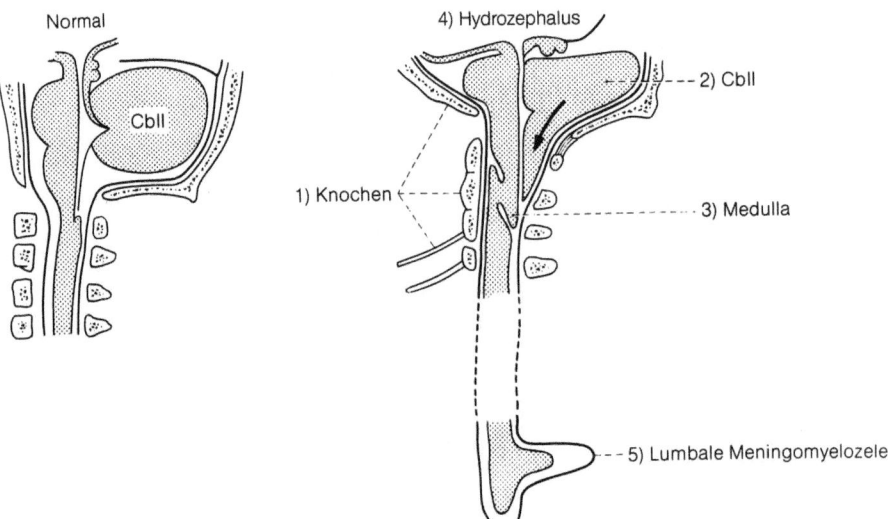

Abb. 52. Arnold-Chiari-Mißbildung. Schematische Darstellung der anatomischen Verhältnisse, wie man sie gewöhnlich beim Arnold-Chiari-Syndrom findet. Die Schädelbasis ist abgeflacht (Platybasie), und es können sowohl eine Halsrippe wie auch eine Blockwirbelbildung im Bereich der Halswirbelsäule vergesellschaftet sein. Die Medulla oblongata zeigt eine S-förmige Abknickung (Kinking), das Kleinhirn eine Elongation in vertikaler Richtung und eine tonsilläre Herniation. (A.d.Ü.: Nach den Originalbeschreibungen von Chiari, 1891 und 1896, ist eine Verlagerung des Vermis cerebelli, manchmal gekoppelt mit einer solchen der Tonsillen, das Charakteristikum). Der vierte Ventrikel ist verschmälert und die Foramina Luschkae und Magendie sind verschlossen, was einen Hydrozephalus zur Folge hat

Herdförmige Veränderungen

Es hat sich als praktisch erwiesen, die herdförmigen Veränderungen in symmetrische und asymmetrische zu unterteilen. Ein gutes Beispiel für die ersteren ist der *Grenzzonen-* oder *Wasserscheideninfarkt* (Abb. 53). Er entsteht durch transitorische Ischämie oder andere Zirkulationsstörungen. In diesen Fällen zeigen die Regionen, die von der Hauptversorgung am weitesten entfernt liegen, die größte Bereitschaft zur Ausbildung eines Infarktes. Diese Infarkte markieren charakteristischerweise die Grenze zwischen den Versorgungsgebieten zweier Hauptschlagadern. Sowohl die bereits beschriebenen Variationen des Circulus arteriosus Willisi, wie auch Ausprägungsgrad und Dauer der Zirkulationsstörung, bestimmen Gestalt und Ausdehnung des Grenzzoneninfarktes.

Andere symmetrische, herdförmige Veränderungen treten im Rahmen der *Systemdegenerationen* auf, bei denen spezielle neuronale Systeme betroffen sind.

Die *Picksche Krankheit* ist ein gutes Beispiel einer umschriebenen, symmetrischen Veränderung des Gehirns. Bei dieser Krankheit, die auch als lobäre Atrophie bezeichnet wird, sind die Frontal- und Temporallappen gewöhnlich deutlich atrophisch, während andere Regionen verschont bleiben. Interessanterweise sind oft die motorischen Windungen und die hinteren Abschnitte der Gyri temporales superiores, wie auch bestimmte weitere spezielle Hirnwindungen, im Vergleich zu den anderen Lappen bemerkenswert gut erhalten.

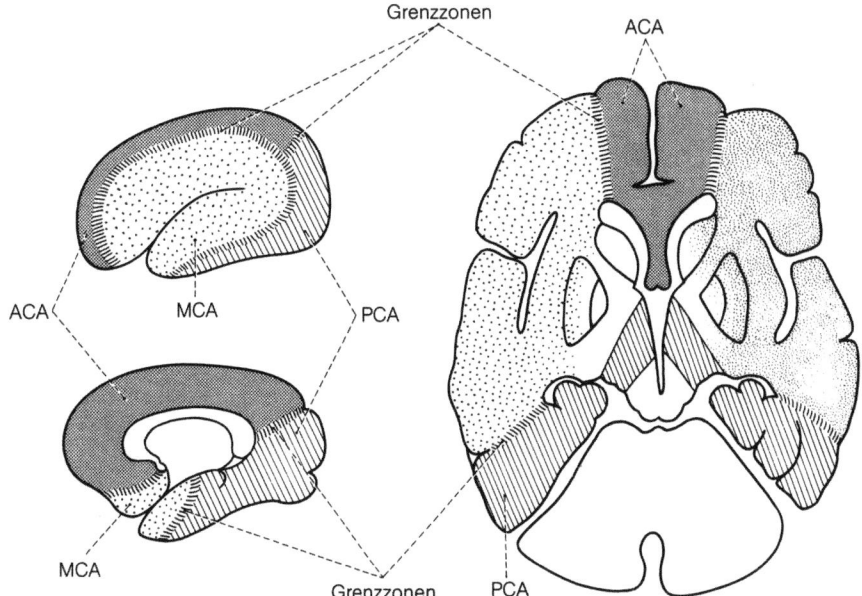

Abb. 53. Versorgungsgebiete der vorderen (ACA), mittleren (MCA) und hinteren (PCA) Hirnschlagadern und die Grenzzonen

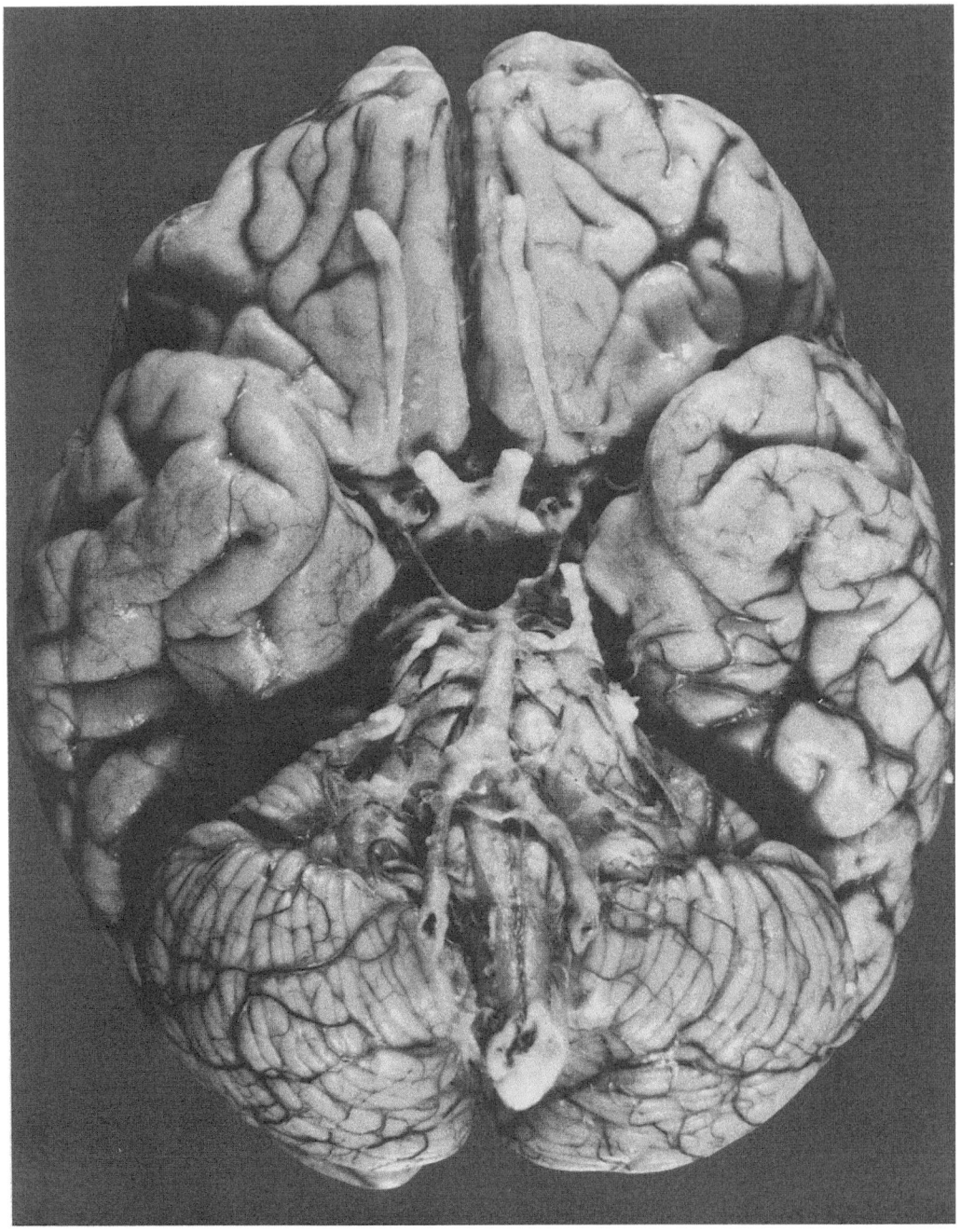

Abb. 54. Normales Gehirn

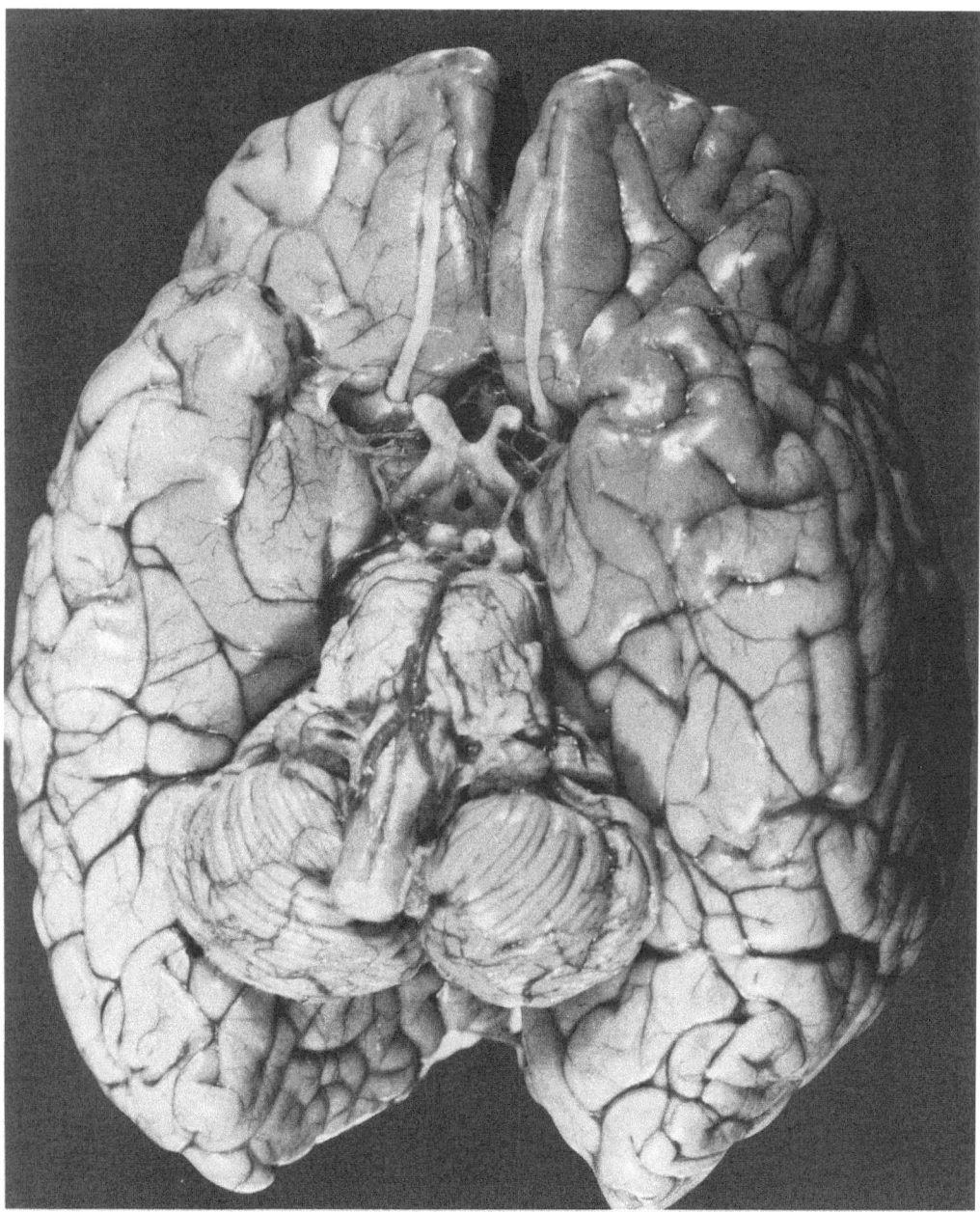

Abb. 55. Kleinhirnatrophie

Eine symmetrische Atrophie der Corpora mamillaria, oft begleitet von einer Verfärbung als Folge von Blutungen, ist charakteristisch für die *Wernickesche Enzephalopathie*. Eine einseitige Atrophie der Corpora mamillaria kann dagegen auf eine alte Schädigung im ipsilateralen Fornix oder in den mediobasalen Abschnitten des Temporalhirns mit transsynaptischer Degeneration hindeuten (Torch et al., 1977).

Andere gute Beispiele für symmetrische herdförmige Veränderungen sind verschiedene Formen der Kleinhirndegeneration. Beim gesunden Erwachsenen kann das Kleinhirn die Ebene der Okzipitalpole erreichen. Bei der *zerebellären Degeneration* ist das Kleinhirn jedoch disproportional klein (Abb. 54 und 55). Im Säuglingsalter befindet sich das Kleinhirn noch in der Entwicklung und ist daher schon normalerweise sehr klein. Beim Vorliegen einer zerebellären Degeneration müssen die unteren Oliven und der Pons, wie auch andere Kerngebiete und Faserbahnen, die mit dem Kleinhirn in Verbindung stehen, untersucht werden (Abb. 56).

Häufiger sind singuläre und multiple herdförmige Läsionen asymmetrisch verteilt. De facto gehören die meisten neuropathologischen Veränderungen in diese Gruppe. Sie sind wegen der gleichzeitig vorhandenen normalen Vergleichsareale relativ leicht zu erkennen.

Bestimmte *Infarkte,* die nur einzelne Gefäßterritorien einbeziehen (s. Anhang I, Abb. 53, 57–63), intrazerebrale Hämatome, *Contusionsherde* (Abb. 64–66) oder *Hirntumoren* (siehe Anhang II, Abb. 67–70), bilden gute

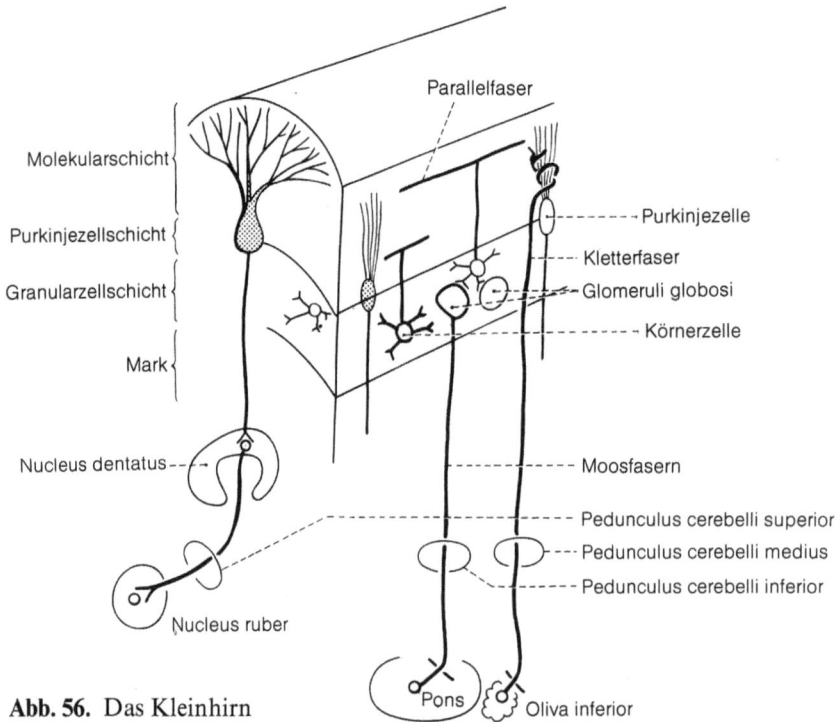

Abb. 56. Das Kleinhirn

Beispiele für asymmetrische herdförmige Veränderungen. Auch Infektionen können zu erkennbaren herdförmigen Läsionen führen. Hierzu gehören die Gehirnabszesse (s. S. 303) und bestimmte akute Virusinfektionen wie die *Herpesenzephalitis* (Abb. 71).

Bestimmte Entmarkungskrankheiten sind auch oft herdförmiger Natur. Gewöhnlich wirkt das Zentralnervensystem infolge der Vielzahl der älteren Veränderungen atrophisch. Die demyelinisierten Plaques selbst sind indes meist bei der äußeren Inspektion noch nicht zu sehen, sondern fallen erst nach der Sektion auf. Ausnahmen von dieser Regel sind einige Entmarkungsherde im Pons und im Chiasma opticum, wo die weiße Substanz nicht von der grauen überdeckt wird (Abb. 72).

Literatur

Torch, WC, Hirano A, Solomon S (1977) Anterograde transneuronal degeneration in the limbic system. Clinical-anatomical correlation. Neurology 27: 1157–1163

Iwata M, Kawamoto, K, Hirano A (1978) Chronic decortication state and widespread laminar necrosis of the cerebral cortex. Neurol Med (Tokyo) 8: 590–592

Sekundäre Veränderungen

Wegen der extremen Länge der Axone vieler Nervenzellen können Veränderungen in vom Ort der primären Schädigung erheblich entfernt gelegenen Regionen auftreten. Eine Schädigung des Nervenzellperikaryon wird schließlich eine vollständige Destruktion des gesamten Axons nach sich ziehen. Umgekehrt wird eine Schädigung des Axons zur *Wallerschen Degeneration* mit Destruktion des distalen Abschnittes führen. Ein gutes Beispiel hierfür ist die *Pyramidenbahndegeneration* (Abb. 73). In diesem Falle ist eine Schädigung in einer Hemisphäre von einer Degeneration der Pyramide in der Medulla oblongata und schließlich des Hinterseitenstrangareals im Rückenmark gefolgt. Dieser Prozeß schreitet jedoch so langsam fort, daß die Atrophie der Pyramide in der Medulla oblongata nicht vor Ablauf von einigen Monaten nach der Primärschädigung makroskopisch erkennbar wird.

Zusätzlich zu Sekundärveränderungen, die sich auf einzelne Zellen und ihre Fortsätze beschränken, kann man nach Schädigung afferenter Neurone oder ihrer Fortsätze auch transsynaptische Degenerationen beobachten. Bei ausgeprägten Schäden im Nucleus dentatus des Kleinhirns oder der Brückenhaube, unter Einbeziehung der zentralen Haubenbahnen, sollte man unbedingt die unteren Oliven untersuchen, die unter den genannten Voraussetzungen, infolge einer markanten Vakuolisierung des Neuropils, wie auch glialer und neuronaler Veränderungen nach transsynaptischer Degeneration, hypertrophiert sein können. In ähnlicher Weise können Schäden des mediobasalen Temporalhirnabschnitts und des Fornix eine Atrophie des Corpus mamillare nach sich ziehen.

Es ist wichtig zu betonen, daß der Neuropathologe aufgrund seines legitimen Zuganges zu humanpathologischem Material und seiner speziellen Beschäftigung mit degenerativen Prozessen der Faserbahnen sich in der einmaligen Situation befindet, die normalen neuronalen Verbindungswege innerhalb des menschlichen Nervensystems darstellen zu können.

Literatur

Iwata M, Hirano A (1978) Localization of olivo-cerebellar fibers in inferior cerebellar peduncle in man. J Neurol Sci 38:327–335

Anhang I: Infarkte

Infarkte sind Schädigungen des Nervengewebes als Folge einer Unterbrechung der Blutversorgung. Sowohl ihr makroskopisches wie auch mikroskopisches Bild wechseln in Abhängigkeit davon, ob sekundäre Blutungen vorliegen oder nicht, und auch von der Zeitspanne, die zwischen Entstehung des Infarktes und Untersuchung verstreicht.

Beim sogenannten *anämischen Infarkt,* bei dem lediglich ein Gefäßverschluß vorliegt aber keine Sekundärblutungen eingetreten sind, kann man vor Ablauf von einigen Stunden nach Auftreten der klinischen Symptomatik weder makroskopisch noch mikroskopisch irgendwelche Veränderungen finden.

Nach Ablauf von zwei Tagen erscheint die Hirnoberfläche im Infarktgebiet blaß und geschwollen. Diese Veränderungen sind bei bloßer äußerlicher Betrachtung, besonders für den ungeübten Untersucher, nicht sehr augenfällig. Bei der Palpation des Infarktgebietes fällt jedoch die starke Konsistenzminderung des Hirngewebes im Infarktbezirk im Vergleich zur gut fixierten restlichen Hirnsubstanz auf. Dieses Phänomen hat zu der gebräuchlichen deskriptiven Bezeichnung „Hirnerweichung" geführt. Zu diesem Zeitpunkt kann man mikroskopisch ischämische Nervenzellschäden, Astrozytenschwellungen und spongiöse Gewebsveränderungen, die mit granulozytären Infiltraten einhergehen, beobachten.

Nach einer Woche beginnt die Schwellung abzuklingen, während die Gewebsnekrose nun sehr deutlich hervortritt. Man kann den Infarkt nunmehr leicht an seiner Verfärbung und der brüchigen Gewebskonsistenz erkennen. Histologisch sind zahlreiche Makrophagen mit sudanophilem Fettspeichermaterial auf den Plan getreten. Die Astrozyten werden deutlich hypertrophisch und sind mit eosinophilen Organellen angefüllt.

Anschließend wird das Gewebe im Infarktgebiet verflüssigt[1] und letzteres sinkt durch den Gewebsverlust ein. Nach etwa einem Monat ist die

---

1 A.d.Ü.: Im deutsprachigen als „Stadium der kalkmilchartigen Metamorphose" bezeichnet.

Zystenbildung fortgeschritten (Stadium der Resorption). Mikroskopisch zeigt ein weitgehend abgeheilter Infarkt eine gliöse Randvernarbung mit kleinen Resten von Fettkörnchenzellen in der Umgebung verbliebener Blutgefäße. Im Gegensatz zu Zysten, die in anderem Zusammenhang, z. B. nach Abszeß, traumatischer Schädigung und anderen entstanden sind, zeigt die Infarktzyste eine relativ geringe Bindegewebsproliferation.

Hämorrhagische Infarkte sind leicht an den reichhaltigen blutigen Extravasaten zu erkennen. Sie unterscheiden sich von Hämatomen dadurch, daß das Blut zwischen den Gewebselementen verteilt ist.

Lokalisation des Infarktes in Abhängigkeit vom Sitz des Verschlusses
a) Carotisstromgebiet (vorderer Abschnitt des Hirnkreislaufes) (Abb. 25 und 53).
   (1) Infarkte im Versorgungsgebiet der A. carotis interna (Abb. 57).
   Infarkte, welche das gesamte Versorgungsgebiet der A. carotis interna einnehmen, deuten auf einen plötzlichen und kompletten Verschluß des Gefäßes und eine schlechte Kollateralversorgung über die A. cerebri anterior, den Ramus communicans posterior oder die A. ophthalmica hin. Der häufigste Sitz eines thrombotischen Verschlusses der A. carotis interna ist die Bifurkation, d. h. die Abgangsstelle von der A. carotis communis.
   (2) Infarkte im Versorgungsgebiet der A. cerebri media (Abb. 58, 59 und 60).
   Dies sind die häufigsten Infarkte überhaupt. Wenn das gesamte Versorgungsareal ausgefallen ist, so ist das ein Zeichen dafür, daß der Verschluß irgendwo im Abschnitt zwischen Abgang von der A. carotis interna bis zu den Rami perforantes sitzen muß. Solche Infarkte können aber auch als Folge eines Verschlusses der A. carotis interna selbst entstehen. Wenn nur das Putamen-Caudatum Gebiet betroffen ist, liegt die Vermutung nahe, daß die Rami perforantes verschlossen sind (Abb. 60). Ist der Verschluß in den distalen Verzweigungen der A. cerebri media lokalisiert, sind der Cortex und die zugehörige weiße Substanz betroffen (Abb. 59). Ausdehnung und Ausprägung des Infarktes hängen vom Kaliber des verschlossenen Gefäßastes und von der Qualität der Anastomosen ab. Kortikale Infarkte dieses Typs können auch Folge eines Carotis interna-Verschlusses sein.
   (3) Infarkte im Versorgungsgebiet der A. cerebri anterior.
   Wegen der Anastomose über den Ramus communicans anterior sind Verschlüsse der A. cerebri anterior nicht so häufig von Infarkten gefolgt, vorausgesetzt, daß der Verschluß proximal von der Anastomose lokalisiert ist.
b) Vertebrobasiläres Stromgebiet (hinterer Versorgungsabschnitt).
   (1) Infarkte im Gebiet der A. cerebri posterior (Abb. 43).

Das Versorgungsgebiet der A. cerebri posterior wird weitgehend vom Kleinhirn verdeckt. Kleine Infarkte in dieser Gegend können daher leicht übersehen werden, solange man nicht das Kleinhirn anhebt, um die Okzipitallappen zu inspizieren. Sie sind eine weitere häufige Infarktlokalisation, und die Infarkte sind oft bilateral. Sie können Folge eines Basilaris-Verschlusses oder der gleichzeitigen Kompression beider Aa. cerebri posteriores am Tentoriumrand bei intrakranieller Drucksteigerung und transtentorieller Herniation sein. Unilaterale Infarkte im Okzipitalhirn können einerseits Folge eines Verschlusses der gleichseitigen A. cerebri posterior, anderer-

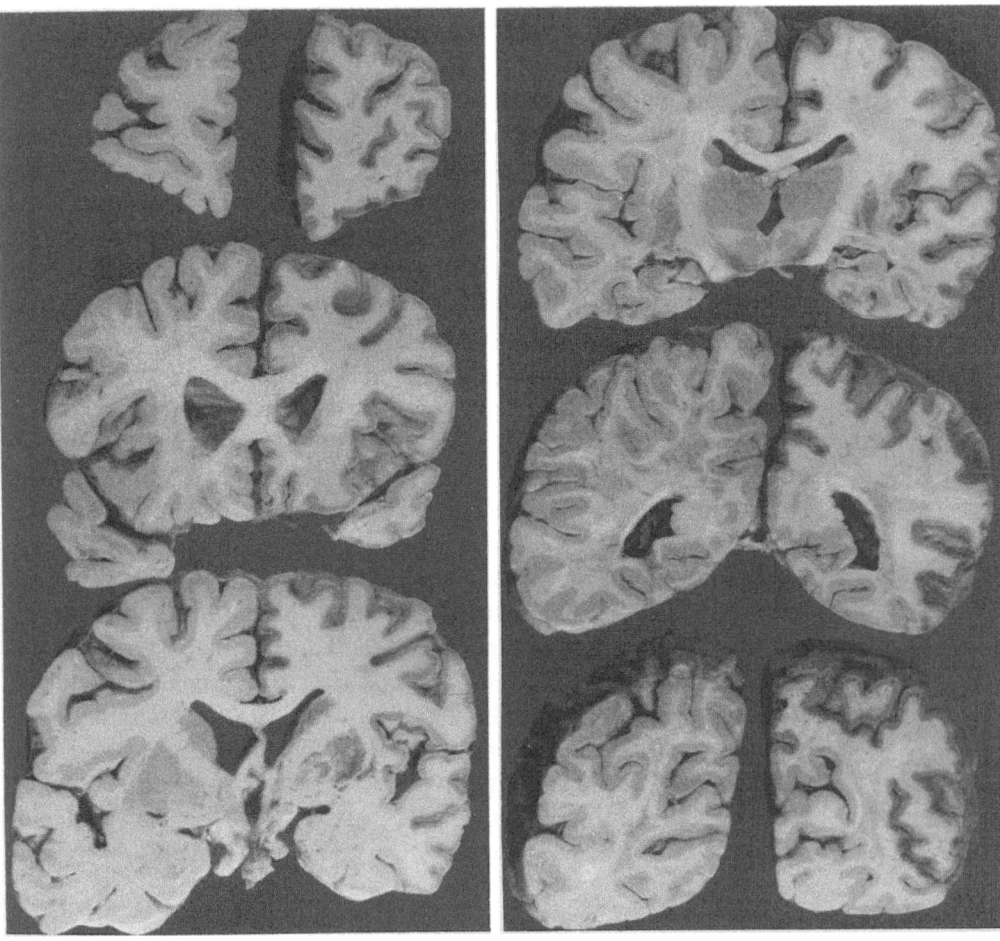

Abb. 57-1   **Abb. 57-2**

Abb. 57-1. Laminäre Hirnrindennekrosen in einer Hemisphäre nach Verschluß der A. carotis communis. Ein Ödem der weißen Substanz und eine Nekrose der Stammganglien sind ebenfalls zu erkennen

Abb. 57-2. Laminäre Rindennekrosen in der rechten Hemisphäre nach Verschluß der A. carotis communis

Anhang I: Infarkte

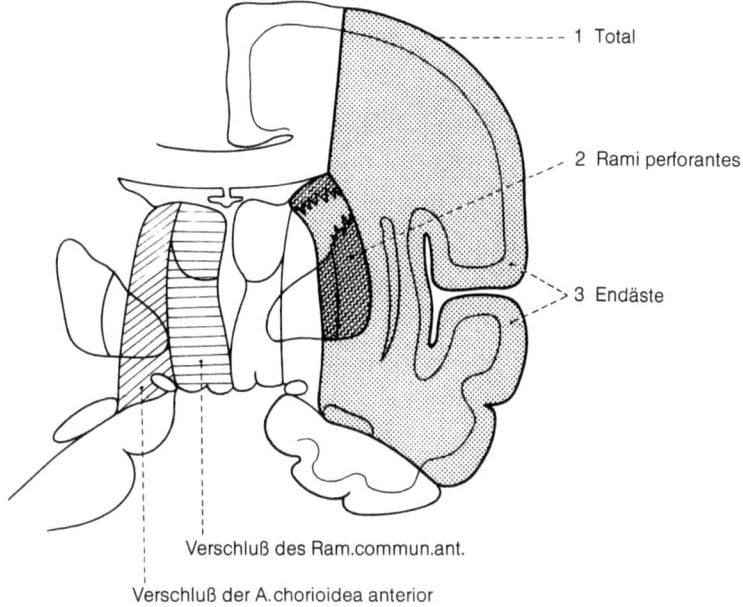

Abb. 58. Verschluß der A. cerebri media

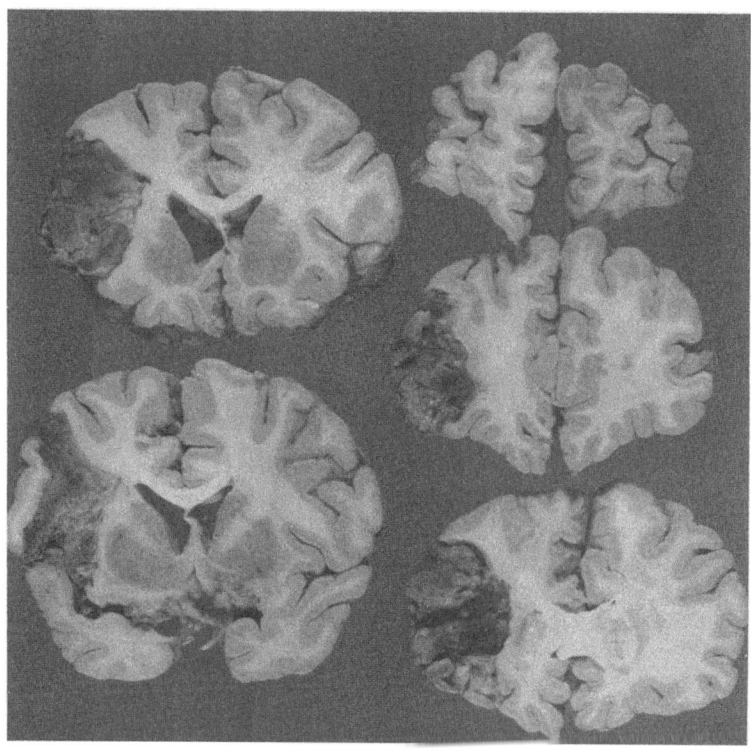

Abb. 59. Hämorrhagischer Infarkt im Versorgungsgebiet der A. cerebri media

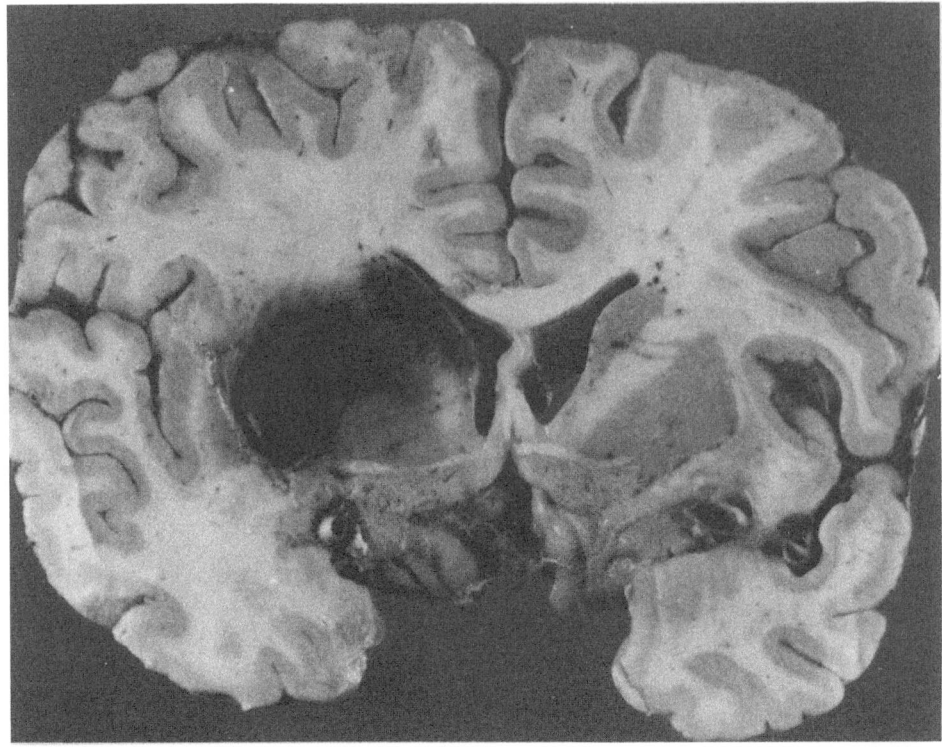

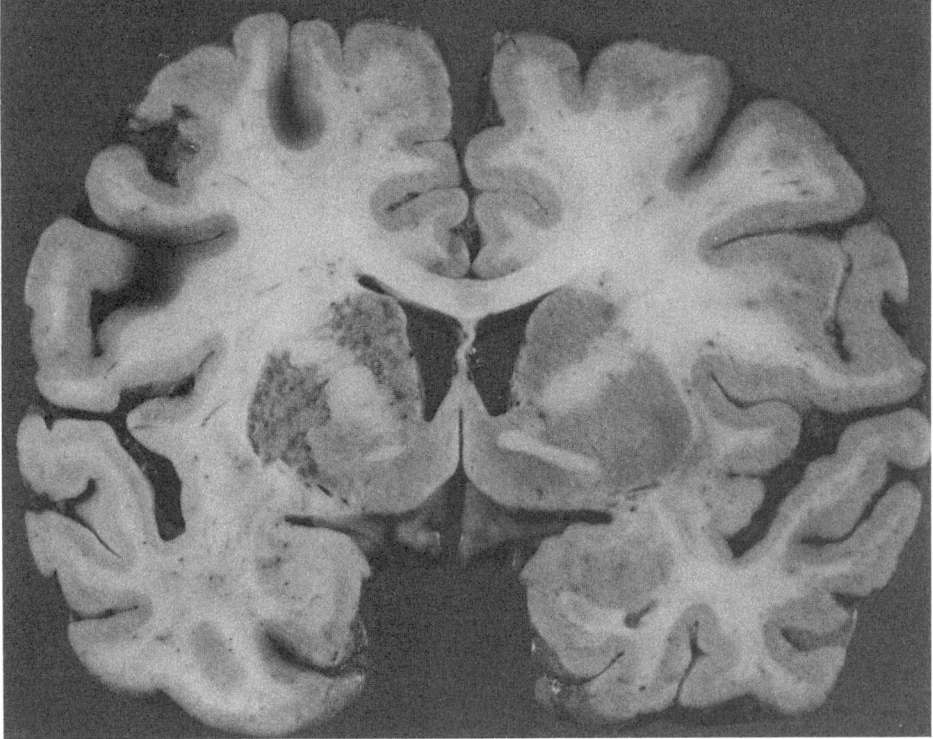

Abb. 60 a, b. Ischämischer Infarkt im Streifenhügel. **a.** Frischer hämorrhagischer Infarkt. **b.** Alter Infarkt

seits aber auch des Ramus communicans posterior der gleichen Seite sein, und zwar dann, wenn die Versorgung des Posteriorstromgebietes hauptsächlich über dieses Gefäß aus dem Carotiskreislauf erfolgt. Sowohl die A. cerebri posterior als auch der Ramus communicans posterior geben eine Reihe von kleinen perforierenden Ästen ab, welche eine große Vielfalt von Abschnitten innerhalb der hinteren Stammganglienregion, einschließlich des Thalamus, ferner das Corpus geniculatum laterale, den Hypothalamus und das Mittelhirn versorgen. Die Versorgungsareale, in denen am häufigsten grob auffällige Schäden entstehen, sind die Sehrinde und Teile des Ammonshorns.

(2) Infarkte im Versorgungsgebiet der A. basilaris (Abb. 61).
Ein Verschluß dieser Arterie führt zu einem Infarkt der Brücke und benachbarter Abschnitte des Hirnstammes. Diese Schäden sind für die klinische Symptomatik der Basilarisinsuffizienz verantwortlich.

(3) Infarkte im Versorgungsgebiet der A. cerebelli inferior posterior (ACIP) (Abb. 62 und 63).
Ein Verschluß dieser Arterie hat ein Wallenberg- oder laterales Oblongatasyndrom zur Folge. Der Infarkt bezieht, wie in Abb. 63 dargestellt, den lateralen Anteil der Medulla oblongata und die hinteren und unteren Kleinhirnabschnitte ein. Sein klinisches Bild ist sehr charakteristisch. Man muß aber wissen, daß in Wirklichkeit in den meisten Fällen von lateraler Oblongatanekrose der Verschluß nicht in der ACIP, sondern in der A. vertebralis lokalisiert ist.

Anhang II: Hirntumoren

Gliome und *Metastasen* bilden den größten Teil der im Gehirn vorkommenden Tumoren.

Über die Hälfte der Gliome sind solche vom Typ des *Glioblastoma multiforme*, welches das bösartigste Gliom des Erwachsenenalters darstellt. Es kann in jedem Abschnitt des zentralen Nervensystems auftreten; am häufigsten wird es jedoch in den Großhirnhemisphären gefunden (S. 250).

Es ist gewöhnlich leicht an seiner Raumforderung und dem kollateralen Ödem, den Nekrosen, der Gefäßstauung und gelegentlichen Blutungen[1] zu erkennen. Andererseits ist es aber unmöglich, seine wahre Ausdehnung anhand der äußeren Inspektion abzuschätzen, da es sich um einen infiltrativ wachsenden Tumor handelt, der tief im Hirngewebe lokalisiert ist.

Astrozytome sind die zweithäufigste Gliomform. Auch sie können in jedem Abschnitt des Zentralnervensystems auftreten, sind jedoch beim Erwachsenen am häufigsten in den Hemisphären zu finden und sind gewöhn-

---

1 A.d.Ü.: Sogenannte *bunte Schnittfläche*.

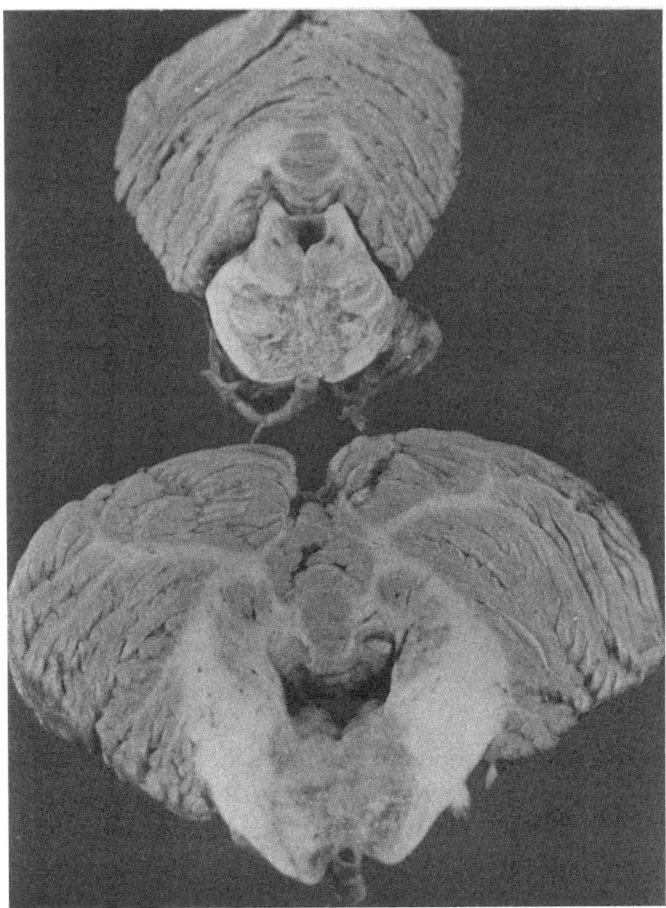

Abb. 61. Nekrose des Pons als Folge einer Basilaristhrombose

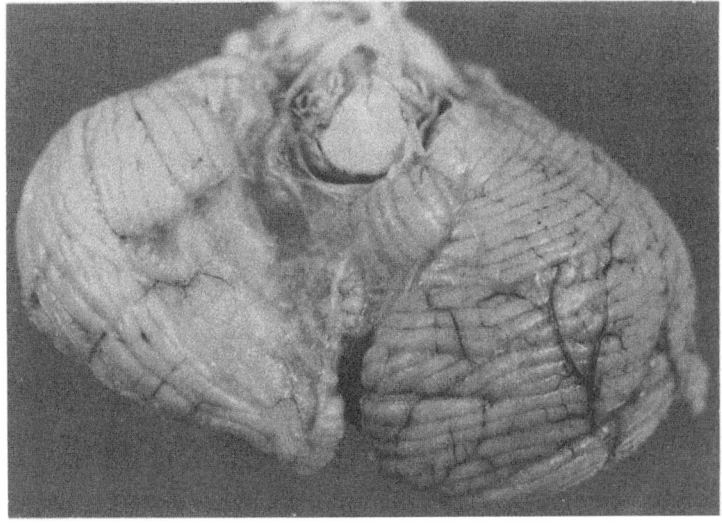

Abb. 62. Alter ischämischer Infarkt im Versorgungsgebiet der A. cerebelli inferior posterior

Anhang II: Hirntumoren

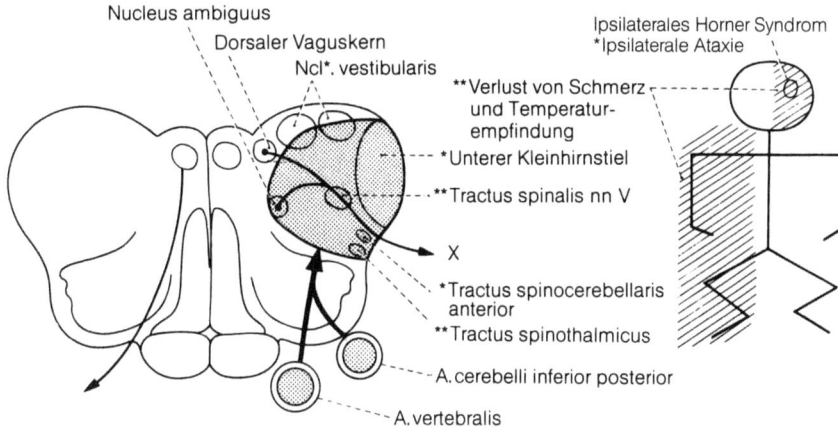

Abb. 63. Dorsolaterales Oblongatasyndrom (Wallenberg)

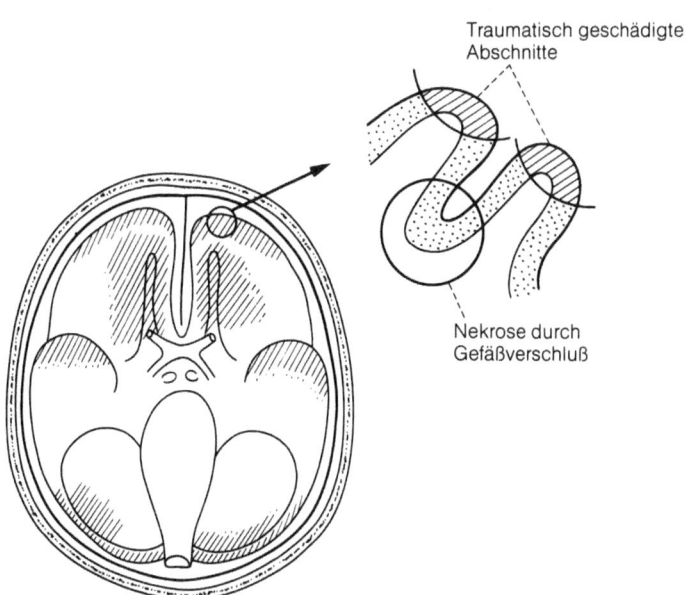

Abb. 64. Contusio cerebri. Bei Schädel- und Hirntraumen, die zur Contusio cerebri führen, sind die Windungskuppen vulnerabler als die im Windungstal gelegenen Rindenabschnitte. Besonders häufig finden sich Kontusionsherde im Bereich des Frontal-, Temporal- und Okzipitalpols und der Gyri orbitales. Schäden im Gegenstoßbereich werden auch als Contre-Coup-Herde bezeichnet

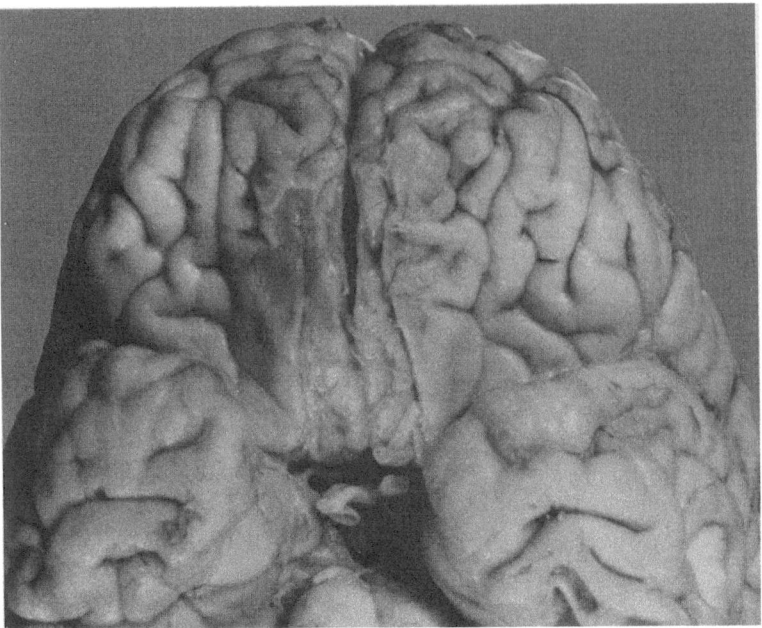

Abb. 65. Alte Kontusionherde im Bereich der Gyri recti und orbitales

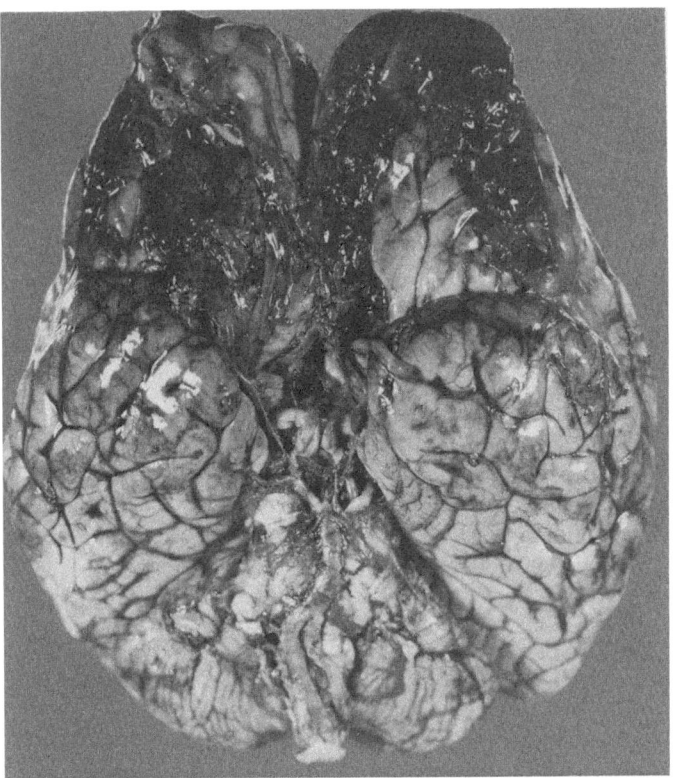

Abb. 66. Frische Kontusionsherde der Frontal- und Temporallappen. Beachte auch die Subarachnoidalblutung

Anhang II: Hirntumoren

lich maligne. Bei Kindern sind sie meist in den Kleinhirnhemisphären lokalisiert, dazu oft zystisch und benigner. Zerebelläre Astrozytome und Medulloblastome sind die häufigsten intrakraniellen Tumoren des Kindesalters (s. S. 247).

Gliome, welche die Nervi optici oder den Pons einbeziehen (Abb. 67 und 68), sind schon bei der äußeren Besichtigung des Gehirnes leicht zu erkennen.

Hirnmetastasen treten meist multipel auf. Einzelmetastasen sind allerdings keineswegs ungewöhnlich. Der häufigste Sitz des Primärtumors ist bei Männern die Lunge und bei Frauen die Mamma. Andere häufige Lokalisationen des Primärtumors sind die Nieren oder der Gastrointestinaltrakt. Auch Melanome und Lymphome setzen gerne Hirnmetastasen. Grundsätzlich wachsen Metastasen kaum infiltrativ und sind daher gegen das gesunde Hirngewebe scharf abgesetzt (s. S. 374).

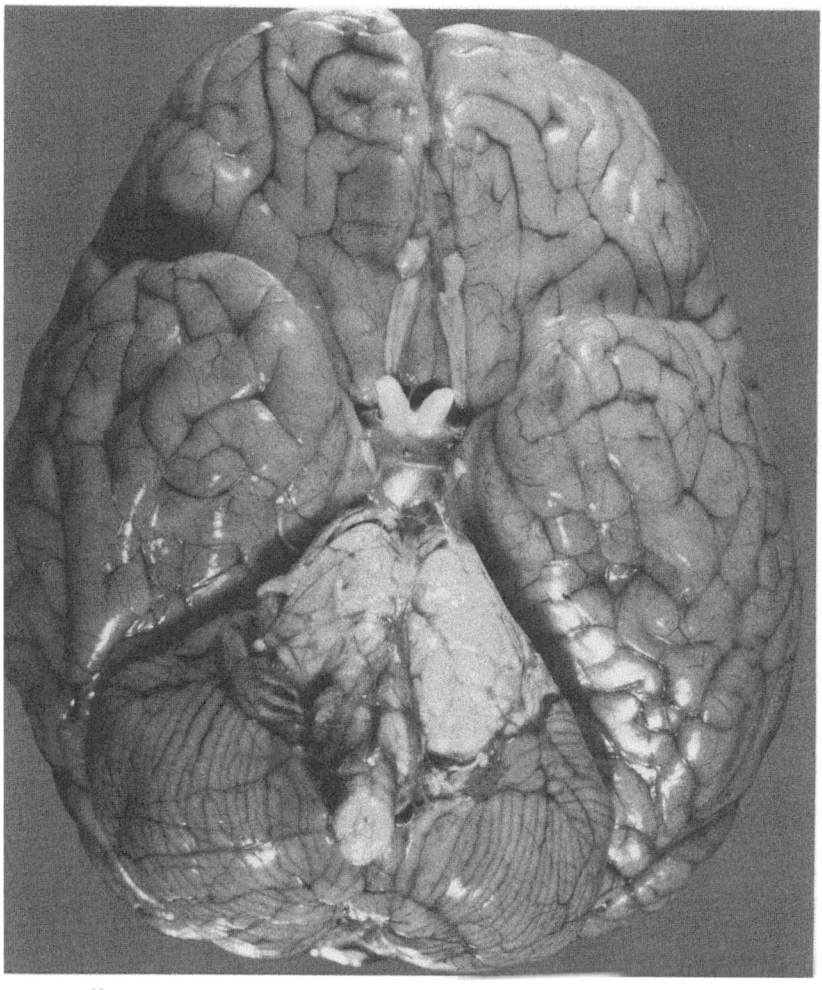

Abb. 67. Ponsgliom

Im Falle der Lymphome, ob primär oder metastatisch, können die Tumoren gut abgegrenzt erscheinen wie andere Metastasen, sie können aber auch infiltrativ wie die Gliome wachsen. Der diffuse Charakter von Lymphomen kann mitunter sogar Bilder wie bei einer Enzephalitis oder einem Infarkt hervorrufen.

Strahlenspätnekrosen können sich auf den Tumor aufpfropfen. Zur richtigen Einschätzung der pathologisch-anatomischen Situation sollte man daher unbedingt über eine vorausgegangene Bestrahlung informiert sein.

Zwei Regionen, die bei der äußeren Inspektion des Gehirns leicht zu beachten sind, sind der suprasselläre Abschnitt (Abb. 69) und die Pinealisregion (Abb. 70). An dieser Stelle ist der Subarachnoidalraum relativ weit, so daß große Tumormassen sich dort heimtückisch und lange Zeit unbemerkt entwickeln können.

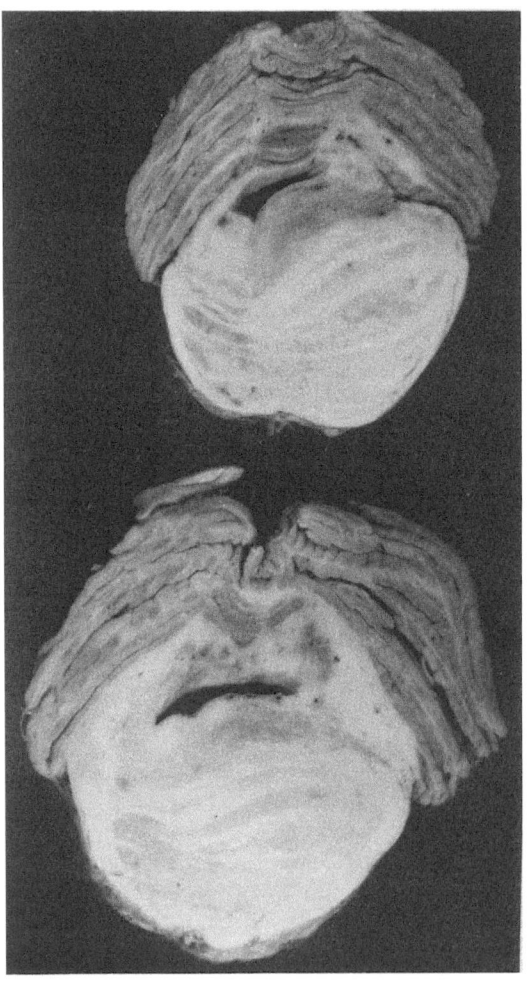

Abb. 68. Ponsgliom

Anhang II: Hirntumoren

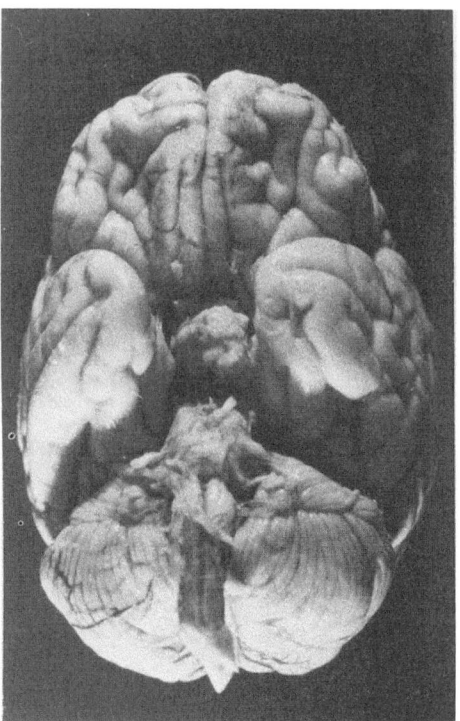 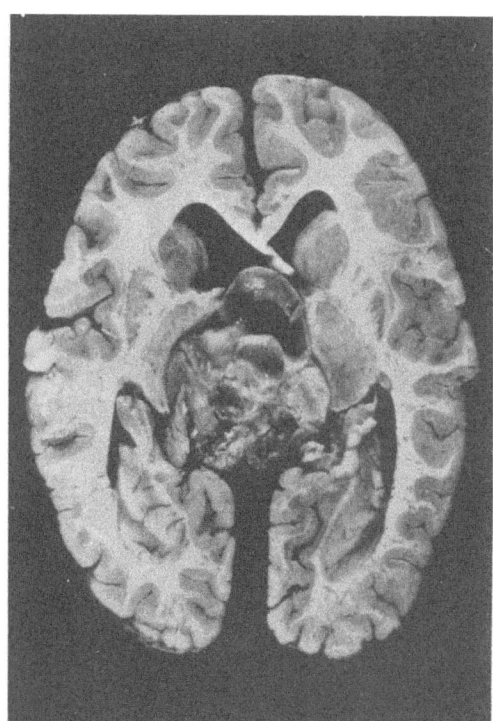

Abb. 69 **Abb. 70**

Abb. 69. Supraselläres Kraniopharyngeom. In der Suprasellarregion ist der Subarachnoidalraum relativ weit, so daß Tumoren aus Nachbarregionen sich in diesen Raum hinein entwickeln und zu recht beachtlichem Umfang gedeihen können, bevor sie beginnen, Symptome zu machen. Sie können in den Hypothalamus und den dritten Ventrikel hineinreichen und auch das Chiasma opticum, den Hypophysenstil und andere Strukturen schädigen oder einmauern. Zu den relevanten Tumoren gehören: Hypophysenadenome (mit endokrinen Störungen), Kraniopharyngeome (mit Verkalkungen und Zystenbildung), Germinome (sogenannte ektopische Pinealome), Gliome des Nervus opticus (gewöhnlich im Kindesalter), Metastasen, Meningeome, Chordome (des Clivus), Teratome, Epidermoidzysten (Cholesteatome), Granulazellmyoblastome

Abb. 70. Teratome der Pinealisregion. Die Epiphyse liegt in einer Gegend, in welcher der Subarachnoidalraum viel Platz bietet (s. Abb. 76-2), so daß sich hierhinein ein Tumor ohne klinische Symptome bis zu erheblichem Umfang entwickeln kann. Ein Aneurysma der Vena magna Galeni (Abb. 18) oder große Tumoren in dieser Lokalisation üben unter Umständen einen Druck auf die Lamina quadrigemina und den Aquädukt aus, was zum Verschlußhydrozephalus führt. Zu den relevanten Tumoren gehören: Pinealome, Germinome, Chorionepitheliome, Teratome, Gliome und Metastasen

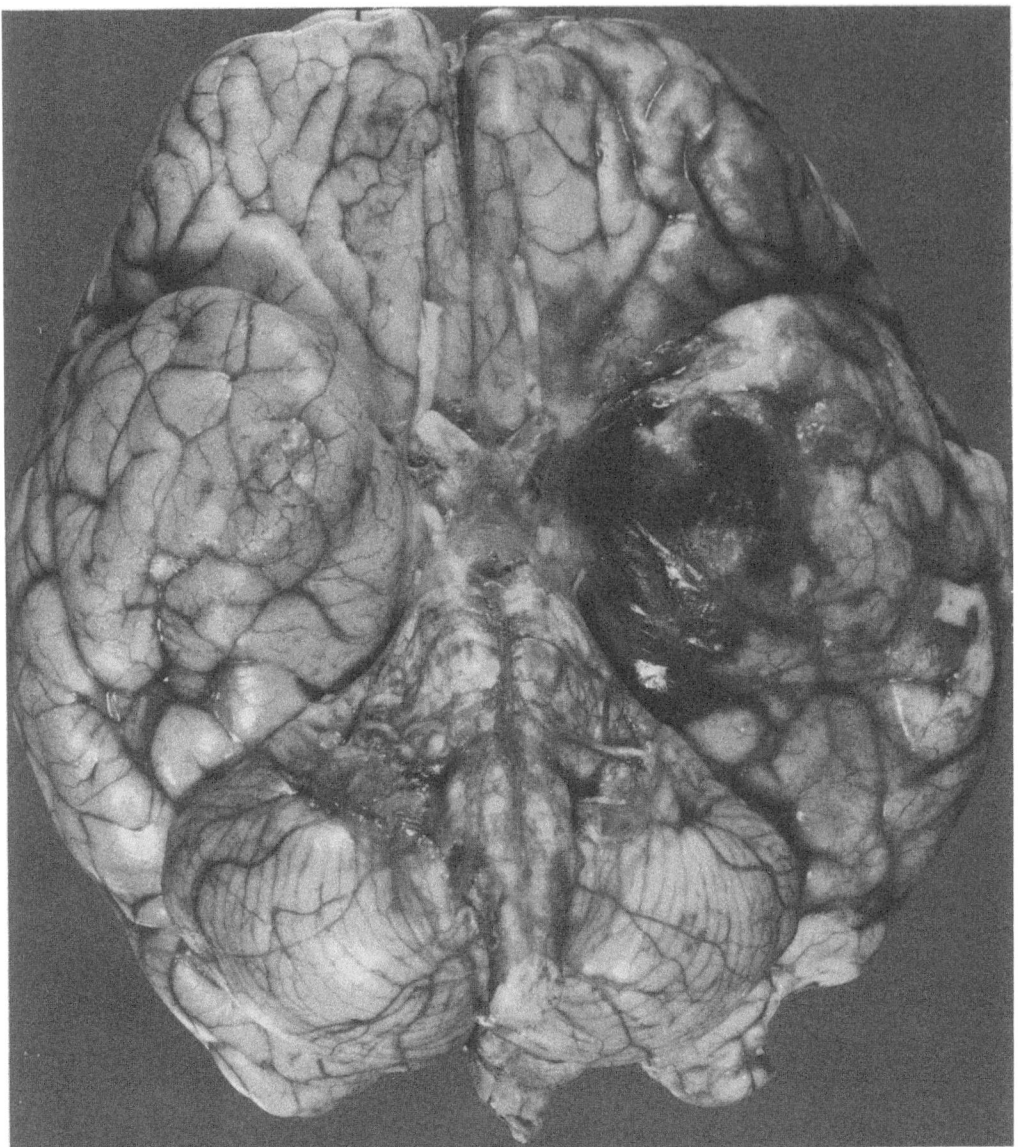

Abb. 71. Akute Herpes (simplex)-Enzephalitis. Blick auf die Basis eines Gehirns mit akuter Herpes simplex-Enzephalitis und den charakteristischen Veränderungen: Das Gehirn ist ödematös und gestaut; in den vorderen, mediobasalen Abschnitten des linken Temporalhirns ist ein Bezirk mit hämorrhagischer Nekrose erkennbar

Anhang II: Hirntumoren

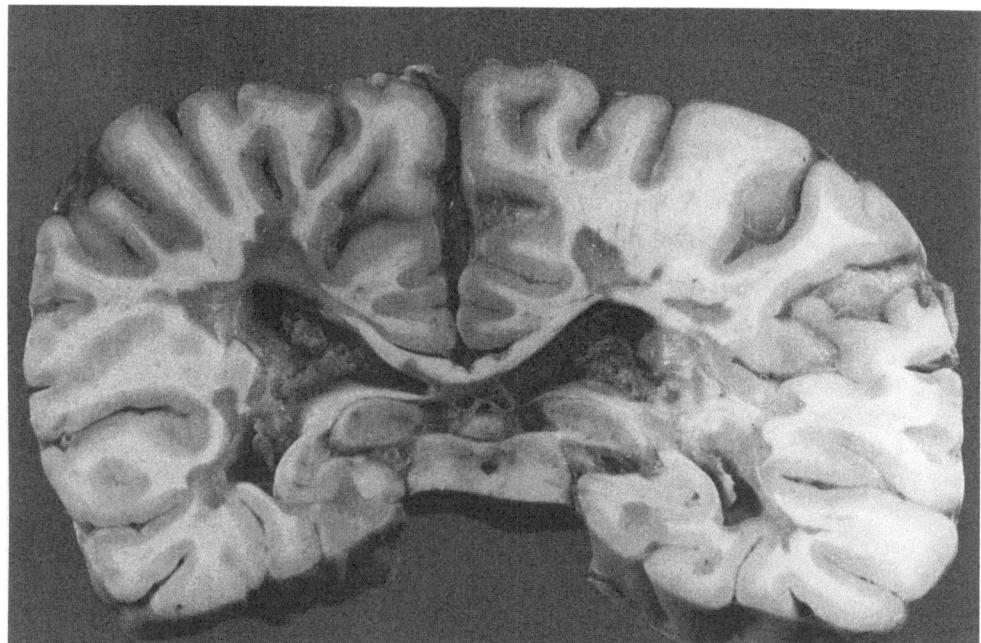

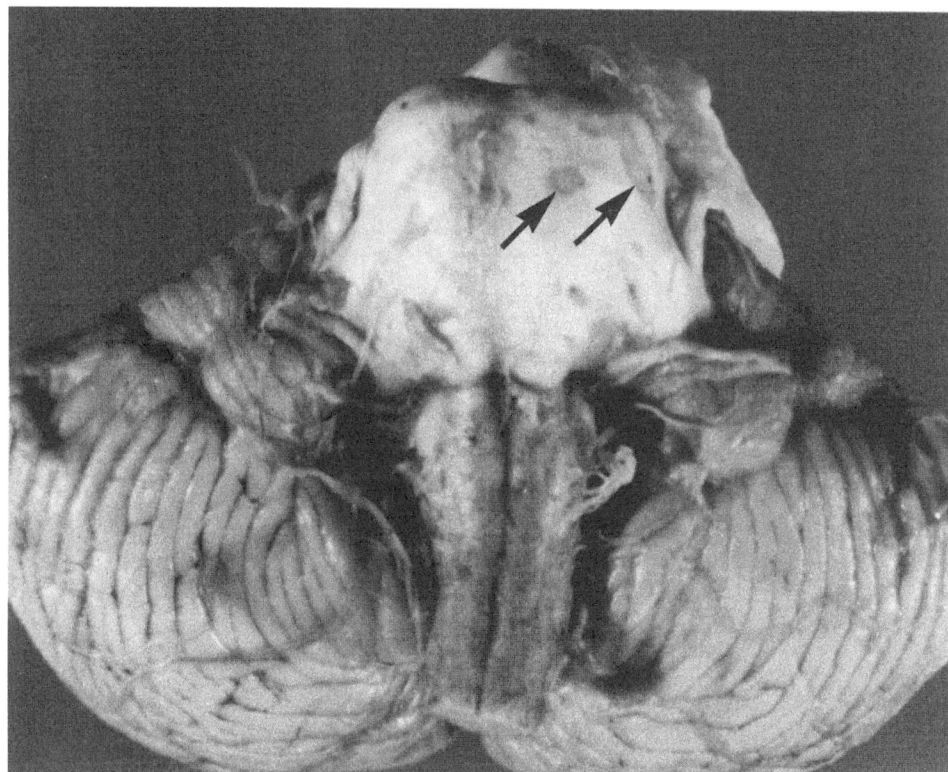

Abb. 72a, b. Großhirn und Hirnstamm bei Multipler Sklerose (Pfeile zeigen auf Entmarkungsherde)

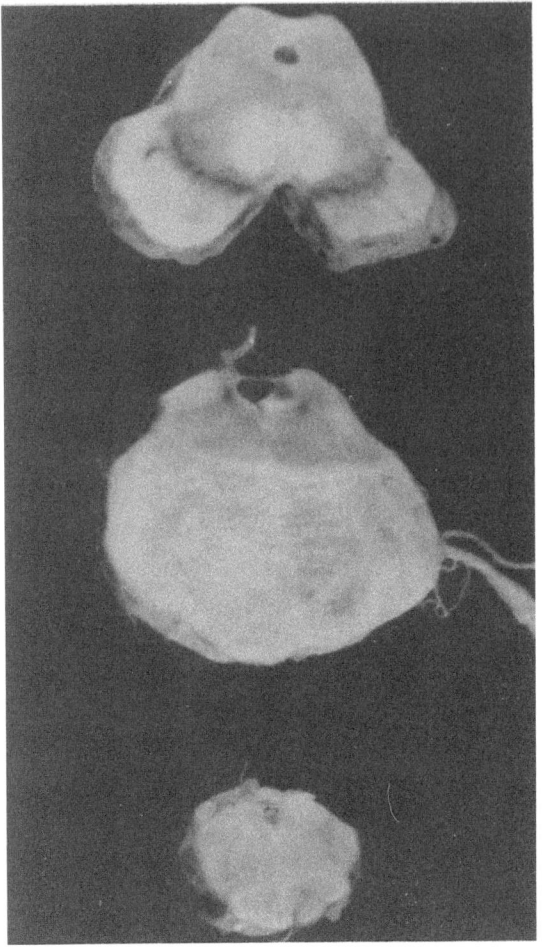

Abb. 73. Einseitige, sekundäre, absteigende Degeneration der Pyramidenbahn

Die Sektion des Gehirns

Die Sektionstechniken

Frontalschnittechnik. In der makroskopischen Neuropathologie ist die gebräuchlichste Sektionstechnik die Zerlegung in Frontralschnitte. Als erstes werden Hirnstamm und Kleinhirn auf Mittelhirnebene abgetrennt und später gesondert weiter untersucht. Das Gehirn wird dann auf eine Sektionsunterlage, mit der Basis nach oben, gelegt. Während man mit der einen Hand das Gehirn hält, legt man mit der anderen mittels eines langen, scharfen Hirnmessers einen einzelnen, glatten Schnitt.

Dieser muß gleichmäßig sein und das ganze Gehirn vollständig in zwei Teile zerlegen. Zu diesem Zwecke verwendet man am besten eine weiche Kork- oder Holzplatte als Unterlage. Der Schnitt wird von der Hirnbasis aus geführt, um das Messer im Hinblick auf die wichtigen Hirnabschnitte möglichst exakt in Position bringen zu können.

Die Schnittdicke mag etwas variieren, sollte aber grundsätzlich etwa 1 cm nicht über- oder unterschreiten. Ist das Gehirn brüchig oder ein „Respiratorgehirn", so sollte man die Schnitte dicker legen. Die Zahl der anzufertigenden Schnitte und die Auswahl der Regionen hängt von den zu erwartenden Veränderungen ab. Im folgenden soll die Mindestzahl an Schnitten, ihre Lage und ihre Topographie dargestellt werden (Abb. 74, 74-1, 74-2).

Man beginnt mit der Zerlegung im Bereich der Frontallappen. Schnitt 1 der Abb. 74 liegt auf der Höhe der Temporalpole.

Dieses Vorgehen gestattet die Aufrechterhaltung einer strengen Symmetrie der Schnittebenen und legt die Spitzen der Vorderhörner der Seitenventrikel frei (Abb. 74-1). Sind die Ventrikellumina auf dieser Schnittebene voll getroffen, so ist dies Zeichen einer Ausweitung des Ventrikelsystems.

Die zweite abgebildete Schnittebene geht durch den vorderen Abschnitt des Chiasma opticum (2 in Abb. 74). Der Schnitt zeigt zwei Kommissurensysteme: den Balken und die Commissura anterior (2 in Abb. 74-1).

Der dritte Schnitt geht durch die Corpora mamillaria und trifft ferner den Globus pallidus und weitere Stammganglienabschnitte (3 in Abb. 74-2).

Der vierte in Abb. 74 dargestellte Schnitt liegt am hinteren Ende der Substantia nigra des Mittelhirns. Er stellt das Corpus geniculatum laterale dar und ist ideal zur Entnahme von Gewebsproben aus dem Ammonshorn (4 in Abb. 74-2).

Die fünfte Schnittebene aus Abb. 74 geht durch die Okzipitallappen und stellt die Sehrinde und Hinterhörner der Seitenventrikel dar (5 in Abb. 74-2).

Die Schnittfläche des auf Mittelhirnebene abgetrennten Hirnstammes wird nun, vor der weiteren Zerlegung der infratentoriellen Hirnstrukturen, inspiziert. Die Schnittfläche zeigt den Aquaeductus Sylvii, die Substantia nigra und andere Strukturen (Abb. 75). Gestalt und Weite des Aquäduktes sind sorgfältig zu beachten im Hinblick auf eine mögliche Erweiterung oder Stenose. Die Aquäduktstenose kann eine Hydrozephalusursache sein. Normalerweise ist beim Erwachsenen die Substantia nigra kräftig pigmentiert. Ihre Depigmentierung ist ein Zeichen der Atrophie im Rahmen des Parkinsonismus. Andererseits sollte man daran denken, daß die Substantia nigra bei Kindern und sogar manchmal noch im Adoleszentenalter normalerweise noch nicht oder nur schwach pigmentiert ist. Zudem kann mitunter eine asymmetrische Schnittführung den Eindruck einer einseitigen Depigmentierung erwecken und zu der irrigen Annahme eines Hemiparkinsonismus führen. Der letztere kommt natürlich vor, wobei in diesen Fällen die Betroffenen stets die klinische Symptomatik auf der Gegenseite zeigen.

Der Hirnstamm wird in Querschnitte in einem Winkel von 90° Grad zur Längsachse, d.h. parallel zur Mittelhirnebene zerlegt. Die Schnitte soll-

72 Makroskopische Untersuchung von Gehirn und Rückenmark

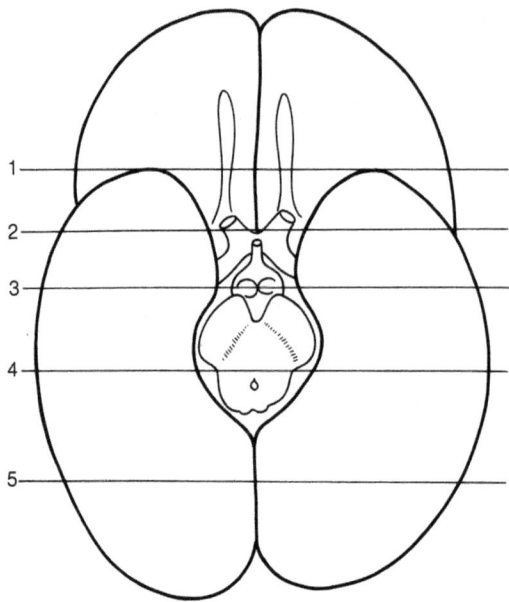

Abb. 74. Ebenen der in den Abb. 74-1 und 74-2 dargestellten Frontalschnitte durch das Großhirn

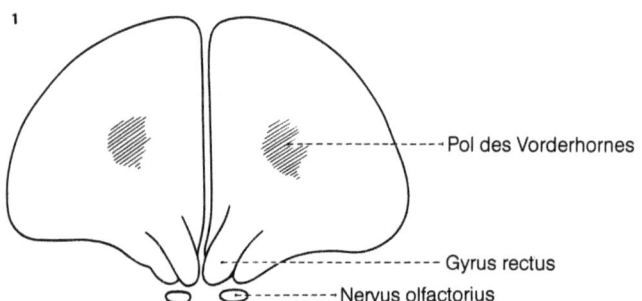

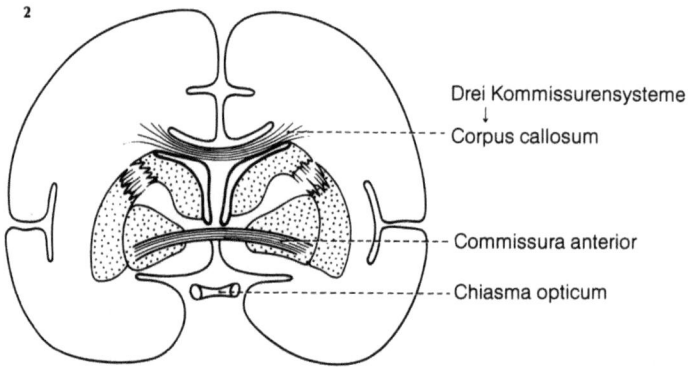

Abb. 74-1. Frontalschnitte des Großhirns (Ebenen zu 1 und 2)

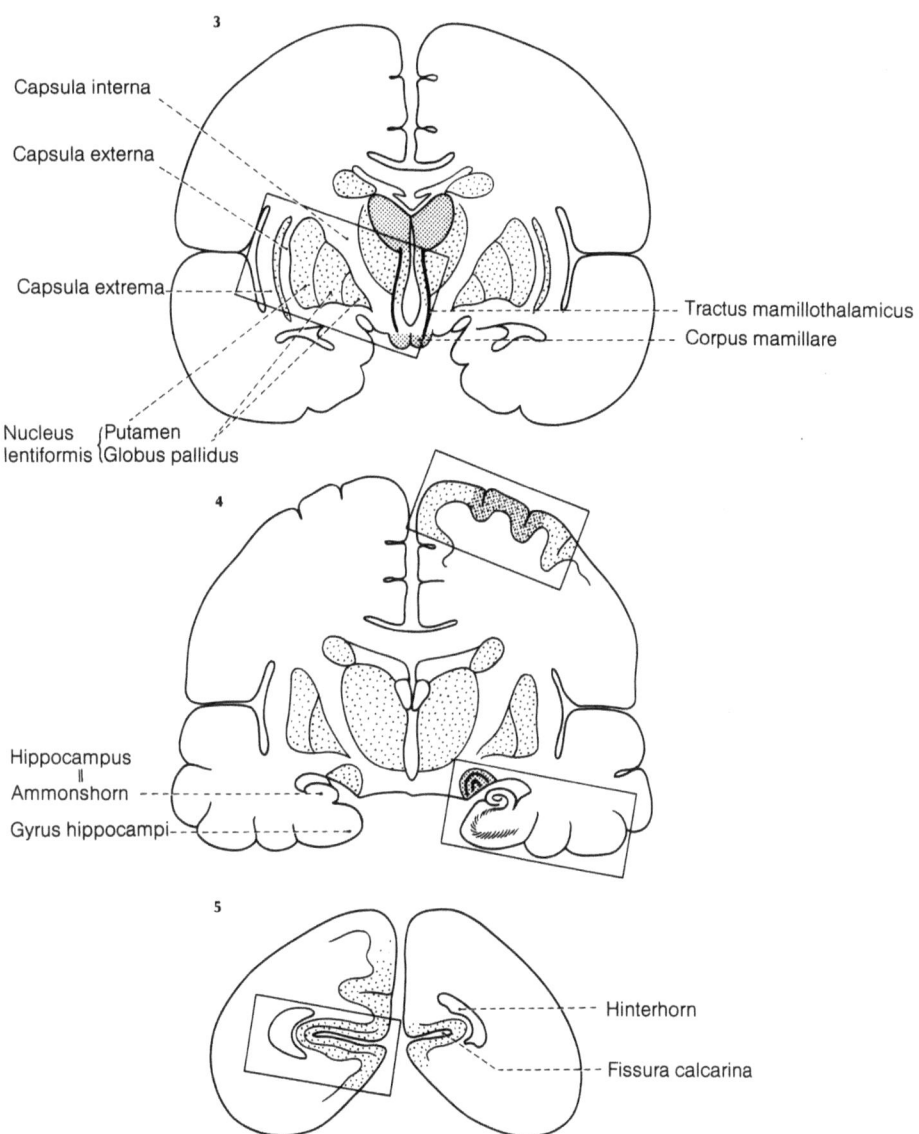

Abb. 74-2. Frontalschnitte des Großhirns (Ebenen 3–5)

ten nicht dicker als 7 mm sein, da die Zahl an wichtigen Strukturen von nur geringer Ausdehnung hier wesentlich größer ist.

Zerlegung in CAT-korrelierte Schnittebenen. In den letzten Jahren ist die axiale Computertomographie (CAT) zu einem dominierenden diagnostischen Hilfsmittel in der Neuroradiologie geworden. Es hat sich daher als notwendig erwiesen, eine Methode zu entwickeln, die es gestattet, mit den Schnittebenen des Scanners vergleichbare Hirnschnittflächen herzustellen.

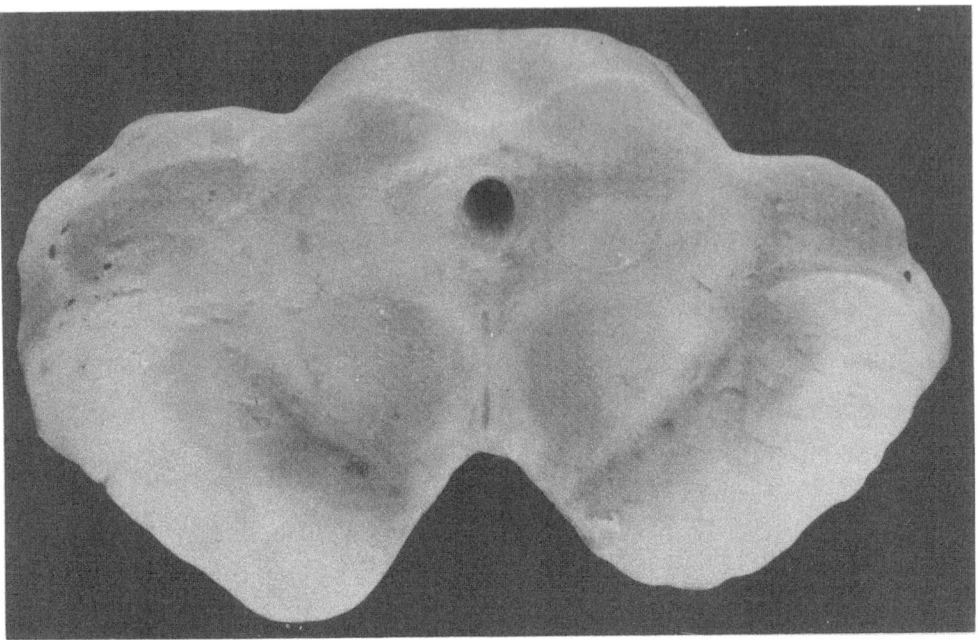

Abb. 75. Mittelhirn bei Parkinsonismus

Nachfolgend wird eine erst kürzlich in unserem Laboratorium entwickelte Methode (Matsui und Hirano, 1978) vorgestellt.

In der konventionellen Neuroradiologie werden die Röntgenaufnahmen entweder unter Bezugnahme auf die Augen-Ohrebene (einer Verbindung zwischen Augenwinkel und dem Porus acusticus externus) oder auf die Reidsche Basallinie (einer Verbindung zwischen Unterrand der Orbita und

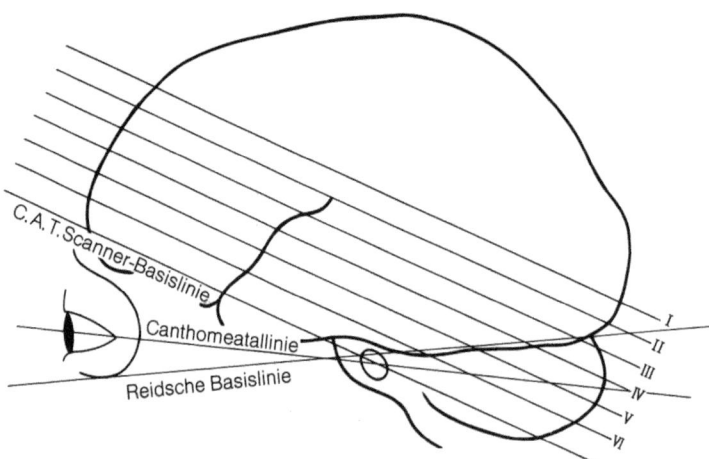

Abb. 76. Computertomographische Schnittebenen durch das Gehirn, wie in den Abb. 76-1 bis 76-6 dargestellt

Die Sektion des Gehirns

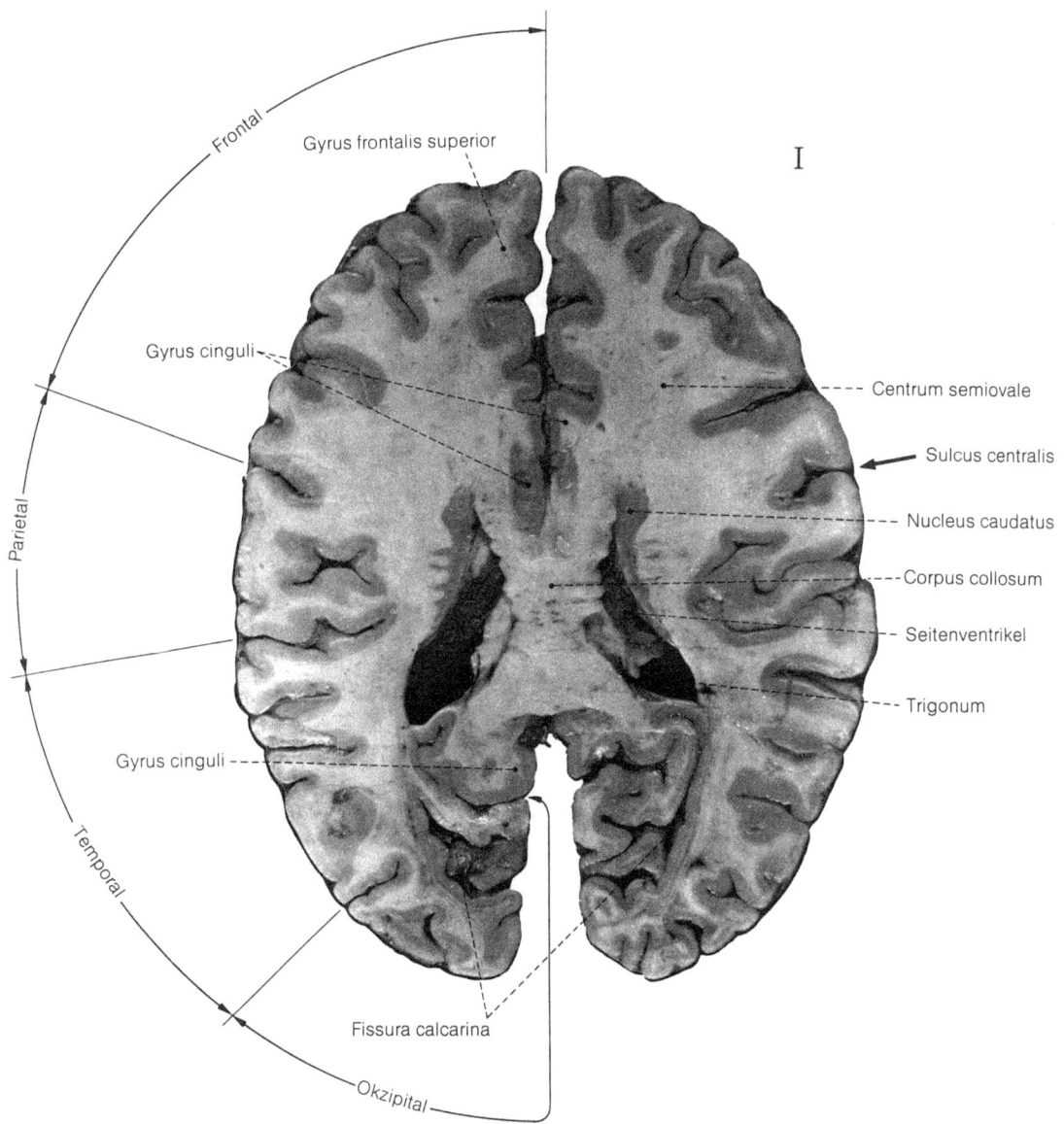

Abb. 76-1. Schnitt auf Ebene 1 in Abb. 76

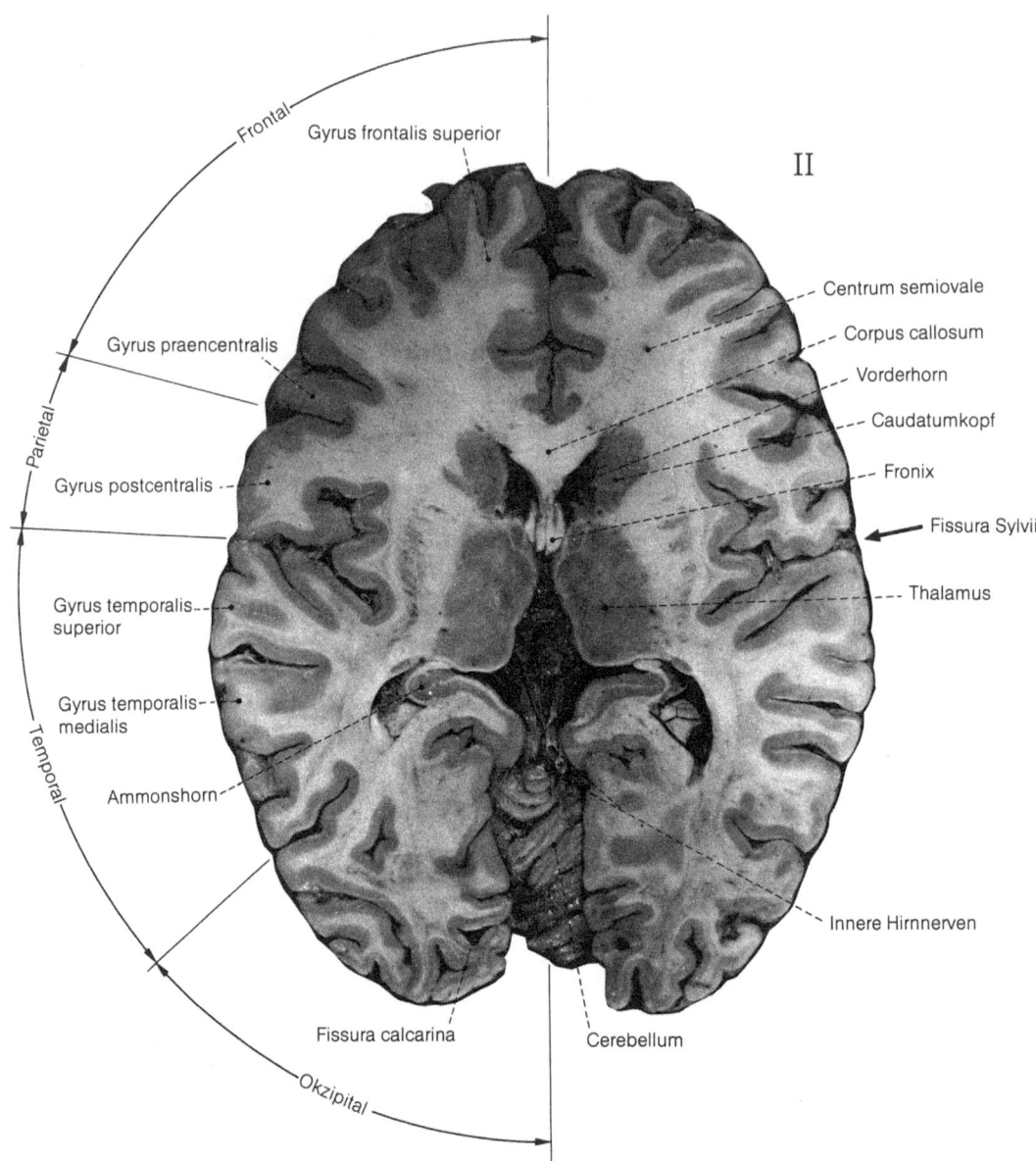

Abb. 76-2. Schnitt auf Ebene II in Abb. 76

Die Sektion des Gehirns

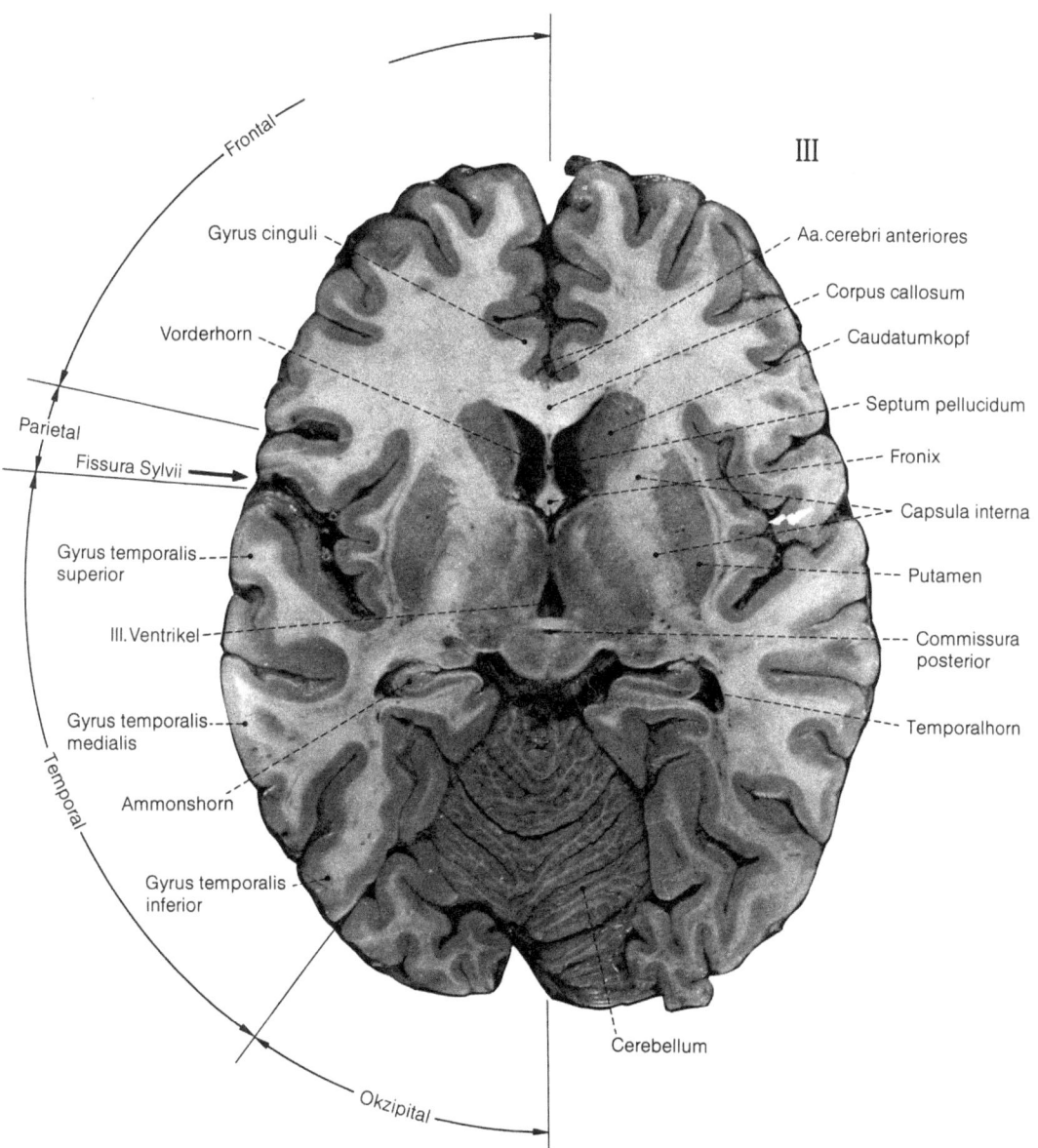

Abb. 76-3. Schnitt auf Ebene III in Abb. 76

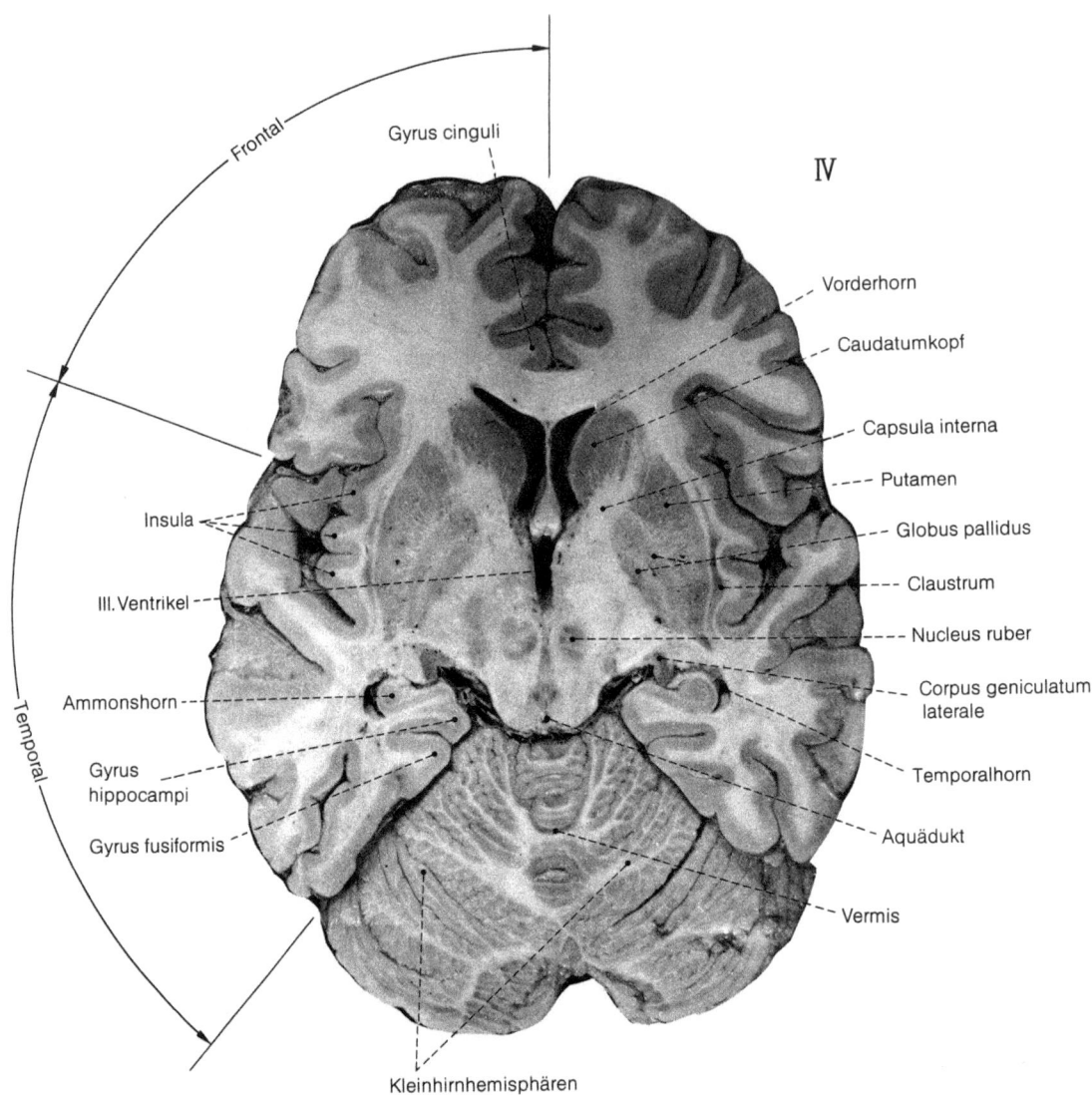

Abb. 76-4. Schnitt auf Ebene IV in Abb. 76

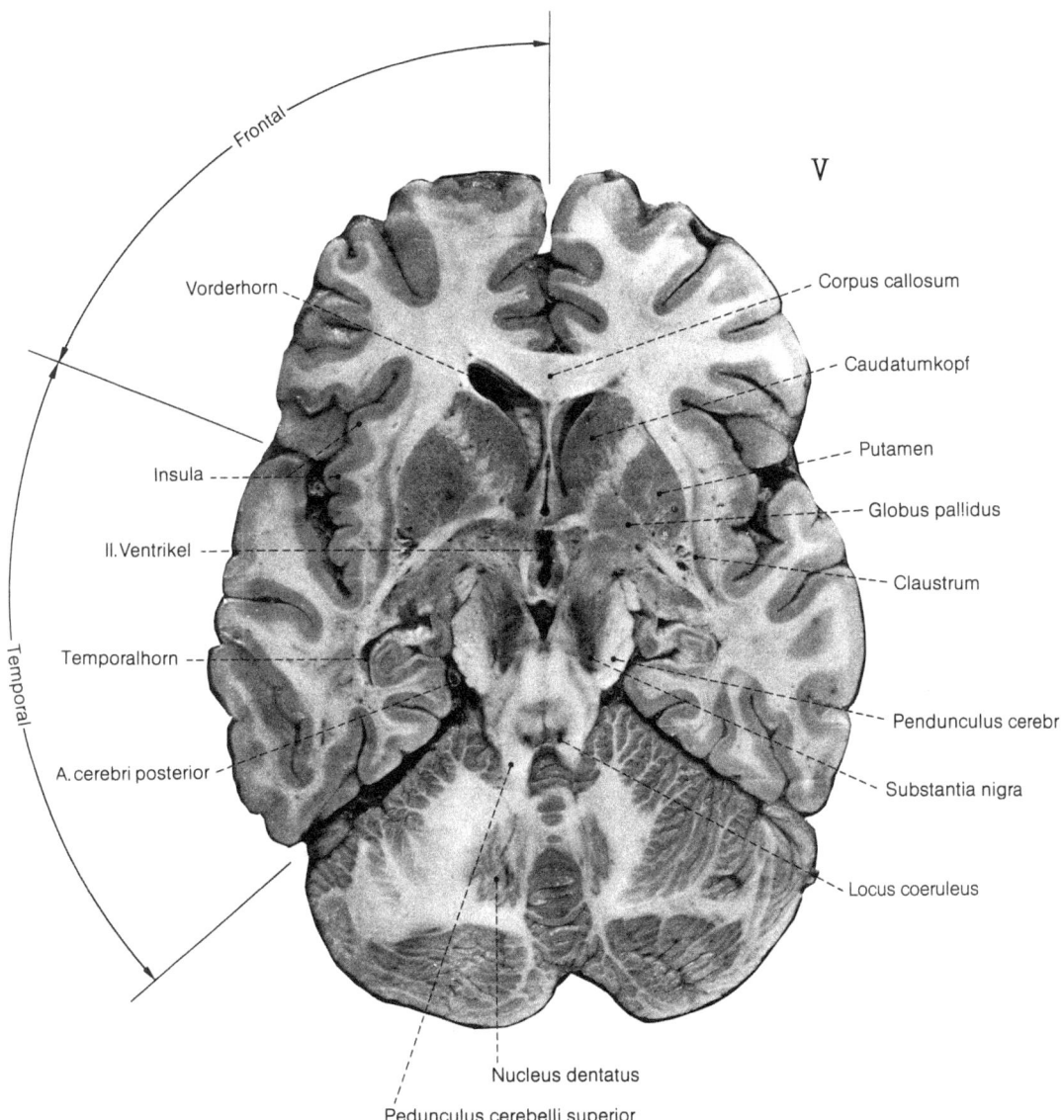

Abb. 76-5. Schnitt auf Ebene V in Abb. 76

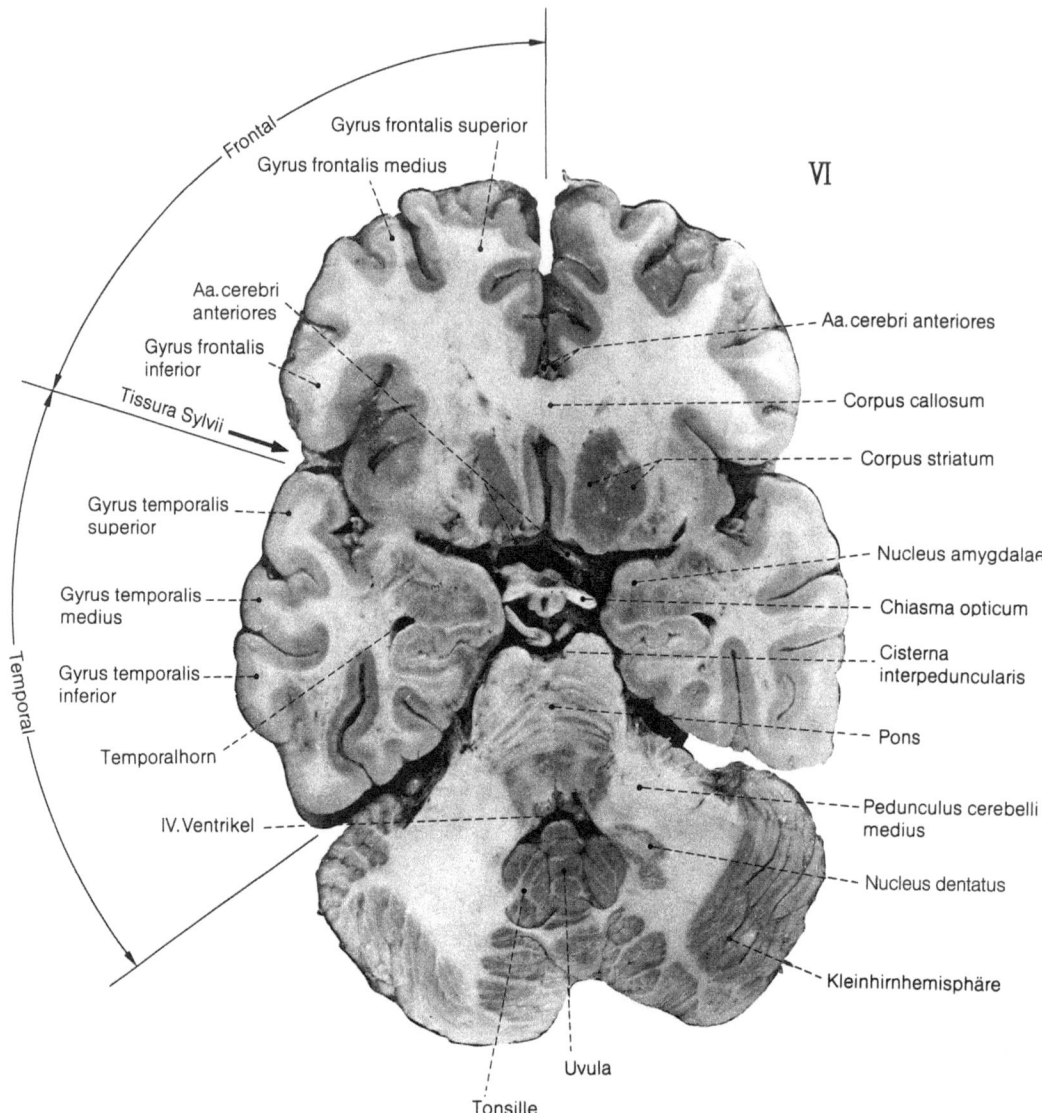

Abb. 76-6. Schnitt auf Ebene VI in Abb. 76

Die Sektion des Gehirns

der oberen Umrandung des Porus acusticus externus) angefertigt. Der bei der axialen Computertomographie zugrundegelegte Schnittwinkel variiert von neuroradiologischer Abteilung zu Abteilung. Im Montefiore-Hospital nimmt man z. Z. einen Winkel von 15° zur Augen-Ohrebene (Abb. 76). Wir legen unsere Hirnschnitte daher im gleichen Winkel. Der Winkel entspricht einer Verbindungslinie zwischen dem Sulcus praeoccipitalis und einem Punkt auf dem Gyrus praecentralis, 7 mm oberhalb der Fissura Sylvii. Mit einem in dieser Ebene gelegten Schnitt zerlegen wir das Gehirn in eine obere (A) und eine untere (B) Hälfe (Abb. 77). Anschließend wird jede Hälfte

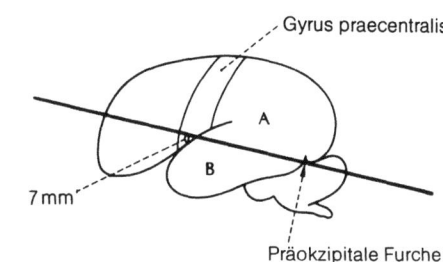

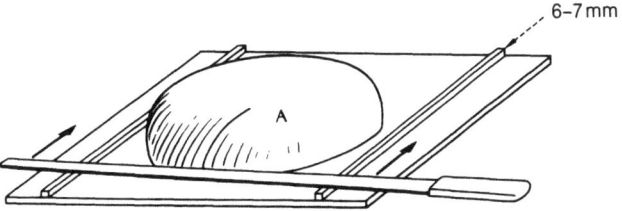

Abb. 77. Methode zum Anlegen von Hirnschnitten parallel zur Basallinie des Computertomographen (15°-Winkel zur Kanthomeatallinie)

mit der Schnittfläche auf eine Vorrichtung, wie in Abb. 77 dargestellt, aufgelegt und mit Hilfe zweier 7 mm dicker seitlicher Führungsschienen in gleichmäßig dicke Scheiben, die dem Schnittabstand der Computertomogramme entsprechen, zerlegt.

Die sechs wichtigsten, auf diese Weise gewonnenen Schnitte, sind in den Abb. 76-1 bis 76-6 dargestellt.

Schnittfläche I (Abb. 76-1) zeigt das Corpus callosum und den oberen Abschnitt des Nucleus caudatus. Mit Schnitt II (Abb. 76-2) erhalten wir den wichtigsten Anschnitt des Thalamus. Schnitt III (Abb. 76-3) gestattet die Untersuchung der Capsula interna und ihrer Beziehungen zu den Stammganglien, insbesondere dem Putamen. Dies ist gleichzeitig das Niveau der Foramina Monroi und der oberen Vierhügel.

Schnittebene IV (Abb. 76-4) gibt den Blick auf die Stammganglien, insbesondere den Globus pallidus, frei. Die Okzipitallappen sieht man auf dieser Schnittebene nicht mehr. Statt dessen bekommen wir das Kleinhirn ins Bild. Auch die Corpora geniculata lateralia, die roten Kerne und der Aquädukt werden sichtbar. Schnitt V (Abb. 76-5) gestattet einen Blick auf die Commissura anterior und den oberen Kleinhirnstiel. Sowohl die Substantia nigra also auch der Locus coeruleus sind zu sehen. Auf Schnittebene VI (Abb. 76-6) schließlich sind das Chiasma opticum, der Circulus arteriosus Willisi, die Amygdala, das Kleinhirn und der Pons dargestellt.

Literatur

Matsui T, Kawamoto K, Iwata M, Kurent JE, Imai T, Ohsugi T, Hirano A (1977) Anatomical and pathological study of the brain by CT scanner. 1. Anatomical study of normal brain. Computerized Tomography, Pergamon Press 1:1–44

Matsui T, Hirano A (1978) An Atlas of the Human Brain for Computerized Tomography. Igaku-Shoin, Tokyo New York, pp 1–570

Diffuse Veränderungen

Bei der Suche nach pathologischen Veränderungen auf den Hirnschnitten muß man stets auf der Hut vor Artefakten sein. Artefakte können im Prinzip auf zwei Hauptursachen zurückgeführt werden: Einmal wird auf Anschnitten der von vielfältigen Windungseinziehungen gekennzeichneten Hemisphären die Dickenrelation zwischen grauer und weißer Substanz in Abhängigkeit vom Anschnittwinkel variieren. Dies muß man bei der Beurteilung von Dickenreduktionen oder -zunahmen unbedingt berücksichtigen. Ferner erscheinen Markfaserbündel im Longitudinalanschnitt stets weißer als im Queranschnitt. Diesen Effekt kann man am besten an der Sehstrahlung (Radiatio optica) sehen, die auf Frontalschnitten dunkler als die umgebende weiße Substanz erscheint. Ähnlich verhält es sich mit den Querschnittsflächen durch die Brücke, auf denen die Pyramidenfaserbündel in der Regel dunkler erscheinen als die Transversalfasern. Kleinere, oberflächlich gelegene, artifizielle Schäden können durch Verwendung stumpfer Messer entstehen und manchmal beachtliche Schwierigkeiten in der Abgrenzung gegenüber echten pathologischen Veränderungen bereiten.

Die zweite Hauptquelle für Artefakte, mit der man häufig konfrontiert wird, ist die unzulängliche Fixierung. Obwohl die Konservierung durch Perfusion wesentlich verbessert wird, kann man sogar dabei noch eine abschnittweise schlechte Durchfixierung des Gehirns finden. Grundsätzlich sieht man schlechtere Fixierung in den Regionen, welche für die Fixierungsflüssigkeit am schwersten erreichbar sind, d.h., insbesondere in der Tiefe des Großhirnmarklagers und in den zentralen Kleinhirnläppchenabschnitten.

Die Oligodendroglia des Marklagers ist offenbar besonders anfällig gegenüber unzulänglicher Fixierung und fällt rasch der Autolyse anheim. Dies führt zu der charakteristischen zirkulären Aufhellung des Zytoplasmas um den Kern. Im Kleinhirn kann die Körnerzellschicht spongiös aufgelockert und „ausgelaugt" erscheinen (Abb. 78) (Ikuta et al. 1963). Solche autolytischen Veränderungen sind besonders ausgeprägt, wenn eine sehr lange

Diffuse Veränderungen

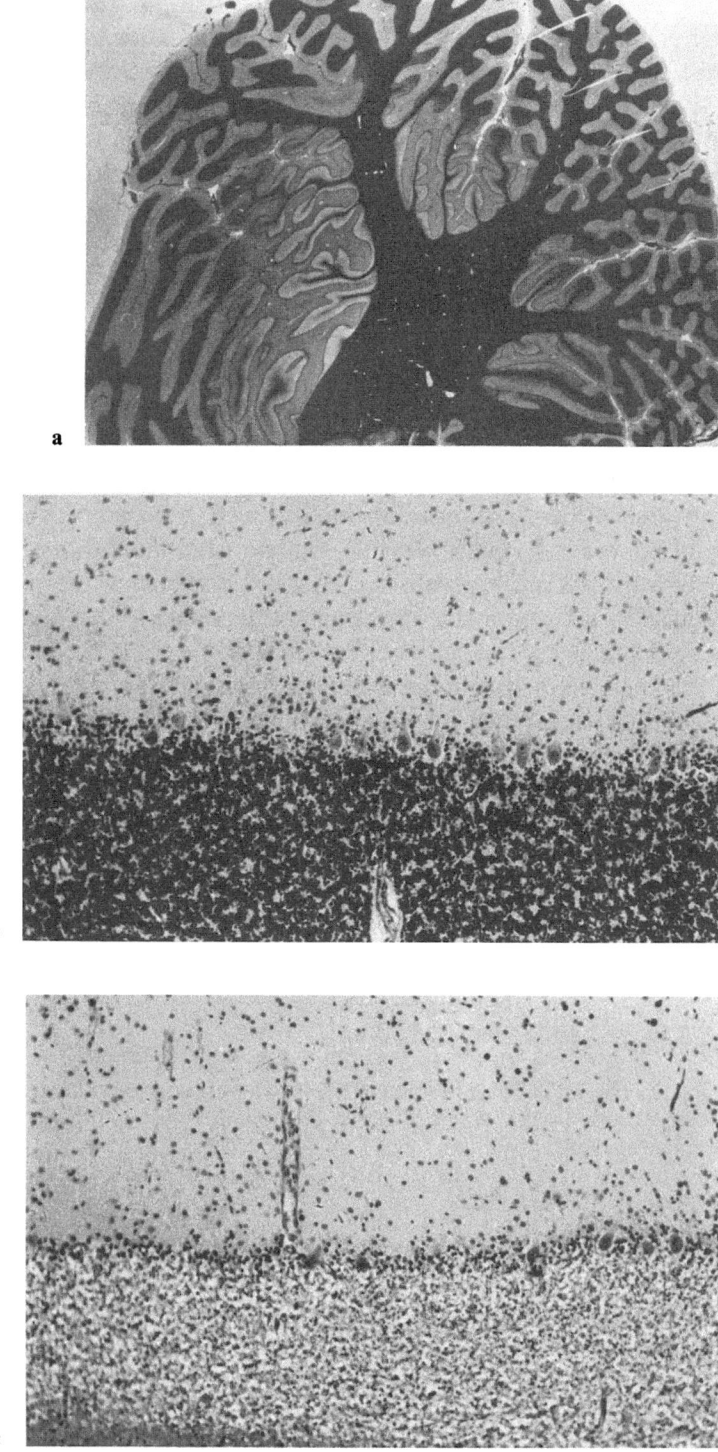

Abb. 78. a. Autolyse der Körnerzellen im Kleinhirn. b. Intakte obere Rindenschichten. c. Geschädigte tiefere Abschnitte der Kleinhirnrinde

Zeit bis zur Obduktion verstreicht. Auch begegnet man ihnen häufiger in den Sommermonaten oder in tropischen Breiten und schließlich bei Patienten, die mit hohem Fieber oder an einer Infektion verstorben sind.

Die Atrophie der Hirnrinde ist wahrscheinlich die bekannteste, echte, diffuse, pathologische Veränderung, die man in Großhirnschnitten antrifft. Man begegnet hierbei der präsenilen und der senilen Demenz. Laminäre Nekrosen nach Hypoxie sind eine weitere häufige Form pathologischer Veränderungen mit diffuser Ausbreitung im Rindenband. Sie sind Folge einer unterschiedlichen Empfindlichkeit der einzelnen Nervenzellschichten gegenüber Sauerstoffmangel[1]. Anoxische Schäden kann man auch in den Grenzzonenbereichen der Versorgungsgebiete großer Hirnschlagadern oder im Versorgungsgebiet einer obturierten Hauptarterie finden.

Diffuse Veränderungen des Markes sind ebenfalls wohlbekannt. Zu ihnen gehört z.B. das Hirnödem, welches zu einer Verbreiterung des Marklagers und ggf. zu einem Markabbau mit dem gegenteiligen Effekt führt. Oft tritt eine diffuse Entmarkung im Rahmen genetisch verankerter Erkrankungen, wie z.B. beim Morbus Krabbe (globoidzellige Leukodystrophie) oder bei der metachromatischen Leukodystrophie und anderen auf (s. Anhang III). Zu einem der interessantesten Aspekte der Demyelinisierungskrankheiten gehört auch die Aussparung der sogenannten U-Fasern, bei denen es sich um die an der Basis der Sulci unterhalb der Hirnrinde verlaufenden Markfaserbündel handelt. Eigenartigerweise bleiben sie von der Entmarkung verschont. Dieses Phänomen kann man unter verschiedenen Krankheitsbedingungen beobachten, sowohl bei Entmarkung nach chronischem Ödemzustand wie auch im Rahmen primärer Demyelinisierungskrankheiten.

Ein *Hydrozephalus* ist auf den Hirnschnitten leicht zu erkennen. Er kommt gewöhnlich aufgrund von Störungen im Bereich der Ventrikel und/oder der Umgebungsstrukturen zustande (Abb. 79–81).

Literatur

Ikuta F, Hirano A, Zimmerman HM (1963) An experimental study of postmortem alterations in the granular layer of the cerebellar cortex. J Neuropathol Exp Neurol 22:581–593

Anhang III: Entmarkungskrankheiten (Leukodystrophien).

Diese seltenen Krankheiten sind das Resultat einer pathologischen Störung des normalen Entwicklungsablaufes der Markscheidenbildung. Bei der makroskopischen Inspektion der Hirnschnitte sind sie durch eine massive

---

[1] A.d.Ü.: Dieses Phänomen wird in der klassischen deutschen Neuropathologie als *Pathoklise* bezeichnet.

Anhang III: Entmarkungskrankheiten (Leukodystrophien)

Atrophie des Marklagers gekennzeichnet. Sie werden in der Regel im Säuglings- und Kindesalter beobachtet. Meistens sind sie genetisch verankert.

Die spezielle Natur der jeweiligen Krankheitsform hängt von der Art der Entwicklungsstörung ab. Ihre Differenzierung erfordert Spezialuntersuchungen sowohl histologischer als auch biochemischer Art.

A. *Metachromatische Leukodystrophie.* Durch eine Verminderung der Aktivität des Enzyms Arylsulfatase kommt es zu exzessiven Anhäufungen von Sulfatiden, die sich (mit saurem Kresylviolett) sowohl im zentralen wie im peripheren Nervensystem, metachromatisch anfärben.

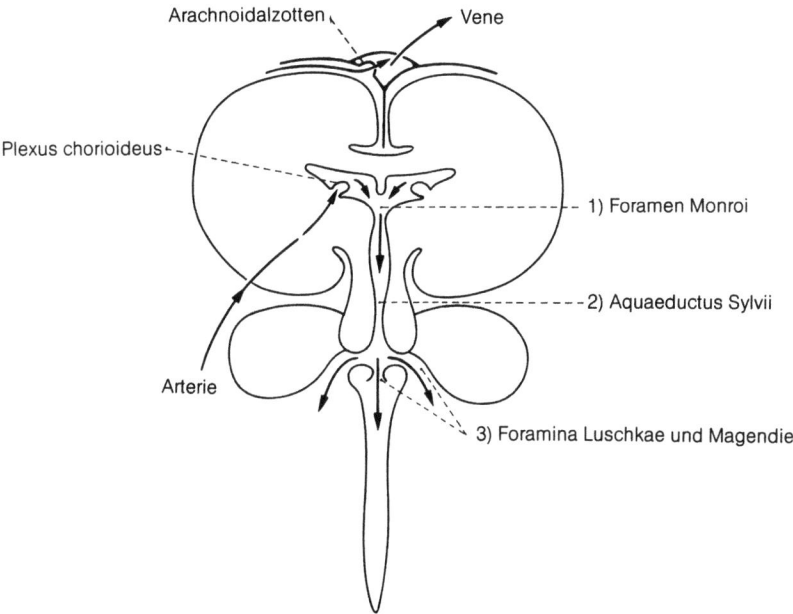

Abb. 79. Hydrozephalus. Beim Hydrozephalus kann es sich einmal um einen kommunizierenden, zum anderen um einen Verschlußhydrozephalus handeln. Der erste Typ ist seltener und entsteht entweder durch Überproduktion von Liquor, wie beim Plexus chorioideus-Papillom, oder durch eine mangelhafte Resorption des Liquors, wie sie z.B. im Gefolge einer Zerstörung der Pacchionischen Granulationen, einer Meningitis, einer Subarachnoidalblutung oder eines subduralen Hämatoms auftreten kann. Viel häufiger ist der Verschlußhydrozephalus. Er ist stets Folge einer Beeinträchtigung der Zirkulationswege des Liquors; so z.B. eines tumorbedingten Verschlusses des Foramen Monroi etwa durch eine Kolloidzyste des dritten Ventrikels oder ein Gliom. Auch kann der dritte Ventrikel durch Tumoren in seiner Umgebung, wie Talamusgliome oder aufwärts expandierende suprasellare Tumoren, komprimiert werden. Wie in den Legenden zu Abb. 80 und 81 beschrieben, vermag auch eine Stenose des Aquaeductus Sylvii zum Hydrozephalus zu führen. Obstruktionen schließlich der Foramina Luschkae und Magendie können Folge einer chronischen basalen Meningitis, aber auch einer Tumorinfiltration im Bereich des vierten Ventrikels oder des Kleinhirn-Brückenwinkels sein. Der sogenannte Hydrozephalus ex vacuo ist in Wirklichkeit eine im Rahmen einer generalisierten Hirnatrophie entstandende abnorme Ventrikelerweiterung

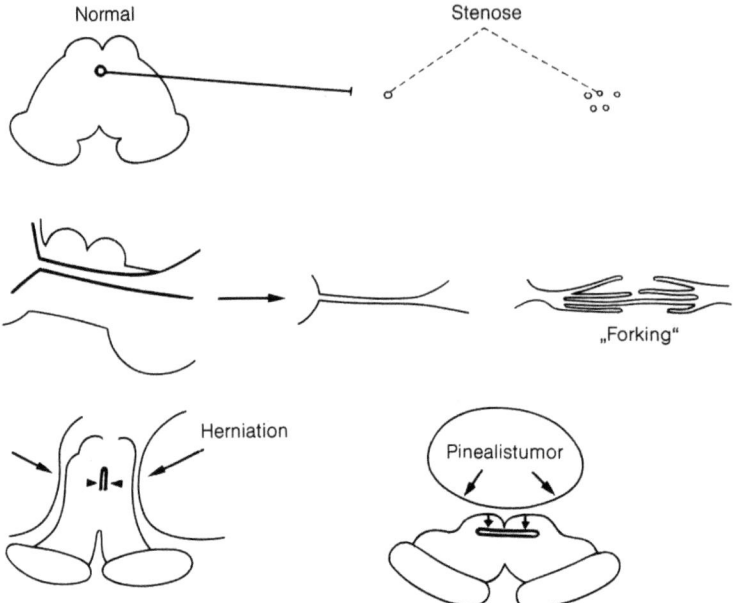

Abb. 80. Aquäduktstenose. Der Aquädukt ist die engste Stelle der Liquorzirkulationswege. Seine Verlegung führt zum Hydrozephalus vom dritten Ventrikel an aufwärts. Die Stenose kann in einem einzelnen engen Kanal, aber auch in einem sogenannten Forking, d. h. mehreren kleinen Kanälen auf dem Mittelhirnschnitt, bestehen. Beidseitiger Druck auf den Aquädukt bei der transtentoriellen Herniation führt zu einer charakteristischen Formveränderung, wie es im übrigen auch für raumfordernde Prozesse in der Pinealisregion gilt

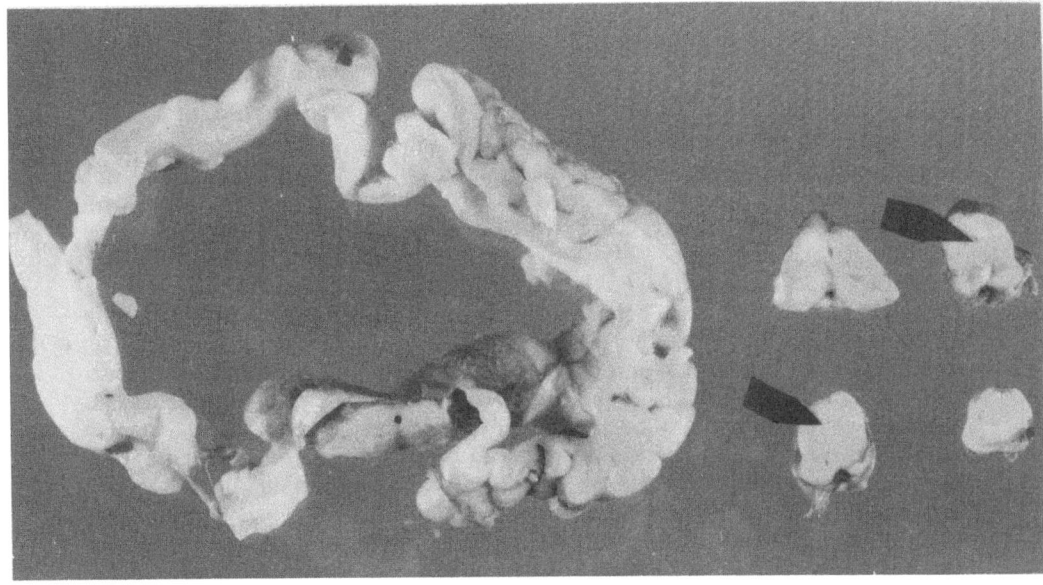

Abb. 81. Aquäduktstenose. Erweiterte Seitenventrikel bei stecknadelspitzgroßer Verengung des Aquädukts

Austin JH, Armstrong D, Shearer L (1965) Metachromatic form of diffuse cerebral sclerosis. V. The nature and significance of low sulfatase activity: A controlled study of brain, liver and kidney in four patients with metachromatic leukodystrophy (MLD). Arch Neurol 13:593–614

Gregoire A, Perier O, Dustin P Jr (1966) Metachromatic leukodystrophy, an electron microscopic study. J Neuropathol Exp Neurol 25: 617–636

B. *Krabbes globoidzellige Leukodystrophie.* Hier liegt ein Defekt des Enzyms Galactocerebrosid-β-galactosidase zugrunde. Es kommt dadurch zu einer abnormen Speicherung von Galactocerebrosiden in großen kugelförmigen Zellelementen („Globoidzellen") im Marklager.

Yunis E, Lee RE (1969) The ultrastructure of globoid (Krabbe) leukodystrophy. Lab Invest 21:415–419

Suzuki K, Suzuki Y (1970) Globoid cell leukodystrophy (Krabbe's disease): Deficiency of galactocerebroside β-galactosidase. Proc Nat Acad Sci USA 66:302–309

Suzuki K, Grover WD (1970) Krabbe's leukodystrophy (globoid cell leukodystrophy). An ultrastructural study. Lab Invest 22:385–396

C. *Morbus Alexander („Fibrinoide Leukodystrophie").* Bei dieser Form der Entmarkungskrankheit ist die weiße Substanz weitgehend ersetzt durch Astrozyten, die abnormes, stark eosinophiles Speichermaterial beherbergen. Es besteht aus dicken Bündeln degenerierten Gliafasermaterials (Rosenthalsche Fasern). Im Gegensatz zu anderen Leukodystrophien tritt diese Form gewöhnlich eher sporadisch anstatt familiär auf.

Herndon RM, Rubinstein LJ, Freeman JM, Mathieson G (1970) Light and electron microscopic observation on Rosenthal fibers in Alexander's disease and in multiple sclerosis. J Neuropathol Exp Neurol 29:524–551

D. *Morbus Canavan („Spongiöse Leukodystrophie").* Hier ist die weiße Substanz durch eine ausgeprägte ubiquitäre Vakuolisierung gekennzeichnet, die zum Bild einer sogenannten Spongiose führt.

Adachi M, Wallace BJ, Schneck L, Volk BW (1966) Fine structure of spongy degeneration of the central nervous system (van Bogaert and Bertrand type). J Neuropathol Exp Neurol 25:598–616

E. *Sudanophile Leukodystrophie.* Bei dieser Form der Demyelinisierungskrankheit werden aus bisher unbekannter Ursache sudanophile Granula in den Zellen des Marklagers gefunden.

Watanabe I, Patel V, Goebel HH, Siakotos AN, Zeman W, DeMyer W, Dyer JS (1973) Early lesion of Pelizaeus-Merzbacher disease: Electron microscopic and biochemical study. J Neuropathol Exp Neurol 32:313–333

Schaumburg HH, Powers JM, Raine CS, Suzuki K, Richardson EP Jr (1975) Adrenoleukodystrophy. A clinical and pathological study of 17 cases. Arch Neurol 32:577–591

F. *Lipidosen des zentralen Nervensystems.* Hier besteht das generelle Charakteristikum in einer abnormen Speicherung verschiedenartiger Lipide innerhalb der Neurone, womit häufig schwere Veränderungen des Marklagers vergesellschaftet sind.

G. *Dysmyelinisation im Tierexperiment.* Eine massive Verarmung an zentralem Myelin kann man bei den Mäusemutanten „Jimpy" und „Quaking" beobachten.

Sidman RL, Dickie MM, Appel SH (1964) Mutant mice (quaking and jimpy) with deficient myelination in central nervous system. Science, 144:309–311

Hirano A, Sax DS, Zimmerman HM (1969) The fine structure of the cerebella of jimpy mice and their "normal" litter mates. J Neuropath Exp Neurol 28:388–400

Berger B (1971) Quelques aspects ultrastructuraux de la substance blanche chez la souris quaking. Brain Res 25:35–53

Herdförmige Veränderungen

Die herdförmigen Veränderungen kann man praktisch in zwei Gruppen unterteilen: Die erste umfaßt systembezogene Veränderungen, die insbesondere Kerne und Fasertrakte symmetrisch befallen. Ein Beispiel ist die *Chorea Huntington,* bei der Putamen und Nucleus caudatus ausgeprägt atrophisch sind. Dies führt zu charakteristischen makroskopischen Veränderungen, zu denen auch eine Ventrikelerweiterung gehört (Abb. 82). Weitere gute Beispiele in diesem Zusammenhang sind die Systemdegenerationen mit Affektion der Substantia nigra und/oder der Stammganglien (Abb. 83), wie der Parkinsonismus, der Parkinson-Demenz-Komplex auf Guam, die striatonigrale Degeneration, die Hallervorden-Spatzsche Krankheit, der Morbus Wilson (hepatolentikuläre Degeneration) und viele andere. Zwei weitere Formen mit Beteiligung der Stammganglien und bestimmter anderer Regionen sind die Fahrsche Krankheit mit ihren ausgeprägten Verkalkungen des Globus pallidus und anderer Strukturen, und der Kernikterus, der bei Neugeborenen auftritt und sich durch eine gelbe Verfärbung bestimmter Kerngebiete auszeichnet.

Hirnschnitte von Verstorbenen mit *Wernicke-Syndrom* und *Korsakoff-Psychose* zeigen, außer schon bei der äußeren Besichtigung auffälligen Veränderungen in den Corpora mamillaria, solche auch noch in verschiedenen anderen Abschnitten. Wegen der häufigen Hämorrhagien treten diese Areale oft deutlich hervor (Abb. 84). Bei der Pickschen Krankheit kann man auf den Schnitten feststellen, daß die lobäre Atrophie neben der be-

Herdförmige Veränderungen

reits bei der äußeren Inspektion auffallend betroffenen Hirnrinde auch das Marklager einbezieht.

Bei verschiedenen degenerativen Erkrankungen kommt es zur generalisierten Kleinhirnatrophie. Die Schnitte erlauben eine genaue Feststellung der topographischen Verteilung der Schäden. Beim chronischen Alkoholismus z. B. ist der vordere Abschnitt des Vermis cerebelli charakteristischerweise bevorzugt betroffen. Man muß aber dabei im Auge behalten, daß ähnliche makroskopische Verhältnisse, wenn auch in geringerer Ausprägung, bei den meisten älteren Menschen ebenso zu finden sind (Abb. 85).

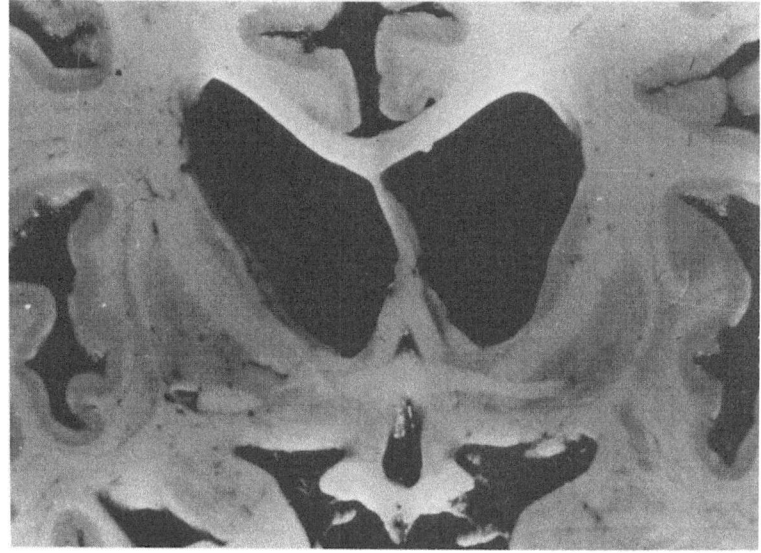

Abb. 82. Chorea Huntington. Ausgeprägte Atrophie der Nuclei caudati beidseits und des Großhirnkortex mit Ventrikelerweiterung

Die zweite Gruppe herdförmiger Veränderungen zeigt mehr zufällige Verteilungsmuster, obwohl man manchmal durchaus bestimmte Prädilektionsorte feststellen kann. Hierzu gehören *Infarkte* (Abb. 57–63), *Hämorrhagien* (Abb. 86, 87), *primäre Tumoren* und *Tumormetastasen* (Abb. 88–99), Abszesse, traumatische Schädigungen und viele andere. Oft sind diese Veränderungen gut abgegrenzt und umschrieben, wie z. B. chronische Abszesse oder die meisten Tumormetastasen. In anderen Fällen, beispielsweise bei Gliomen oder bestimmten Lymphomen, ist die Abgrenzung gegen die gesunde Umgebung unscharf, und auch in scheinbar normalem Gewebe aus der Nachbarschaft kann man häufig Tumorzellinfiltrate nachweisen.

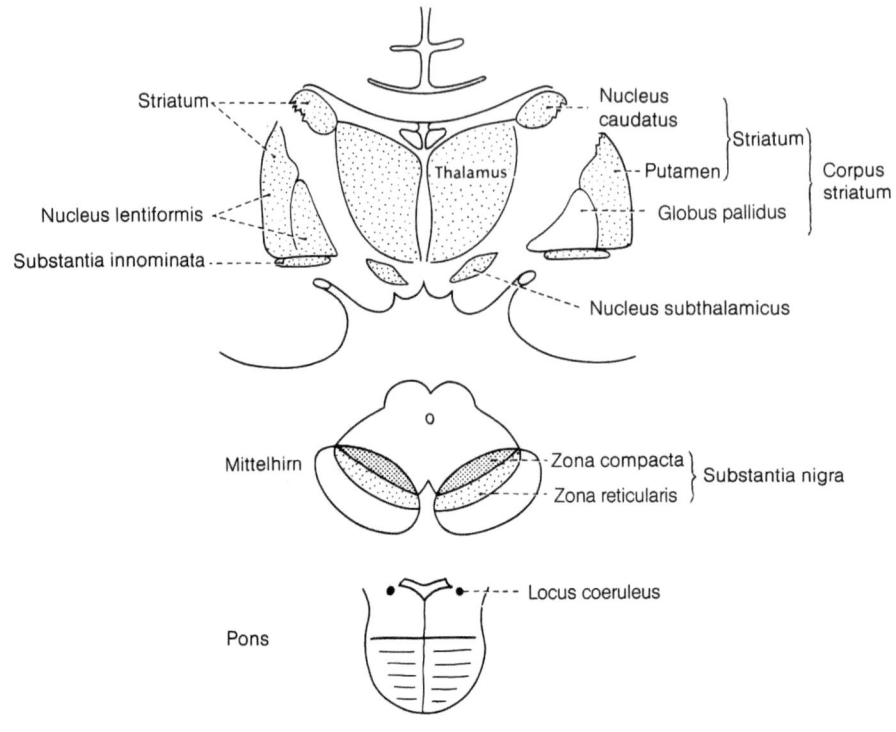
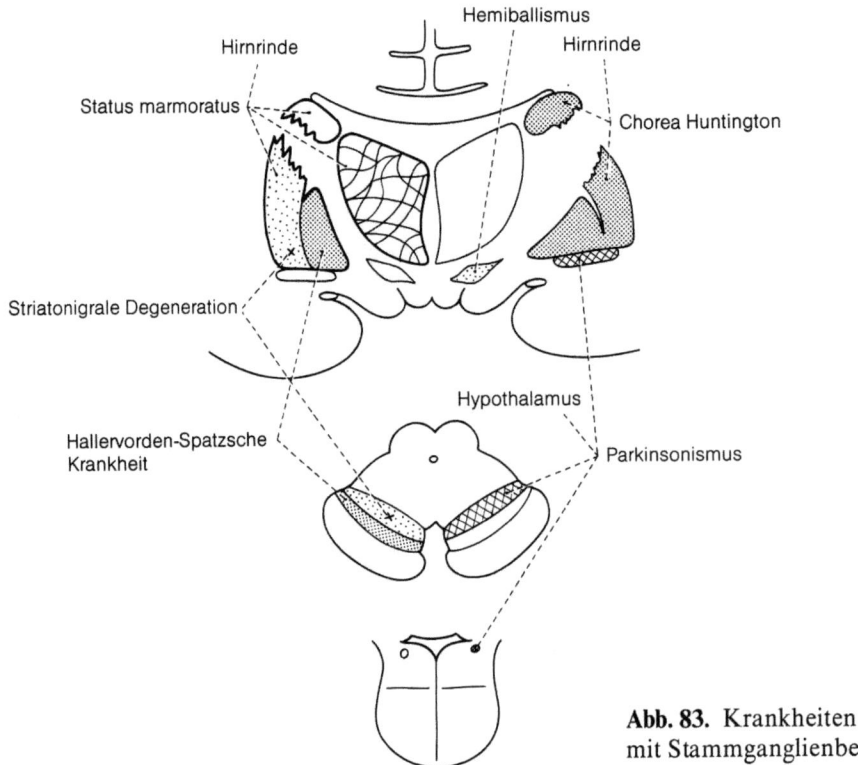

Abb. 83. Krankheiten mit Stammganglienbezug

Herdförmige Veränderungen

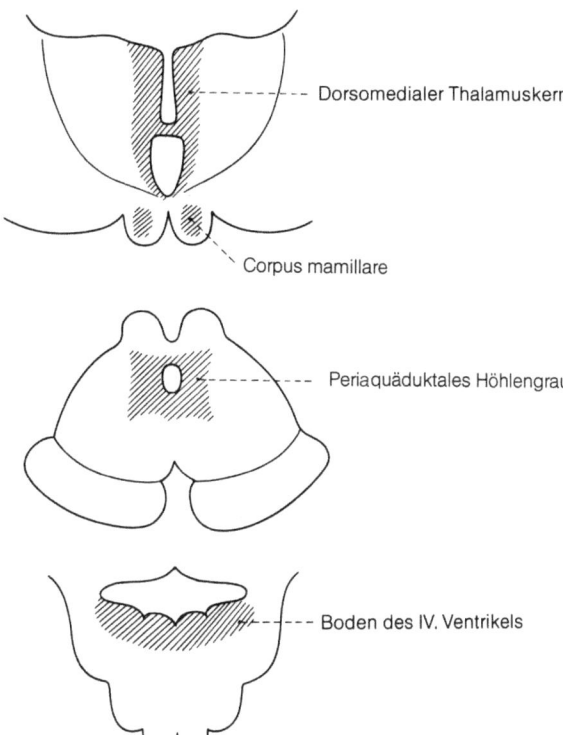

Abb. 84. Topographisches Verteilungsmuster der Schäden beim Morbus Wernicke und beim Korsakoff-Syndrom

Auch Entmarkungskrankheiten sind durch das Auftreten umschriebener Demyelinisierungsherde (Plaques) gekennzeichnet. Hierzu gehören die *Multiple Sklerose* (Abb. 100–102), die *zentrale pontine Myelinolyse* (Abb. 103), die *Marchiafava-Bignamische Krankheit* (Abb. 104) und die postinfektiöse und postexanthematöse Enzephalomyelitis. Ausgeprägte herdförmige Veränderungen der weißen Substanz sind charakteristisch für die Binswangersche Krankheit und die Kohlenmonoxidvergiftung (Abb. 105).

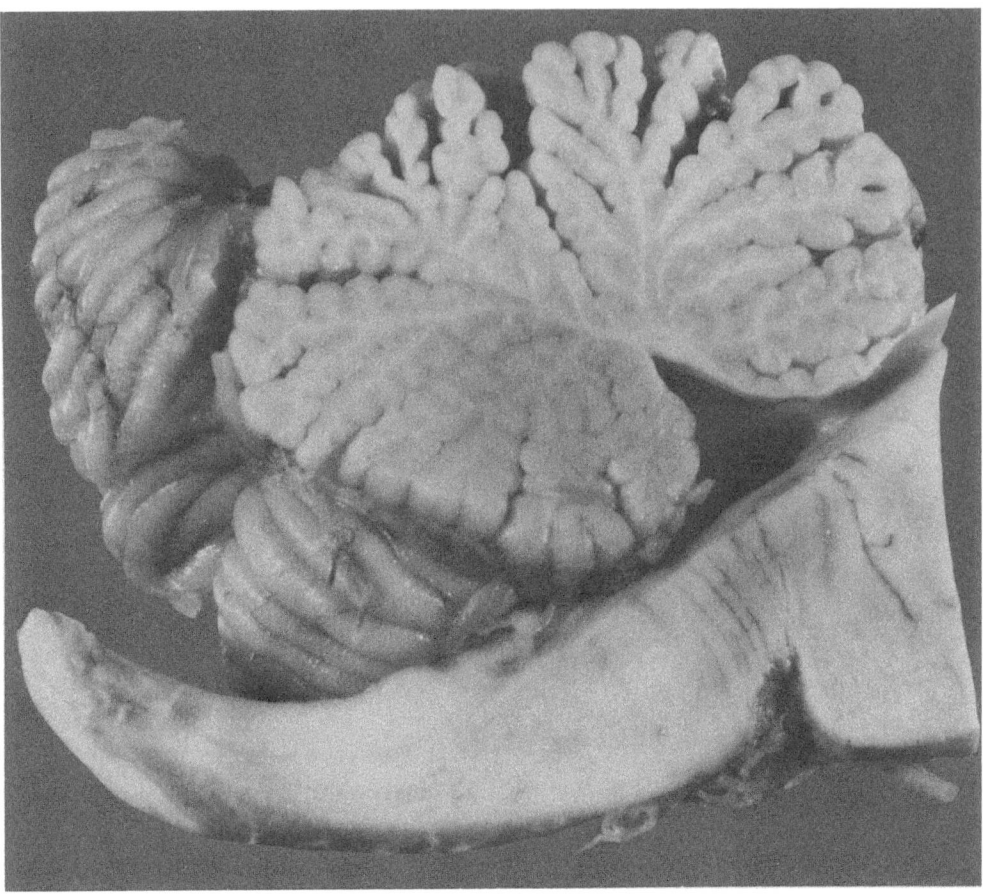

Abb. 85. Kleinhirnwurm einer Person im mittleren Lebensalter

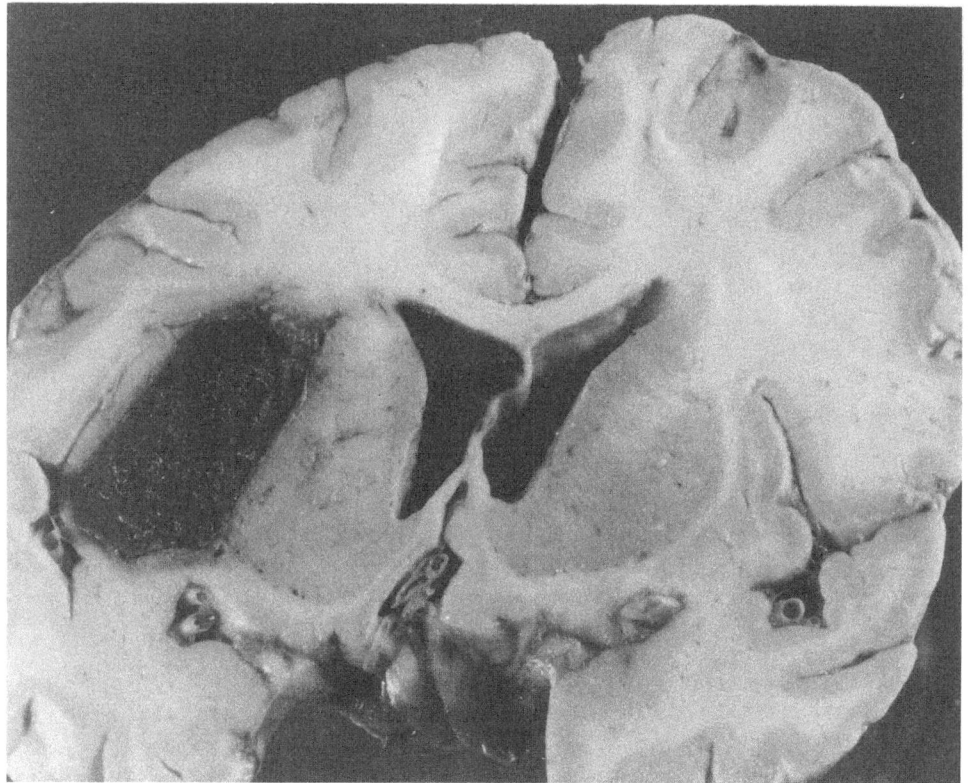

Abb. 86. Intrazerebrales Hämatom zwischen Insel und Stammganglien

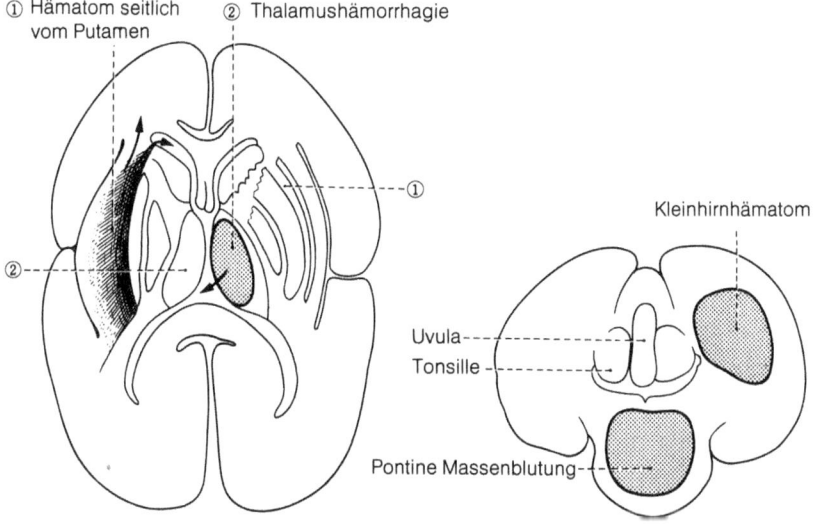

Abb. 87. Zerebrale Massenblutung

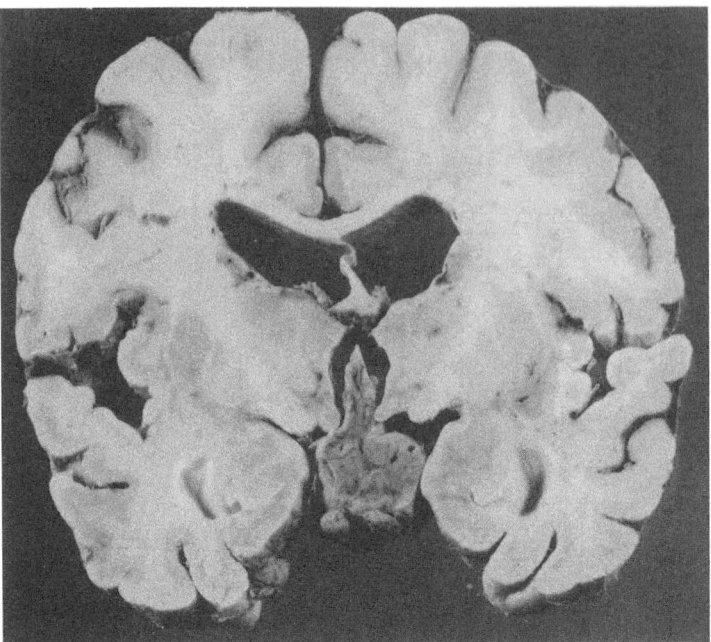

Abb. 88. Hypophysenadenom. In den meisten Fällen beschränken sich die Hypophysenadenome auf die Sella turcica. Häufig wachsen sie indes auch in die Suprasellarregion vor und können in den dritten Ventrikel hineinragen, wie in der Abbildung gezeigt

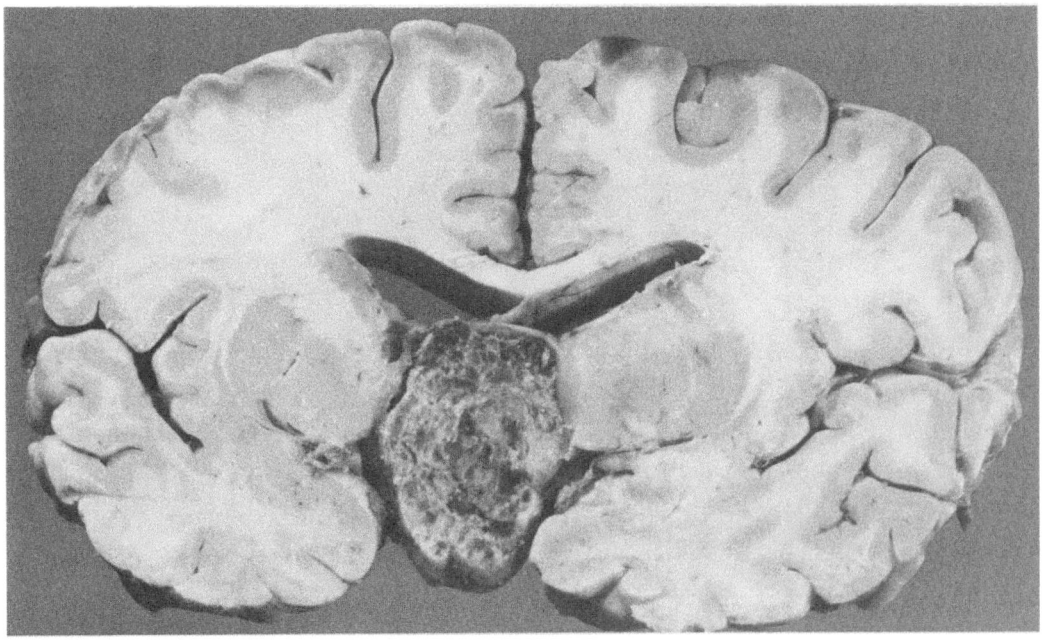

Abb. 89. Kraniopharyngeom. Kraniopharyngeome vermögen wegen ihres suprasellären Sitzes den dritten Ventrikel zu verschließen

Herdförmige Veränderungen

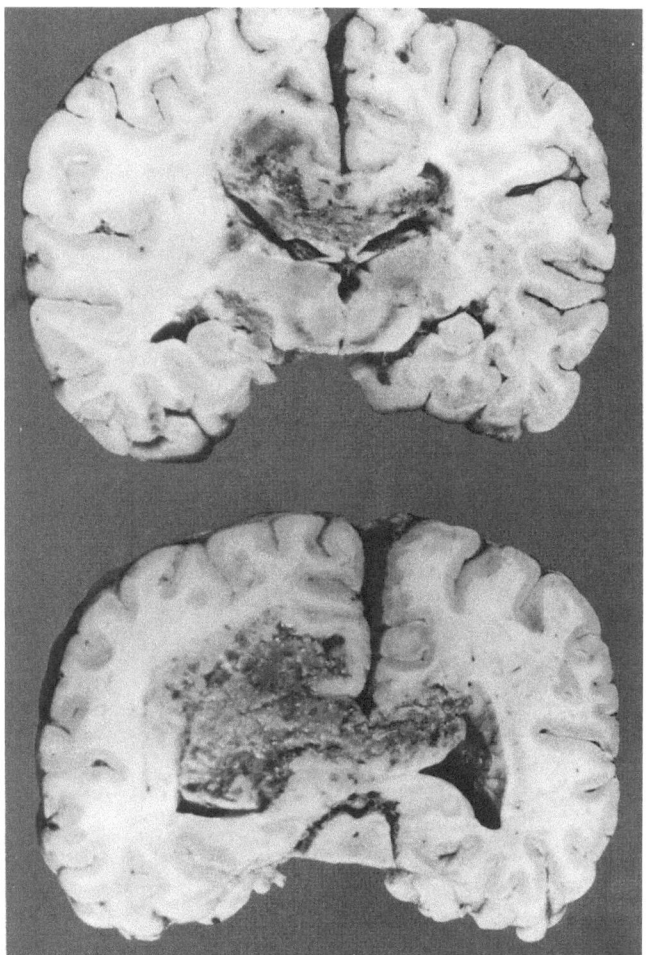

Abb. 90. Glioblastoma multiforme

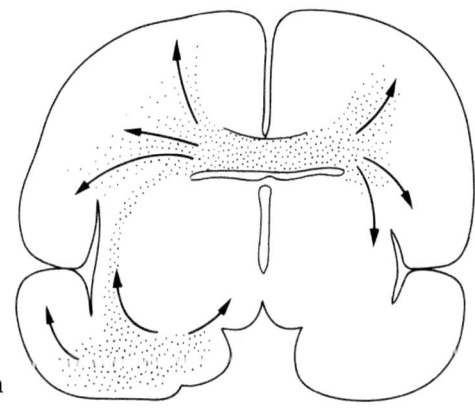

Abb. 91. Gliom

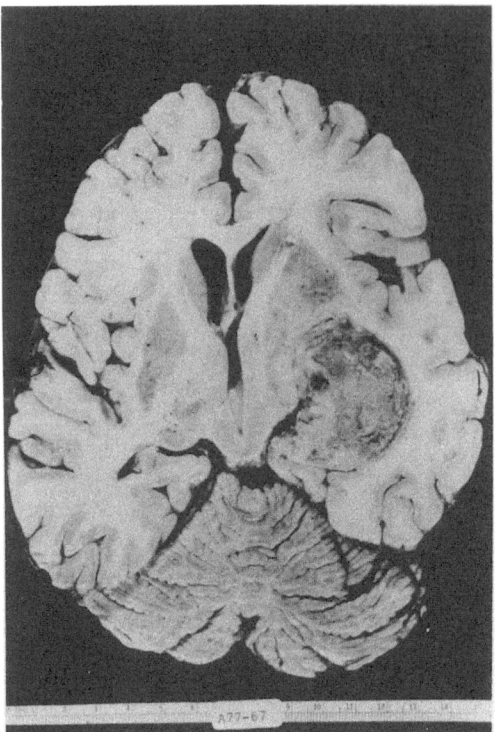

Abb. 92. Horizontalschnitt im Winkel von 19° zur Kanthomeatallinie, entsprechend der Computertomographie, mit einem Glioblastom im rechten Temporalhirn

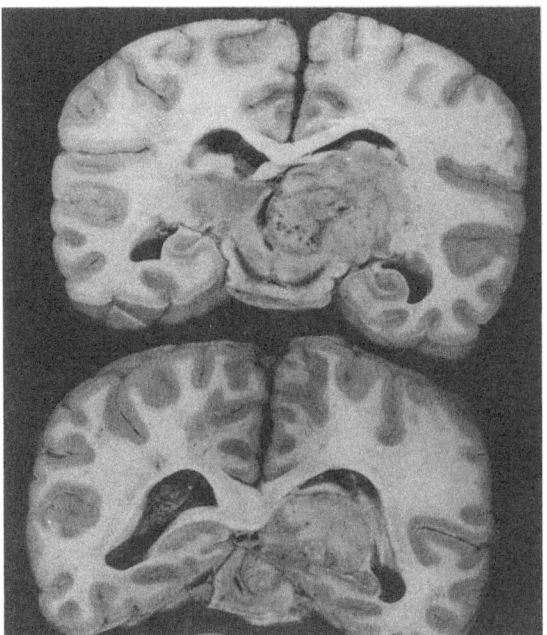

Abb. 93. Thalamusgliom (Astrozytom). Der hier abgebildete Tumor komprimiert den dritten Ventrikel und ragt in den Seitenventrikel; auch infiltriert er das benachbarte Marklager

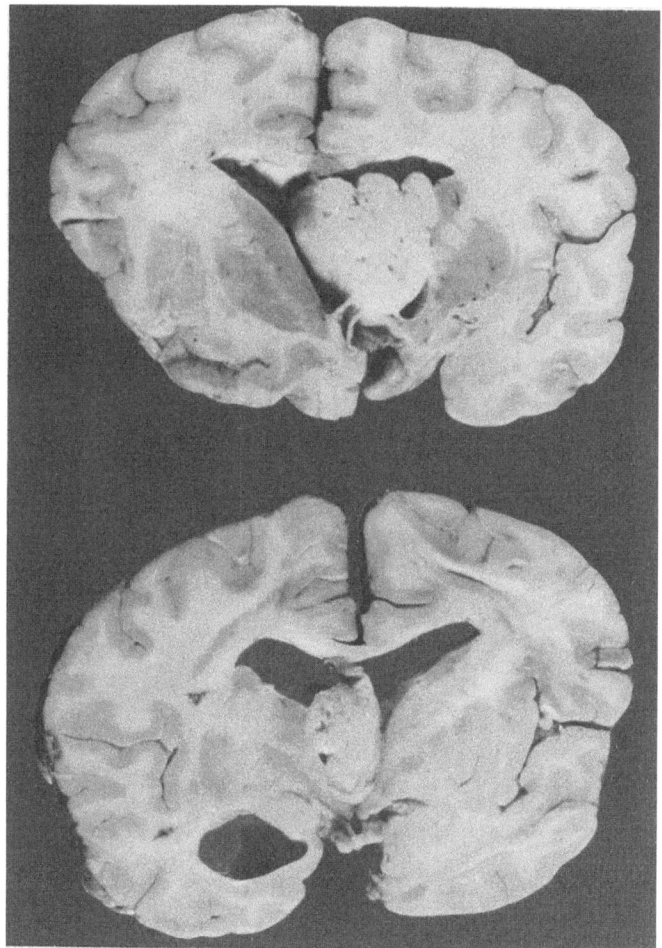

Abb. 94. Das subependymäre Astrozytom. Auf diesem Bild liegt der Tumor im vorderen Abschnitt des dritten Ventrikels, nahe dem Foramen Monroi. Auch andere Tumoren, wie Kolloidzysten, können in dieser Lokalisation auftreten. Sie vermögen den Ventrikel zu verschließen und dadurch einen Hydrozephalus occlusus hervorzurufen

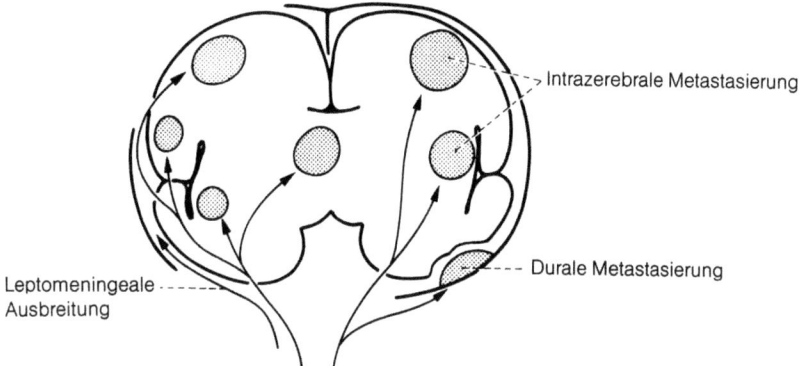

Abb. 95. Topographische Verteilung der Hirnmetastasen. Intrakranielle Metastasen können im Gehirn, in der Dura mater oder auch, in disseminierter Verteilung, in der Leptomeninx lokalisiert sein, wobei sie mitunter ins Ventrikelsystem eindringen

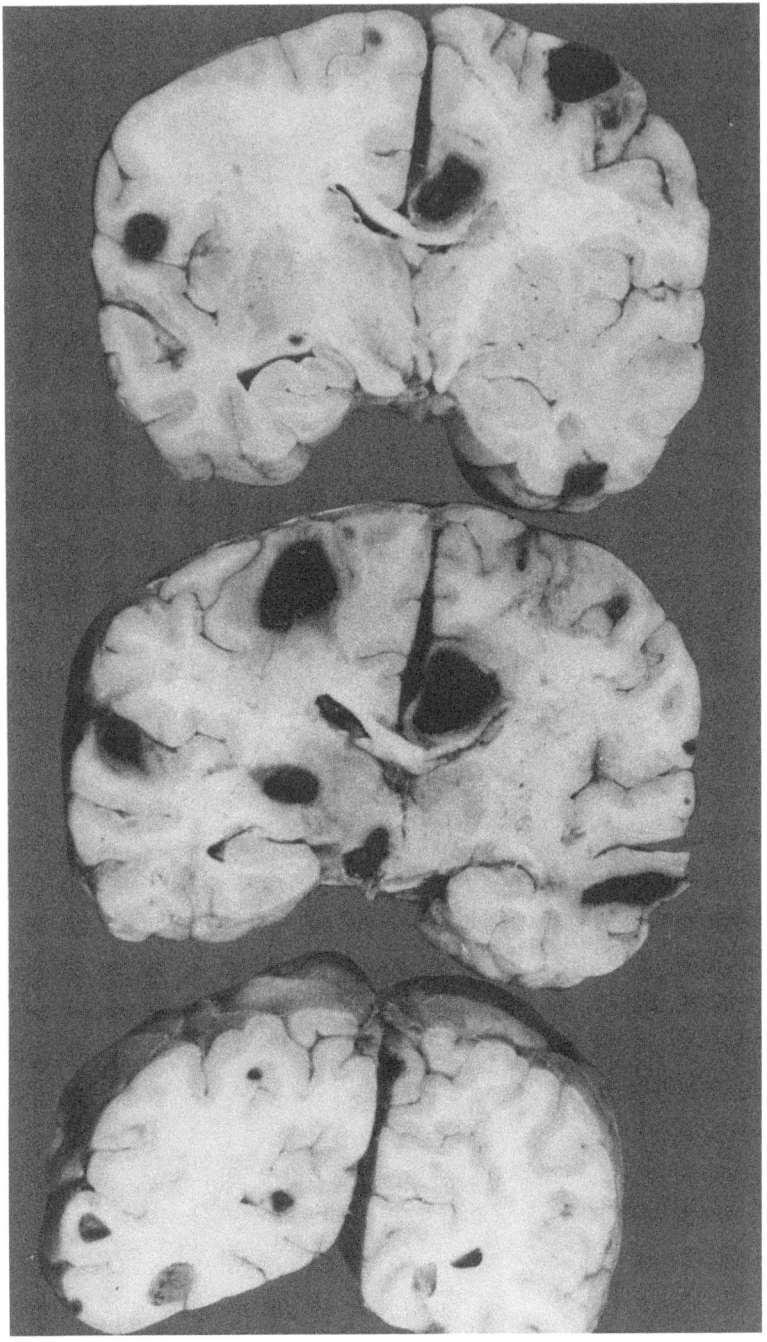

Abb. 96. Melanommetasten

Herdförmige Veränderungen

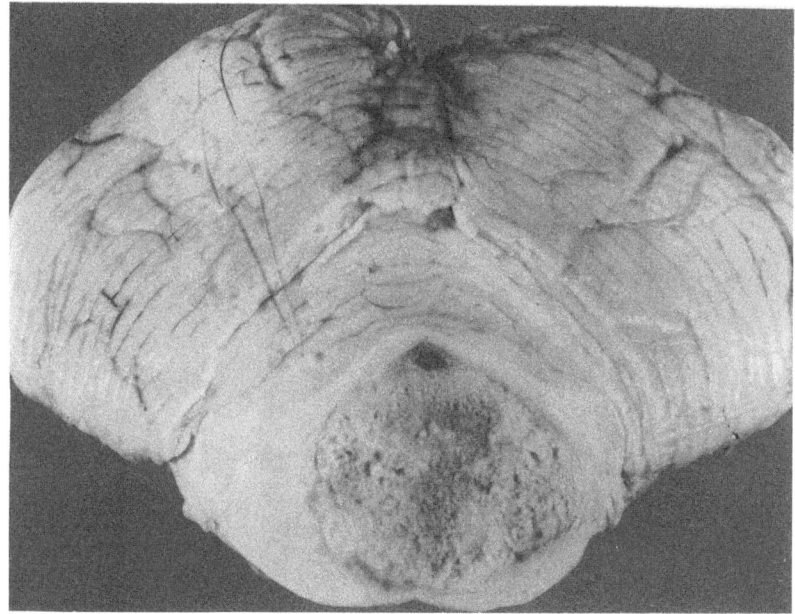

Abb. 97. Tumormetastase im Pons

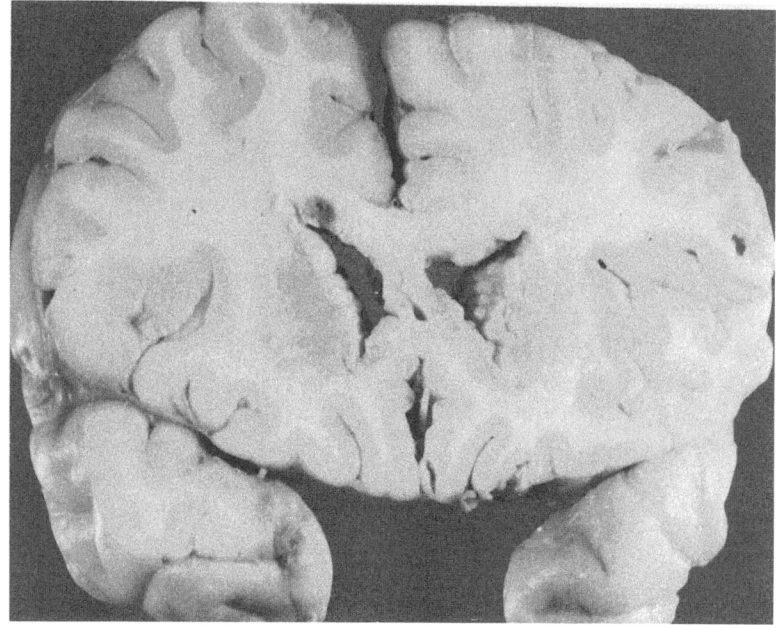

Abb. 98. Intraventrikuläre Ausbreitung eines metastasierenden Tumors

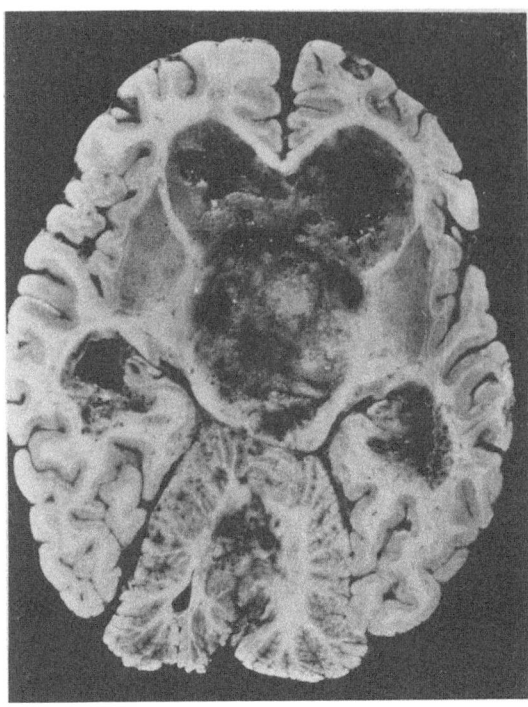

Abb. 99. CAT-korrelierter Horizontalschnitt im Winkel von 15° zur Kanthomeatallinie, der die liquogene, intraventrikuläre Ausbreitung eines Medulloblastoms des Kleinhirns zeigt

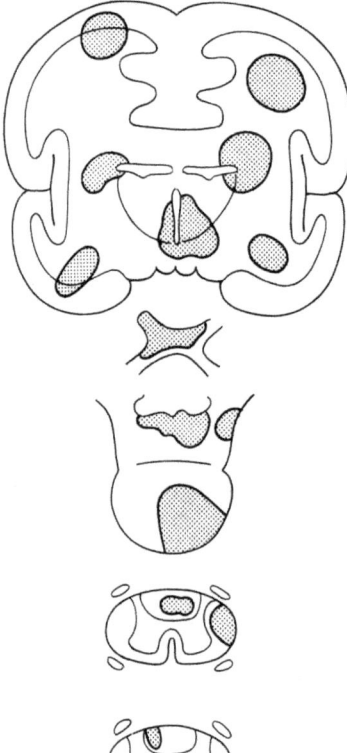

Abb. 100. Verteilungsmuster der Entmarkungsherde bei der Multiplen Sklerose. Zahl, Größe und Sitz der Herde können im Einzelfall erheblich variieren. Es gibt jedoch Prädilektionsorte, wie z. B. die periventrikulären Abschnitte, das Chiasma opticum, die Nervi optici und andere, im Schema dargestellte

Herdförmige Veränderungen

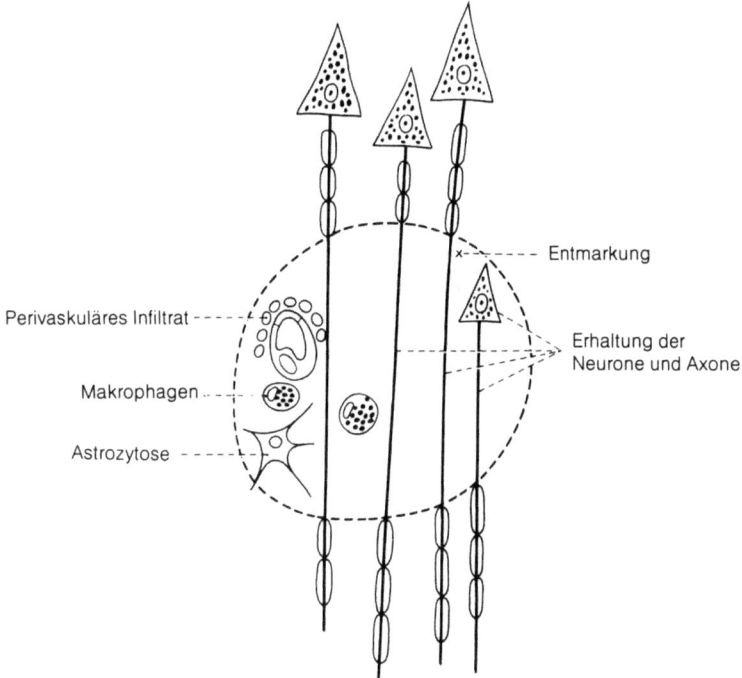

Abb. 101. Der Entmarkungsherd. Schematische Darstellung der histologischen Veränderung in einem polysklerotischen Herd

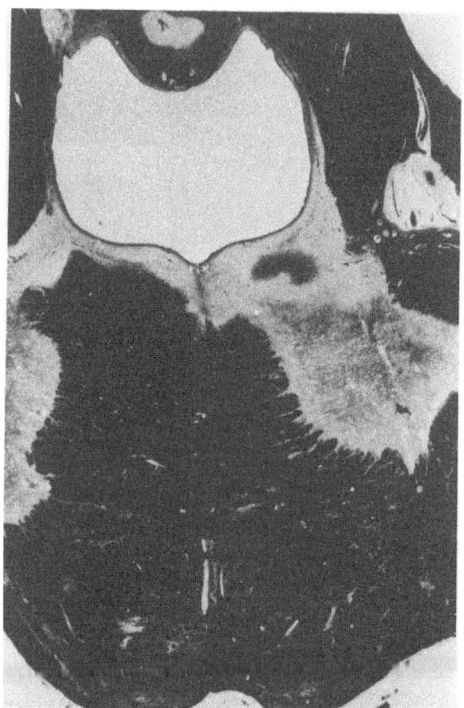

Abb. 102. Entmarkungsherde im Pons (Markscheidenfärbung)

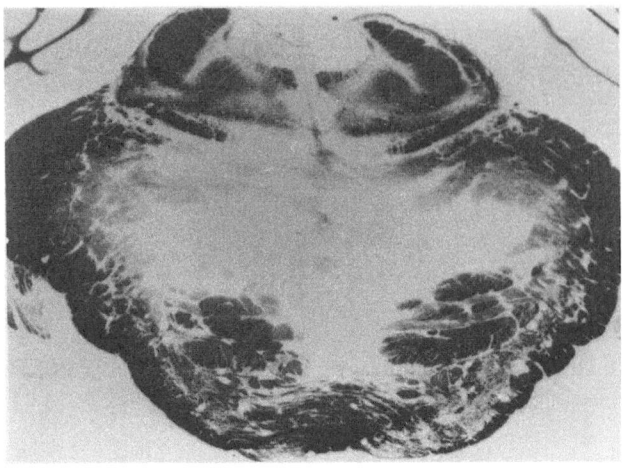

Abb. 103. Zentrale pontine Myelinolyse (Markscheidenfärbung)

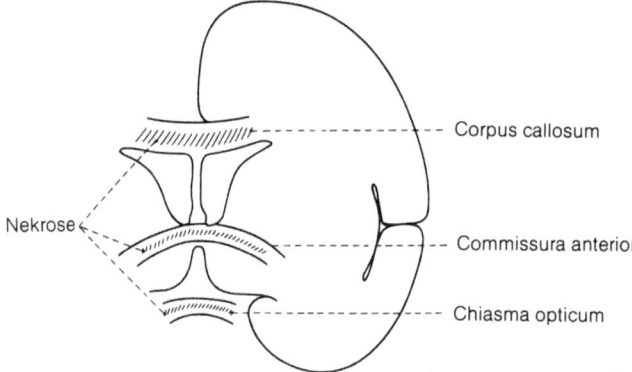

Abb. 104. Topographisches Verteilungsmuster der Schäden bei der Marchiafava-Bignami-Krankheit und bei der Zyanvergiftung. In beiden Fällen sind nur die Zentren der Kommissuren betroffen, während die Peripherie freibleibt. Während bei der Marchiafava-Bignami-Krankheit die Veränderungen in einer reinen Demyelinisation bestehen, ist die Zyanvergiftung durch Nekrosen und Entmarkung gekennzeichnet

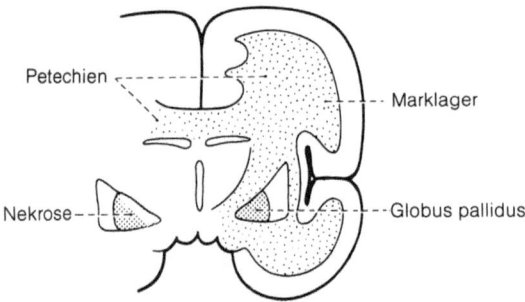

Abb. 105. Kohlenmonoxydvergiftung. Topographische Verteilung der Veränderungen bei der Kohlenmonoxydvergiftung. Man findet Nekrosen oder atrophische Veränderungen entweder in einem Globus pallidus oder beidseitig, oder auch im Marklager. Im akuten Stadium der Intoxikation treten manchmal petechiale Blutungen auf. Die Veränderungen sind ähnlich denen, die man in bestimmten anderen Situationen von Hypoxie sieht

3. Untersuchung des Rückenmarkes

Der spinale Epiduralraum

Entgegen dem intrakraniellen Epiduralraum ist der spinale ein echter mit Blutgefäßen, Bindegewebe und besonders Fettgewebe ausgefüllter Spaltraum. Prozesse innerhalb des spinalen Epiduralraumes können Schmerzen verursachen. Ebenso sind kleine, umschriebene Veränderungen radiologisch faßbar. Schließlich können Kompressionssymptome von seiten des Rückenmarkes oder der Wurzeln resultieren. Heutzutage sind *Tumormetastasen* die häufigsten raumfordernden Prozesse des spinalen Epiduralraumes (Abb. 106). Früher waren es einmal entzündliche Prozesse und die Abszesse, welche jedoch durch den Einsatz der Antibiotika von ihrer Spit-

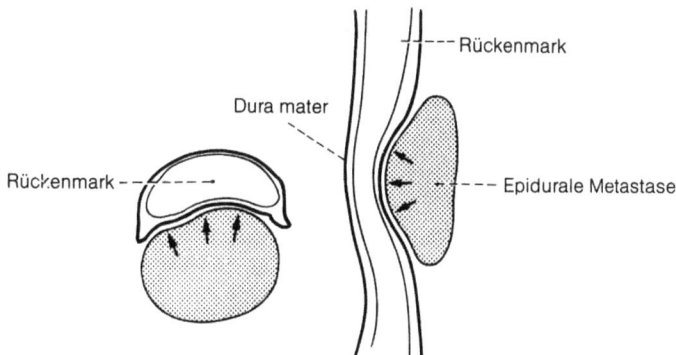

Abb. 106. Kompression des Rückenmarkes durch eine epidurale Metastase

zenposition verdrängt wurden. Unter den Tumormetasen dominieren bei Frauen die Mamma-, bei Männern die Lungenkarzinome. Sie unterscheiden sich häufig hinsichtlich der initialen Symptomatik: So stehen am Beginn der Symptomatik bei Mammakarzinommetastasen meist Rückenschmerzen und multiple Knochenveränderungen. Unter ständiger Zunahme kommt es schließlich zur Rückenmarkkompression. Beim Lungenkarzinom hingegen steht die Kompressionssymptomatik, oft mit akutem Beginn, am Anfang. Unabhängig von ihrem Ursprungsort bleiben die Tumoren grundsätzlich im Epiduralraum. Offenbar verhindert die Dura mater eine unmittelbare infiltrative Propagation der Tumorzellen in das Rückenmark.

Bei Sektionsfällen mit Rückenmarkmetastasen ist es wichtig, nicht nur das Rückenmark selbst zu entnehmen, sondern auch die Dura mater, epidurales Gewebe, manchmal sogar Knochenanteile und schließlich den Tumor selbst. Dabei ist es von Vorteil, wenn man, anstatt die Dura mater aufzuschneiden, durch das gesamte Rückenmark mit Dura auf entsprechendem Niveau einen Querschnitt legt. Dies gestattet, die Beziehungen zwischen Tumorwachstum und umgebenden Gewebsstrukturen, insbesondere den Rückenmarkswurzeln, der Dura mater und dem benachbarten Gefäßsystem darzustellen. Wann immer Knochen mitbeteiligt ist, muß man das Gewebe vor der weiteren Untersuchung entkalken.

Literatur

Barron KD, Hirano A, Araki S, Terry RD (1959) Experience with metastatic neoplasms involving the spinal cord. Neurology 9:91–106

Die Leptomeninx spinalis und der Subarachnoidalraum

Prinzipiell sind die spinalen weichen Häute und der Subarachnoidalraum denen des Gehirns ähnlich. Fragile, verkalkte, membranöse Plaques unterschiedlicher Größe sind ein häufiger Befund ohne Krankheitswert in der Leptomeninx spinalis des Erwachsenen. Weiterhin treten oft große Blutgefäße, insbesondere Venen, im Subarachnoidalraum deutlich hervor. Auch ihnen kommt, wie den membranösen Plaques, keine pathologische Bedeutung zu; wohl aber können beide mitunter den Anfänger irreführen. Sie sind kein Hinweis auf eine Arachnoiditis oder Gefäßmißbildungen, die dort ebenfalls vorkommen können, jedoch keine Schwierigkeiten in der Abgrenzung gegen die besagten bedeutungslosen Nebenbefunde bereiten.

Während der Begriff der spinalen Arachnoiditis in der Klinik gebräuchlich ist, macht es häufig Schwierigkeiten, dafür morphologische Korrelate beizubringen. Wenn man solche findet, so handelt es sich um die erwarteten entzündlichen Infiltrate oder deren Residuen. Echte arteriovenöse Fehlbildungen innerhalb des spinalen Subarachnoidalraumes sind meist sehr erheblich und gehen mit beachtlichen Rückenmarksveränderungen, wie z. B. einer Myelomalazie, einher.

Eine gelegentlich zu beobachtende Verdickung der spinalen weichen Häute ist nicht immer Ausdruck pathologischer Veränderungen. Zunehmende Fibrosierung der Leptomenix ist ein geläufiges Alterszeichen.

Obwohl wir den spinalen Subarachnoidalraum getrennt vom cerebralen behandelt haben, muß man daran denken, daß beide miteinander kommu-

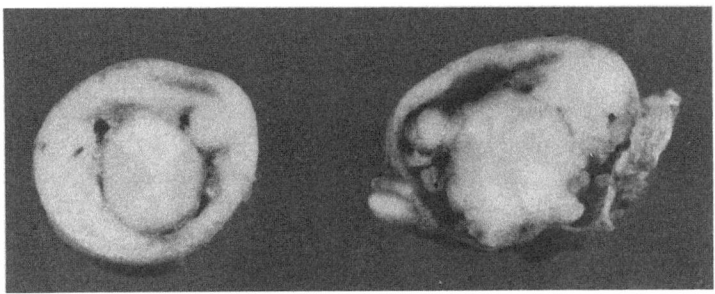

Abb. 107. Meningeosis carcinomatosa

nizieren, so daß krankhafte Prozesse im Bereich des Gehirns leicht auf den spinalen Subarachnoidalraum übergreifen können. So breitet sich eine intrakranielle Subarachnoidalblutung ohne Schwierigkeiten auch im spinalen Subarachnoidalraum aus. Ebenso vermögen Entzündungen und Tumoren entlang der Neuraxis zu propagieren (Abb. 107). In manchen Fällen, wie bei der akuten tonsillären Herniation, kann nekrotisches Kleinhirngewebe in den spinalen Subarachnoidalraum eindringen. Wegen der anatomischen Gegebenheiten neigt das abgepreßte Gewebe zur Akkumulation in der Gegend des Conus medullaris.

Das intakte Rückenmark

Normale Anatomie

Die richtige Orientierung des Rückenmarkes ist Voraussetzung für eine sinnvolle Beurteilung morphologischer Veränderungen. Sobald das Rückenmark einmal aus seinen knöchernen Hüllen befreit ist, hat der Anfänger oft Schwierigkeiten, *Ventral- und Dorsalansicht* noch voneinander zu unterscheiden. Am einfachsten orientiert man sich an der im Subarachnoidalraum gelegenen A. spinalis anterior. Auch die charakteristische Querschnittsstruktur mit der deutlichen Fissura mediana anterior gestattet eine leichte Orientierung (Abb. 108). Zusätzlich ist die Dura mater über der Dorsalansicht wesentlich dicker als über der Ventralfläche.

Der nächste Schritt, in bezug auf die richtige Orientierung, ist die Untersuchung der einzelnen *Rückenmarksquerschnitte*. Prinzipiell sind auf cervikaler und lumbaler Ebene die hinteren Wurzeln kräftiger und zahlreicher als die vorderen. Wenn man die hinteren Wurzeln von oben nach unten einzeln betrachtet, stellt man eine plötzliche Kaliberänderung von dicken zu relativ dünnen Wurzeln fest. C 8 ist die dickste Wurzel. Th 1 ist etwas dünner, aber die Wurzeln Th 2 und darunter sind noch bedeutend kaliberschwächer. Erst kürzlich wurde ein praktikabler Weg zur Identifikation von S 1 entdeckt: zwischen S 1 und S 2 wechselt das Kaliber der vorderen Wurzeln. Normalerweise ist S 1 bedeutend dicker als S 2, die wiederum dicker ist als S 3 und die daruntergelegenen Wurzeln (Iwata und Hirano, 1977).

Auf Halsmarkniveau verlaufen die Wurzeln der einzelnen Segmente oberhalb des jeweils gleichbezifferten Wirbels. Da es jedoch nur sieben Halswirbel, aber 8 Segmente und Rückenmarkswurzeln gibt, tritt die Wurzel C 8 durch das Foramen intervertebrale zwischen C 7 und Th 1 aus. Von da an verlaufen somit alle weiteren Wurzeln unterhalb des Niveaus des korrespondierenden Wirbelkörpers.

Ebenso muß man sich vor der Verwirrung hüten, die aus dem Gebrauch der Numerierungen zur Bezeichnung des *Querschnittsniveaus des Rückenmarkes* resultieren kann. Der Radiologe bezieht sich auf die Wirbelkörper, die er im Röntgenbild darstellt. Da jedoch beim Erwachsenen die Wirbel

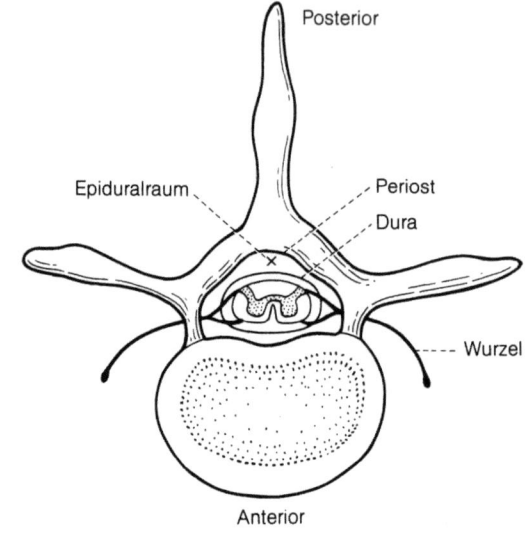

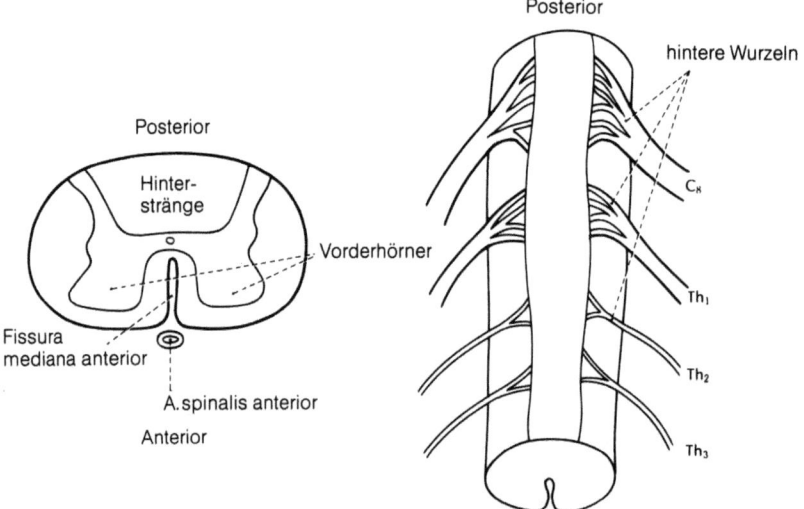

Abb. 108. Schematische Darstellung der Anatomie des Zervikalmarkes

größer sind als die dazugehörigen Rückenmarkssegmente, kann das von einem Wirbelkörper überdeckte Rückenmarkssegment ein ganz anderes sein, als das, welches in Wirklichkeit der Numerierung des betroffenen Wirbels entspricht. So wird z. B. das Rückenmarkssegment L 1 keineswegs vom Lendenwirbel L 1 überdeckt. Dieser überdeckt vielmehr das Sakralmark. Lumbalpunktionen zwischen den Dornfortsätzen von L 3 und L 4 treffen den Bereich der Cauda equina. In der Zervikalregion korrespondieren Rückenmarkssegment und Halswirbel besser. Die Verhältnisse ändern sich aber abwärts um so mehr, je länger die Rückenmarkswurzeln werden.

Literatur

Iwata M, Hirano A (1977) A method for the macroscopic identification of human lumbo-sacral spinal cord level. Neurol Med (Tokyo) 7:126–131

Iwata M, Hirano A (1978) Sparing of the Onufrowicz nucleus in sacral anterior horn lesions. Ann Neurol 4:45–49

Pathologische Anatomie des Rückenmarkes

Zu den häufigsten und am leichtesten zu diagnostizierenden pathologischen Veränderungen des Rückenmarkes und seiner Wurzeln gehören die Tumoren, besonders die *Meningeome* und *Schwannome*. Intraspinale Meningeome sind bei Frauen wesentlich häufiger als bei Männern. Sie sind umschrieben und liegen intra- und extradural. Bei der von Recklinghausenschen Krankheit kann man Tumoren an zahlreichen Wurzeln finden. Auch Tumormetastasen beziehen häufig zahlreiche Wurzeln ein.

Gliome stellen das Gros der intramedullären Rückenmarkstumoren. Der Anfänger sollte daran erinnert werden, daß man den an früherer Stelle beschriebenen „Zahnpastaartefakt" (s. S. 9) keinesfalls mit einem Tumor verwechseln darf. Im Gegensatz zu den epiduralen oder intrazerebralen Metastasen sind spinale intramedulläre Absiedlungen nicht häufig, obwohl sie gelegentlich vorkommen.

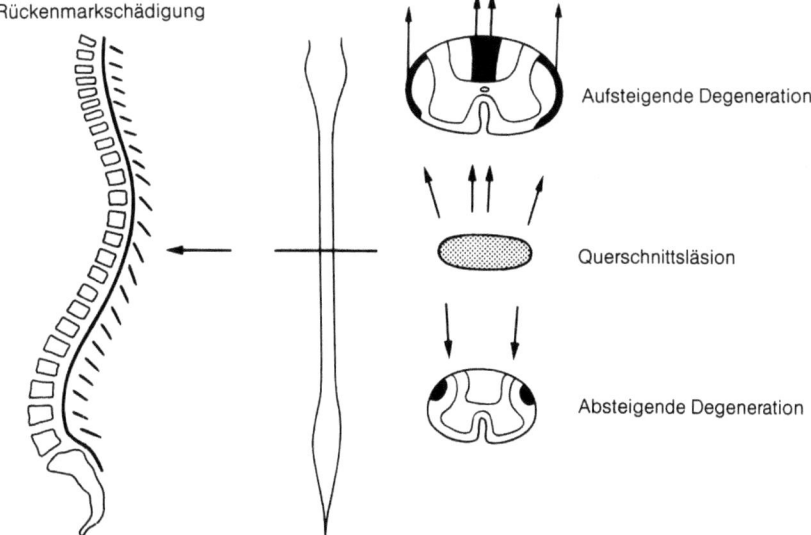

Abb. 109. Schädigung des Rückenmarks. Eine Rückenmarksschädigung kann in einer Querschnittsläsion bestehen, die ein ganzes Segment erfaßt. In diesem Fall kommt es zu einer aufsteigenden Degeneration der langen Faserbahnen oberhalb und einer absteigenden Degeneration unterhalb der Läsion

Weitere pathologische Veränderungen des Rückenmarkes, die man bereits bei äußerer Inspektion feststellen kann, sind *traumatische Schäden* (Abb. 109–111) und *Mißbildungen* (Abb. 110).

Die *Blutversorgung des Rückenmarkes* ist in den Abb. 113 und 114 schematisch dargestellt. Infarkte des Rückenmarkes haben einen Vorzugssitz zwischen D 4 und D 6, wahrscheinlich aufgrund der dort sehr insuffizienten Kollateralversorgung.

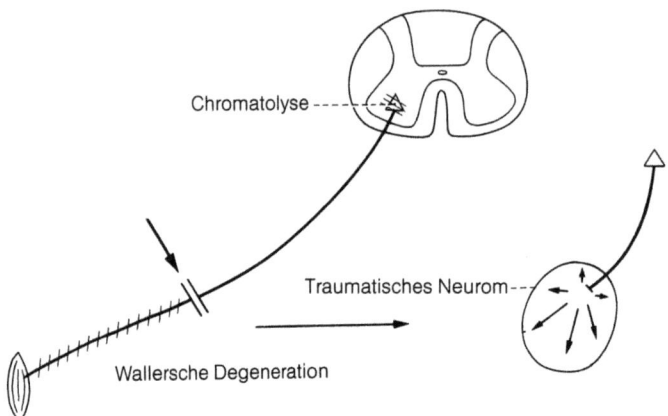

Abb. 110. Schädigung des peripheren Nerven. Eine Durchtrennung des peripheren Nerven resultiert in einer Wallerschen Degeneration des peripheren Abschnittes und einer zentralen Chromatolyse (retrograde Zellveränderung) der zugehörigen motorischen Vorderhornzellen. Manchmal kommt es im Bereich des proximalen Stumpfes zur Ausbildung eines traumatischen Neuroms

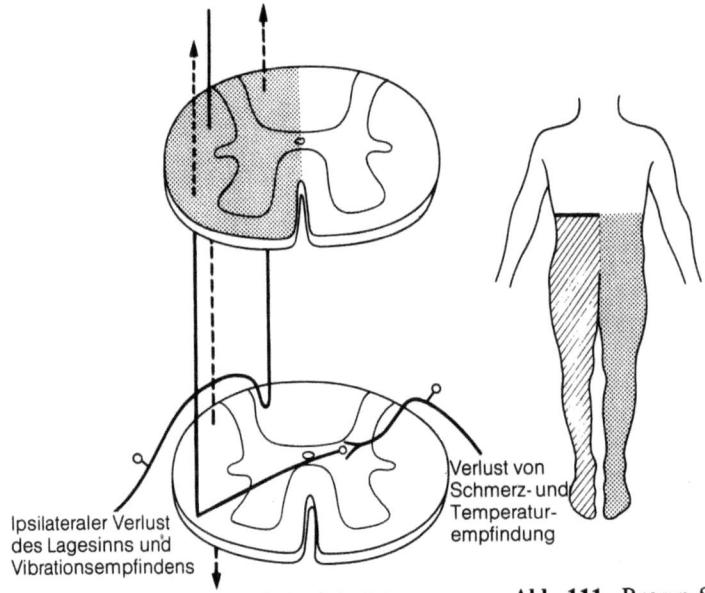

Abb. 111. Brown-Séquard-Syndrom

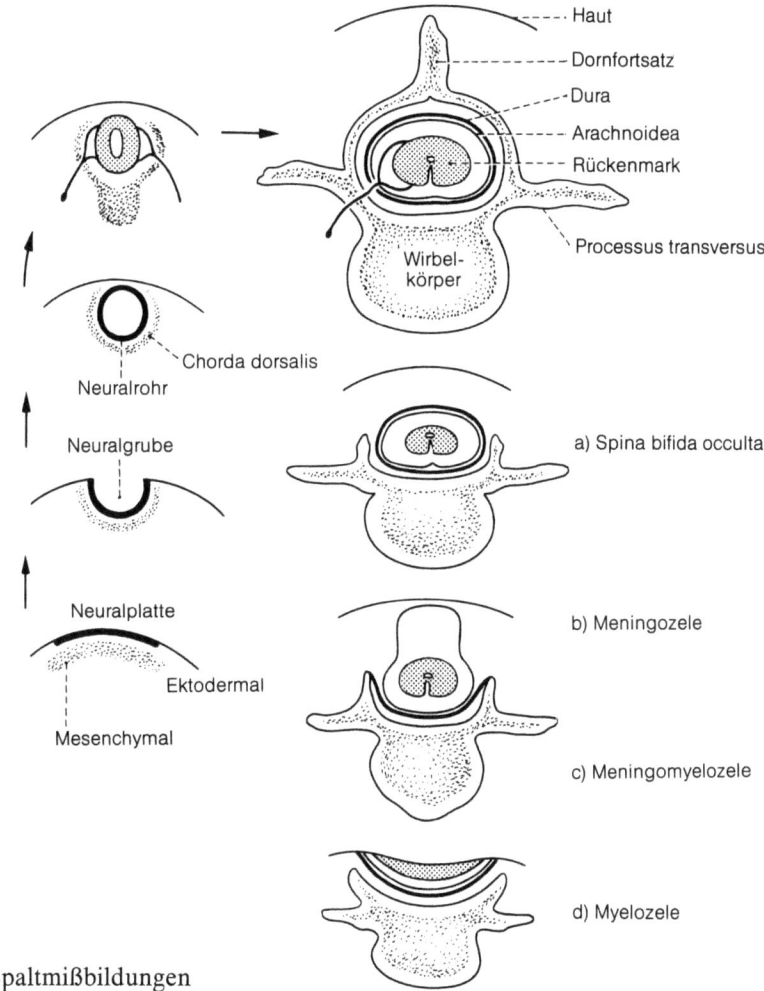

Abb. 112. Spaltmißbildungen

Gefäßmißbildungen des Rückenmarkes kann man oft bereits bei der makroskopischen Untersuchung feststellen (Iwata et al., 1977).

Literatur

Hirano A, Kurland LT, Sayre GP (1967) Familial amyotrophic lateral sclerosis: A subgroup characterized by posterior and spinocerebellar tract involvement and hyaline inclusions in the anterior horn cells. Arch Neurol 16:232–243

Hirano A, Malamud N, Kurland LT, Zimmerman HM (1968) A review of the pathological findings in amyotrophic lateral sclerosis. In: Motor Neuron Disease: Research on Amyotrophic Lateral Sclerosis and Related Disorders, pp 51–60. Norris FH Jr, Kurland LT (eds) Grune & Stratton, New York and London

Metcalf CW, Hirano A (1971) Clinico-pathological studies of a family with amyotrophic lateral sclerosis. Arch Neurol 24:518–523

110 Makroskopische Untersuchung von Gehirn und Rückenmark

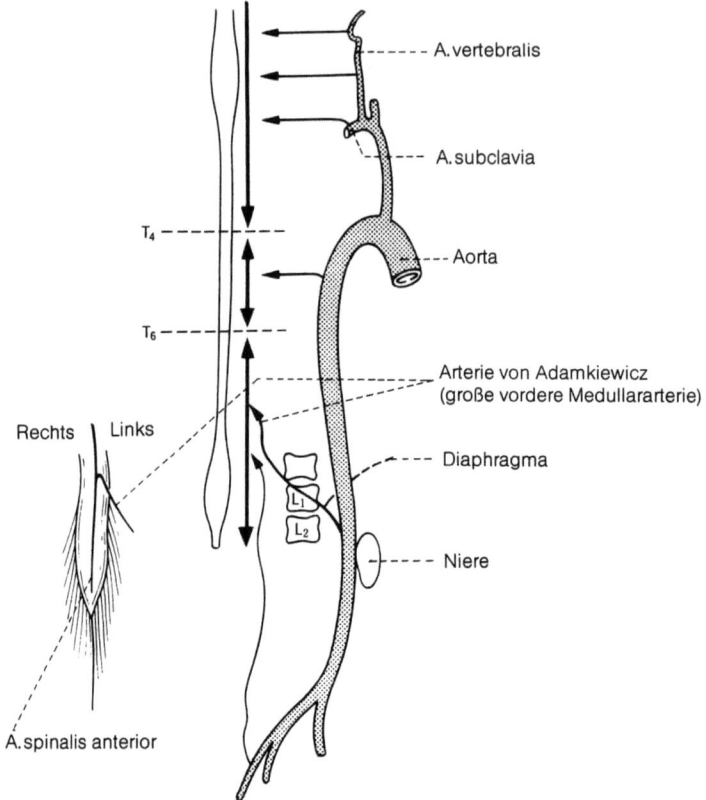

Abb. 113. Blutversorgung des Rückenmarks

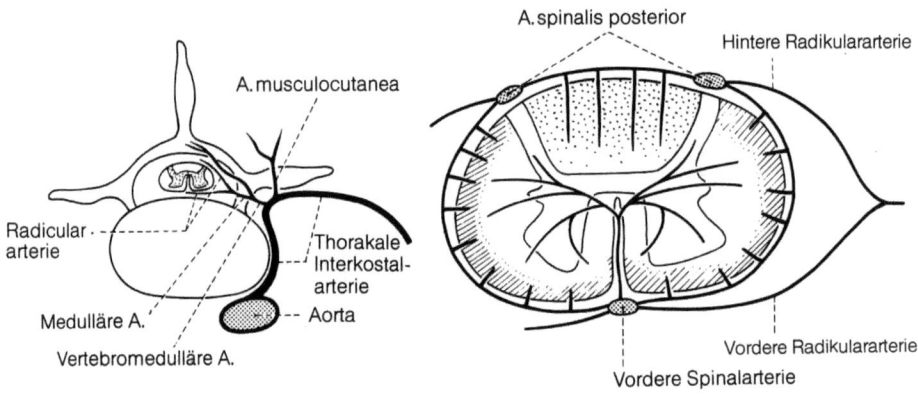

Abb. 114. Die Spinalarterien

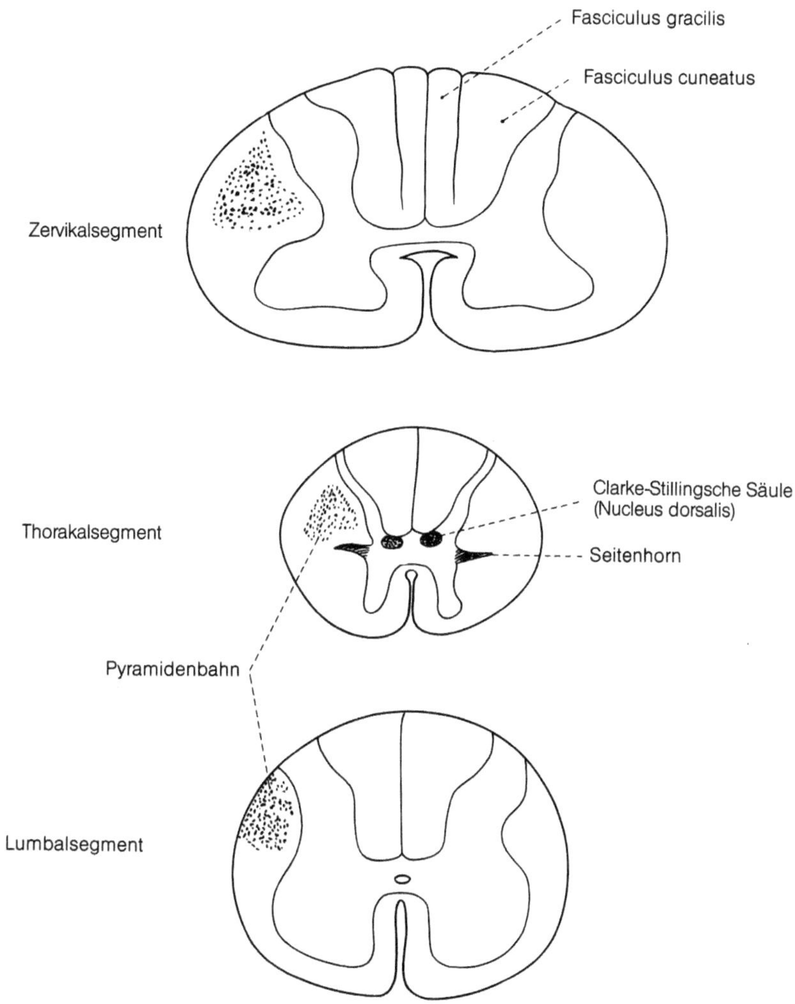

Pathologische Anatomie des Rückenmarkes

Abb. 115a. Rückenmarksquerschnitte

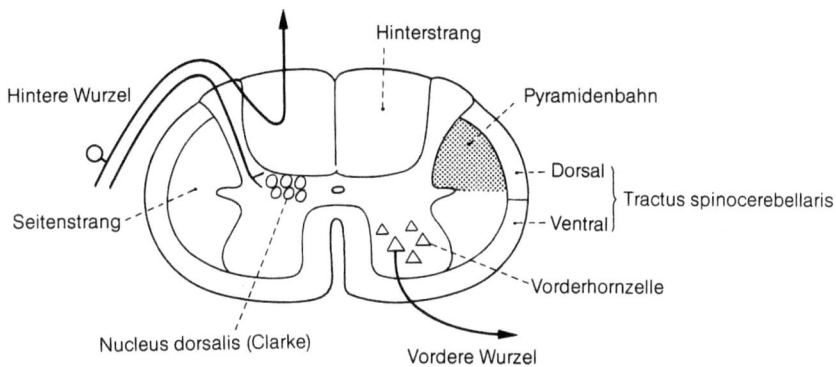

Abb. 115b. Rückenmarksquerschnitt mit den wichtigsten Faserbahnarealen

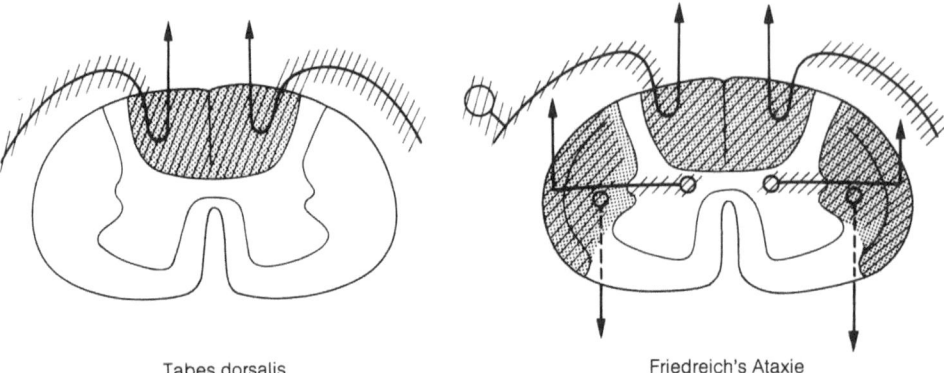

Tabes dorsalis Friedreich's Ataxie

Abb. 116. Querschnitte durch das Rückenmark mit den betroffenen Faserbahnen bei Tabes dorsalis und Friedreichscher Ataxie

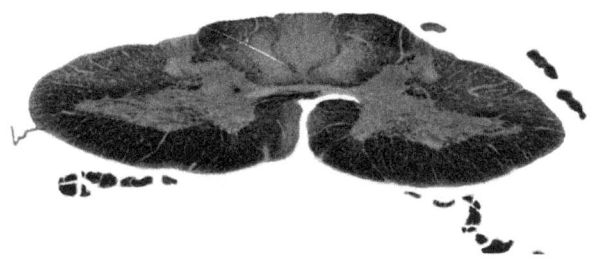

Abb. 117. Friedreichsche Ataxie (Markscheidenfärbung)

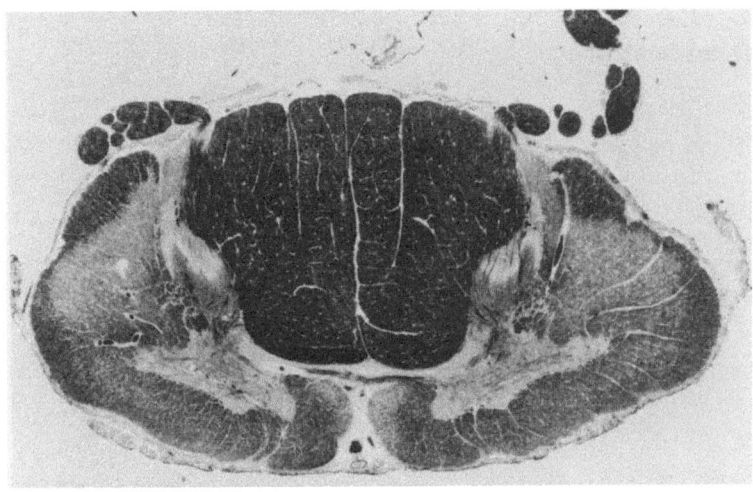

Abb. 118. Amyotrophische Lateralsklerose (ALS). Markscheidenfärbung des Halsmarkes

Hirano A (1973) Progress in the pathology of motor neuron diseases. In: Progress in Neuropathology, Vol II. pp 181–225, Zimmerman HM (ed) Grune & Stratton, New York

Ghatak NR, Hirano A, Zimmerman HM (1972) Rheumatoid arthritis with arteritis and neuropathy masking amyotrophic lateral sclerosis. Clin Neurol (Tokyo) 12:186–204

Hirano A (1976) Some current concepts of ALS. Neuro (Tokyo) 4:43–52

Andrews JM, Johnson RT, Brazier MAB (eds) (1976) Amyotrophic Lateral Sclerosis. Recent Research Trends. Academic Press, New York

Hirano A, Iwata M (1979) Pathology of motor neurons with special reference to amyotrophic lateral sclerosis and related diseases. In: Symposium on Amyotrophic Lateral Sclerosis, pp 107–133. Tsubaki T, Toyokura Y (eds), Japanese Medical Research Foundation, Tokyo

Die Sektion des Rückenmarkes (Abb. 115) zeigt weitere Charakteristika. Obwohl es in einigen Laboratorien üblich ist, das Rückenmark in gleich-

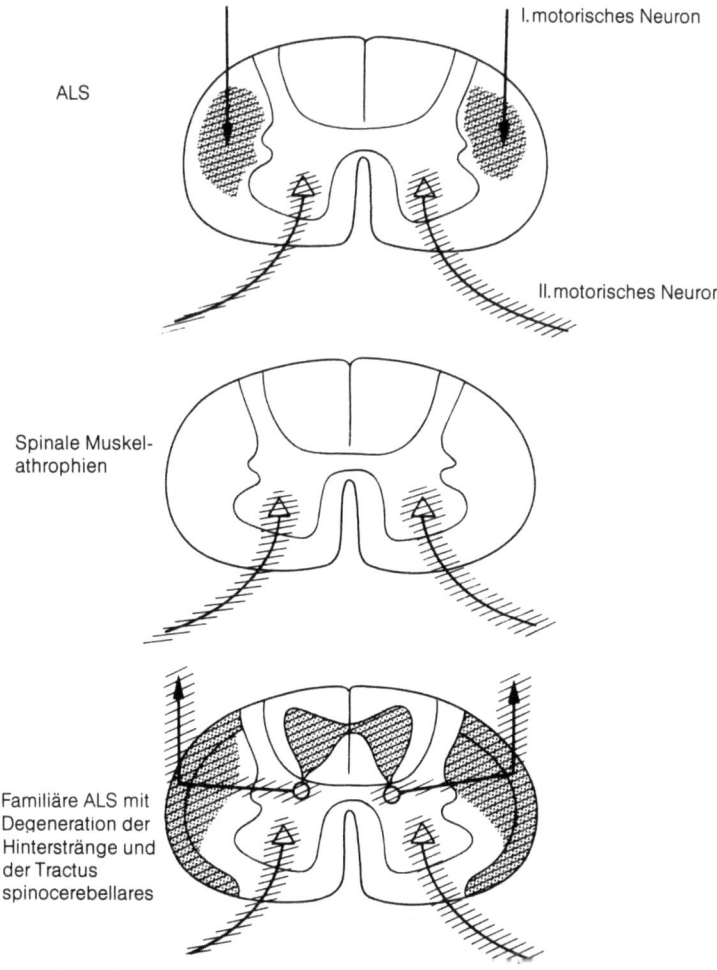

Abb. 119. Nukleäre Atrophien

mäßige kurze Segmente zu zerlegen, haben wir den Eindruck, daß dieses Vorgehen wichtige anatomische Zusammenhänge verschleiern kann. Daher entnehmen wir gewöhnlich Material einmal aus dem Zentrum einer Läsion und zum anderen aus der Randzone. Zwei oder drei weitere Schnitte werden in einigem Abstand oberhalb und unterhalb der Veränderung entnommen, um das Vorliegen oder Fehlen von sekundären Faserbahndegenerationen überprüfen zu können. Dieses prinzipielle Vorgehen sollte man nicht zu starr handhaben. Gelegentlich kann man von pathologischen Zufallsbefunden überrascht werden, die aus den klinischen Zusammenhängen heraus nicht zu erwarten waren, und die man bei der äußeren Inspektion nicht sehen konnte. Ab und zu sind wir solchen Befunden, wie z. B. polysklerotischen Herden (Ghatak et al., 1974) und kleinen frischen Infarkten, begegnet. Sogar bei offensichtlich normalen Verhältnissen des Rückenmarkes pflegen wir zumindest je eine Gewebsprobe vom Hals-, Brust- und Lendenmark zu entnehmen (Abb. 115).

Das Rückenmark ist Hauptsitz bestimmter Systemdegenerationen: Hierzu gehören die *Friedreichsche Ataxie* (Abb. 116 und 117) und verschiedene *nucleäre Muskelatrophien* (Abb. 118 und 119), ferner die *funikuläre Spinalerkrankung* (Abb. 120) und die Syringomyelie.

Ist aus der Anamnese eine alte Poliomyelitis anterior acuta („Spinale Kinderlähmung") bekannt, sollte man an geeigneten Stellen Rückenmark zur mikroskopischen Untersuchung entnehmen. In der Vergangenheit ist dies vielfach vernachlässigt worden, was zu einem Mangel an Information über Langzeitveränderungen nach Poliomyelitis geführt hat.

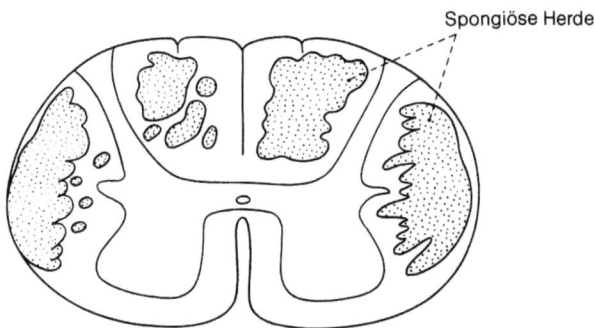

Abb. 120. Funikuläre Spinalerkrankung. Obwohl diese Krankheit gewöhnlich ebenfalls die Hinter- und Seitenstränge befällt, sollte sie auf keinen Fall mit der Friedreichschen Ataxie oder bestimmten Formen der nukleären Atrophien verwechselt werden. Abgesehen von eindeutigen klinischen und ätiologischen Unterschieden, führt die funikuläre Spinalerkrankung eher zur Schwellung und spongiösen Demyelinisierung als zur Atrophie, bis der Patient einer langdauernden Therapie unterzogen wurde. Darüber hinaus halten sich die Schäden nicht in der Weise an bestimmte Fasersysteme, wie dies bei der Friedreichschen Ataxie und den nukleären Atrophien der Fall ist

Literatur

Mackay RP, Hirano A (1967) Forms of benign multiple sclerosis with report of two "clinically silent" cases discovered at autopsy. Arch Neurol 17:588–600

Ghatak NR, Hirano A, Lijtmaer H, Zimmerman HM (1974) Asymptomatic demyelinated plaque in the spinal cord. Arch Neurol 30:484–486

Iwata M, Kawamoto K, Hirano A (1977) Dilation and tortuosity of the anterior spinal artery. Neurol Med (Tokyo) 7:84–86

F. Gewebsentnahme zur mikroskopischen Untersuchung
(Abb. 121)

Wegen der Komplexität des Zentralnervensystems und der Eigengesetzlichkeit der einzelnen Abschnitte in Abhängigkeit von der jeweiligen Lokalisation ist generell zu empfehlen, die Gewebsblöcke so groß wie irgend möglich zu wählen. Im Unterschied zu den großen Körperorganen wie Leber und Lunge ist es im zentralen Nervensystem wichtig, die wesentlich komplexeren anatomischen Zusammenhänge zu berücksichtigen. Aus diesem Grunde versuchen wir stets, bei der Gewebsentnahme auch Anteile aus der gesunden Umgebung mitzunehmen. Dies gestattet uns gleichzeitig, die Qualität der Färbemethode anhand der normalen Abschnitte zu überprüfen und die Verhältnisse am Übergang von der pathologischen Veränderung zum Gesunden festzustellen.

Drei Präparationsverfahren sind gebräuchlich: die Einbettung in Celloidin, Paraffin und die Gefrierschnittechnik. Celloidin ist heute nicht mehr so gebräuchlich wie es einmal war. Sein Hauptvorzug ist die Möglichkeit, Großschnitte anzufertigen und so die weitläufigen anatomischen Zusammenhänge zu erhalten. Zudem kann man leicht 20–30 µ dicke Schnitte herstellen, die in der Nissl-Färbung und in Markscheidenfärbungen exzellente Resultate liefern. Andererseits ist die Celloidineinbettung aber zeitaufwendig und die großen Blöcke erfordern spezielle Verarbeitungsweisen, die teuer sind. Ferner ist es schwierig, dünner zu schneiden. Wenn wir Material für die Celloidineinbettung entnehmen, ist die Gewebsprobe gewöhnlich etwa 2½ Fingerlängen breit, 3 Finger lang und 1 cm dick. Um die Rechts-Links-orientierung zu gewährleisten, wird auf der linken Seite eine tiefe V-förmige Kerbe angebracht. Die gewünschte Schnittfläche wird durch eine seichte Kerbe auf der Gegenseite gekennzeichnet.

Das gebräuchlichste Einbettungsmaterial ist Paraffin. Zur Paraffineinbettung sollten Gewebsproben in der Regel eine Daumenlänge breit, 3 Finger lang und ⅓ cm dick sein. Wie beim Celloidinmaterial beschrieben, wird auch hier das Gewebsstück auf der linken Seite und auf der Rückfläche zur Anschnittseite gekerbt. In Fällen, in denen die Gewebsproben, wie z.B. die Rückenmarksschnitte, zu klein sind, um in geeigneter Weise gekerbt werden zu können, legen wir einen feinen Nylonfaden auf die linke Seite. Wenn das Gewebe dazu neigt, auseinanderzufallen, wie etwa die Cauda equina, wird die Dura belassen, und die gesamte Gewebsprobe mit einem Faden umschlungen.

Zum Gefrierschneiden, was für bestimmte Färbungen unerläßlich ist, müssen die Gewebsproben viel kleiner sein, damit man relativ dünne Schnitte auf dem Gefriermikrotom anfertigen kann. Da bei dieser Methode kein Einbettungsmaterial benutzt wird, sollte man daran denken, daß lose Strukturen oder Teile eines Gefrierschnittes beim Auffangen im Wasser abschwimmen. Die Gewebsprobe sollte daher unter diesem Gesichtspunkt entsprechend getrimmt und vor dem Auffrieren so orientiert werden, daß nur Material in den Anschnitt gelangt, welches in allen Ebenen fest zusammenhängt.

Alle oben genannten Techniken werden natürlich am formalinfixierten Material durchgeführt. Zur Schnelldiagnostik bestimmter chirurgischer Gewebsproben verzichtet man indes auf die Fixierung und schneidet das Material unmittelbar nach Schockgefrierung auf dem Kryostaten. Man schneidet relativ dünn, fängt die Schnitte direkt vom Messer mit dem Objektträger auf und färbt sofort anschließend.

Sobald man alles Material zur weiteren Untersuchung entnommen hat, taucht die Frage auf, was mit dem restlichen Gewebe geschehen soll. Anders ausgedrückt, es ist nicht möglich, das gesamte Restmaterial auf unab-

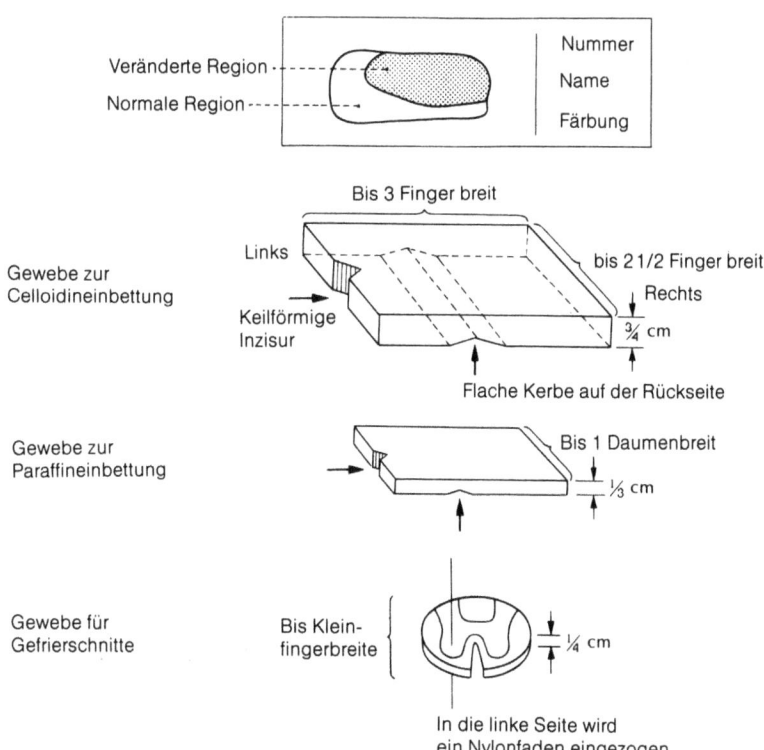

Abb. 121. Herrichtung der Gewebsproben zur histologischen Untersuchung

sehbare Zeit hin aufzuheben. Andererseits ist einiges Material unter Umständen von Wert und sollte aufgehoben werden. Wenn wir nach der makroskopischen Untersuchung feststellen, daß ein Gehirn weitgehend normal ist und nur routinemäßiges Interesse beansprucht, wird es in der üblichen Weise verworfen. Andere Gehirne werden vorübergehend bis zum Abschluß der mikroskopischen Untersuchung in Formalin aufgehoben. Ergibt die feingewebliche Beurteilung interessante Befunde, so wird das Gehirn archiviert, anderenfalls verworfen.

G. Färbetechniken

In den verschiedenen neuropathologischen Laboratorien sind eine Vielzahl von Färbemethoden in Gebrauch. Viele davon werden jedoch nur selten angewandt oder in bestimmten Speziallaboratorien durchgeführt. Im nachfolgenden sollen daher nur einige der in den Vereinigten Staaten und besonders im Montefiore-Hospital gebräuchlichsten Färbemethoden dargestellt werden.

Die Gewebskomponenten, auf welche die einzelnen Färbungen angewandt werden, sind im Zentralnervensystem Nervenzellen, Glia, Blutgefäße und weiche Häute (Abb. 122). Im peripheren Nervensystem treten Schwannzellen an die Stelle der Glia, und es gibt dort auch einen beachtlichen Anteil an Bindegewebe. Alle zu beschreibenden Färbungen sind dazu ausersehen, einige oder alle dieser Komponenten darzustellen und bestimmte Charakteristika gegenüber anderen hervorzuheben.

Literatur

Luna LG (ed) (1960) Manual of Histologic Staining Methods of the Armed Forces Institute of Pathology. Third Ed McGraw-Hill, New York

1. Die Hämatoxilin-Eosin-Färbung (H.E.) (Fig. 123)

Mit wenigen Ausnahmen stellt diese Färbung alle Gewebskomponenten dar. Das blaue Hämatoxilin färbt Strukturen wie Kerne, Kernkörperchen und Nisslsubstanz. Das Eosin färbt Zytoplasma, rote Blutkörperchen, Gliafasern, Muskelfasern und Kollagen rot. So können wir in der Regel, gestützt auf Form, Farbe und anatomische Zusammenhänge, die meisten Zellelemente des Nervensystems identifizieren.

Wie in der generellen Pathologie ist die H.E.-Färbung die gebräuchlichste Methode für die Diagnostik. In den meisten Fällen reicht sie vollkommen aus. Mit ihr können wir verschiedenartige Tumoren, Entzündungen, Gefäßveränderungen etc. erfassen.

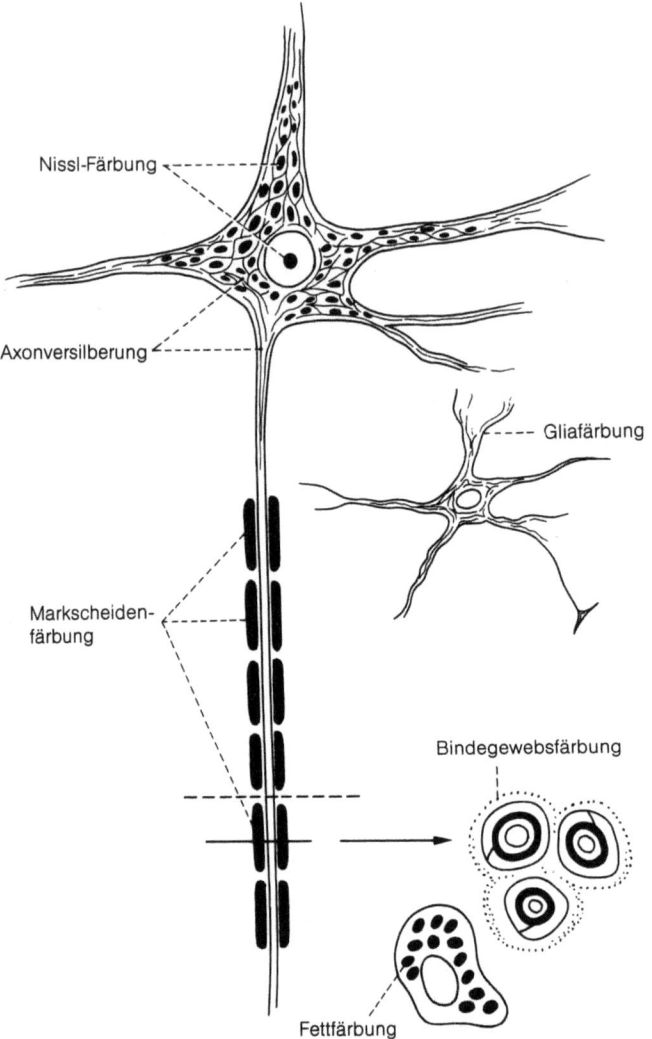

Abb. 122. Überblick über die Färbemethoden für das Nervensystem

2. Spezialfärbungen

Oft muß man jedoch zu anderen Methoden greifen, da die H.E.-Färbung einige Gewebskomponenten nur schlecht oder überhaupt nicht darstellt. Dazu gehören das Myelin, senile Plaques und die Lamina elastica interna der Arterien. Zusätzlich und vielleicht noch dringlicher benötigt man Spezialfärbungen, um bestimmte Gewebskomponenten voneinander unterscheiden zu können. So macht es beispielsweise mitunter Schwierigkeiten, Bindegewebsfasern und Gliafortsätze zu unterscheiden. Auch Alzheimersche Fibrillenveränderungen heben sich nach H.E.-Färbungen nur undeutlich gegen den Hintergrund des Zytoplasmas ab. Andere Färbungen dagegen lassen diese Komponenten deutlicher hervortreten.

Die Nissl-Färbung (Abb. 123)

Die Nissl-Färbung eignet sich am besten zur Erfassung von Verteilung und Zahl verschiedener Zellpopulationen. Zu diesem Zweck ist es empfehlenswert, eher 15 µ dicke als die gebräuchlichen 7 µ dicken Paraffinschnitte zu verwenden. Bei Celloidineinbettung schneidet man 20 µ dick.

Die Originalmethode von Nissl arbeitete mit Alkoholfixierung, Celloidineinbettung und Färbung mit Toluidinblau. Heutzutage benutzt man etwas andere Verfahrensweisen, die ebensogute Resultate bringen. Dazu gehören die Formalinfixierung oder Gefrierschnittechnik, und die Anwendung anderer Anilinfarbstoffe, wie z.B. Kresylviolett oder Thionin.

Mit diesen Methoden färben sich Kerne und Nisslsubstanz blau, aber es werden auch andere Elemente deutlich dargestellt, wie z.B. Corpora amylacea, Lafora-Körperchen und sonstige, die sich ebenfalls blau anfärben. Die intrazellulären Einschlüsse bei der metachromatischen Leukodystrophie färben sich mit Toluidinblau dagegen rot an. Man muß aber in diesem Falle daran denken, anstelle des üblichen ein wasserlöslichen Eindeckmittel zu verwenden, um die Metachromasie zu erhalten.

Die Versilberung nach Bielschowsky und ihre Modifikationen (Axon-Versilberung) (Abb. 123 C)

Die Originalmethode Bielschowskys arbeitete mit der Silberimprägnation an Gefrierschnitten und diente zur Darstellung von Neurofibrillen im Perikaryon und den Zellfortsätzen, insbesondere den Axonen. Heutzutage gibt es eine Reihe von Modifikationen, welche an Paraffin- und Celloidinschnitten, ebenso wie an Gefrierschnitten, funktionieren. Diese, wie z.B. die *von Braunmühl-Methode* oder die *Versilberung nach Bodian*, sind speziell hilfreich zum Nachweis von Neurofibrillenveränderungen. Mit diesen Methoden treten Alzheimersche Fibrillenveränderungen, abnorme Ansammlungen von 100 Å dicken Neurofilamenten und Amyloidablagerungen als dunkle fibrilläre Strukturen auf hellem Hintergrund deutlich hervor. So eignen sich diese Methoden besonders gut auch zum Nachweis von senilen Plaques.

Obwohl primär zur Axondarstellung benutzt, werden mit diesen Silberimprägnationsmethoden nicht alle Axone dargestellt.

Literatur

Hirano A, Zimmerman HM (1962) Silver impregnation of nerve cells and fibers in celloidin sections. Arch Neurol 6:114–122

Färbetechniken

Abb. 123-1. H.E. und ausgewählte Spezialfärbungen.

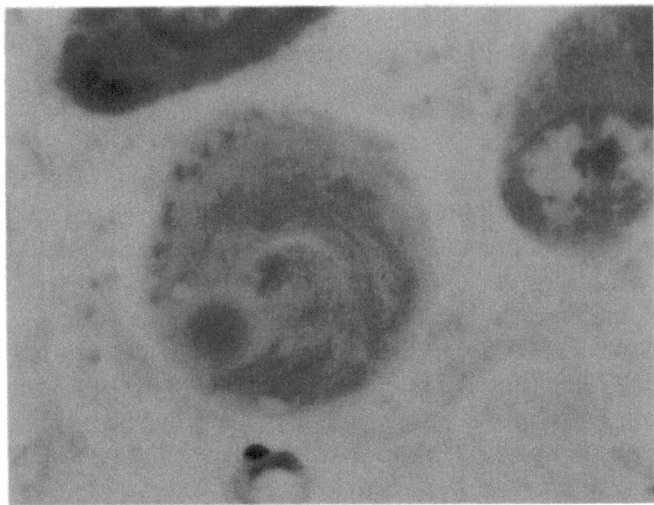

a. Alzheimersche Fibrillenveränderungen und Lewy-Kugeln in der gleichen Nervenzelle

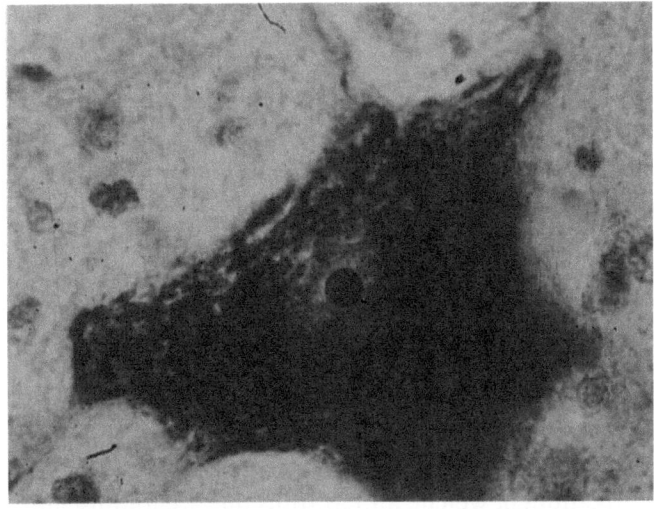

b. Motorische Vorderhornzelle (Nissl)

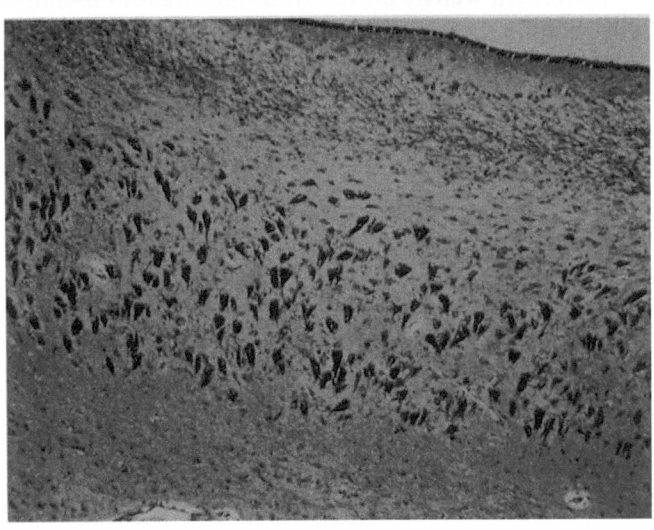

c. Alzheimersche Fibrillenveränderungen in nahezu jeder Nervenzelle des Sommersektors (modifizierte Bielschowsky-Färbung)

Abb. 123-2. Ausgewählte Spezialfärbungen

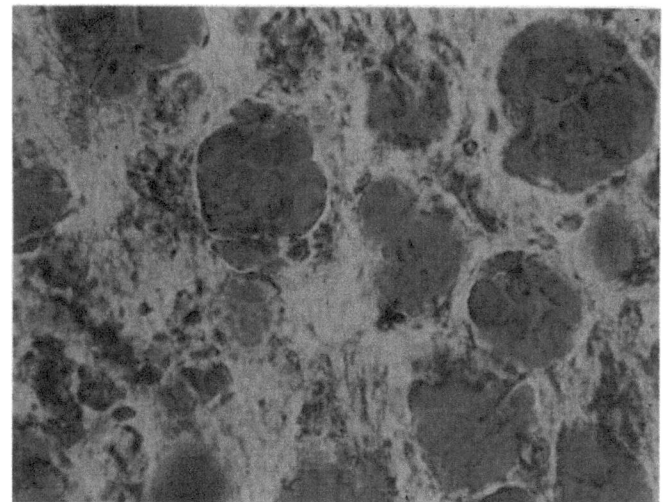

d. Makrophage mit sudanophilem Speichermaterial (Neutralfett) in einer entmarkten Pyramidenbahn (Sudanrotfärbung)

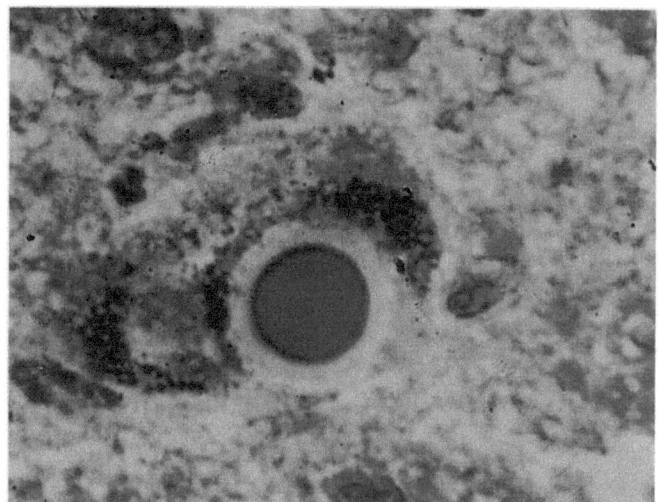

e. Lewy-Kugel in einer Nervenzelle bei Morbus Parkinson (Masson-Trichromfärbung)

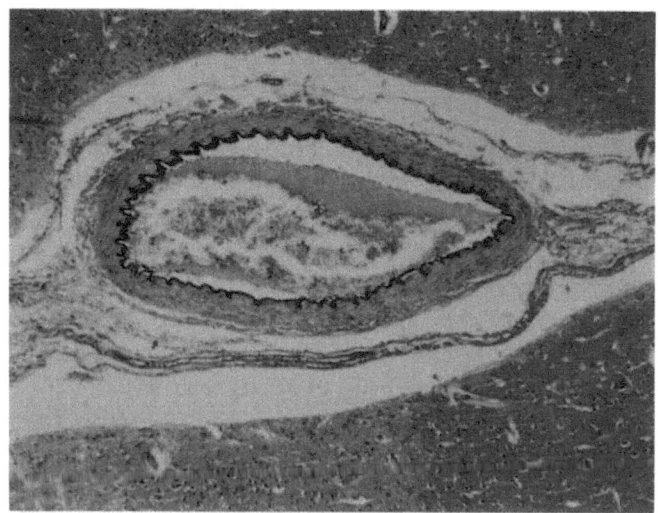

f. Arteria spinalis anterior mit Lamina elastica interna (Elastica-van Gieson-Färbung)

Gliafaserfärbungen

Gliafasern sind charakteristische Produkte der Astrozyten. Mit normalen Verfahren sind sie jedoch im Lichtmikroskop schlecht darstellbar. Sie treten nur bei reaktiven und neoplastisch transformierten Astrozyten deutlicher hervor, vor allem aber in alten Beschädigungsbezirken.

Die *Holzer-Färbung* ist die am besten bekannte Methode zur Gliafaserdarstellung. Gliös vernarbte Abschnitte heben sich blau gegen einen blassen Hintergrund ab und können gelegentlich sogar bereits für das bloße Auge erkennbar sein. Eine Einschränkung erfährt die Holzermethode durch ihre Eigenschaft, Bindegewebe noch stärker als Gliafasern anzufärben. Deshalb ist ihre Anwendung in einigen Bereichen, wie z. B. am peripheren Nerven oder den Meningen, begrenzt. Darüber hinaus erfordert die Anwendung der Methode eine besondere Erfahrung, wenn man gute und konstante Resultate erzielen will.

Eine weitere, weit verbreitete Technik zur Gliafaserdarstellung ist die Phosphorwolframsäure-Hämatoxylin-Methode (PTAH) nach Mallory. Auch hier erscheinen die Gliafasern blau, allerdings ebenso die Markscheiden. Die PTAH-Färbung ist sehr hilfreich bei der Abgrenzung von Gliomen gegenüber Sarkomen, da sich das Bindegewebe hier braun anstatt blau anfärbt. Retikulinfaserfärbungen (s. u.) werden zum gleichen Zweck angewandt, da sie die Bindegewebsfasern, nicht aber die Gliafasern darstellen.

Ein Nachteil der PTAH-Färbung ist ihre Neigung, nach längerer starker Lichtexposition abzublassen. Zudem sollte das Gewebe in Zenkerscher Lösung fixiert sein. Am Formalinmaterial muß man spezielle Vorbehandlungen voranschicken, da man sonst keine verläßlichen Resultate erhält. Man sollte ebenfalls wissen, daß die Hauptkomponente der Farblösung eine etwa 6monatige „Reifungszeit" (unter Lichtexposition, z. B. auf der Fensterbank) verlangt.

Markscheidenfärbungen (Abb. 102)

Luxol-Fast-Blue (LFB) ist der am häufigsten benutzte Farbstoff zur Darstellung von Markscheiden. Entgegen den meisten anderen Markscheidenfärbungen, in denen sich diese braun-schwarz anfärben, stellen sie sich mit LFB blau dar. Gewöhnlich führt man eine rote Gegenfärbung mit Neutralrot oder PAS durch. Beide haben am peripheren Myelin eine lila Anfärbung zur Folge; da zentrales Myelin sich in der PAS-Färbung aber nicht anfärbt, bleibt es nach LFB-PAS-Färbung blau. Die LFB-PAS-Färbung ist daher eine hilfreiche Methode zur Unterscheidung zwischen zentralem und peripherem Myelin (Feigin und Cravioto, 1961).

LFB kann man nach Paraffin- und Celloidineinbettung benutzen, aber auch am Gefrierschnitt. Generell eignen sich dickere Schnitte, z. B. 15 µ, besser zur Darstellung der Markscheiden als die üblichen 7 µ Schnitte.

Ein weiterer Vorzug des LFB ist seine Stabilität, so daß es mit anderen Färbungen, z.B. der Nissl-Färbung, kombiniert werden kann. Diese Kombination wird gewöhnlich als *Klüver-Barrera-Färbung* bezeichnet.

Die klassischen Methoden der Markscheidenfärbung, z.B. die Technik nach Kultschitzky, erfordern Celloidineinbettung. Letztere liefert herrliche Resultate, verlangt aber lange Bearbeitungszeiten und zudem sind die Blöcke für keine andere Färbung mehr brauchbar. *Die Methode nach Woelcke* vermeidet diese Schwierigkeiten. Sie nimmt nur wenige Tage in Anspruch, und der gleiche Block ist noch für weitere Färbungen zu verwenden. Man kann feststellen, daß die Technik nach Woelcke am zentralen Myelin stets gute Resultate bringt, am peripheren Myelin dagegen launisch ist und mitunter überhaupt keine Darstellung liefert. Man muß sich davor hüten, solche Resultate als Zeichen einer Entmarkung mißzuinterpretieren. Die Woelcke-Methode läßt sich auch am Paraffinmaterial einsetzen.

Andere Färbungen können ebenfalls am Paraffinmaterial angewandt werden, z.B. die Methoden nach Heidenhain und Weil, und eine Reihe von anderen. Sie alle färben das Myelin schwarz.

Literatur

Feigin I, Cravioto H (1961) A histochemical study of myelin. A difference in the solubility of the glycolipid components in the central and peripheral nervous systems. J Neuropathol Exp Neurol 20:245–254

Die Sudan-(Fett-)Färbung (Abb. 123, 124)

Das Zentralnervensystem des Erwachsenen enthält normalerweise keine Neutralfette. Wenn vorhanden, findet man Neutralfett gewöhnlich in Makrophagen als Zeichen pathologischer Veränderungen. Die Sudan-Färbung ist eine gute Methode zum Nachweis von Markabbau und wird daher oft in Kombination mit einer Markscheidenfärbung benutzt.

Sudanrot erfordert Gefrierschnitte. Neutralfette färben sich rot und man benutzt gewöhnlich eine blaue Gegenfärbung, z.B. mit Hämatoxylin. Um die Markscheiden sichtbar zu machen, ist es notwendig, benachbarte Schnitte mit einer entsprechenden Methode, z.B. nach Spielmeyer, zu färben.

Retikulinfaser- und Bindegewebsfärbungen

Die Methode nach Wilder ist eine der am meisten gebräuchlichen Methoden zur Darstellung von Bindegewebsfasern im Zentralnervensystem.[1] Die Bin-

---

[1] A.d.Ü.: In Deutschland sind die Versilberungen nach Gömöri und Tibor Pap gebräuchlicher.

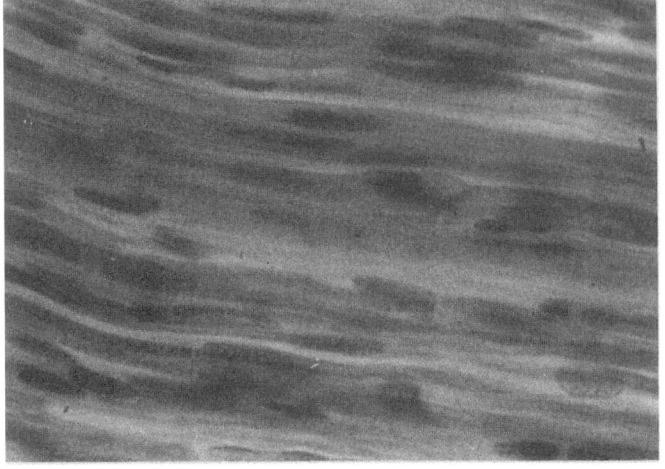
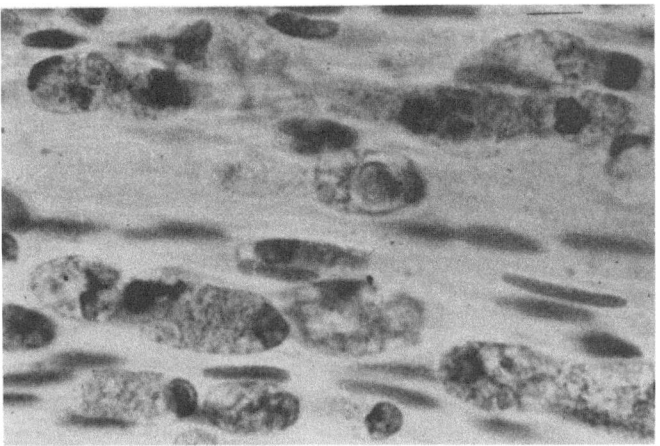

Abb. 124 a, b. Sudanfärbung am peripheren Nerven. **a.** Normalfall. **b.** Degeneration. Man sieht mit sudanophilen Lipidgranula angefüllte Makrophagen

degewebsfasern werden mit diesen Methoden schwarz dargestellt. Normalerweise ist Wilder-positives Material auf den Subarachnoidalraum und die perivaskulären Abschnitte beschränkt. Im Hirngewebe auftretende Retikulinfasern sind ein Zeichen für pathologische Veränderungen. Auf diese Weise kann man intrazerebrale Sarkome abgrenzen.

Die Trichromfärbung nach Masson ist eine weitere nützliche Bindegewebsfärbung. Sie stellt das Bindegewebe blau-grün dar, während Erythrozyten und Markscheiden sich rot anfärben. Die zentralen Verdichtungszonen der Lewy-Kugeln erscheinen rot (Abb. 123).

Die Lamina elastica interna der Blutgefäße stellt sich in der Elastica-van Gieson-Färbung deutlich schwarz dar (Abb. 123 F). Die Methode eignet sich daher sehr gut zur Unterscheidung zwischen Arterien und abnorm verdickten Venen bei arteriovenösen Mißbildungen. In den sackförmigen Aneurysmen fehlt die Elastica interna entweder über weite Strecken oder sie ist fragmentiert. Dieses Phänomen kann man mit der Elastica-van Gieson-Methode eindeutig darstellen.

Lichtoptische Färbung von in Kunststoff eingebettetem Material (Abb. 125)

Die gebräuchlichen Methoden der Materialaufbereitung für die elektronenmikroskopische Untersuchungen umfassen Glutaraldehydfixierung, gefolgt von einer Nachfixierung in Osmiumtetroxid, Dehydrierung und Einbettung in Kunststoff, wie z.B. Epon. Dieses Material kann man ebenso zur lichtmikroskopischen Untersuchung verwenden und es liefert die besten Präparate, die man überhaupt herstellen kann. Die Methode kann auch am Formalinmaterial, ja sogar nach langen Lagerungszeiten angewandt werden, liefert dann aber schlechtere Resultate.

Ein Nachteil der Methode ist, daß sie nur die Verarbeitung sehr kleiner Proben gestattet, da die für die Elektronenmikroskopie notwendige Fixierung nur an kleinen Proben ausreichend gute Ergebnisse bringt. Außerdem ist es schwierig, von Kunststoffmaterial große Schnitte herzustellen. In jedem Fall benötigt man spezielle Diamant- oder Glasmesser, die entweder ein Ultramikrotom oder, für Rotationsmikrotome, Spezialhalterungen erfordern.

Die geeignetste Färbung für Kunststoffschnitte ist die mit Toluidinblau. Man muß dazu sagen, daß sie unter diesen Umständen keine spezielle Nissl-Färbung ist, und daß ein Großteil des Färberesultates auf der Osmiumimprägnierung des Gewebes beruht. Das Färbeergebnis unterschei-

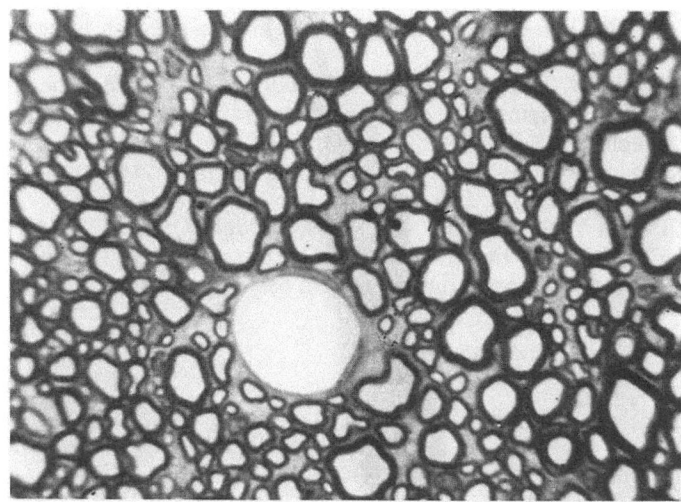

Abb. 125. Querschnitt durch den peripheren Nerven (Toluidinblaufärbung an einem Eponschnitt)

det sich daher erheblich von dem, welches man an Paraffin- oder Celloidinschnitten erhält, und man benötigt einige spezielle Erfahrung, um die Präparate richtig zu interpretieren.

Die Vorzüge der Methode liegen einmal in der erstaunlichen Klarheit, mit der sich die Gewebskomponenten präsentieren, und zum anderen in der Möglichkeit, ausgewählte Areale später ultradünn schneiden und mit dem Elektronenmikroskop untersuchen zu können. Um im Elektronenmikroskop ausreichende Kontraste zu erzielen, müssen die Ultradünnschnitte zuvor mit Uranyl- oder Bleisalzen kontrastiert werden.

Immunhistochemie

Wie auf anderen Gebieten, so haben auch in der Neuropathologie seit geraumer Zeit immunhistochemische Methoden damit begonnen, ihren Einzug zu halten. Sie basieren auf der Anwendung spezifischer Antikörper zur Lokalisation bestimmter Gewebsantigene. Dabei wird ein Marker, wie z.B. Fluoreszein oder Peroxidase entweder direkt an den spezifischen Antikörper gekoppelt oder, bei der indirekten Methode, an einen anderen Antikörper, der gegen den spezifischen gerichtet ist. Das Fluoreszein oder die Peroxidase können dann mit gewöhnlichen Methoden sichtbar gemacht werden. Die Peroxidase kann sogar im Elektronenmikroskop nachgewiesen werden. Diese Methoden sind bisher erfolgreich zum Nachweis von saurem Gliafaserprotein, basischem Myelinprotein, Herpesviren und anderen Antigenen eingesetzt worden.

Literatur

Duffy PE, Graf L, Rapport MM (1977) Identification of glial fibrillary acidic protein by the immunoperoxidase method in human brain tumors. J Neuropathol Exp Neurol 36:645–652

Deck JHN, Eng LF, Bigbee J, Woodcock SM (1978) The role of glial fibrillary acidic protein in the diagnosis of central nervous system tumors. Acta Neuropathol 42:183–190

Kumanishi T, Hirano A (1978) An immunoperoxidase study on herpes simplex virus encephalitis. J Neuropathol Exp Neurol 37:790–795

Itoyama Y, Sternberger NH, Webster HdeF, Quarles RH, Cohen SR, Richardson EP Jr (1980) Immunocytochemical observation of the distribution of myelin-associated glycoprotein and myelin basic protein in multiple sclerosis lesions. Ann Neurol 7:167–177

II. Neuropathologie auf zellulärer Ebene

Das Zentralnervensystem besteht aus einer Anzahl verschiedener Zelltypen wie Nervenzellen, Gliazellen und Gefäßzellen, insbesondere Endothelien. In diesem Teil soll es unser Ziel sein, die Morphologie dieser Zellformen auf lichtoptischem und elektronenmikroskopischem Niveau zu beschreiben und einige ihrer pathologischen Veränderungen darzustellen.

Man kann dem Studierenden und Anfänger nur empfehlen, sich mit der normalen Histologie des Nervensystems wohl vertraut zu machen, da dies zum Verständnis der pathologischen Sachverhalte eine unerläßliche Voraussetzung ist.

Literatur

Peters A, Palay SL, Webster HDeF (1970) The Fine Structure of the Nervous System. The Cells and Their Processes. Harper & Row, New York

A. Die Nervenzellen (Abb. 126)

Die wichtigste Zellform im zentralen Nervensystem ist das Neuron. Es ist eine stationäre und, wenn einmal ausgereift, teilungsunfähige Zelle, die sich morphologisch durch den Besitz wohlgeformter Fortsätze, das Axon und die Dendriten, auszeichnet. Funktionell ist die Nervenzelle zur Impulsleitung an ihrer Oberfläche ausgelegt; an den Synapsen werden die Impulse übertragen. Aus diesem Arrangement resultiert ein kommunikatives Netzwerk, welches sich zwischen den Neuronen einerseits und zwischen diesen und ihren Zielzellen, insbesondere den Muskeln und Drüsen andererseits, ausbreitet.

Trotz ihrer grundsätzlichen Ähnlichkeit bieten die Nervenzellen eine große gestaltliche Vielfalt in bezug auf Form und Größe. Ihre Gestalt variiert von der Pyramidenform bis zur sphärischen Gestalt der Spinalganglienzellen. Einige Neurone, wie z.B. die Purkinjezellen des Kleinhirnes, haben eine ganz spezielle, nur für sie charakteristische, Gestalt. Ihre Größe schwankt zwischen der der großen motorischen Vorderhornzellen des Hals- und Lendenmarkes oder der Betzschen Riesenzellen, die um 80 µ im Durchmesser messen, und der kleinen Körnerzellen des Kleinhirns, die nur 5–6 µ im Durchmesser erreichen.

Auch die Assoziation der Nervenzellen mit anderen Zellelementen des zentralen Nervensystems ist variabel. Bestimmte Neurone, wie z.B. die Purkinjezellen, sind konstant von Satellitenzellen umgeben, die im zentralen Nervensystem zur Glia gehören. Um es anders auszudrücken, das Verhältnis eines jeden Neurons zu anderen Zellen ist sehr verschieden von dem der übrigen Neurone. Im Gegensatz zu anderen Organen sind der spezielle Standort der einzelnen Nervenzelle und ihre Verbindung mit anderen Zellen einzigartig.

1. Der Zellkern

Die Kerne der Nervenzellen unterscheiden sich nicht grundsätzlich von denen anderer Zellen. Ihre Größe ist im Prinzip proportional zur Größe des zugehörigen Perikaryon. In der Regel liegt der Kern im Zentrum des Zell-

Der Zellkern 131

körpers. Bei bestimmten Neuronen, z.B. denen der Clarke-Stillingschen Säulen, liegt er dagegen meist exzentrisch in der Peripherie.

Die großen, bläschenförmigen Nervenzellkerne mit ihrem hellen Karyoplasma zeichnen sich gewöhnlich durch einen sehr deutlich hervortretenden Nucleolus aus. Daraus resultiert ein typisches „Fischaugenbild", anhand dessen man die Nervenzellen leicht von umgebenden Astrozyten unterscheiden kann. Größe und Lage des Nucleolus variieren in Abhängigkeit vom Funktionszustand der Zelle. Die Nucleoli enthalten RNS (Ribonu-

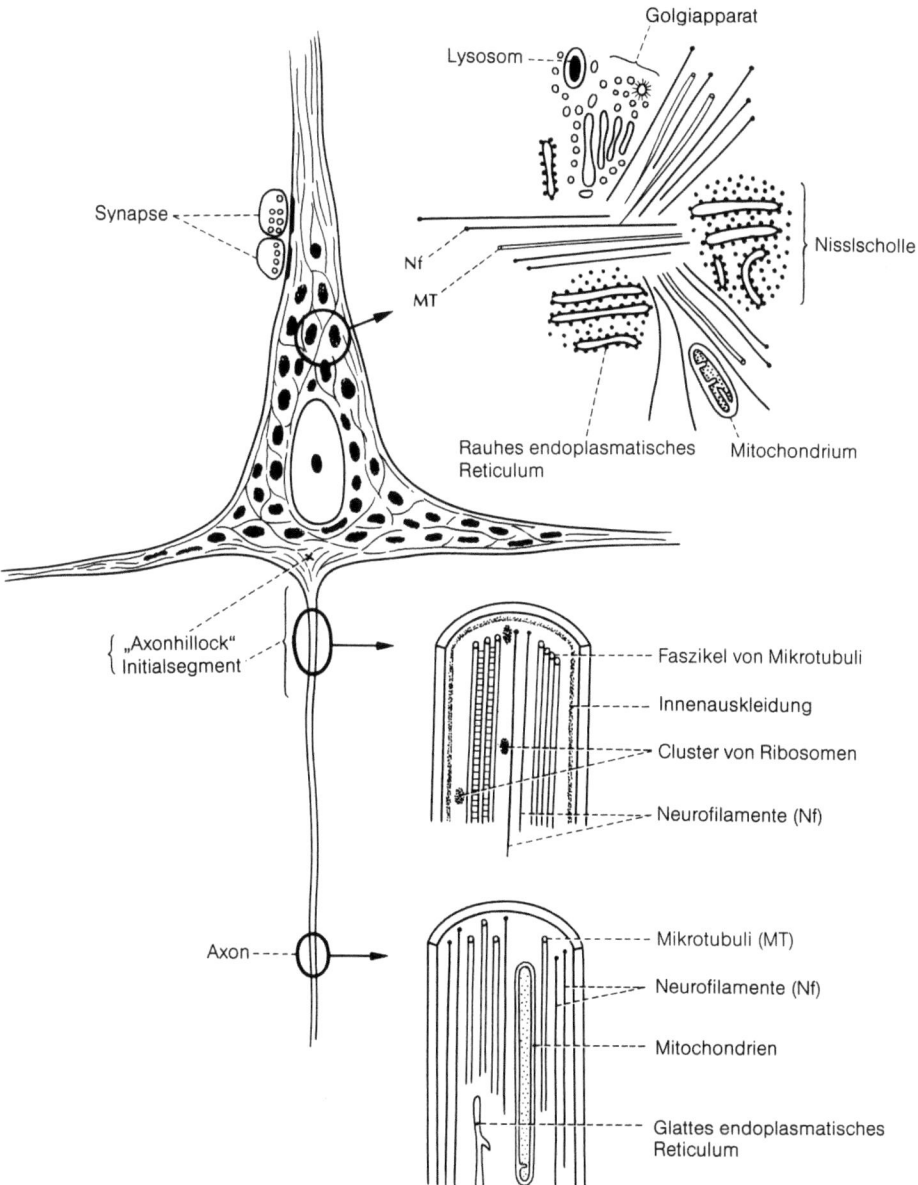

Abb. 126. Schematische Darstellung der Feinstruktur eines Neurons

kleinsäure), deren Gestalt sich mit dem Aktivitätszustand des Neurons ändert, ganz im Gegensatz zur DNS (Desoxyribonukleinsäure) des Kernchromatins, deren Gestalt stets konstant bleibt.

Elektronenmikroskopisch läßt sich zeigen, daß die Nucleoli aus einem feinen, granulofilamentären Netzwerk bestehen, dem Nucleolemm, welches in eine feingranuläre Grundsubstanz, die Pars amorpha, eingebettet ist. Es gibt keine Grenzmembran, welche den Nucleolus gegen das Karyoplasma abgrenzen würde. Der Kern selbst indes ist von einer charakteristischen Doppelmembran, der Kernmembran, umgeben, die sich aus zwei Einzelmembranen zusammensetzt. Die innere Membran ist stets glatt und liegt

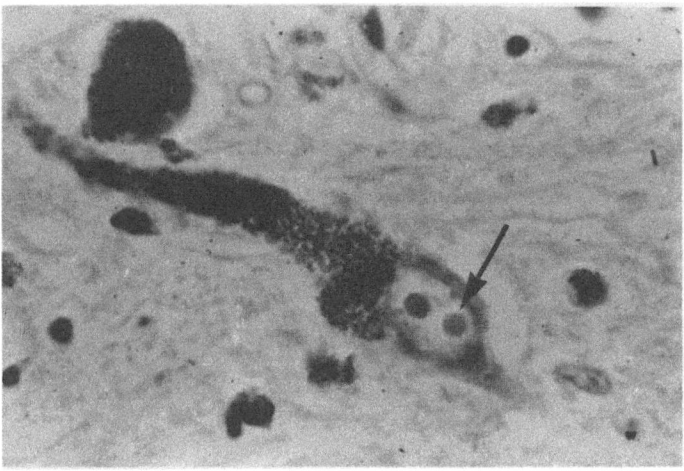

Abb. 127. Marinesco-Körper (Pfeil) im Kern einer pigmenthaltigen Nervenzelle der Substantia nigra

dem Nucleoplasma unmittelbar auf, während die äußere Kernmembran mit Ribosomen besetzt ist und einen Bestandteil des rauhen endoplasmatischen Retikulums bildet. Die beiden Membranen gehen an zahlreichen Stellen ineinander über, wodurch die Nucleoporen, die durch ein feines Diaphragma verschlossen sind, entstehen.

Eine der am besten bekannten pathologischen Veränderungen des Nervenzellkernes ist das Auftreten *eosinophiler intranukleärer Einschlußkörper*. Sie sind mitunter pathognostisch für bestimmte Formen viraler Enzephaliden. Bei Herpesvirusinfektionen oder bei der subakuten sklerosierenden Panenzephalitis (SSPE) (s. S. 309) kann man nachweisen, daß diese Einschlüsse oft Akkumulationen spezifischer viraler Partikel sind (Abb. 260). Sie können bei diesen Krankheiten aber durchaus auch aus anderen Substanzen bestehen oder sogar nur einfachen zytoplasmatischen Kerneinstülpungen entsprechen. *Der Marinesco-Körper* (Abb. 127) der offenbar nichts mit viralen Strukturen zu hat, ist ein weiterer eosinophiler Kerneinschluß, den man häufig in pigmenthaltigen Nervenzellen der Substantia nigra des normalen Altersgehirns findet. Marinesco-Körper treten gewöhnlich einzeln, mitunter aber auch einmal zu mehreren in einem Zellkern auf. Obwohl sie oft die gleiche Größe wie der Nucleolus besitzen, sind sie aufgrund ihres andersartigen färberischen Verhaltens leicht gegen diesen abzugrenzen. Auch ihnen fehlt eine Grenzmembran, und sie sind aus einer feinen, granulären Matrix aufgebaut, in der Filamente gelegentlich in einer gitterstrukturartigen Anordnung nachweisbar sind (Leestma und Andrews, 1969, Ikeda, 1974).

Literatur

Ikeda K (1974) A study of the Marinesco body in monkey (Macaca fuscata). A comparative study to the Marinesco body in man. Folia Psychiatr Neurol Jpn 76:778–792

Leestma JE, Andrews JM (1969) The fine structure of the Marinesco body. Arch Path 88:431–436

2. Die Nissl-Substanz (Abb. 128a, 129a)

Die Nissl-Substanz, die sich mit Anilinfarben blau anfärbt (S. 121), ist ein charakteristischer Bestandteil großer Nervenzellen. Sie liegt im Perikaryon und im proximalen Anteil des Dendriten, niemals jedoch im „Axonhillock"[1] und im Axon selbst. Elektronenmikroskopische Untersuchungen haben gezeigt, daß die Nisslschollen aus rauhem endoplasmatischem Retikulum bestehen. Zwischen ihnen kann man Bündel von Mikrotubuli und Neurofilamenten nachweisen, die von anderen Organellen, insbesondere Mitochondrien, begleitet sind. Das rauhe endoplasmatische Retikulum besteht aus Anordnungen abgeplatteter, membrangebundener Zisternen, deren Oberfläche mit Ribosomen besetzt ist. Die Funktion der Nisslschollen entspricht offenbar der des rauhen endoplasmatischen Retikulums anderer Zellen und steht insbesondere im Dienste der Proteinproduktion für den „Export". Zusätzlich zu den Ribosomen, welche an die Membranen des rauhen endoplasmatischen Retikulums angelagert sind, enthält das Perikaryon der Nervenzelle noch zahlreiche *freie Ribosomen,* die oft in Rosettenformationen, den *Polysomen,* angeordnet sind. Die Funktion dieser Ribosomen steht vermutlich in Beziehung zur Synthese von Proteinen, die innerhalb der Zelle selbst benötigt werden. Diese funktionelle Divergenz zwischen freien und gebundenen Ribosomen drückt sich auch in der Feinstruktur sich entwickelnder Neurone aus, in denen die freien Ribosomen dominieren, während die Nissl-Substanz relativ gering in Erscheinung tritt.

---

1 A.d.Ü.: Abgangsstelle des Axon aus dem Zellkörper.

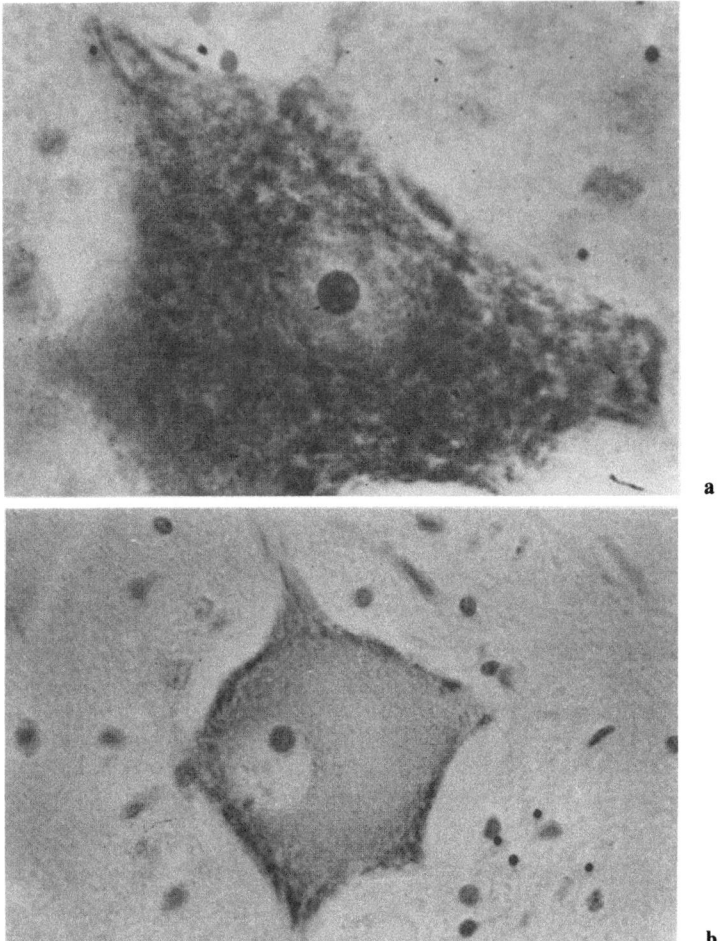

Abb. 128 a, b. Motorische Vorderhornzelle (Nissl-Färbung) **a.** Normale Zelle (s. Abb. 123-1, b) **b.** Chromatolyse (retrograde Zellveränderung)

Chromatolyse (Abb. 128 b, 129 b)

Eine Reihe pathologischer Prozesse involviert die Nissl-Substanz. Die vielleicht am besten bekannte Veränderung ist ihre Auflösung, die sogenannte *Chromatolyse,* die man besonders gut an den großen Neuronen, z. B. den motorischen Vorderhornzellen des Rückenmarkes oder der Hypoglossuskerngebiete, beobachten kann. Sie kann Folge einer Axonschädigung sein, und ist in diesem Zusammenhang auch als axonale Reaktion bekannt, kann aber auch im akuten Statium einer Reihe von Krankheitsprozessen, die einen Einfluß auf die Nervenzelle selbst oder ihre nächste Umgebung ausüben, auftreten, z. B. bei der Poliomyelitis anterior acuta. Die Chromatolyse ist charakterisiert durch eine Schwellung des Perikaryon, eine exzen-

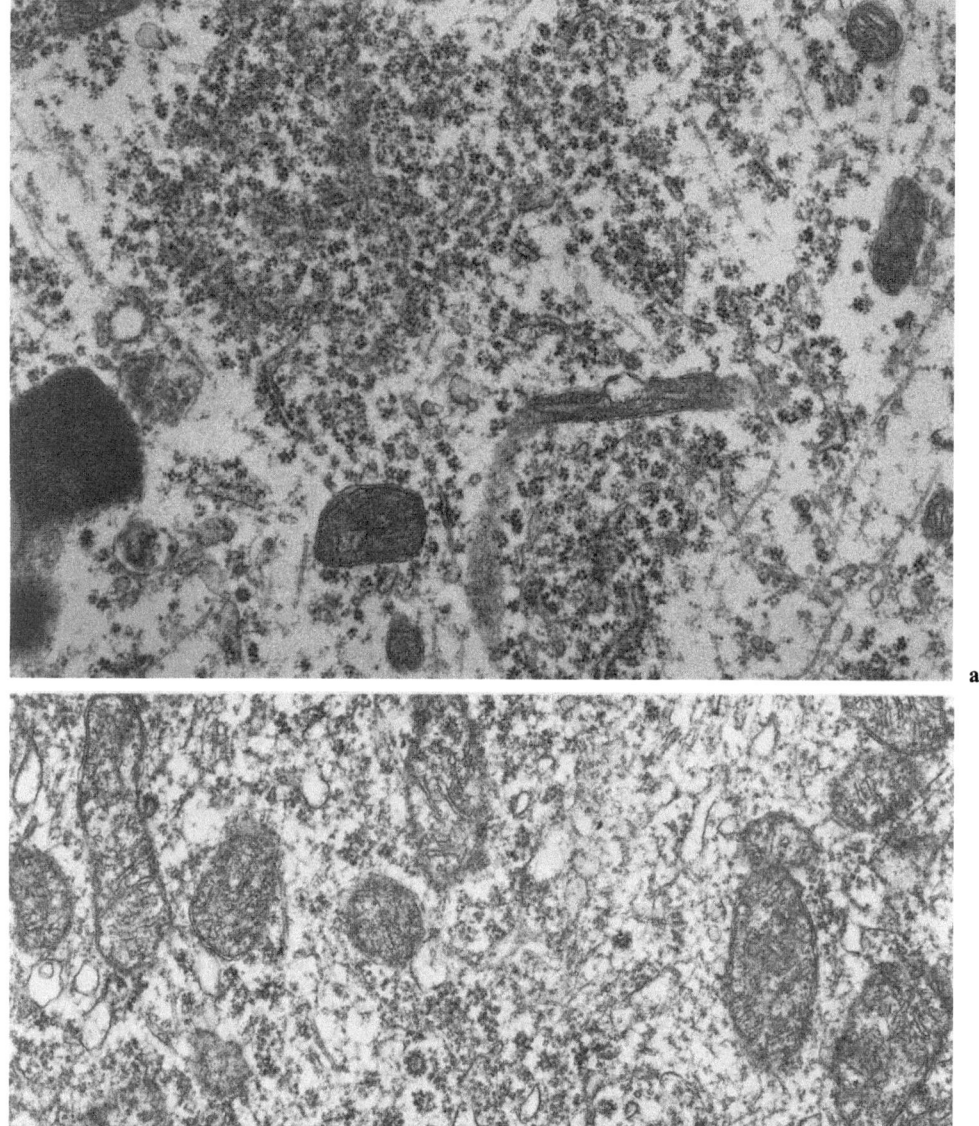

Abb. 129a, b. Ultrastruktur einer motorischen Vorderhornzelle. **a.** Nissl-Substanz in der normalen Zelle. ×30 000. **b.** Chromatolyse in einer geschädigten Zelle. ×30 000

trische Verlagerung des Zellkerns und das Auftreten von kleinen Resten der Nissl-Substanz am Rande der Zelle, während der überwiegende Teil des Zytoplasmas homogen erscheint.

Elektronenmikroskopisch ist die chromatolytische Nervenzelle durch ein weitgehendes Fehlen des rauhen endoplasmatischen Retikulums, in der Regel begleitet von einer Vermehrung von Filamenten, Tubuli, glattem endoplasmatischem Retikulum und Mitochondrien, gekennzeichnet. Freie Ribosomen treten in großen Mengen auf. Auch Lysosomen sind häufig vermehrt (Lieberman, 1971, Price und Griffin, 1976). Andererseits bieten aber nicht alle chromatolytischen Neurone stets die Gesamtheit der beschriebenen Veränderungen. So zeigen beispielsweise die Betzschen Riesenzellen nach Axondurchtrennung zwar einen Verlust der Nissl-Substanz, aber andere der genannten Veränderungen, wie z.B. die Filamentvermehrung, können fehlen (Barron und Dentinger, 1979).

Das Schicksal chromatolytischer Neurone ist nicht immer ganz klar. Offensichtlich können einige in den Normalzustand zurückkehren, während andere zugrunde gehen.

Die Chromatolyse ist manchmal von einer *Satellitose* begleitet. Es handelt sich dabei um eine Vermehrung der das Perikaryon begleitenden Satellitenzellen. Einige Autoren betrachten dieses Phänomen als den ersten Schritt zur Neuronophagie (s. S. 221). Andererseits kann die Zunahme dieser Zellen aber auch Ausdruck einer Schutzreaktion der Gliazellen sein. Es sollte betont werden, daß die Anwesenheit dieser Zellen, die scheinbar die Zelloberfläche bedecken, auf eine zumindest vorübergehende Schädigung der zahlreichen synaptischen Verbindungen hindeuten mag, deren Bedeutung im Hinblick auf Satellitose und Chromatolyse jedoch unklar ist.

Literatur

Lieberman AR (1971) The axon reaction: a review of the principal features of perikaryal responses to axon injury. Internat Rev Neurobiol 14:49–124
Price D, Griffin JW (1976) Structural substrate of protein synthesis and transport in spinal motor neurons. In: Amyotrophic Lateral Sclerosis. Recent research trends, pp 1–32, Andrews JM, Johnson RT, Brazier, MAB (eds) Academic Press, NY
Barron KD, Dentinger MP (1979) Cytologic observation on axotomized feline Betz cells. 1. Qualitative electron microscopic findings. J Neuropathol Exp Neurol 38:128–151.

Abgesehen von ihrer Auflösung im Rahmen der Chromatolyse vermag die Nissl-Substanz noch auf eine Reihe von anderen Arten und Weisen zu reagieren:

Lamelläre Einschlüsse („Lamellar-Bodies") (Abb. 130, 131)

Die „Lamellar-Bodies" bestehen aus kurzen Lagen membranumschlossener Zisternen. Ribosomen besetzen vorwiegend die Peripherie dieser Einschlüs-

Lamelläre Einschlüsse („Lamellar-Bodies")

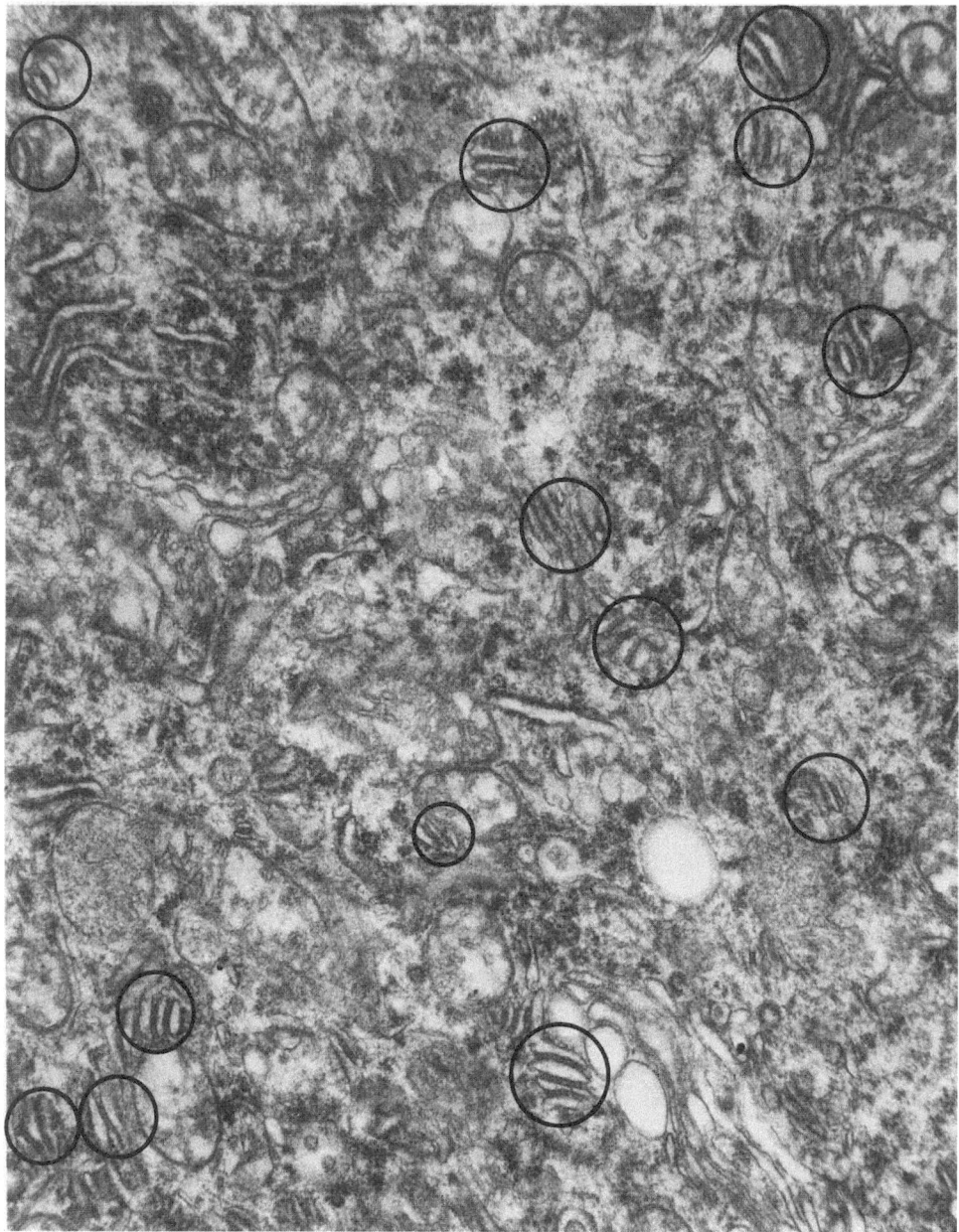

Abb. 130. Lamellar-Bodies (Kreise) in einer Purkinjezelle. ×36 000

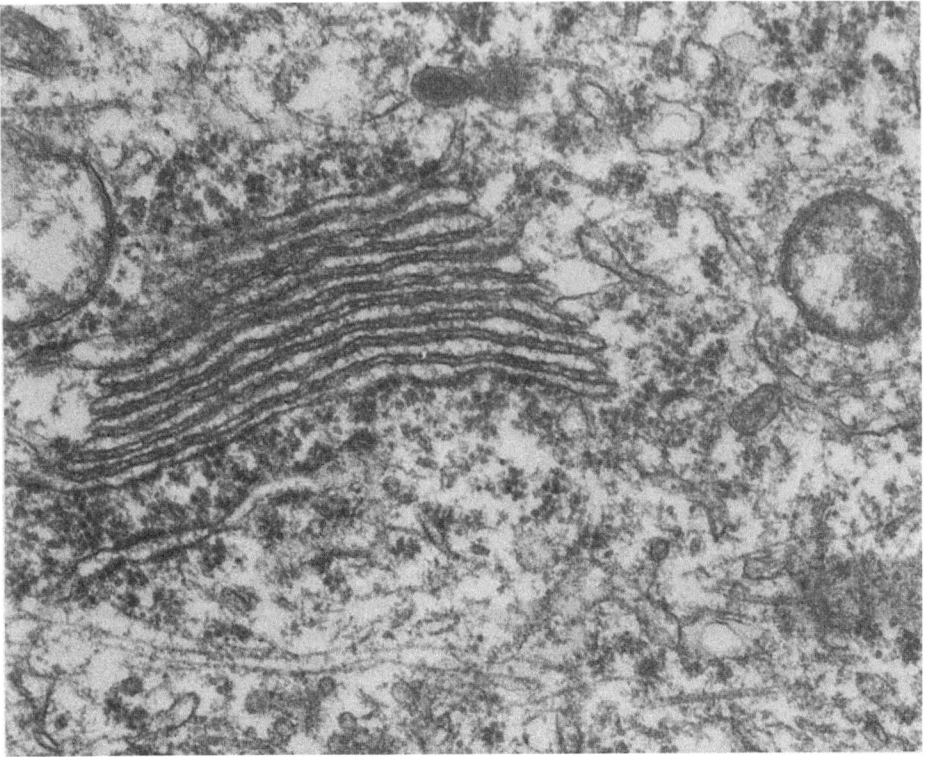

Abb. 131. Lamellar-Body im Spinalganglion einer Hamstermutante. ×50 000 (aus: Hirano A (1978) J Neuropathol Exp Neurol 37:75)

se. Man findet sie insbesondere in Purkinjezellen, wo sie als Folge eines schlechten Erhaltungszustandes oder sonstiger, unbekannter Ursachen, auftreten können. Unter bestimmten Voraussetzungen sind Lamellar-Bodies in seltenen Fällen auch in anderen Nervenzellen beobachtet worden (Abb. 131).

Literatur

Herndon RM (1964) Lamellar bodies, an unusual arrangement of the granular endoplasmic reticulum. J Cell Biol 20:338–342

Ringförmige Lamellarstrukturen („Annulate Lamellae") (Abb. 132, 133)

Diese Strukturen sind den oben beschriebenen Lamellar-Bodies sehr ähnlich, wobei hier aber zusätzlich die Membranen benachbarter Lamellen fusionieren und zahlreiche, regelmäßig angeordnete Poren, ähnlich den Nukleoporen, bilden. Solche ringförmigen Lamellen sind normale Bestandteile verschiedener neuronaler und nichtneuronaler Zellen, wie z. B. der Oozy-

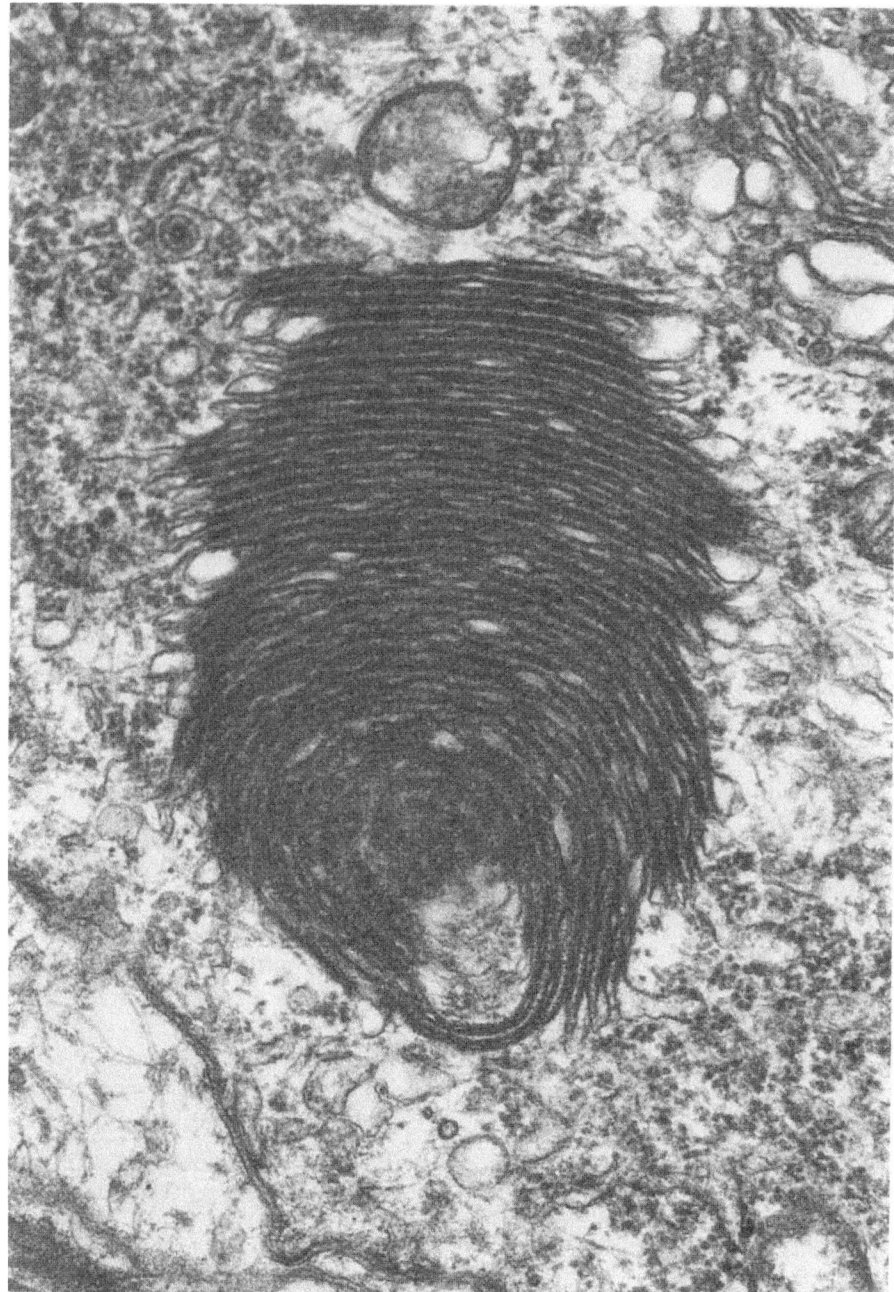

Abb. 132. Einer ringförmigen Lamellenstruktur ähnliches Gebilde im Spinalganglion eines Hamsters. ×49 000

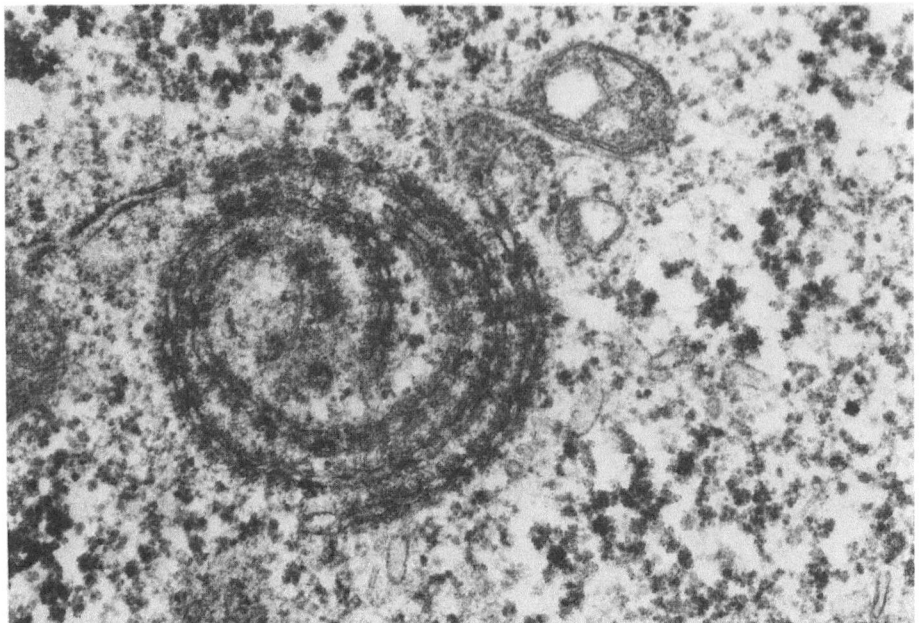

Abb. 133. Entstehung ringförmiger Lamellenstrukturen in einer großen polygonalen Zelle eines intrakraniellen Germinoms. × 30 000

ten. Gewöhnlich findet man sie, zumindest bei einigen Tierspezies, in Nervenzellen des Corpus geniculatum laterale und der Spinalganglien (Hirano, 1978). In sich entwickelnden Zellen sind sie nicht selten anzutreffen und auch in Hypophysenadenomen und Germinomen, kann man sie, abgesehen von anderen Tumoren, finden (Abb. 133). Ferner wurden sie bei Katzen in motorischen Vorderhornzellen mit retrograder Zellveränderung (Chromatolyse) und am Menschen in denselben bei amyotrophischer Lateralsklerose nachgewiesen.

Literatur

Hirano A (1978) Changes of the neuronal endoplasmic reticulum in the peripheral nervous system in mutant hamsters with hind leg paralysis and normal controls. J Neuropathol Exp Neurol 37:75–84

Membran-Partikelkomplexe (Abb. 134)

Diese Strukturen bestehen aus Ansammlungen oder konzentrischen Lagen von membrangebundenen Zisternen, die sich unmittelbar von der Nissl-Substanz ableiten. Im Tierexperiment wurden sie sowohl bei normalen (Pannese, 1969) wie auch kranken Tieren in den Spinalganglien beobachtet. In diesen Körpern sind die benachbarten Lamellen durch Spalten mit

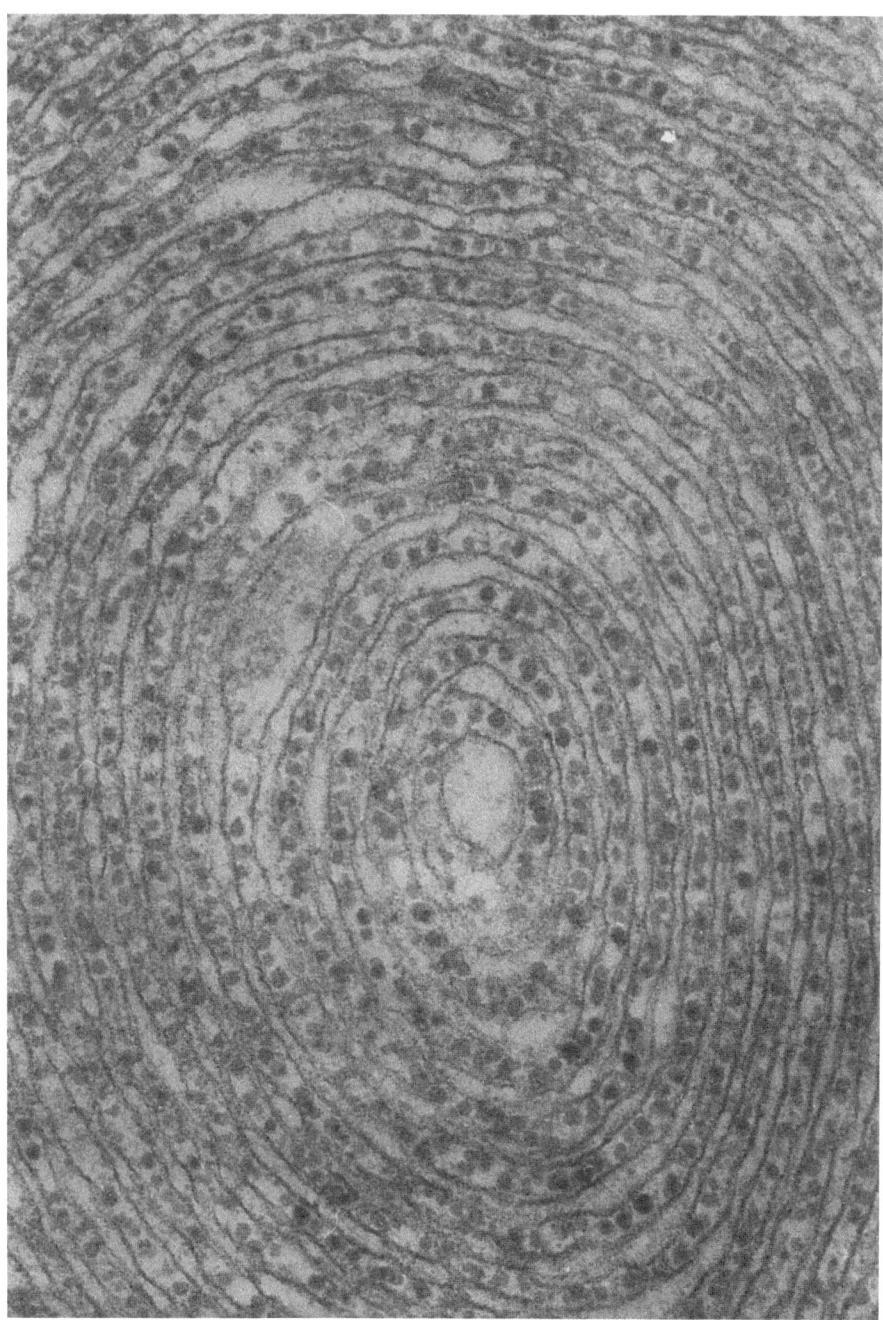

Abb. 134. Membran-Partikelkomplex mit alternierenden Lagen von Zisternen und Granula. Letztere sind nicht mit der Zisternenmembran verbunden. × 100 000 (aus: Hirano A (1978) J Neuropathol Exp Neurol 37:75)

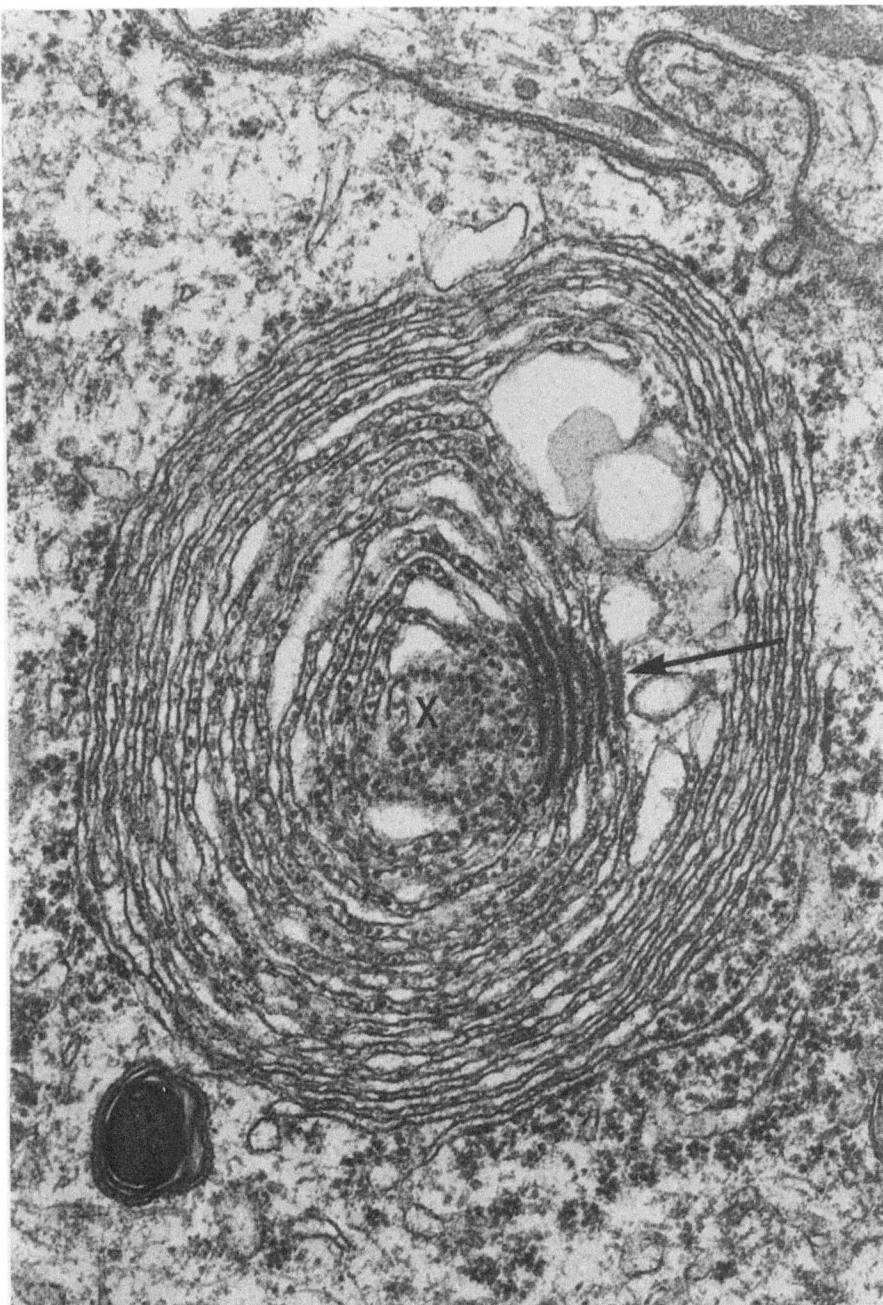

Abb. 135. Drei Typen von Veränderungen des endoplasmatischen Retikulums in einem einzigen Gebilde. Ein Lamellar-Body, der einen Membran-Partikelkomplex (X) und eine ringförmige Lamellenstruktur (Pfeil) enthält. ×55 000 (aus: Hirano A (1978) J Neuropathol Exp Neurol 37:75)

Einzelreihen elektronendichter Granula von 200–300 Å Durchmesser voneinander getrennt. Im Gegensatz zu den Ribosomen haften diese Granula den Membranen nicht an. Man hält sie allgemein für Glykogen und bezeichnet daher den gesamten Komplex mitunter auch als „Glykogen-Membrankomplex".

Die Bedeutung all dieser Varianten der Nissl-Substanz ist unklar. Während man viele der beschriebenen Strukturen unter normalen Bedingungen finden kann, treten sie unter krankhaften Bedingungen vermehrt auf. In zumindest einem Falle kann man sie alle miteinander innerhalb eines zytoplasmatischen Zelleinschlusses sehen (Abb. 135).

Literatur

Pannese E (1969) Unusual membrane-particle complexes within nerve cells of the spinal ganglia. J Ultrastruct Res 29:334–342

Andere Veränderungen

Weitere Veränderungen der Nissl-Substanz entstehen z. B. durch den Einschluß von *Viruspartikeln* (Abb. 136) und durch die Ausbildung großer, seenartiger Ausweitungen des endoplasmatischen Retikulums. Die letzteren werden später noch als ein Beispiel für zytoplasmatische hyaline (kolloidale) Einschlußkörper beschrieben werden (s. S. 182).

Ferner wurden auch *Glykogengranula* innerhalb dilatierter Zisternen des endoplasmatischen Retikulums in Nervenzellen der Substantia nigra (Batty und Millhouse, 1976) und des Nucleus cochlearis (Jew und Williams, 1977) der Gunnratte beschrieben. *Mikrotubulusartige Strukturen* sind in PAS-positiven, dilatierten Zisternen des endoplasmatischen Retikulums kortikaler Nervenzellen bei bestimmten Hunderassen beobachtet worden (Suzuki et al., 1978).

Literatur

Batty HK, Millhouse OE (1976) Ultrastructure of the Gunn rat substantia nigra. Acta Neuropathol 34:7–19
Jew JY, Williams TH (1977) Ultrastructural aspects of bilirubin encephalopathy in cochlear nuclei of the Gunn rat. J Anat 124:599–614
Suzuki Y, Atoji Y, Suu S (1978) Microtubules observed within the cisterns of RER in neurons of the aged dog. Acta Neuropathol 44:155–158

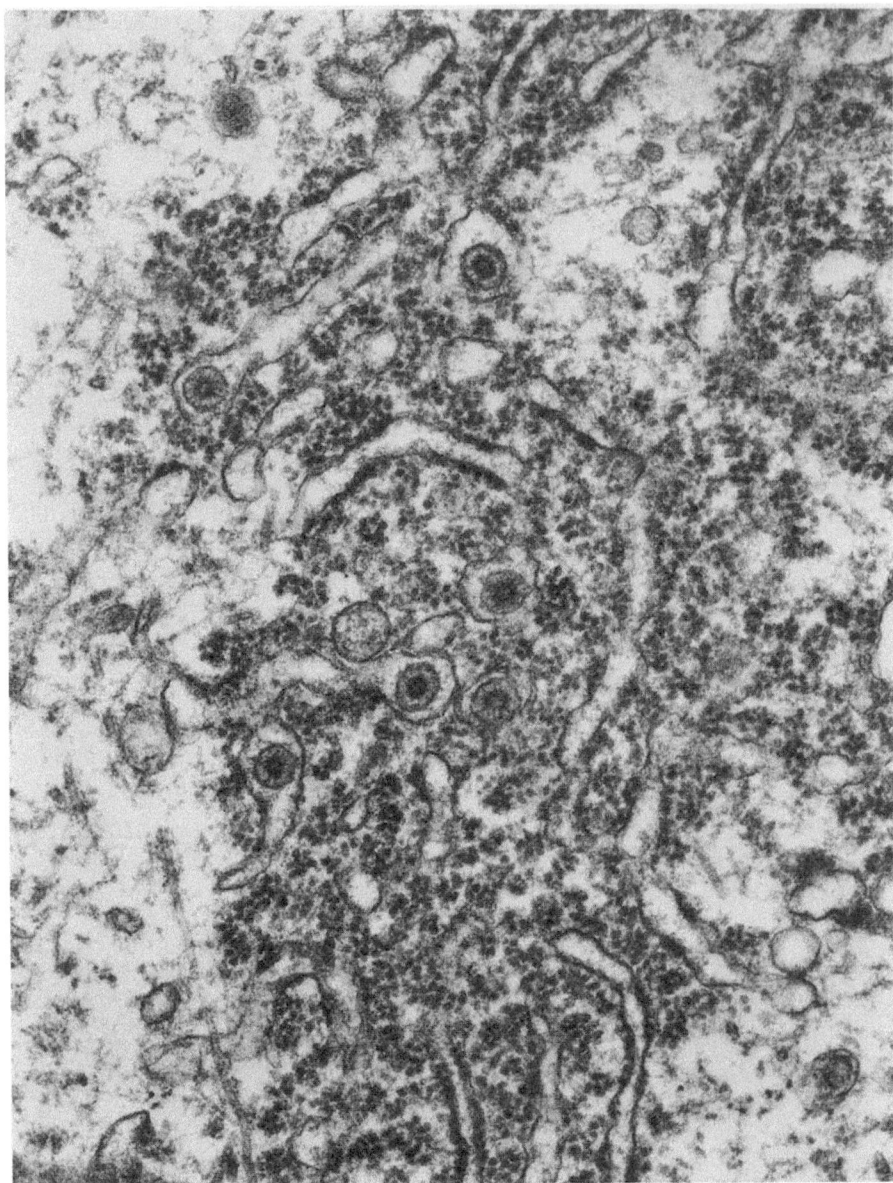

Abb. 136. Virale Partikel (R-Partikel) in Zisternen des rauhen endoplasmatischen Retikulums im Spinalganglion eines Hamsters. ×54 000 (aus: Hirano A (1978) J Neuropathol Exp Neurol 37:75)

3. Lipofuscin und andere Pigmente

Lipofuscin (Abb. 137)

Lipofuscingranula sind normale Bestandteile des Zytoplasmas einer Reihe verschiedener Neurone, besonders im Altersgehirn. In der H.E.-Färbung behalten sie ihre gelb-braune Originalfarbe bei, verhalten sich in Nisslfärbungen jedoch metachromatisch, d.h., sie färben sich dort grün. Mit Silberimprägnationstechniken bleiben sie, im Gegensatz zu Melaninpigment, ungefärbt. Bei Nervenzellen mit erheblichen Mengen an Lipofuscingranula können Silberimprägnationen mitunter eine honigwabenartige Struktur durch stärkeres Hervortreten der peripheren Abschnitte der Granula hervorrufen.

Die topographische Verteilung der Lipofuscingranula hat sich stets als sehr konstant erwiesen. Sie treten besonders stark in Neuronen der unteren Olive, der Medulla oblongata, der Nuclei dentati des Kleinhirns, der Spinalganglien und der motorischen Vorderhörner des Rückenmarkes hervor. Dies ist bereits bei jungen Leuten der Fall. Mit dem Alter nimmt ihr Gehalt zu. Lange hat man geglaubt, daß sie in anderen Nervenzellen, wie z.B. den Purkinjezellen, unter normalen Bedingungen nicht vorkämen, wohl aber unter pathologischen. Die Elektronenmikroskopie hat jedoch gezeigt, daß sie sogar in diesen Zellen, wenngleich in geringer Zahl, auch normalerweise zu finden sind. Ähnlich konnte man, entgegen früheren Annahmen, neben dem Menschen und den Primaten, ihr Vorkommen auch bei einer Reihe von Laboratoriumstieren sichern.

Lipofuscingranula bestehen aus membrangebundenen Partikeln, die entweder feines, elektronendichtes, granuläres und/oder weniger elektronendichtes, homogenes Material, oft im gleichen Partikel nebeneinander enthalten. Die meisten Beobachter halten sie für „Residualkörper" oder für die Überreste von Phagosomen, die von Lysosomen nur unvollständig aufgelöst wurden.

Ansammlungen von Lipofuscingranula treten in bestimmten Abschnitten des zentralen Nervensystems, z.B. bei der senilen Demenz, der Alzheimerschen Krankheit und der amyotrophischen Lateralsklerose etc. in besonders starkem Maße auf. Der Einfluß des Lipofuscins auf die neuronale Funktion bleibt jedoch nach wie vor unklar. Bei der Lipofuscinose, einer Art von Lipidose, findet man eine Zunahme des Lipofuscingehaltes der Nervenzellen in einer Reihe von neuronalen Systemen, weit über das normale Verteilungsmuster hinaus. Bei anderen Formen der Lipofuscinose hat man abnorme *kurvilineare Körper („Curvilinear-Bodies")* (Duffy et al., 1968, Gonatas et al., 1968) und *„fingerprintartige" Einschlüsse* (Suzuki et al., 1968) gefunden.

Das verstärkte Hervortreten von Lipofuscingranula in gealterten Nervenzellen hängt wahrscheinlich mit einem gestörten Turnover der Zellen zusammen, wobei es, ähnlich wie am Herzmuskel, zu Akkumulationen von Residualkörpern kommt. Warum dies bei bestimmten Neuronformen in

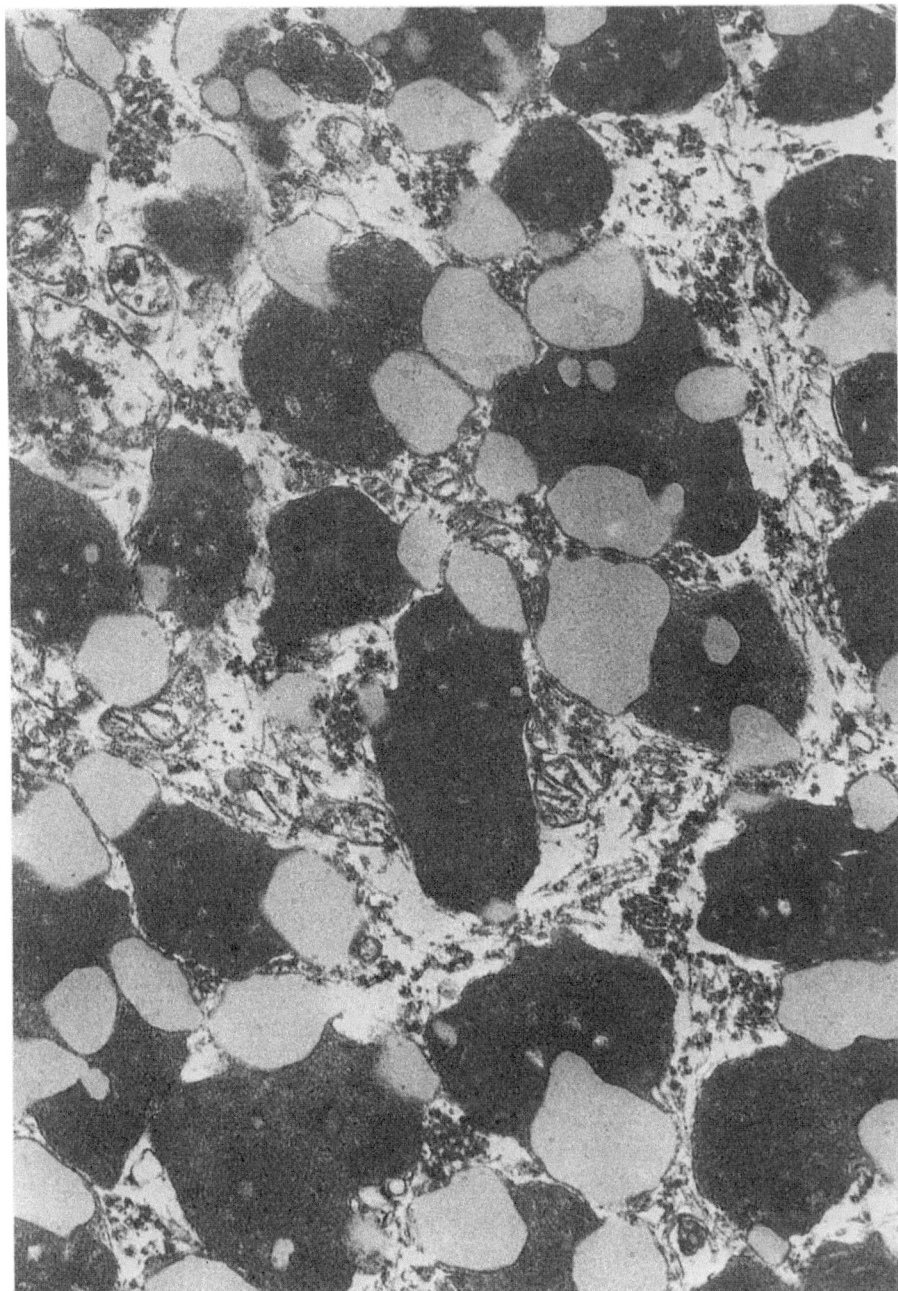

Abb. 137. Lipofuscingranula in der Vorderhornzelle eines Patienten mit amyotrophischer Lateralsklerose. ×36 000

größerem Umfange der Fall ist als bei anderen, bleibt ein Geheimnis. Tomlinson (1979) hat eine zusammenfassende Darstellung über die aktuelle Literatur des Lipofuscins und anderer altersbedingter Veränderungen publiziert.

Literatur

Fine DIM, Barron KD, Hirano A (1960) Central nervous system lipidosis in an adult with atrophy of the cerebellar granular layer: A case report. J Neuropathol Exp Neurol 19:355–369

Suzuki K, Johnson AB, Marquet E, Suzuki K (1968) A case of juvenile lipidosis: Electron microscopic, histochemical and biochemical studies. Acta Neuropathol 11:122–139

Duffy PE, Kornfeld MD, Suzuki K (1968) Neurovisceral storage disease with curvilinear bodies. J Neuropathol Exp Neurol 27:351–370

Gonatas NK, Gambetti P, Baird H (1968) A second type of late infantile amaurotic idiocy with multilamellar cytosomes. J Neuropathol Exp Neurol 27:371–389

Towfighi J, Baird HW, Gambetti P, Gonatas NK (1973) The significance of cytoplasmic inclusions in late infantile and juvenile amaurotic idiocy. An ultrastructural study. Acta Neuropathol 23:32–42

Zeman W (1974) Studies in the neuronal ceroid-lipofuscinoses. J Neuropathol Exp Neurol 33:1–12

Tomlinson BE (1979) The ageing brain. In: Recent Advances in Neuropathology. Vol 1 Smith WT, Cavanagh JB (eds) pp 129–159, Churchill Livingstone, Edinburgh

Neuromelanin (Abb. 138)

Traditionell wird Neuromelanin stets zusammen mit Lipofuscin abgehandelt, da es sich in beiden Fällen um intraneuronale Pigmentablagerungen handelt, welche die Neigung haben, mit dem Alter zuzunehmen. Zwischen beiden gibt es jedoch ausgeprägte Unterschiede. In H.E.-Präparaten erscheint Neuromelanin dunkelbraun; im Gegensatz zum Lipofuscin ist es stark argentophil. Das Auftreten von Neuromelanin beschränkt sich auf bestimmte Neuronengruppen, während Lipofuscinablagerungen über ein viel breiteres Nervenzellspektrum verteilt vorkommen. Am auffälligsten tritt Neuromelanin in der Zona compacta der Substantia nigra und im Locus coeruleus in Erscheinung, wo man die Pigmentierung in Erwachsenengehirnen auf entsprechenden Hirnschnitten bereits mit bloßem Auge sehen kann. In geringer Menge ist es auch in den Neuronen der dorsalen Vaguskerne, in den Spinalganglien, den sympathischen Ganglien, dem Tegmentum mesencephali und in einzelnen verstreuten Nervenzellen im Dach des vierten Ventrikels vorhanden. Im Rahmen neuronaler Degenerationsprozesse nimmt die Pigmentierung in der Substantia nigra und in den Loci coerulei ab, besonders auch im Altersgehirn (Mann und Yates, 1974). Bei Kindern erscheint die Substantia nigra blaß, obwohl man mit histochemischen Methoden Neuromelanin bereits nachweisen kann. Es gibt seltene

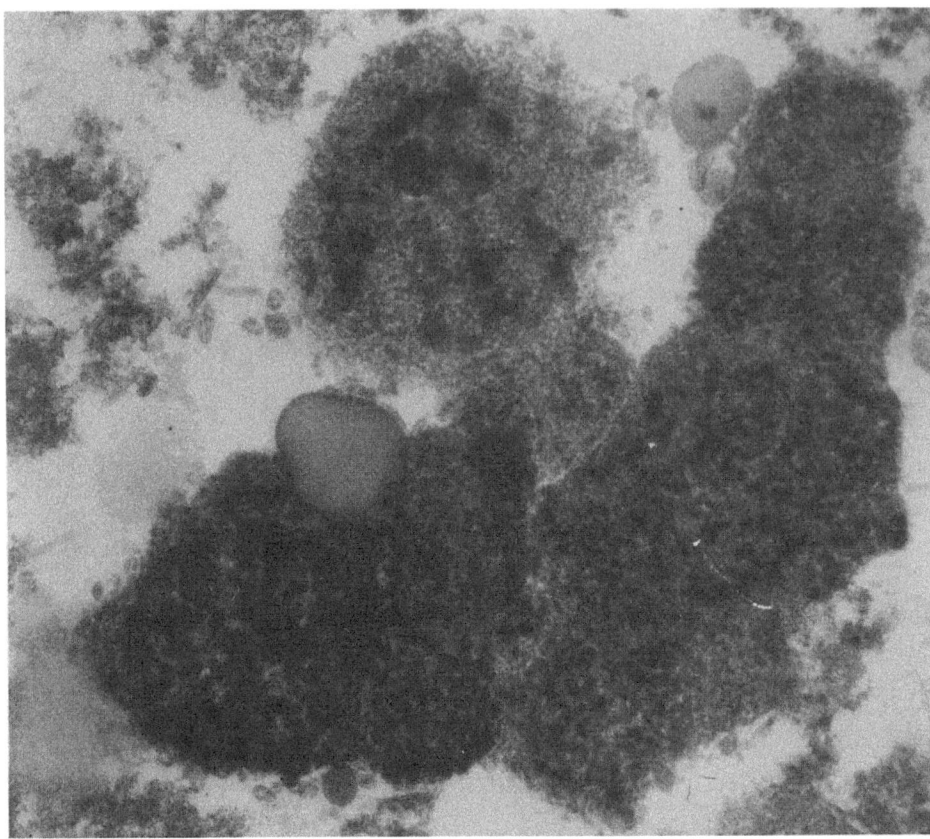

Abb. 138. Neuromelanin in der Substantia nigra. ×74 000 (aus: Hirano A (1971) Progress in Neuropathology. Vol 1, p 1, Grune & Stratton)

kongenitale Anomalien, bei denen spezielle Kerngebiete, wie z. B. die Nuclei dentati des Kleinhirns, eine Melanose zeigen. Diese Veränderungen sind jedoch nicht mit irgendwelchen progredienten pathologischen Erscheinungen verbunden, sondern asymptomatisch (Fan et al., 1978).

Elektronenmikroskopisch ist Neuromelanin dem Lipofuscin sehr ähnlich, enthält aber, zusätzlich zu feingranulärem Material, auch grobe elektronendichte Granula (Hirosawa, 1968).

Das Neuromelanin, von dem hier die Rede ist, ist sehr verschieden vom echten *Melanin,* wie man es in der Haut und in der Aderhaut des Auges findet. Elektronenmikroskopisch unterscheidet sich das echte Melanin vom Neuromelanin durch seine Struktur und seine hohe Dichte. Man findet es auch im zentralen Nervensystem, in dem es aber auf die Melanophoren der Leptomeninx, insbesondere über dem oberen Halsmark und der Medulla oblongata, beschränkt ist. Dort tritt es bei dunkelhäutigen Menschen stärker in Erscheinung, während es bei Albinos völlig fehlt, wobei die Substantia nigra und die anderen genannten Kerngebiete unverändert pigmentiert sind. Primäre Melanome des zentralen Nervensystems nehmen ihren Ausgang von den Melanophoren der Leptomeningen, nicht etwa von den neuromelaninhaltigen Nervenzellen.

Literatur

Hirano A, Carton CA (1960) Primary malignant melanoma of the spinal cord. J Neurosurg 17:935–944

Hirosawa K (1968) Electron microscopic studies on pigment granules in the substantia nigra and locus coeruleus of the Japanese monkey (Macca fuscata yakui). Z Zellforsch 88:187–203

Mann DMA, Yates PO (1974) Lipoprotein pigments – their relationship to aging in the human nervous system. II. The melanin content of pigmented nerve cells. Brain 97:489–498

Fan K-J, Kovi J, Dulaney SD (1978) Melanosis of the dentate nucleus: Fine structure and histochemistry. Acta Neuropathol 41:249–251

Granulovakuoläre Körperchen (Abb. 139, 140)

Diese Strukturen, die mitunter auch als *Simchowicz-Körper* in der Literatur zu finden sind, treten in Altersgehirnen, bei Alzheimerscher Krankheit, beim Morbus Pick, beim Parkinson-Demenz-Komplex auf Guam und unter anderen Bedingungen auf. Ihr Vorkommen ist ausgesprochen auf die Pyramidenzellen des Sommerschen Sektors des Ammonshorns beschränkt.

In einer einzelnen Zelle können wenige bis zahlreiche dieser 3–4 Mikron großen Strukturen vorhanden sein. Sie bestehen aus runden Vakuolen mit einem dichten Kern, der sich in der H.E.-Färbung blau anfärbt. Außerdem sind sie argentophil. Feinstrukturell sind sie aus einer äußeren Grenzmembran, die einen vakuolären Raum mit dem elektronendichten granulären zentralen Kern einschließt, aufgebaut.

Die Entstehungsweise der granulovakuolären Einschlüsse ist unbekannt. Einige Beobachter nehmen aufgrund ihrer morphologischen Befunde an, daß sie lysosomaler Natur sind. Andererseits erklärt dies aber nicht, warum ihr Vorkommen sich grundsätzlich auf nur einige bestimmte Nervenzellen in einem umschriebenen Hirnareal beschränkt.

Literatur

Hirano A, Dembitzer HM, Kurland LT, Zimmerman HM (1968) The fine structure of some intraganglionic alterations. J Neuropathol Exp Neurol 27:167–182

Abnorme Lipideinschlüsse (Abb. 141)

Verschiedene Lipidosen sind das Resultat spezifischer Enzymdefekte. In Abhängigkeit von dem jeweiligen Defekt kann man innerhalb der Neurone

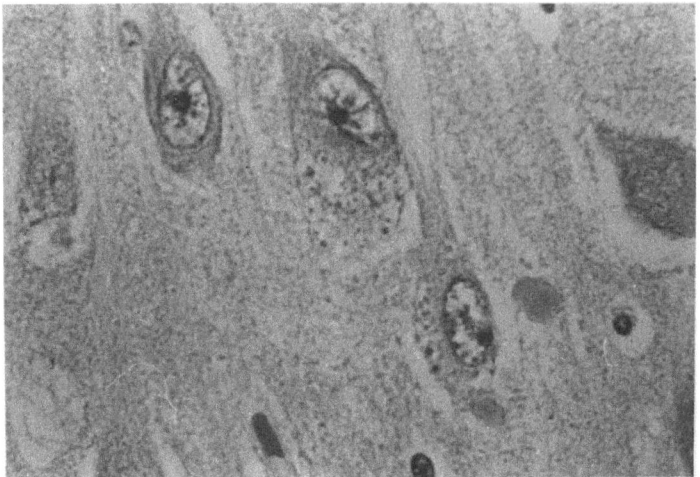

Abb. 139. Granulovakuoläre Körperchen

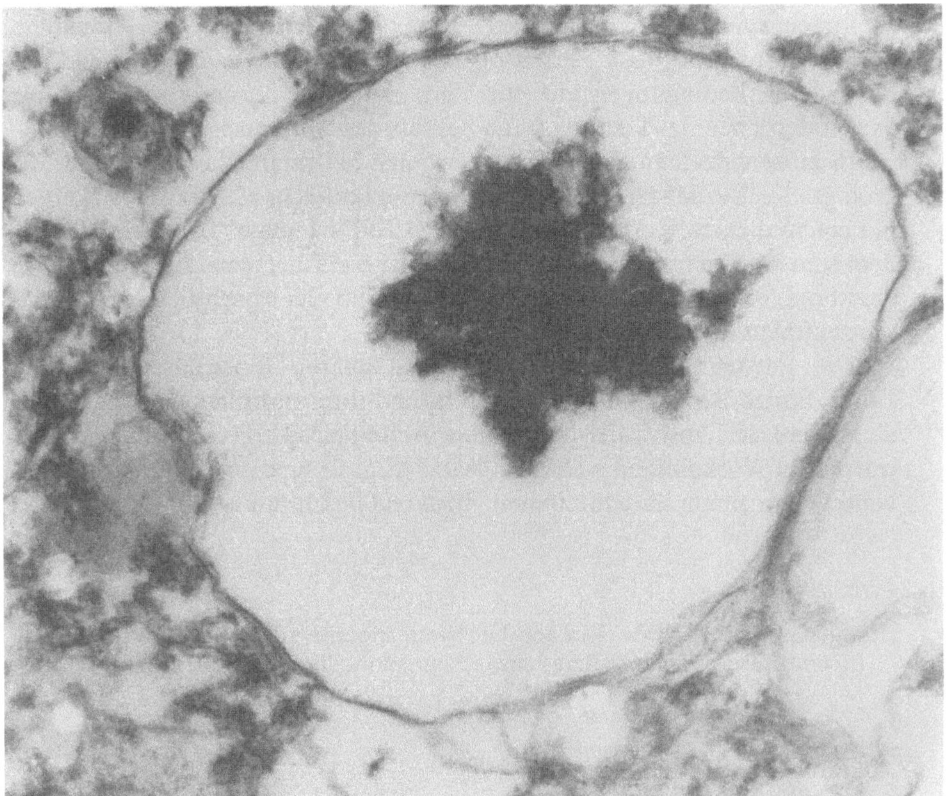

Abb. 140. Granulovakuoläres Körperchen. ×45 000 (aus: Hirano A et al. (1968) J Neuropathol Exp Neurol 27: 167)

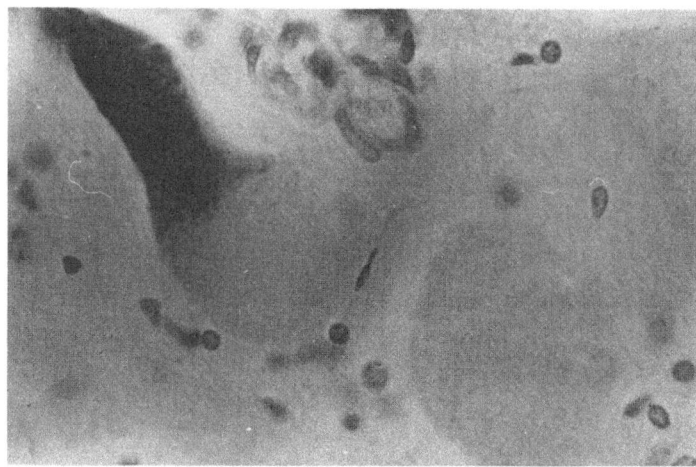

Abb. 141. Lipidose. Motorische Vorderhornzelle bei Lipidose (Nissl-Färbung)

verschiedenartige Einschlüsse finden. In H.E.- oder Nissl-Präparaten scheinen die Einschlüsse sehr ähnlich, weisen aber häufig subtile, feinstrukturelle Unterschiede auf.

Membranöse zytoplasmatische Körper (MCB's) (Terry und Weiss, 1963) findet man bei der Tay-Sachsschen Krankheit (GM_2-Gangliosidose) und bei einigen anderen Formen (Abb. 142). Sie repräsentieren abnorme Ansammlungen von GM_2-Gangliosiden auf der Basis eines Defektes der Hexosaminidase A-Aktivität. *Zebra-Bodies* (Abb. 143) sind charakteristische Veränderungen bei der Hurlerschen Krankheit (Aleu et al., 1965). Sie bestehen aus abnormen Mucopolysaccharidakkumulationen, die hauptsächlich Chondroitin-B-Sulfat und Heparan darstellen. Sie entstehen durch eine verminderte α-L-Iludonidase-Aktivität.

Bestimmte Intoxikationen können ebenfalls zu Lipidakkumulationen führen. In manchen Fällen können dabei die Lipideinschlüsse so ausgeprägt und reichhaltig werden, daß sie echte, angeborene Speicherkrankheiten vortäuschen (Hirano und Llena, im Druck).

Literatur

Korey SR, Terry RD et al. (1963) Studies in Tay-Sachs disease. J Neuropathol Exp Neurol 22:2–104

Terry RD, Weiss M (1963) Studies in Tay-Sachs disease. II. Ultrastructure of the cerebrum. J Neuropathol Exp Neurol 22:18–55

Aleu FP, Terry RD, Zellweger H (1965) Electron microscopy of two cerebral biopsies in gargoylism. J Neuropathol Exp Neurol 24:304–317

Hirano A, Zimmerman HM, Levine S, Padgett GA (1971) Cytoplasmic inclusions in Chediak-Higashi and wobbler mink. An electron microscopic study of the nervous system. J Neuropathol Exp Neurol 30:470–487

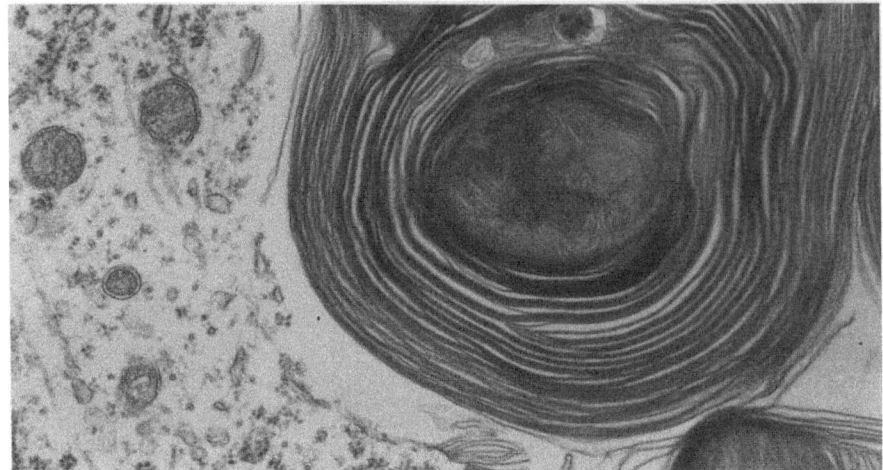

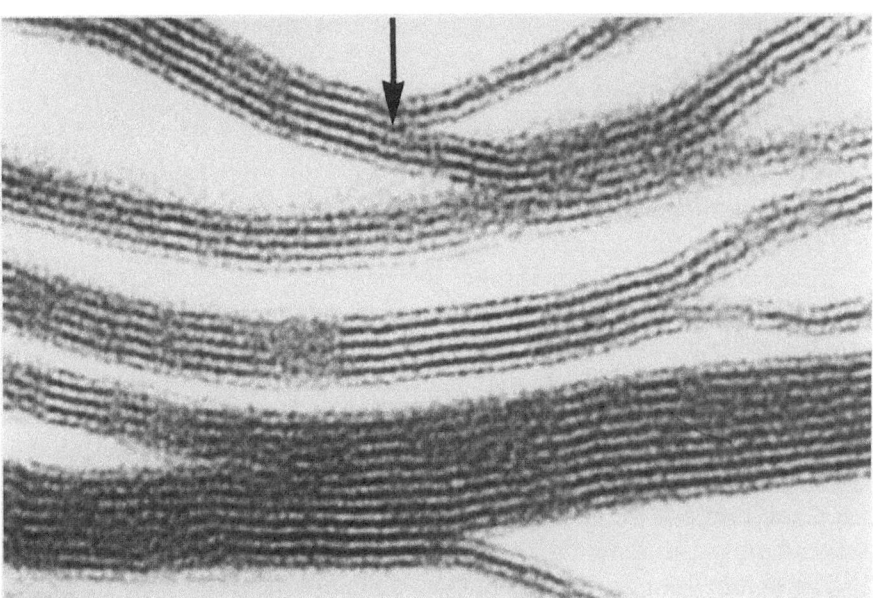

Abb. 142 a, b. Membranöser zytoplasmatischer Körper (MCB). Der Pfeil zeigt die Fusion zweier Membranen an. **a.** × 12 000. **b.** × 360 000 (aus: Hirano A et al. (1971) J Neuropathol Exp Neurol 30:470)

Volk BV, Aronson SM (1972) Sphingolipids, Sphingolipidosis and Allied Disorders. Plenum Publishing Corp, New York

Hirano A, Llena JF (1980) The central nervous system as a target site in toxic-metabolic states. In: Experimental and Clinical Neurotoxicology. A Textbook of Environmental Neurobiology, pp 24–34, Spencer PS, Schaumberg HH (eds), The Williams and Wilkins Co, Baltimore

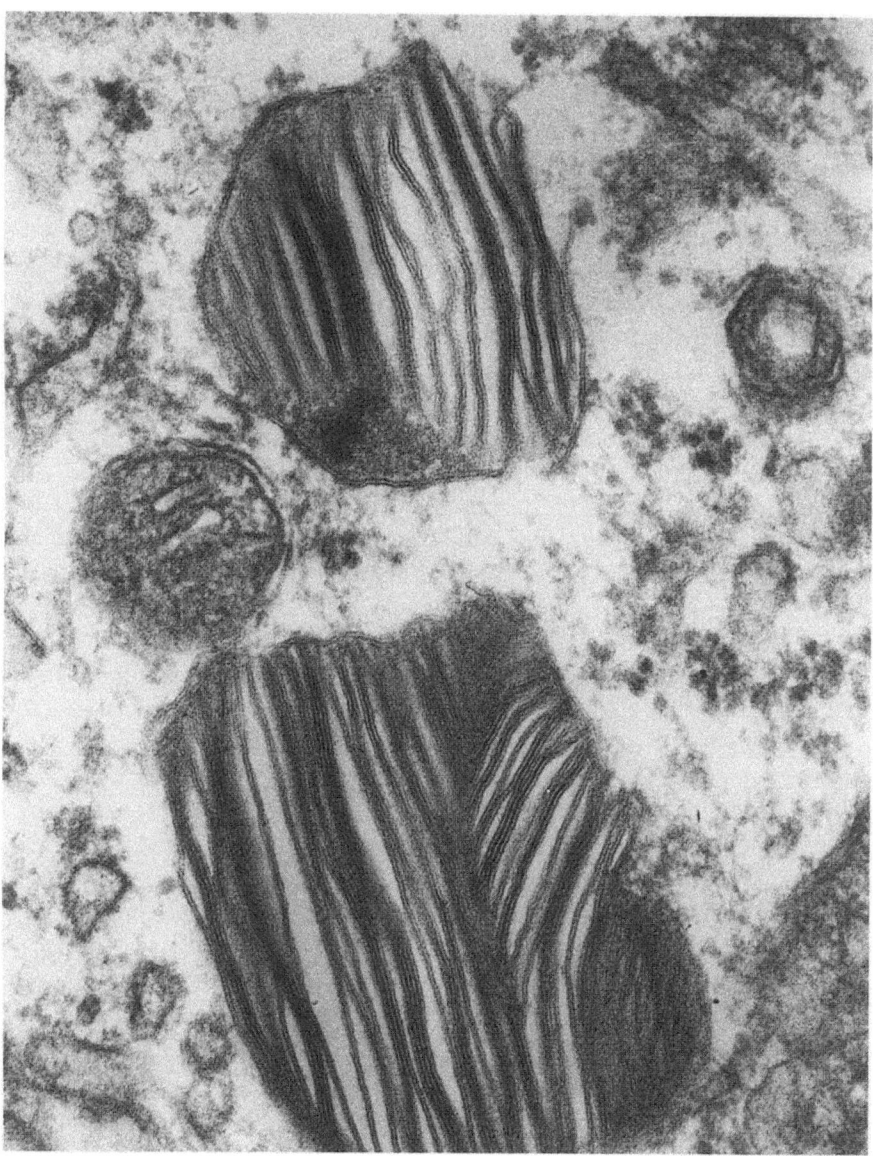

Abb. 143. Zebra-Bodies. × 112 000 (aus: Hirano A (1971) Progress in Neuropathology. Vol 1, p 1, Grune & Stratton)

4. Neurofibrillen (Abb. 144, 145)

Übereinkunftsgemäß schließt der Begriff „Nervenfasern" alle Zellfortsätze wie Axone oder Dendriten ein. Die Bezeichnung „Neurofibrillen" indes umfaßt drei verschiedene Arten von fibrillären Strukturen, die in normalen Nervenzellen vorkommen. Es sind die Mikrotubuli, die Neurofilamente und die erst kürzlich beschriebenen Mikrofilamente. Mikrotubuli und Neurofilamente kann man in allen Abschnitten der Nervenzellen finden, d.h. im Perikaryon, in den Dendriten und in den Axonen. Die Relation ihrer Verteilung, wie auch ihre Anordnung, können in Abhängigkeit vom jeweiligen Abschnitt der Nervenzelle und von der Größe dieses Abschnittes variieren.

Mikrotubuli in Nervenzellen wurden ursprünglich als Neurotubuli beschrieben. Offenbar sind sie jedoch von den Mikrotubuli, wie sie in jedem anderen Gewebe ebenfalls gefunden werden, nicht zu unterscheiden, obwohl sie in den charakteristischen langen Fortsätzen der Nervenzellen besonders auffällig sind. Mikrotubuli sind im Querschnitt rund und imponieren als Ringstrukturen von etwa 240 Å im Durchmesser. Oft kann man im hellen Lumen der Tubuli eine zentrale Verdichtung, ein 50 Å im Durchmesser messendes Granulum, beobachten. Die Wand scheint aus helikal angeordneten Partikeln, mit dreizehn Partikeln pro Windung der Helix, aufgebaut. Die Länge der Mikrotubuli ist zwar unbestimmt; man kann aber annehmen, daß sie in den langen Fortsätzen der Neurone erheblich ist. Sie behalten ihre Stärke über die gesamte Länge bei und verzweigen sich nicht. Ihr Funktion ist nicht sicher bekannt, aber sie scheinen etwas mit dem intrazellulären Stofftransport und der Aufrechterhaltung der Zellform zu tun zu haben.

Neurofilamente messen nur 100 Å im Durchmesser, obwohl sie im Querschnitt ebenfalls als tubuläre Strukturen mit einem engen, elektronendurchlässigen, zentralen Lumen imponieren. Auch ihre Länge ist unbekannt, aber sie besitzen feine kurze Seitverzweigungen. Über ihre Funktion schließlich ist nichts bekannt; sie übernehmen aber scheinbar die Rolle eines Zytoskeletts und sind wichtig für den intrazellulären Transport.

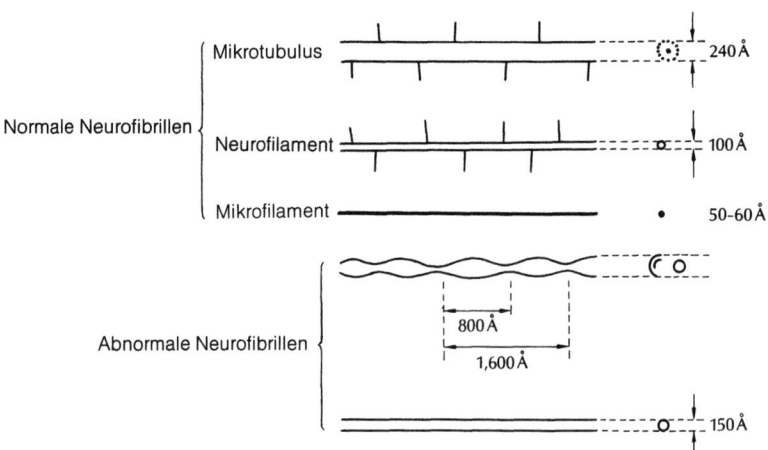

Abb. 144. Neurofibrillen. (Modifiziert nach Hirano A (1976) An Outline of Neuropathology, Igaku-Shoin, Tokyo, and Ishii T (1979) Pathology of Dementia. Brain and Nerve (Tokyo) 31:43)

Neurofibrillen

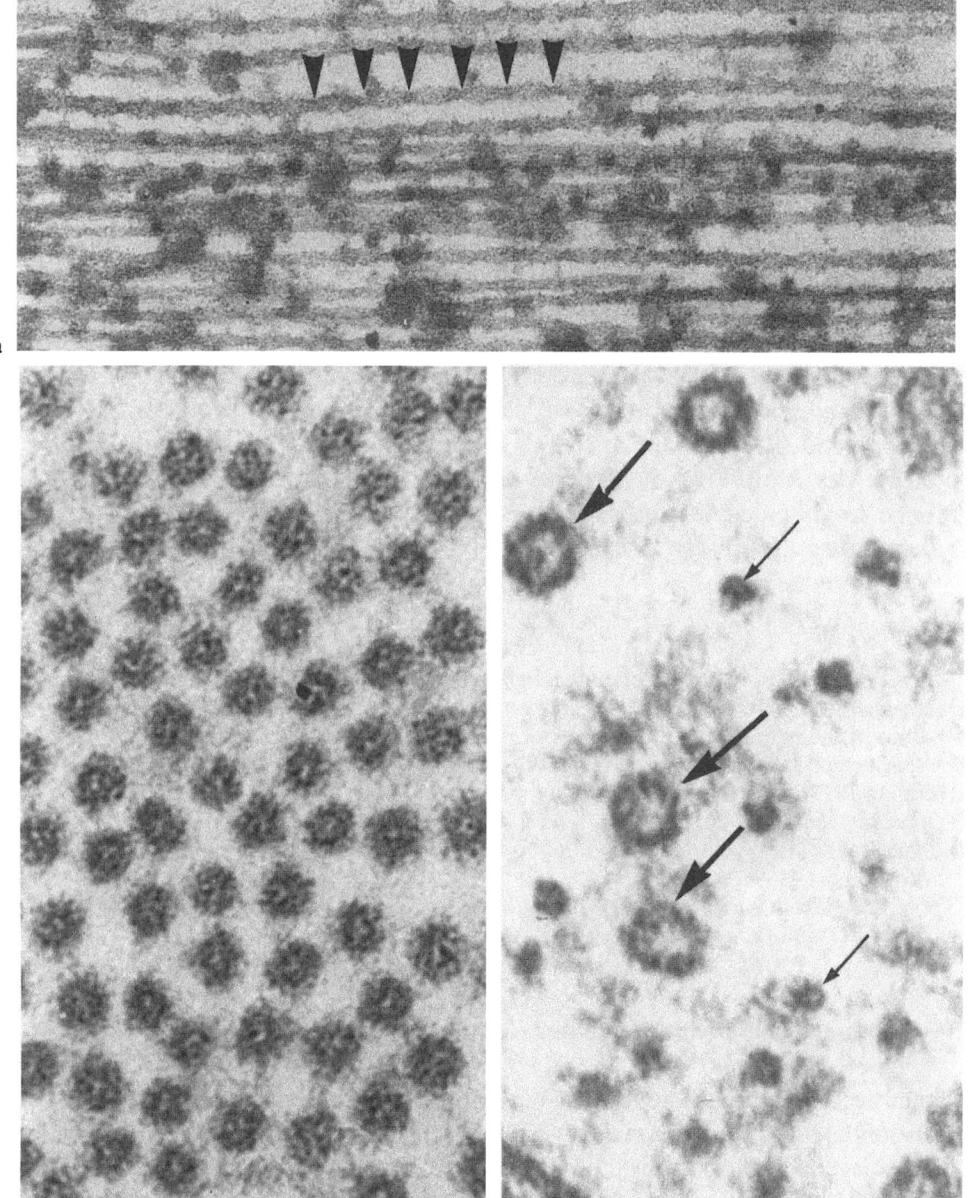

Abb. 145a–c. Alzheimersche Fibrillenveränderungen. **a.** Längsschnitt. **b.** Querschnitt. **c.** Querschnitt von Mikrotubuli (große Pfeile) und Neurofilamenten einer normalen Nervenzelle. Die Alzheimerschen Fibrillenveränderungen zeichnen sich im Längsschnitt durch regelmäßige Einschnürungen im Intervall von etwa 800 Å aus. Sie sind im Querschnitt kleiner als die Mikrotubuli und größer als die normalen Neurofilamente (aus: Hirano A (1973) Tokyo Igaku, 8:438)

Erst kürzlich wurden die *Mikrofilamente,* die kleinsten unter den neurofibrillären Strukturen, beschrieben. Sie sind feine Filamente von weniger als 60 Å im Durchmesser und scheinen Beziehungen zu den Aktinfilamenten, wie man sie in anderen Geweben findet, zu besitzen. Am besten kann man sie in den Wachstumskoni in Entwicklung begriffener Neuriten und in den „Spines" reifer Neurone sehen (Metuzals und Mushynski, 1974, Iqbal et al., 1978).

Mikrotubuli und Neurofilamente durchziehen das Zytoplasma in allen Richtungen zwischen Nissl-Substanz und anderen Organellen. In den Zellfortsätzen jedoch sind die Mikrotubuli und Neurofilamente parallel zueinander und zum Zellfortsatz selbst ausgerichtet. Grundsätzlich gilt: je kleiner der Zellfortsatz um so größer der Anteil an Mikrotubuli.

Neuerdings nimmt man an, daß das neurofibrilläre Protein in den Zellkörpern gebildet wird, und daß es das Axon als Teil der langsamen Komponente des Axonflows durchzieht (Hoffman und Lasek, 1975). Die chemische Analyse des neurofibrillären Proteins und die Erforschung des axonalen Transportes bilden zwei sehr aktuelle Gebiete intensiver Forschung.

Literatur

Wuerker RB (1970) Neurofilaments and glial filaments. Tissue, Cell, 2: 1–9

Metuzals J, Mushynski WE (1974) Electron microscopic and experimental investigations of the neurofilamentous network in Deiters' neurons: Relationship with the cell surface and nuclear pores. J Cell Biol, 61: 701–722

Hoffman PN, Lasek RJ (1975) The slow component of axonal transport. J Cel Biol, 66: 351–366

Soifer, D (ed) (1975) The Biology of Cytoplasmic Microtubules. Ann NY Acad Sci, Vol 253

Terry RD, Gershorn S (eds) (1976) Aging, Vol 3, Neurobiology f Aging, Raven Press, New York

Veränderungen der Neurofilamente (Abb. 146, 147)

Unter bestimmten pathologischen Verhältnissen können die Neurofibrillen, insbesondere die 100 Å-Filamente, vermehrt sein. Ihre abnorme Akkumulation kann ausgedehnte Abschnitte des Zellkörpers betreffen, oder auch auf kleine Bezirke der Zellfortsätze, insbesondere des Axons, beschränkt bleiben.

Ein gutes Beispiel für dieses Phänomen ist die *Aluminiumintoxikation* bei der das Perikaryon und die proximalen Abschnitte der Zellfortsätze mit Neurofilamenten vollgestopft sind (Terry and Peña, 1965). Ähnliche Veränderungen wurden im proximalen Axonabschnitt nach *β-β'-Iminodiproprionitril (IDPN)-Intoxikation* (Chou und Hartman, 1964) und bei der hereditären spinalen Muskelatrophie des Hundes (Cork et al., 1979) gefunden. Diese experimentell induzierten Veränderungen sind Spheroiden sehr ähnlich, wie man sie in motorischen Vorderhornzellen des Rückenmarkes bei bestimmten nukleären Degenerationen beobachtet hat (Carpenter, 1968).

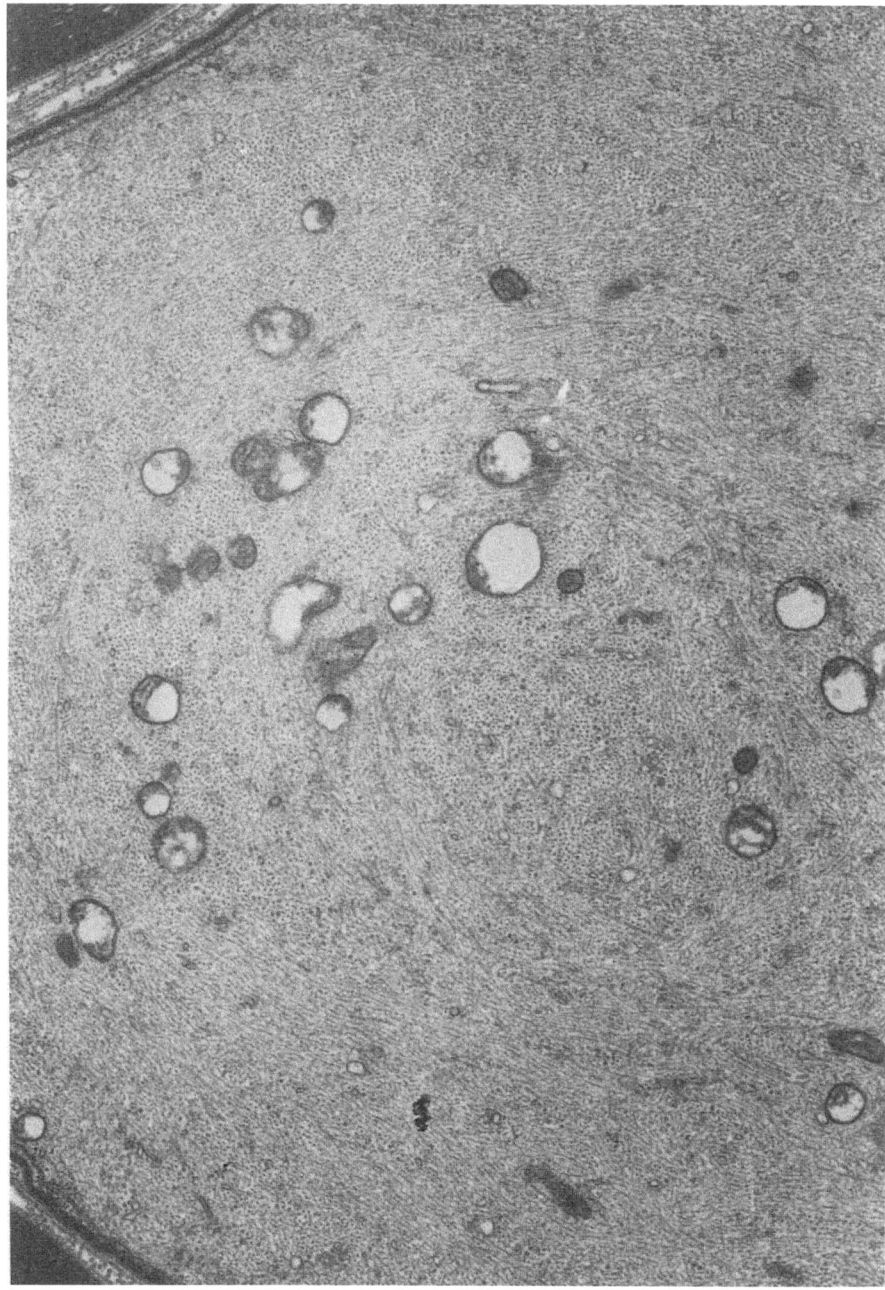

Abb. 146. Querschnitt durch ein geschwollenes und entmarktes Axon bei einer Hamstermutante mit Hinterlauflähmung. Das Axoplasma ist mit zahllosen Neurofibrillen und anderen Organellen vollgestopft. × 15 000

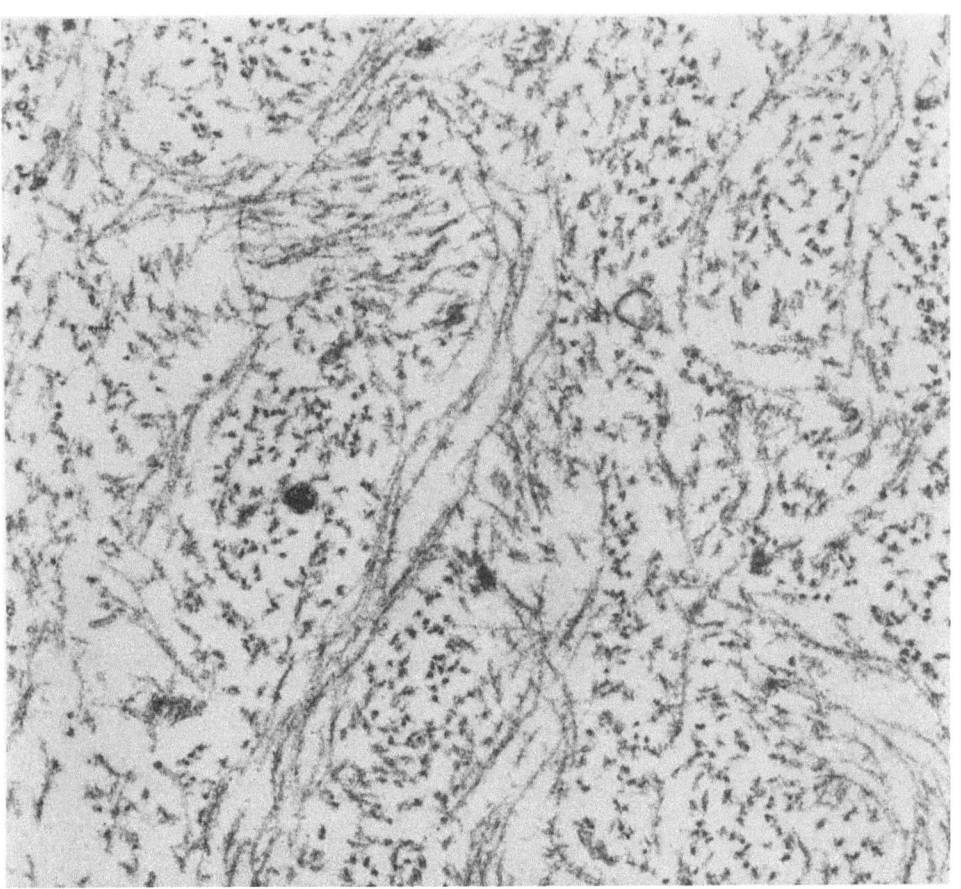

Abb. 147. Teil eines Spheroids in einer motorischen Vorderhornzelle eines Patienten mit amyotrophischer Lateralsklerose. Beachte die 100 Å-Neurofilamente. ×36 000

Vincaalkaloide, Mitosehemmer, üben ihren Effekt auf Mikrotubuli aus. Bei Intoxikationen mit diesen Substanzen verschwinden die Mikrotubuli zu gunsten einer Bildung von großen filamentären Kristalloiden mit einer charakteristischen, hexagonalen, honigwabenähnlichen Struktur (Abb. 148). Auch Colchicin bringt die Mikrotubuli zum Verschwinden, induziert aber keine Bildung parakristalliner Strukturen. Solche Veränderungen hat man sowohl im Tierexperiment wie auch bei Patienten, die mit den genannten Substanzen im Rahmen einer Chemotherapie des Krebses behandelt wurden, beobachtet.

Literatur

Chou SM, Hartman HA (1964) Axonal lesions and waltzing syndrome after IDPN administration in rats. With a concept – "Axostasis". Acta Neuropathol 3:428–450

Terry RD, Peña C (1965) Experimental production of neurofibrillary degeneration. J Neuropathol Exp Neurol 24:200–210
Carpenter S (1968) Proximal axonal enlargement in motor neuron disease. Neurology 18:84–851
Hirano A, Zimmerman HM (1970) Some effects of vinblastine implantation in the cerebral white matter. Lab Invest 23:358–367
Hirano A, Iwata M (1979) Pathology of motor neurons with special reference to amyotrophic lateral sclerosis and related diseases. In: Amyotrophic Lateral Sclerosis, pp 107–133, Tsubaki T, Toyokura Y (eds), University of Tokyo Press, Tokyo
Ghetti B (1979) Induction of neurofibrillary degeneration following treatment with maytansine *in vivo*. Brain Res 163:9–19
Cork LC, Griffin JW, Munnell JF, Lorenz MD, Adams RJ, Price DL (1979) Hereditary canine spinal muscular atrophy. J Neuropathol Exp Neurol 38:209–221
Inoue K, Hirano A (1980) Early pathological changes of amyotrophic lateral sclerosis. A reappraisal of the spheroid, Bunina body and morphometry of the ventral spinal root. J Neuropathol Exp Neurol 39:363 (abstract)

Alzheimersche Fibrillenveränderungen

Die Alzheimerfibrillen gehörten zu den ersten morphologischen Veränderungen der Nervenzellen, die man mit klinischen Symptomen korrelieren konnte. Vor mehr als einem halben Jahrhundert entdeckte Alzheimer mit Hilfe der Versilberung nach Bielschowsky argentophile Fibrillenveränderungen in etwa einem Viertel bis einem Drittel der kortikalen Nervenzellen, zusammen mit reichhaltigen senilen Plaques, im Gehirn einer 51 Jahre alt gewordenen Frau, die nach einer 4½jährigen Anamnese mit progressiver Demenz verstorben war. Alzheimer beschrieb drei Stadien der abnormen Fibrillenveränderung, beginnend mit dem Auftreten ungewöhnlicher Neurofibrillennetze unter den normalen Komponenten der Nervenzellen, und endend mit dem Untergang des gesamten Neurons, wobei nur noch die argentophilen Fibrillenbündel übrig blieben. Die abnormen Neurofibrillen, eine der am besten bekannten Veränderungen in der Neuropathologie, wurden als „Alzheimerfibrillen" bezeichnet, die zugehörige Krankheit, eine Art präseniler Demenz, als „Morbus Alzheimer". Seit ihrer Entdeckung war die Alzheimersche Fibrillenveränderung Gegenstand zahlreicher intensiver Forschungsanstrengungen.

Der lichtmikroskopische Nachweis der Alzheimerfibrillen (Abb. 149, 150)

Die Bielschowsky-Methode ist nach wie vor sehr nützlich zum Nachweis von Alzheimerschen Fibrillenveränderungen. Heute bevorzugt man jedoch die Modifikation nach von Braunmühl oder entsprechende Methoden, da sie die Fibrillenveränderungen besonders deutlich gegenüber den normalen argentophilen Neurofibrillen hervorheben. Man muß jedoch wissen, daß manche Silbermethoden dazu neigen, Blutgefäßwände sehr stark darzustel-

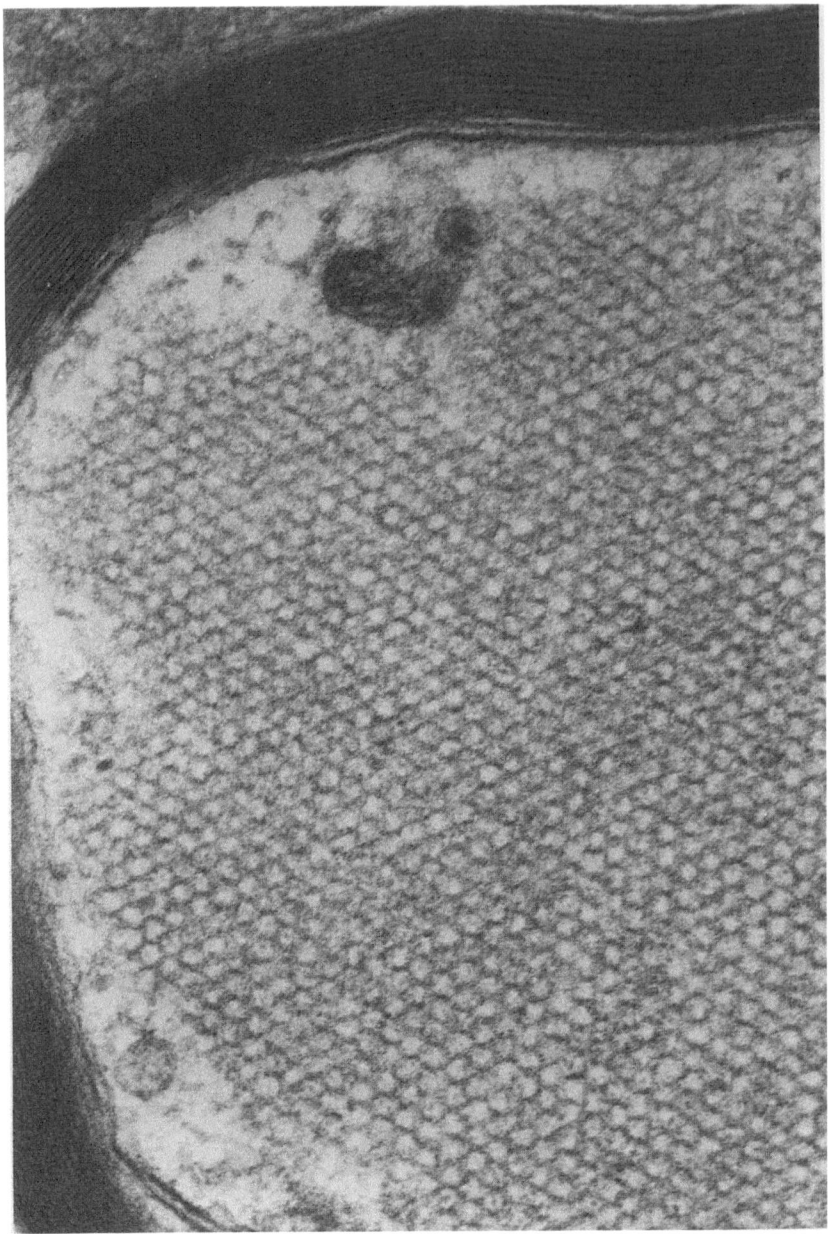

Abb. 148 a–c. Parakristalline Strukturen in einem Axon nach Vinblastinbehandlung. **a**. Querschnitt. ×80 000. **b**. Längsschnitt. ×100 000. **c**. Längsschnitt (der auch Neurofilamente zeigt). ×90 000 (aus: Hirano A (1972) The Structure and Function of Nervous Tissue. Vol 5, p 73, Academic Press)

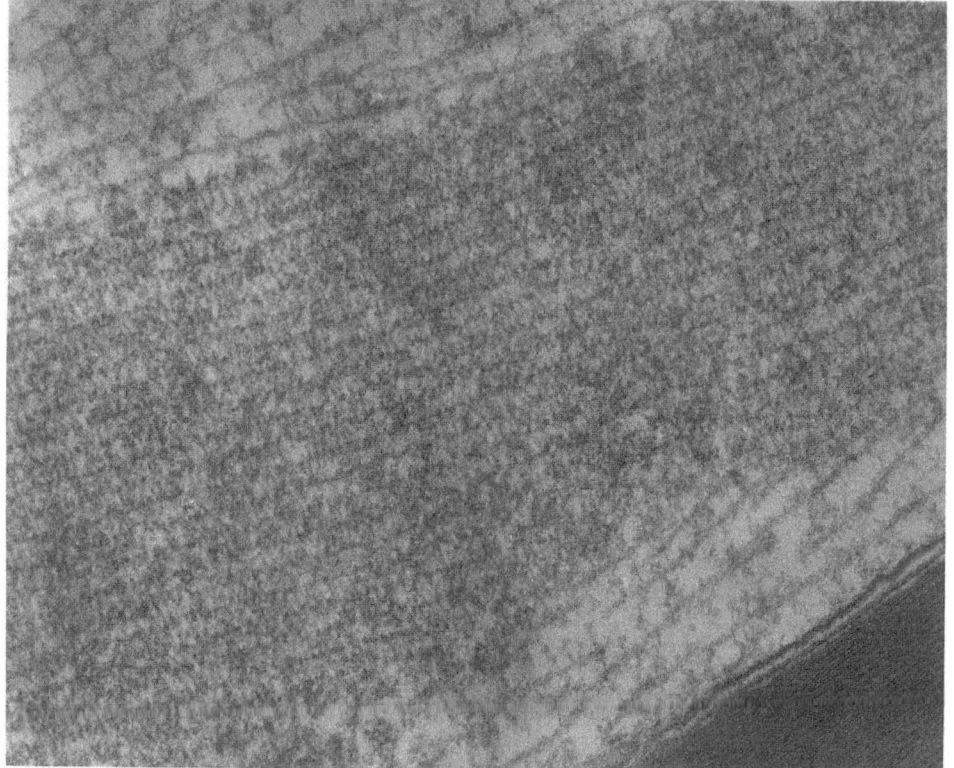

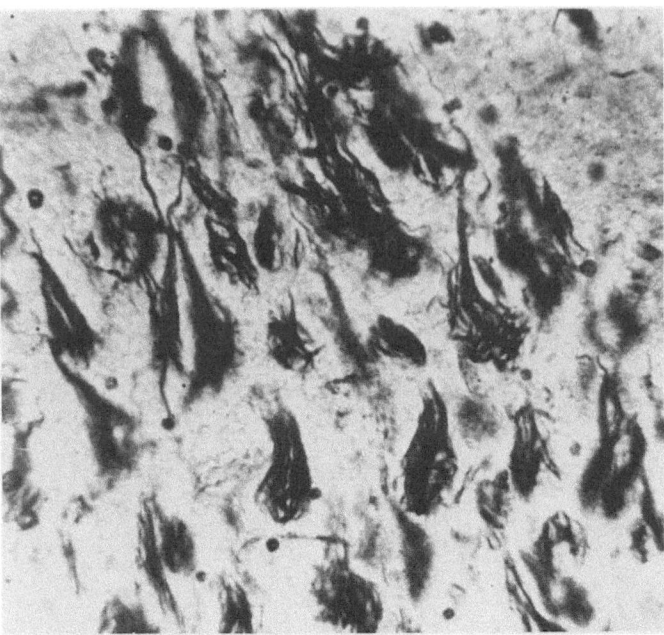

Abb. 149. Alzheimersche Neurofibrillenveränderungen (Silberimprägnation). (aus: Hirano A (1965) NINDB Monograph. No 2, Slow, Latent, and Temperature Virus Infections. p 23)

len. Dies kann beim Unerfahrenen zur Verwirrung führen, vor allem dann, wenn nur wenige Alzheimersche Fibrillenveränderungen vorhanden sind.

Mit einiger Erfahrung kann man die Alzheimerschen Fibrillen schon in einfachen H.E.-Färbungen erkennen. Die meisten abnormen Fibrillen färben sich blau an, während die älteren schwach eosinophil, wie der Hintergrund, hervortreten. Zu einer Quelle möglicher Verwechslungen können eosinophile reaktive Gliafasern werden, die man ebenfalls bei der Alzheimerschen Krankheit findet. Sie sind aber gewöhnlich aufgrund ihrer andersartigen Gestalt und Anordnung von den Alzheimerfibrillen abzugrenzen.

Vorkommen und Verteilung der Alzheimerfibrillen (Abb. 151)

Die Alzheimerschen Neurofibrillenveränderungen findet man bei einer Reihe verschiedener Erkrankungen, und sie können in unterschiedlichen Abschnitten des zentralen Nervensystems auftreten. In der ursprünglichen Beschreibung von Alzheimer wurden sie in großer Zahl mit dreieckiger oder flammenförmiger Gestalt in der Großhirnrinde gefunden. Später fand man globöse Fibrillenveränderungen in den Stammganglien und im Hirnstamm von Patienten mit postenzephalitischem Parkinsonismus (Abb. 1

Vorkommen und Verteilung der Alzheimerfibrillen

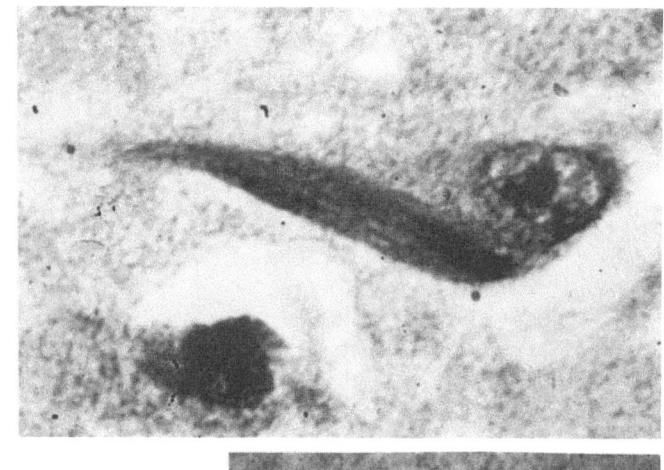

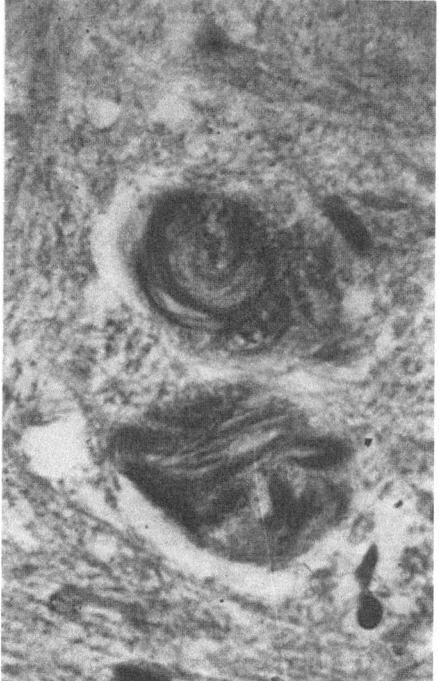

Abb. 150a, b. Alzheimerfibrillen (H.E.). a. Pyramidenzelle des Gehirns. b. Ganglienzellen im Hirnstamm

und 3 in Hirano, 1971). Erst kürzlich beschrieb Malamud große Mengen von Alzheimerfibrillen bei allen ALS-Patienten unter der Chamorrobevölkerung auf der Insel Guam (Malamud et al., 1961). Etwas später wurden noch weit mehr Fibrillenveränderungen bei Chamorroangehörigen mit Parkinsonismus-Demenzkomplex (PD-Komplex) gefunden (Hirano et al. 1961a und b, 1966, 1974). Bei beiden Patientengruppen fanden sich in den kortikalen Pyramidenzellen flammenförmige Alzheimerfibrillen, während in den Stammganglien und im Hirnstamm globöse Fibrillenformationen vorherrschten.

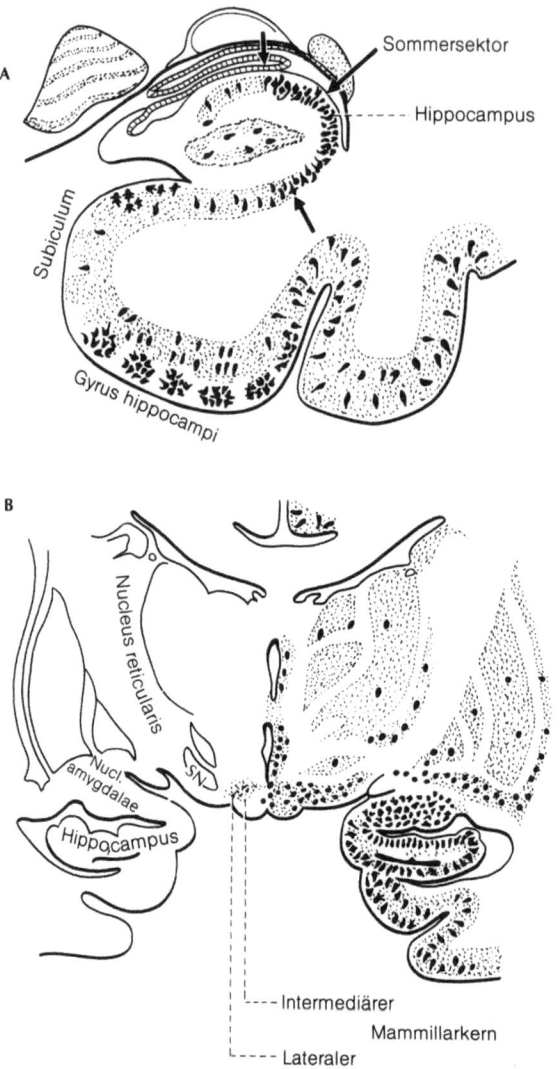

Abb. 151-1. Topographische Verteilungsmuster der Alzheimerfibrillen (aus: Hirano A, Zimmerman HM (1962) Arch Neurol 7:227)

Seit diesen Untersuchungen hat man auch in Altersgehirnen von Kaukasiern Alzheimersche Fibrillenveränderungen nachweisen können. Darüber hinaus zeigten Gehirne von Chamorros, die aus anderen Ursachen als den oben genannten Erkrankungen verstorben waren, wenn auch in weit geringerem Umfang, Alzheimerfibrillen in ähnlicher Verteilung wie bei ALS oder PD-Komplex (Hirano et al., 1966, Brody et al., 1971, Anderson et al., 1979).

Zu weiteren Krankheiten, bei denen Alzheimerfibrillen beobachtet wurden, gehören die Subakute Sklerosierende Panenzephalitis (SSPE), die Tuberöse Sklerose (Hirano et al., 1968), das Down-Sydrom (Burger und Vo-

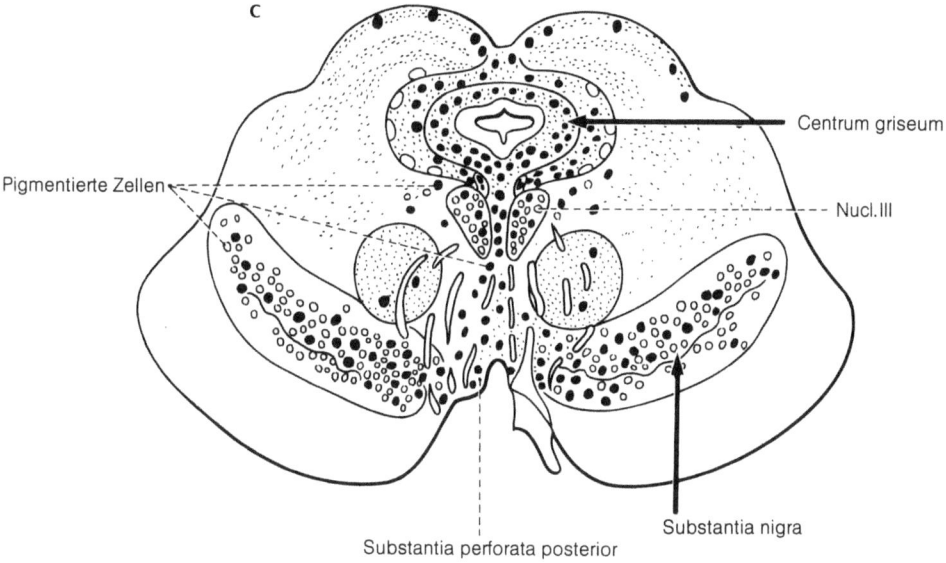

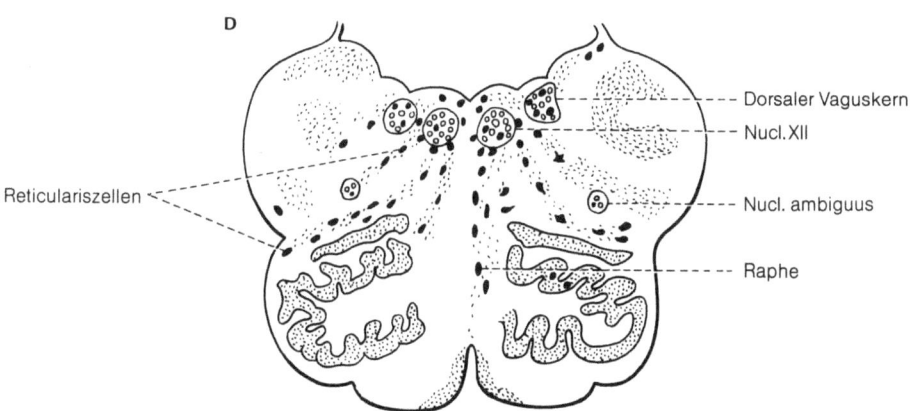

Abb. 151-2. Verteilungsmuster der Alzheimerfibrillen im Hirnstamm

gel, 1975) und bestimmte Lipidosen (Horoupian und Yang, 1978). Schließlich fand man sie auch in Gehirnen von Preisboxern (Corsellis et al., 1973).

Literatur

Malamud N, Hirano A, Kurland LT (1961) Pathoanatomic changes in amyotrophic lateral sclerosis on Guam. Special reference to the occurrence of neurofibrillary changes. Arch Neurol 5:401–415

Hirano A, Kurland LT, Krooth RS, Lessell S (1961a) Parkinsonism-dementia complex, an endemic disease on the island of Guam. I. Clinical Features Brain, 84:642–661

Hirano A, Malamud N, Kurland LT (1961 b) Parkinsonism-dementia complex, an endemic disease on the island of Guam. II. Pathological Features, Brain, 84:662–679

Hirano A, Malamud N, Elizan TS, Kurland LT (1966) Amyotrophic lateral sclerosis and parkinsonism-dementia complex on Guam. Arch Neurol 15:35–51

Hirano A, Tuazon R, Zimmerman HM (1968) Neurofibrillary changes, granulovacuolar bodies and argentophilic globules observed in tuberous sclerosis. Acta Neuropathol 11:257–261

Hirano A (1971) Electron microscopy in neuropathology. In: Progress in Neuropathology Vol 1, pp 1–61, Zimmerman HM (ed), Grune & Stratton, New York

Brody JA, Hirano A, Scott RM (1971) Recent neuropathologic observations in amyotrophic lateral sclerosis and parkinsonism-dementia on Guam. Neurology 21:528–536

Corsellis JAN, Bruton CJ, Freeman-Browne D (1973) The aftermath of boxing. Psychol Med 3:270–303

Burger P, Vogel FS (1973) The development of the pathologic changes of Alzheimer's disease and senile dementia in patients with Down's syndrome. Am J Pathol 73:457–468

Horoupian DS, Yang SS (1978) Paired helical filaments in neurovisceral lipidosis (Juvenile dystonic lipidosis). Ann Neurol 4:404–411

Anderson FH, Richardson EP Jr, Okazaki H, Brody JA (1979) Neurofibrillary degeneration on Guam. Frequency in Chamorros and non-Chamorros with no known neurological disease. Brain 102:65–77

Grundsätzlich zeigen die Alzheimerschen Fibrillenveränderungen eine ziemlich auffällige Bevorzugung bestimmter Hirnareale, wobei ihre Häufigkeit von Krankheit zu Krankheit schwankt (Hirano und Zimmerman, 1962, Ishii, 1966). Unter den Erkrankungen, welche den Großhirnkortex befallen, sind die glomerulären Nervenzellformationen des Gyrus hippokampi und die Pyramidenzellen des Sommersektors im Ammonshorn besonders anfällig für die Veränderung. Ball (1976) berichtete, daß bei der Demenz die Neurofibrillenveränderungen in den hinteren Abschnitten des Hippocampus am ausgeprägtesten sind. Bei Befall der Stammganglien sind der Nucleus subthalamicus, die Substantia innominata des Meynertschen Basalkernkomplexes an der Basis des Nucleus lentiformis und der Nucleus amygdalae die bevorzugten Zielstrukturen. Im Hirnstamm sind es die Substantia nigra, der Locus coeruleus und Nervenzellen der Formatio reticularis.

Andererseits scheinen bestimmte Neurone niemals Alzheimerfibrillen auszubilden. Zu diesen gehören die Purkinjezellen des Kleinhirns, die Nervenzellen des Corpus geniculatum laterale und die des peripheren Nervensystems.

Literatur

Hirano A, Zimmerman HM (1962) Alzheimer's neurofibrillary changes. A topographic study. Arch Neurol 7:227–242

Ishii T (1966) Distribution of Alzheimer's neurofibrillary changes in the brain stem and hypothalamus of senile dementia. Acta Neuropathol 6:181–187

Hirano A, Arumugasamy N, Zimmerman HM (1967) Amyotrophic lateral sclerosis. A comparison of Guam and classic cases. Arch Neurol 16:357–363

Hirano A (1974) Parkinsonism-dementia complex on Guam. Current status of the problem. In: Proceedings of the Tenth International Congress of Neurology, pp 348–357, Excerpta Medica

Ball MJ (1976) Neurofibrillary tangles and the pathogenesis of dementia. A quantitative study. Neuropathol Appl Neurobiol 2:395–410

Die Feinstruktur der Alzheimerfibrillen (Abb. 144, 145)

Dünnschnitte durch die Fibrillen zeigen drei Aspekte: Der charakteristischste findet sich in Längsschnitten, in denen man beobachten kann, daß die Fibrillen regelmäßige Einschnürungen im Abstand von jeweils etwa 800 Å besitzen (Terry, 1963). Manchmal wurden allerdings auch Einschnürungen mit Abständen von nur 500 Å beobachtet. Die Fibrillen sind an der breitesten Stelle, in der Mitte zwischen zwei Einschnürungen, etwa 250 Å breit. Einige Fibrillen erscheinen im Längsschnitt gestreckt und haben einen Durchmesser von annähernd 150 Å (Abb. 152) (Hirano et al., 1968, Oyanagi, 1974). Gelegentlich sieht man auch runde Profile von 150 Å Durchmesser (Hirano et al., 1968). Eine weitere charakteristische Erscheinungsform sind spitze, spindelförmige Strukturen (Terry, 1963).

Ursprünglich hat man die basalen fibrillären Elemente der Alzheimerfibrillen für „Twisted-Tubuli" gehalten (Terry, 1963). Später allerdings kamen Wisniewski et al. (1976) zu dem Schluß, daß es sich um zwei zu einer Helix umeinander verschlungene Filamente handeln müsse, die sie als „Paired-Helical-Filaments" (PHF), wie erstmals von Kidd (1963, 1964) postuliert, bezeichneten.

Bis zum heutigen Tag sind diese Strukturen nur in bestimmten Neuronen des menschlichen Zentralnervensystems gefunden worden. Jüngste Befunde sprechen dafür, daß man ähnliche Strukturen in kaliumchloridinku-

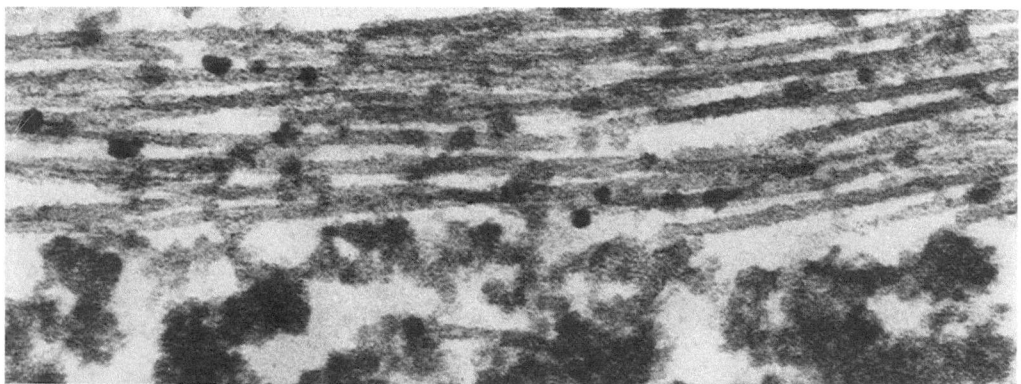

Abb. 152. Gestreckte 150 Å-Filamente („Straight-Filaments") in Nervenzellen der Hirnrinde mit Alzheimerschen Fibrillenveränderungen. × 135 000

bierten Neurofilamenten aus peripheren Nerven finden kann (Schlaepfer, 1977). Ein anderer Bericht beschreibt die Bildung von Paired-Helical-Filaments nach Zugabe eines aus den Gehirnen von Patienten mit Alzheimerscher Erkrankung gewonnenen Extraktes zu Kulturen von menschlichen kortikalen Neuronen aus fötalen Gehirnen (De Boni und Crapper, 1978). Die Bedeutung dieser Studien bedarf jedoch noch weiterer Klärung.

Literatur

Terry RD (1963) The fine structure of neurofibrillary tangles in Alzheimer's disease. J Neuropathol Exp Neurol 2:629–642

Kidd M (1963) Paired helical filaments in electron microscopy in Alzheimer's disease. Nature 197:192–193

Kidd M (1964) Alzheimer's disease. An electron microscopic study. Brain 87:307–320

Hirano A, Dembitzer HM, Kurland LT, Zimmerman HM (1968) The fine structure of some intraganglionic alterations. J Neuropathol Exp Neurol 27:176–182

Hirano A (1970) Neurofibrillary changes in conditions related to Alzheimer's disease. In: Ciba Foundation Symposium. Alzheimer's Disease and Related Conditions. Wolstenholme, pp 185–201, Wolstenholme GEW, O'Connor M (eds) Churchill, London

Wiśniewski H, Terry RD, Hirano A (1970) A neurofibrillary pathology. J Neuropathol Exp Neurol 29:163–176

Oyanagi S (1974) An electron microscopic observation on senile dementia, with special references to transformation of neurofilaments to twisted tubules and a structural connection of Pick bodies to Alzheimer's neurofibrillary changes. Adv Neurol Sci (Tokyo) 18:77–88

Wiśniewski HM, Narang HK, Terry RD (1976) Neurofibrillary tangles of paired helical filaments. J Neurol Sci 27:173–181

Schlaepfer WW (1977) Studies of the substructure of mammalian neurofilaments. J Neuropathol Exp Neurol 36:628 (abst)

Shibayama H, Kitoh J (1978) Electron microscopic structure of the Alzheimer's neurofibrillary changes in case of atypical senile dementia. Acta Neuropathol 41:229–234

DeBoni U, Crapper DR (1978) Paired helical filaments of the Alzheimer type in cultured neurons. Nature 271:566–568

Terry RD (1978) Ultrastructural alterations in senile dementia. In: Alzheimer's Disease: Senile Dementia and Related Disorders (Aging, Vol 7), pp 375–382, Katzman R, Terry RD, Bick KL (eds), Raven Press, New York

Iqbal K, Grundke-Iqbal I, Wiśniewski HM, Terry RD (1978) Neurofibers in Alzheimer's dementia and other conditions. In: Alzheimer's Disease: Senile Dementia and Related Disorders (Aging, Vol 7), pp 409–420, Katzman R, Terry RD, Bick KL (eds), Raven Press, New York

Neurofibrillenveränderungen beim Steele-Richardson-Olszewski-Syndrom

Argentophile Einschlüsse, die an Alzheimersche Fibrillenveränderungen erinnern, wurden in bestimmten Kerngebieten des Hirnstammes beim „Progressive Supranuclear Palsy" (Steele-Richardson-Olszewski-Syndrom) beschrieben. In der Originalmitteilung über diese Fibrillen wurde gezeigt, daß sie aus gestreckten, 150 Å breiten Tubuli ohne Einschnürungen bestehen. Später fanden Tomonaga et al. (1977) allerdings in einer eigenen Beobachtung einer solchen Krankheit sowohl gestreckte wie eingeschnürte Tubuli.

Literatur

Steele JC, Richardson JC, Olszewski J (1964) Progressive supranuclear palsy: A heterogenous degeneration involving the brain stem, basal ganglia and cerebellum with vertical gaze and pseudobulbar palsy, nuchal dystonia and dementia. Arch Neurol 10:333–359

Hirano A (1964) Discussion on Olszewski J, Steele J, Richardson JC: Pathological report on six cases of heterogenous system degeneration. J Neuropathol Exp Neurol 23:188

Tellez-Nagel I, Wisniewski HM (1973) Ultrastructure of neurofibrillary tangles in Steele-Richardson-Olszewski syndrome. Arch Neurol 29:324–327

Powell HC, London GW, Lampert PW (1974) Neurofibrillary tangles in progressive supranuclear palsy. J Neuropathol Exp Neurol 33:98–106

Roy S, Datta CK, Hirano A, Ghatak NR, Zimmerman HM (1974) Electron microscopic study of neurofibrillary tangles in Steele-Richardson-Olszewski syndrome. Acta Neuropathol 29:175–179

Tomonaga M (1977) Ultrastructure of neurofibrillary tangles in progressive supranuclear palsy. Acta Neuropathol 37:177–181

Weitere Neurofibrillenveränderungen

In einem Fall von Tetraplegie unbekannter Ätiologie haben Kuroda et al. (1979) abnormale, argentophile, fibrilläre Akkumulationen innerhalb nahezu des gesamten Motoneuronsystems, wie auch in bestimmten anderen Neuronen beschrieben. Diese Einschlüsse sind in einfachen lichtmikroskopischen Routinepräparaten schwer zu entdecken. Feinstrukturell bestehen sie aus wellenförmigen und parallel oder gestreckten und in zufälliger Verteilung angeordneten Gruppen von Tubuli, die einen Durchmesser von 120 Å besitzen.

Literatur

Kuroda S, Otsuki S, Tateishi J, Hirano A (1979) Neurofibrillary degeneration in a case of quadriplegia and myoclonic movement. Acta Neuropathol 45:105–109

Eosinophile stäbchenförmige Strukturen (Hirano-Bodies) (Abb. 153–155)

Diese Strukturen wurden erstmals bei Patienten mit ALS oder PD-Komplex auf der Insel Guam beobachtet. Sie sind hochgradig lichtbrechende, eosinophile Gebilde, die im Längsschnitt stabförmig und in Querschnitten rund erscheinen. Am besten sieht man sie in H.E.-Präparaten.

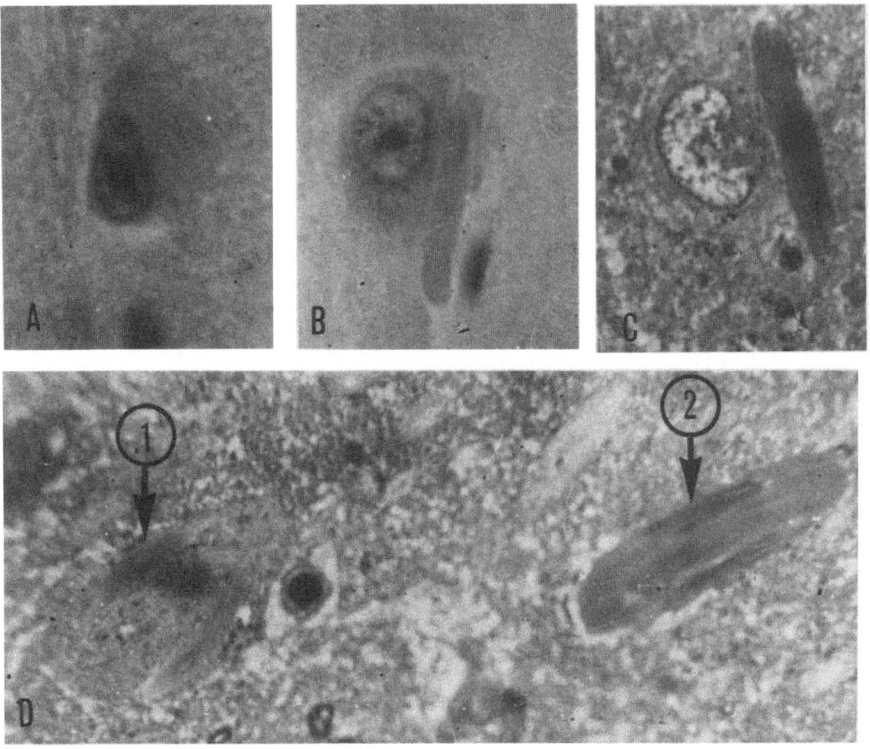

Abb. 153 A–D. Eosinophile stäbchenförmige Einschlüsse (Hirano-Bodies) in Nervenzellen des Sommersektors. × 1000. **A.** Im Perikaryon. **B, C.** In einem Nervenzellfortsatz in der Nachbarschaft eines Neurons. **D.** Im Soma einer Nervenzelle 1. Im apikalen Dendriten 2. (aus: Hirano A et al. (1968) J Neuropathol Exp Neurol 27:167)

Die eosinophilen stäbchenförmigen Körper liegen prinzipiell intraneuronal. Am häufigsten findet man sie innerhalb von Zellfortsätzen im Neuropil, gelegentlich aber auch einmal im Perikaryon in Kernnähe. Meistens ist ihr Vorkommen auf den Sommersektor des Ammonshorns und benachbarte Areale beschränkt (Hirano, 1965, Ogata et al., 1972, Gibbon und Tomlinson, 1977). Allerdings hat man sie auch in anderen Abschnitten des Nervensystems gefunden, wie noch zu beschreiben sein wird. Feinstrukturelle Untersuchungen haben ihre intraneuronale Lage durch den Nachweis von synaptischen Endigungen oder Alzheimerschen Fibrillenveränderungen in unmittelbarem Nebeneinander mit den stäbchenförmigen Einschlüssen innerhalb des gleichen Zellfortsatzes bestätigt. Die stäbchenförmigen Gebilde sind aus hochorganisierten parakristallinen Anordnungen ineinander verschlungener bzw. sich durchflechtender Filamente, die entweder eine gitter- oder fischgrätenartige Konfiguration besitzen (Hirano, 1965, Tomonaga, 1974), aufgebaut. Homogenes, elektronendichtes Material kann manchmal herdförmig die fibrillären Strukturen durchsetzen.

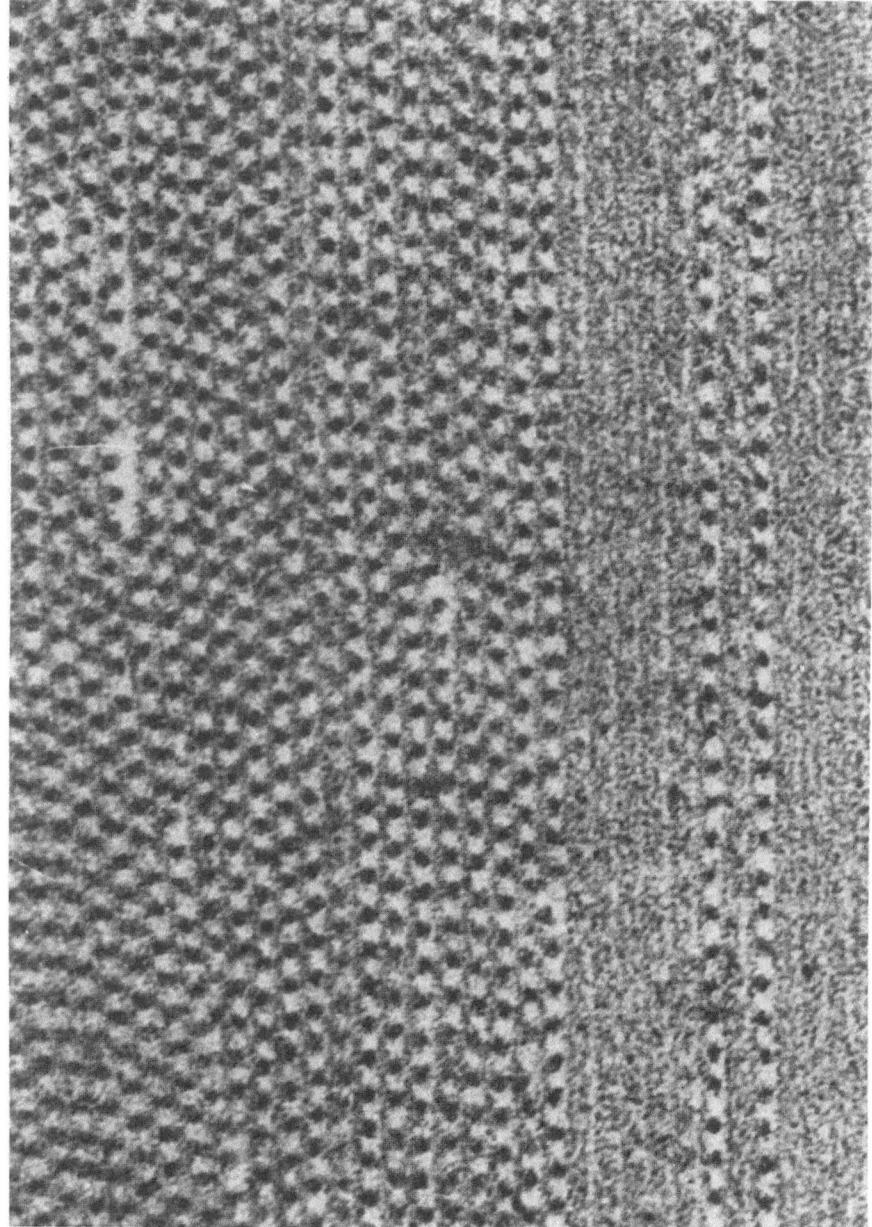

Abb. 154. Eosinophiler stäbchenförmiger Körper (Hirano-Body). ×270 000 (aus: Hirano A et al. (1968) J Neuropathol Exp Neurol 27:167)

Seit ihrer ersten Beschreibung sind die eosenophilen stäbchenförmigen Einschlüsse unter einer Vielzahl verschiedener Bedingungen beobachtet worden. So hat man sie im Sommersektor bei Morbus Pick (Schochet et al., 1968) Alzheimerscher Krankheit, Creutzfeldt-Jakobscher Krankheit (Llena und Hirano, 1979) und in Altersgehirnen gefunden. Bei bestimmten nukleä-

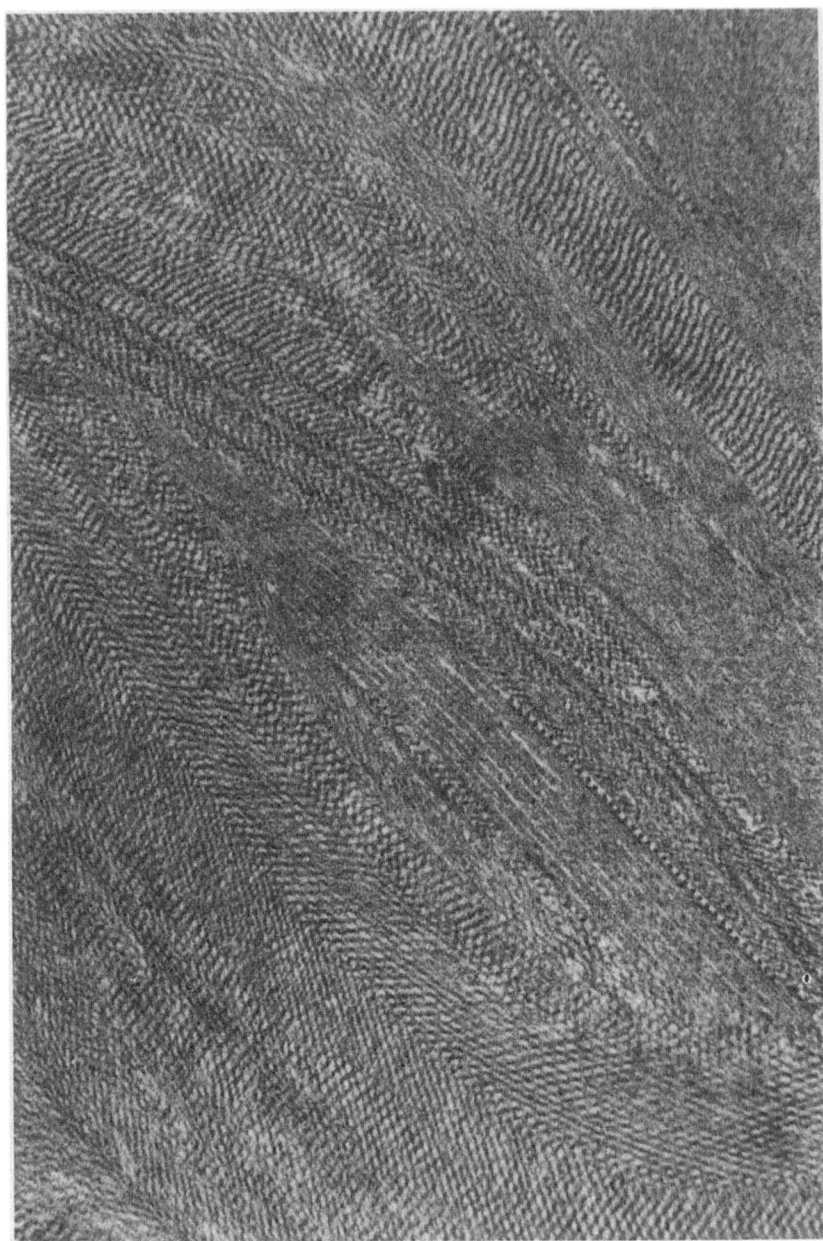

Abb. 155. Eosinophiler stäbchenförmiger Körper (Hirano-Body). ×96 000 (aus: Hirano A (1965) NINDB Monograph No. 2, Slow, Latent, and Temperate Virus Infections. p. 23)

ren Lähmungen sind sie in Vorderhornzellen zu finden (Schochet et al., 1969). Auch unter anderen Umständen sind sie vereinzelt in weiteren Hirnabschnitten, unter anderem im Frontalhirnkortex, gesehen worden.

Bei einigen Tieren hat man ebenfalls ähnliche Einschlüsse gefunden (Beal et al., 1977, Ohama et al., 1979). Auch alte Primaten manifestieren sie im Sommersektor. Schließlich hat man sie bei Tieren mit Scrapie-Erkrankung und im Rahmen einer Reihe von experimentellen Krankheitszuständen beobachtet. Erst kürzlich wurden sie in den inneren Lamellen myelinbildender Oligodendroglia (Cavanagh et al., 1971) oder Schwannzellen bestimmter Tiere unter experimentellen Bedingungen nachgewiesen (Hirano und Dembitzer, 1972). Bei einer Hamstermutante mit Hinterlaufparalyse scheinen sie in Beziehung zur Entmarkung peripherer Nerven zu stehen.

Literatur

Hirano A (1965) Pathology of amyotrophic lateral sclerosis. In: Slow, Latent, and Temperate Virus Infections, pp 23–26, Gajdusek DC, Gibbs CJ Jr (eds). NINDB Monograph, No 2 National Institutes of Health, Washington

Schochet SS Jr, Lampert PW, Lindenberg R (1968) Fine structure of the Pick and Hirano bodies in a case of Pick's disease. Acta Neuropathol 11:330–337

Schochet SS Jr, Hardman JM, Ladewig PP, Earle KM (1969) Intraneuronal conglomerates in sporadic motor neuron disease. Arch Neurol 20:548–553

Cavanagh JB, Blakemore WF, Kyu MH (1971) Fibrillary accumulations in oligodendroglial processes of rats subjected to portocaval anastomosis. J Neurol Sci 14:143–152

Schochet SS Jr, McCormick WF (1972) Ultrastructure of Hirano bodies. Acta Neuropathol 21:50–60

Ogata J, Budzilovich GN, Cravioto H (1972) A study of rod-like structures (Hirano bodies) in 240 normal and pathological brains. Acta Neuropathol 21:61–67

Hirano A (1973) Progress in the pathology of motor neuron disease. In: Progress in Neuropathology, Vol 2, pp 181–225, Zimmerman HM (ed), Grune Stratton, New York

Tomonaga M (1974) Ultrastructure of Hirano bodies. Acta Neuropathol 28:365–366

Hirano A, Dembitzer HM (1976) Eosinophilic rod-like structures in myelinated fibers of hamster spinal roots. Neuropathol Applied Neurobiol 2:225–232

Ohama E, Shibata T, Yamamura S, Ikuta F (1976) Hirano body-like crystallin structure in the Ammon's horn induced by chronic administration of 6-hydroxydopamine. Advances Neurol Sci (Tokyo) 20:400–409

Beal JA, Cooper MH, LeQui IJ (1977) Normal cytoplasmic inclusions in the dorsal horn and supraoptic nucleus of the squirrel monkey, *Saimiri sciureus*. Cell Tiss Res 176:37–46

Gibson PH, Tomlinson BE (1977) Numbers of Hirano bodies in the hippocampus of normal and demented people with Alzheimer's disease. J Neurol Sci 33:199–206

Llena JF, Hirano A (1979) Abundant eosinophilic rod-like structures in subacute spongiform encephalopathy. J Neuropathol Exp Neurol 38:329 (abstract)

5. Mitochondrien (Abb. 156)

Der Aufbau der Mitochondrien in Nervenzellen ist grundsätzlich ähnlich dem in anderen Zellen. Sie sind nach außen durch eine äußere, glatte und eine innere, aufgefaltete Membran, welche die Cristae mitochondriales im Inneren der Mitochondrien bildet, begrenzt.

Gesamtgröße und Gestalt der Mitochondrien hängen von ihrer Lokalisation innerhalb der Zelle ab. Im Perikaryon besitzen sie generell eine wurstförmige Gestalt von 0,1 Mikron Breite und 1 Mikron Länge. In Axonen dagegen neigen sie zu einer starken Elongation, während sie in den synaptischen Endigungen mehr kugelförmig sind. Sie sind mobile Strukturen und können sich manchmal verzweigen. Gewöhnlich sind sie auf die Nissl-Substanz beschränkt, können aber im Grunde genommen auch in jedem anderen Abschnitt der Zelle, außer in den Spines, gefunden werden.

Bei bestimmten Krankheiten, wie z.B. dem Kinky-Hair-Syndrom, nimmt die Zahl der Mitochondrien in bestimmten Nervenzellen dramatisch zu (Ghatak et al., 1972, Yajima und Suzuki, 1979). Bei Axonveränderungen, wie sie z.B. im Rahmen der Wallerschen Degeneration auftreten, sind die Mitochondrien, wie auch andere Organellen, in umschriebenen Abschnitten des Axons vermehrt.

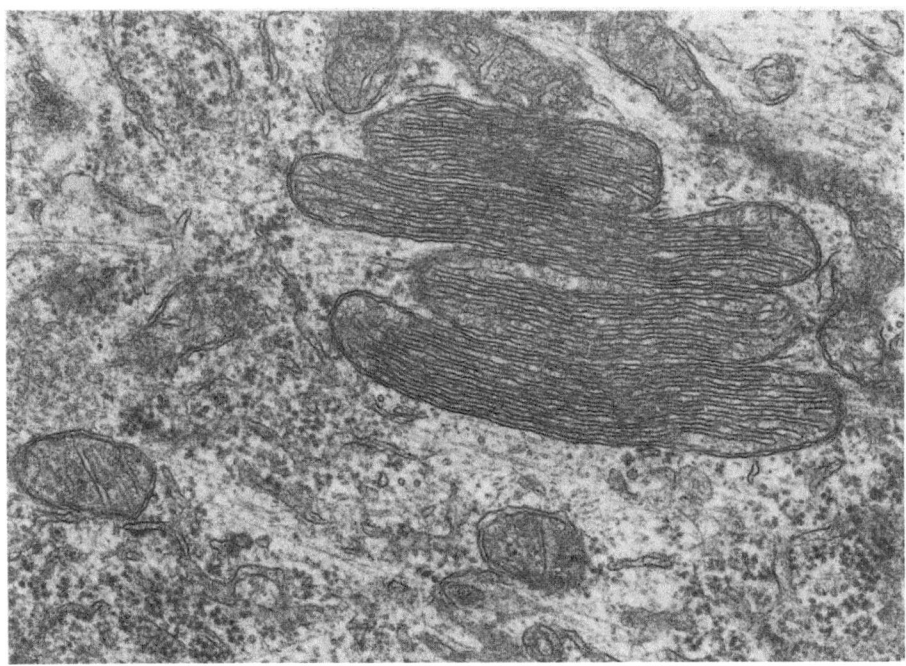

Abb. 156. Mitochondrien in einer Ganglienzelle des Spinalganglions eines Hamsters mit Hinterlauflähmung. Beachte die Variation in der Ausrichtung der Cristae in verschiedenen Mitochondrien. ×40 000

Mitochondrien

Unter anderen krankhaften Bedingungen können die Mitochondrien zu abnormen Dimensionen anschwellen (Abb. 157). Die Matrix kann dabei dichter werden und mit ausgedehnten Akkumulationen elektronendichten Materials, möglicherweise Kalzium, angefüllt sein. Normalerweise kommen solche Ablagerungen in sehr geringen Mengen vor. Die helle und leere

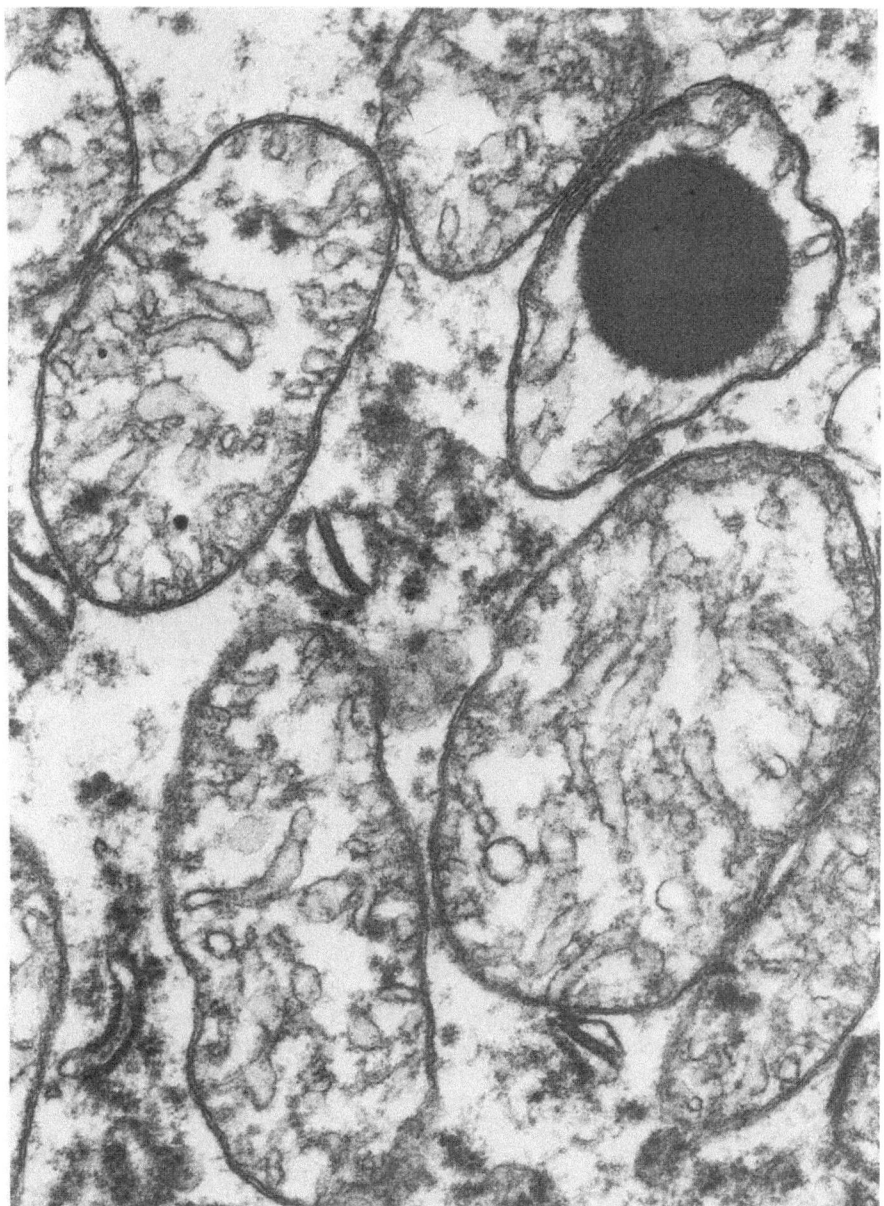

Abb. 157. Große Mitochondrien in der Purkinjezelle eines Patienten mit Kinky-Hair-Disease. In einem Mitochondrium ein elektronendichter Einschluß

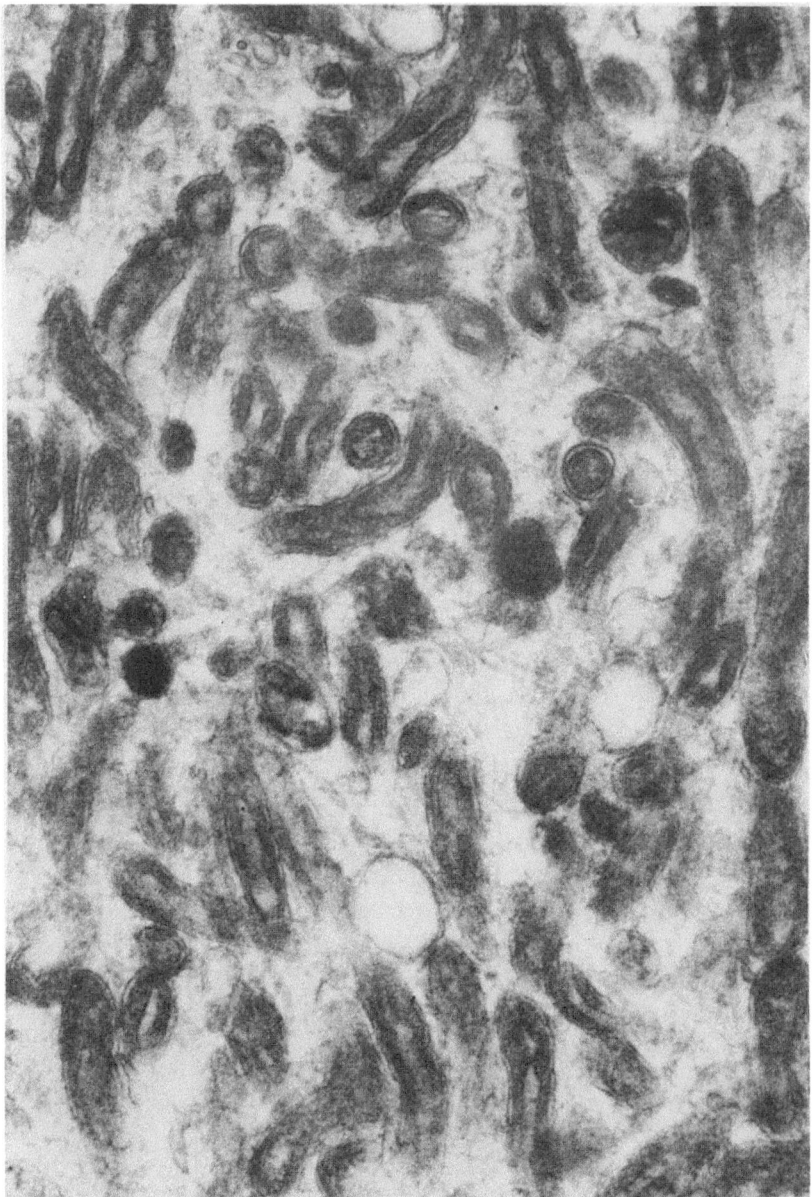

Abb. 158. Ansammlung geschrumpfter Mitochondrien in einem geschwollenen Axon im chronischen Stadium der Zyanintoxikation der Ratte. Vergleiche Abb. 157 bei gleicher Vergrößerung. ×45 000 (Hirano A et al. (1971) J Neuropathol Exp Neurol 30:325)

Schwellung oder Vakuolisierung der Mitochondrien kann Folge eines ischämischen Insulten sein und damit einen zugrundeliegenden pathologischen Sachverhalt, aber durchaus auch Präparationsartefakte, signalisieren. Bei der Bilirubinenzephalopathie (Kernikterus) der Gunnratte enthalten solche vakuolisierten Mitochondrien abnorme membrangebundene Ansammlungen von Glykogengranula (Schutta et al., 1970, Jew und Williams, 1977). Bei bestimmen degenerativen Erkrankungen treten viele geschrumpfte Mitochondrien mit dichter Matrix auf (Abb. 158).

Literatur

Ghatak NR, Hirano A, Poon TP, French JH (1972) Trichopoliodystrophy. II. Pathological changes in skeletal muscle and nervous system. Arch Neurol 26:60–72

Schutta HS, Johnson L, Neville HE (1970) Mitochondria abnormalities in bilirubin encephalopathy. J Neuropathol Exp Neurology 29:296

Jew JY, Williams TH (1977) Ultrastructural aspects of bilirubin encephalopathy in cochlear nuclei of the Gunn rat. J Anat 124:599

Yajima K, Suzuki K (1979) Neuronal degeneration in the brain of the brindled mouse. An ultrastructural study of the cerebral cortical neurons. Acta Neuropathol 45:17–25

6. Intrazytoplasmatische Einschlüsse

Pick-Kugeln (Abb. 159)

Das unter dem Namen Picksche Krankheit bekannte Leiden wurde zuerst von dem Prager Psychiater Arnold Pick (1851–1924) im Jahre 1898 nur auf der Basis des klinischen Bildes und der makroskopischen Veränderungen des Gehirns beschrieben. Das Charakteristische der Krankheit ist eine massive, umschriebene, lobäre Hirnatrophie. Mit Hilfe der Versilberung nach Bielschowsky hat später Alzheimer die charakteristischen argentophilen Kugeln im Zytoplasma von Nervenzellen dargestellt. Trotz der erheblichen Unterschiede zwischen diesen und den Befunden bei der Alzheimerschen Krankheit hielt Alzheimer sie für Neurofibrillenveränderungen. Man muß wissen, daß nicht in allen Fällen von lobärer Atrophie Pick-Kugeln zu finden sind.

Am häufigsten beobachtet man die Pick-Kugeln in Pyramidenzellen des Sommersektors und in den kleinen Zellen der Fascia dentata. Sie treten einzeln auf und besitzen etwa die Größe des Zellkerns. Normalerweise liegen sie im apikalen Abschnitt der Zelle in einem konstant geringen, aber deutlichen Abstand vom Kern. Zusätzlich zur Argentophilie haben die Pick-Kugeln eine leichte Affinität zum Hämatoxylin, weshalb man sie leicht bereits in gewöhnlichen H.E.-Präparaten identifizieren kann. Häufig liegen granulovakuoläre Körper entweder innerhalb oder noch häufiger in der Umgebung der Pick-Kugeln. Im benachbarten Neuropil des Sommer-

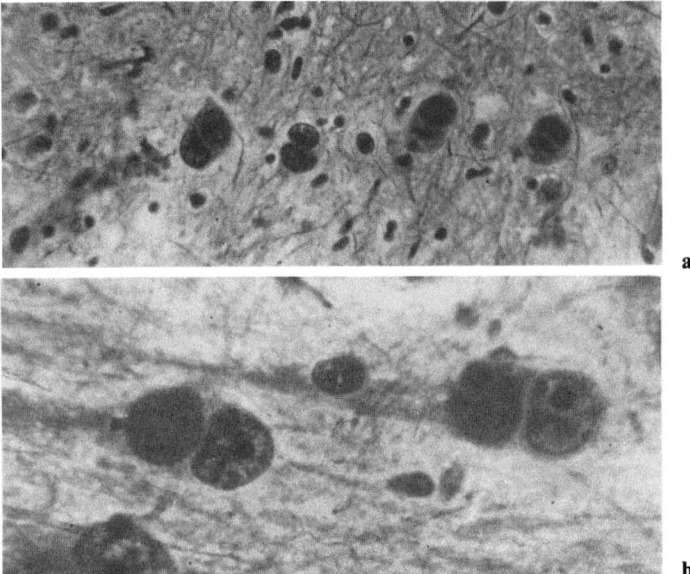

Abb. 159. Pick-Kugeln (Silberimprägnation)

sektors findet man oft auch eosinophile stäbchenförmige Einschlüsse („Hirano-Bodies").

Wisniewski et al. (1972) und Brion et al. (1973) haben die Ultrastruktur der Pick-Kugeln beschrieben. Beide Arbeitsgruppen haben dabei auf ihre Ähnlichkeit mit der Chromatolyse hingewiesen. Die Pick-Kugeln sind nicht-membrangebundene Gebilde, die große Ansammlungen von fibrillären Strukturen wie Neurofilamente und Mikrotubuli und auch anderen Organellen enthalten. Alzheimersche Fibrillenveränderungen der gleichen Art, wie beim Morbus Alzheimer beschrieben, sind in einem Fall von Pickscher Krankheit von Schochet et al. (1968) dargestellt worden.

Literatur

Brion S, Mikol J, Psimaras A (1973) Recent findings in Pick's disease. In: Progress in Neuropathology, Vol 2, pp 421–452, Zimmerman HM (ed) Grune & Stratton, New York

Schochet SS Jr, Lampert PW, Lindenberg R (1968) Fine structure of the Pick and Hirano bodies in a case of Pick's disease. Acta Neuropathol 11:330–337

Wisniewski HM, Coblentz JM, Terry RD (1972) Picks's disease. A clinical and ultrastructural study. Arch Neurol 26:97–108

Lewy-Kugeln (Abb. 160)

Diese Art von zytoplasmatischen Einschlüssen hat Lewy erstmals in der Substantia innominata[1] bei Patienten mit Parkinsonscher Krankheit ent-

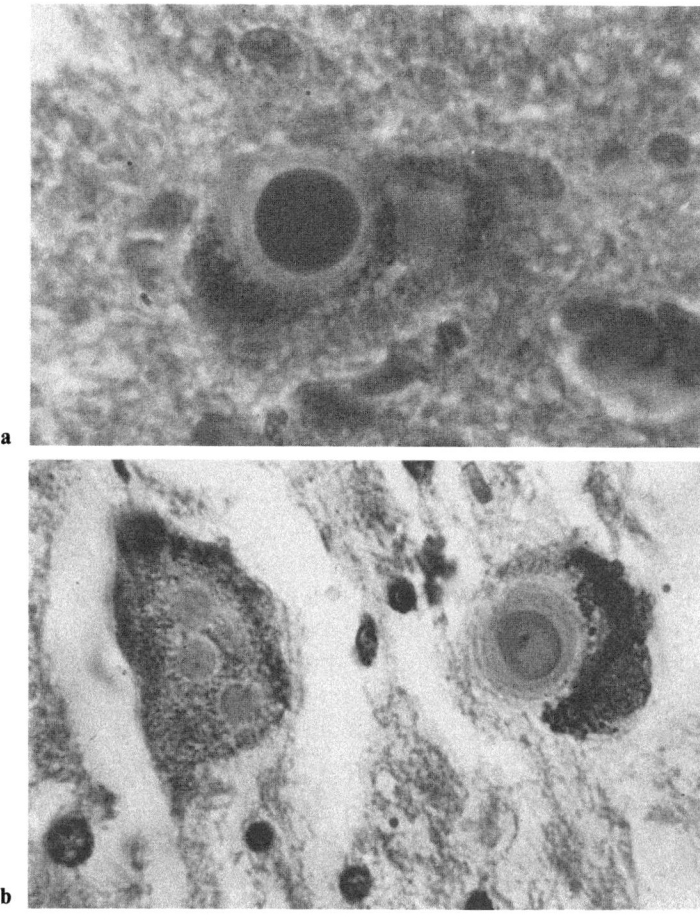

Abb. 160 a, b. Lewy-Kugeln. a. Masson-Trichrom (s. Abb. 123-2 E). b. H.E.-Färbung

deckt. Man hält sie noch immer für ein charakteristisches Merkmal dieser Erkrankung, hat sie seitdem aber auch in der Substantia nigra, dem Locus coeruleus, in einer Reihe weiterer pigmentierter und nichtpigmentierter Neurone und schließlich in Nervenzellen des Rückenmarkes und der sympathischen Ganglien gesehen (Ohama und Ikuta, 1976). Abgesehen von der idiopathischen Parkinsonschen Krankheit sind Lewy-Kugeln auch in Altersgehirnen und einigen Fällen von postencephalitischem Parkinsonismus beobachtet worden, wobei sie bei letzteren in der Regel von Alzheimerschen Fibrillenveränderungen begleitet sind. Schließlich findet man sie auch bei einem kleinen Teil der Patienten mit Parkinsonismus-Demenz-Komplex auf Guam, wo sie wiederum von Neurofibrillenveränderungen, dem Hauptcharakteristikum der Erkrankung, begleitet sind, manchmal sogar innerhalb der gleichen Zelle (Abb. 123-1 A). Lewykugelartige Gebilde

---

1 A.d.Ü.: Zentraler Abschnitt des Meynertschen Basalkernkomplexes

sind auch bei bestimmten Formen nukleärer Muskelatrophien und bei der neuroaxonalen Dystrophie gefunden worden.

Gewöhnlich treten die Lewy-Kugeln einzeln als runde Einschlüsse im Nervenzellkörper oder in Fortsätzen der Nervenzellen auf. Manchmal findet man sie multipel. Auch können sie elongiert oder wurstförmig um den Kern gewunden sein und in den Zellfortsatz hineinragen. In der Regel besitzen sie einen zentralen Kern, umgeben von einer weniger strukturdichten, amorphen, peripheren Aufhellungszone. Manchmal können sie auch eine konzentrisch-lamelläre Form besitzen.

Die Lewy-Kugeln stellen sich in der Nisslfärbung nicht dar. Sie erscheinen dort amorph oder vakuolär. Die Kernregion ist eosinophil, färbt sich leuchtend rot in der Masson- und blau in der Holzer-Färbung. Von den Pick-Kugeln kann man sie aufgrund ihrer schwachen Hämatoxylinophilie und von den Lafora-Körpern durch deren Blaufärbung mit der Nisslmethode unterscheiden. Daneben gibt es aber noch weitere Unterscheidungsmerkmale.

Ihre Feinstruktur wurde zuerst von Duffy und Tennyson (1965) aufgeklärt, deren Ergebnisse später von anderen Untersuchern bestätigt wurden. Der Kern besteht aus einem Gewirr von dichtgefügten, 70–80 Å messenden, Filamenten, die mitunter unregelmäßig eingestreute kleine Vesikel erkennen lassen. Trotz der lichtmikroskopisch scharf demarkierten Grenze zwischen Kern und hellem Außenring einerseits, sowie zwischen diesem und dem Zytoplasma andererseits, trennt keinerlei Membran diese Abschnitte voneinander. Vielmehr sind die Filamente an der Grenze zwischen Kern und äußerer Ringzone in einem radiären Verlauf angeordnet und weniger dicht gefügt.

Literatur

Duffy PO, Tennyson VM (1965) Phase and electron microscopic observations of Lewy bodies and melanin granules in the substantia nigra and locus ceruleus in Parkinson's disease. J Neuropathol Exp Neurol 24:398–414

Okazaki H, Lipkin LE, Aronson SM (1961) Diffuse intracytoplasmic ganglionic inclusions (Lewy type) associated with progressive dementia and quadriparesis in flexion. J Neuropathol Exp Neurol 20:237–244

Roy S, Wolman L (1969) Ultrastructural observations in parkinsonism. J Pathol 99:39–44

Schochet SS Jr (1972) Neuronal inclusions. In: The Structure and Function of Nervous Tissue, Vol 4, pp 129–177, Bourne GH (ed), Academic Press, New York

Ohama E, Ikuta F (1976) Parkinson's disease: Distribution of Lewy bodies and monoamine neuron system. Acta Neuropathol 34:311–319

Lafora-Körper (Abb. 161)

Die Lafora-Krankheit ist ein seltenes, familiäres, progressives, neurologisches Leiden des Kindesalters (bis 1973 waren aus der Weltliteratur nur 64

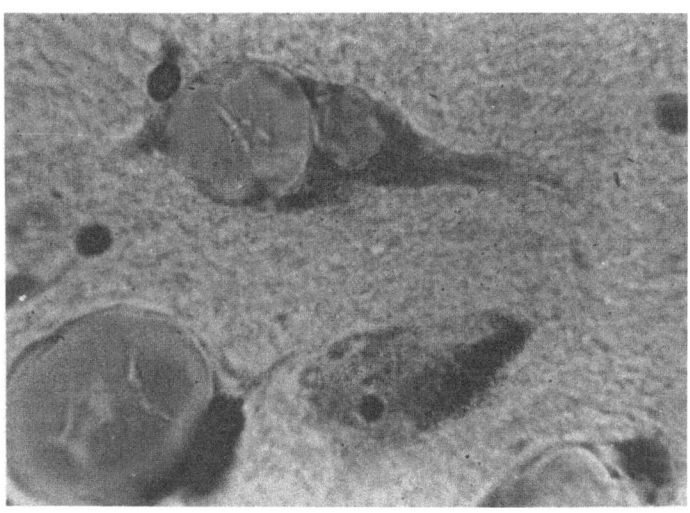

Abb. 161. Lafora-Körper in Nervenzellen der Substantia nigra (Nissl-Färbung)

Fälle zu entnehmen). Sie ist charakterisiert durch Myoklonien und wird daher mitunter auch als Myoklonusepilepsie bezeichnet. Die pathomorphologischen Veränderungen bestehen hauptsächlich im Auftreten von Lafora-Körpern in Nervenzellen ausgedehnter Hirnareale, besonders aber der Substantia nigra und des Nucleus dentatus des Kleinhirns. Die Corpora mamillaria und subthalamischen Kerne sollen indes von Lafora-Körpern frei bleiben (Iwata, 1973).

Die Lafora-Körperchen können einzeln und multipel auftreten. Während man sie meist im Soma der Nervenzelle antrifft, können sie auch in die Fortsätze abgeschoben werden, sogar bis zu den synaptischen Endigungen. In großen Mengen treten sie bei bestimmten Hunderassen auf, die deshalb als Modelle für diese Krankheit von Wert sind (Holland et al., 1970). Offenbar ähnliche Strukturen hat man aber auch bei Krankheiten gefunden, die sich klinisch sehr von der Lafora-Krankheit unterscheiden, und bei denen die Einschlußkörper vorzugsweise in den Axonen, kaum dagegen im Soma der Nervenzellen auftreten (s. S. 201).

Lafora-Körper sind in der Nisslfärbung leicht durch ihre leuchtend blaue Anfärbung zu erkennen, wodurch sie sich von den Alzheimerschen Fibrillenveränderungen und den Lewy-Kugeln unterscheiden. Auch sind sie PAS-positiv.

Die Feinstruktur der Lafora-Körper zeichnet sich durch Ansammlungen nicht-membrangebundener feiner Filamente, vermischt mit feingranulärem Material aus. Sowohl die licht- wie auch die elektronenmikroskopischen Befunde sprechen für einen prinzipiell gleichartigen Aufbau der kindlichen intraneuronalen Lafora-Körper und der Corpora amylacea, die in den Astrozyten des zentralen Nervensystems von Erwachsenen und vor allem von alten Menschen zu finden sind.

Obwohl es sich bei der Lafora-Krankheit um ein neurologisches Leiden handelt, kann man abnorme PAS-positive Einschlüsse auch im Herzmuskel und in Leberzellen beobachten. Die Feinstruktur der Einschlüsse im Myokard ist der der intraneuronalen Lafora-Körper sehr ähnlich.

Literatur

Nanba M (1968) Lafora disease. Brain and Nerve (Tokyo) 20:6–13
Holland JM, William CD, Prieur DJ, Collings GH (1970) Lafora's disease in the dog. A comparative study. Am J Pathol 58:509–529
Iwata M (1973) Contribution a l'etude de la maladie de Lafora. Mémoire pour le titre d'assistant étranger, Université de Paris VI, UER. De Médecine Pitié-Salpetrière, Paris

Intrazytoplasmatische hyaline (kolloidale) Einschlüsse

Intrazytoplasmatische hyaline Einschlüsse findet man gelegentlich in Nervenzellen der Hypoglossuskerne oder der motorischen Vorderhörner älterer Menschen, die offensichtlich kein neurologisches Leiden haben. Bei Kindern sind sie selten. Sie sind leicht zu erkennen an ihrer scharfen Abgrenzung und ihrer ausgeprägten Azidophilie. Ihre Größe schwankt; manchmal können sie das gesamte Perikaryon einnehmen und sogar die Zelle ballonieren. Die umgebende Zellstruktur ist dabei unverändert.

Feinstrukturelle Untersuchungen zeigen, daß es sich bei den hyalinen Einschlüssen um ausgeprägte Dilatationen des rauhen endoplasmatischen Retikulums handelt, die von ribosomenbesetzen Membranen umschlossen sind. Die Befunde sprechen dafür, daß die Einschlüsse Produkte einer abortiven Proteinsynthese sind.

Literatur

Takei Y, Mirra SS (1971) Intracytoplasmic hyaline inclusion bodies in the nerve cells of the hypoglossal nucleus in human autopsy material. Acta Neuropathol 17:14–23
Norman MG (1974) Hyaline ("Colloid") cytoplasmic inclusions in motoneurones in association with familial microencephaly, retardation and seizures. J Neurol Sci 23:63–70

Bunina-Körper

Im Jahre 1962 beschrieb *Bunina* ein kleines, 1–2 Mikron großes, eosinophiles Granulum im Zytoplasma der Vorderhornzellen von Patienten mit der familiären Form der amyotrophischen Lateralsklerose (ALS). Solche Granula treten entweder einzeln oder zu mehreren gleichzeitig, manchmal in kettenförmiger Anordnung, auf. Die Befunde Buninas wurden später an einer Reihe von sowohl sporadischen wie auch familiären Fällen von ALS und an Guam-Patienten bestätigt (Hirano, 1965).

Man hat verschiedentlich Versuche unternommen, die Einschlüsse feinstrukturell zu analysieren; aber wegen der Seltenheit der Bunina-Körper blieben die Ergebnisse bislang zweifelhaft.

Die meisten Untersucher nehmen an, daß sie aus unregelmäßig gestaltetem, elektronendichtem, granulärem Material bestehen. Die unscharf abgehobene Randzone scheint mit benachbarten Organellen, wie z.B. Elementen des endoplasmatischen Retikulums, Vesikeln, Mitochondrien etc. im Kontakt zu stehen. Im Inneren enthalten sie manchmal kleine Inseln verstreut liegender Filamentfragmente. Außerdem haben sich weitere feinstrukturelle Hinweise darauf ergeben, daß Bunina-Körper möglicherweise autophagische Vakuolen darstellen (Hart et al., 1977) oder auch Ansammlungen ringförmiger Lamellen (Tomonaga et al., 1977).

Auch die Möglichkeit, daß es sich um virale Partikel handeln könnte, wurde bereits von Bunina (1962) diskutiert. Seine Arbeitsgruppe berichtete auch über die Induktion einer Bunina-Körperbildung in motorischen Vorderhornzellen von Affen, denen man Gewebe von ALS-Patienten ins Gehirn inplantiert hatte (Zil'ber et al., 1963). Später konnte man diese Beobachtungen nicht reproduzieren, da wiederholte Versuche, ALS-artige Symptome bei Tieren experimentell zu induzieren, mißlangen.

Bei einer Anzahl verschiedener Krankheitszustände nicht-viraler Genese können kleine eosinophile Einschlüsse im Zytoplasma motorischer Vorderhornzellen auftreten (Abb. 162, 163). Hierzu zählen die Chediak-Hi-

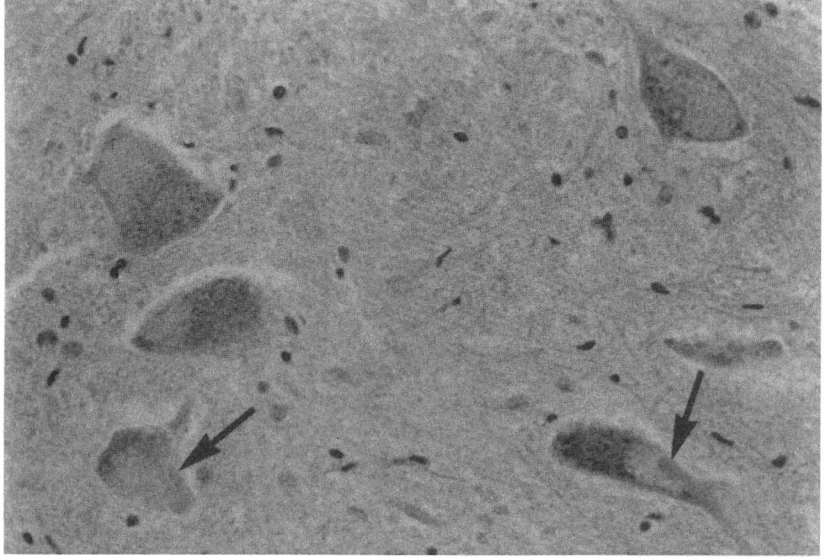

Abb. 162. Paraffinschnitt vom Rückenmark mit eosinophilen Einschlüssen (Pfeile) im Zytoplasma zweier motorischer Vorderhornzellen bei Neurolathyrismus ×400 (aus. Hirano A et al. (1976) Acta Neuropathol 35:277)

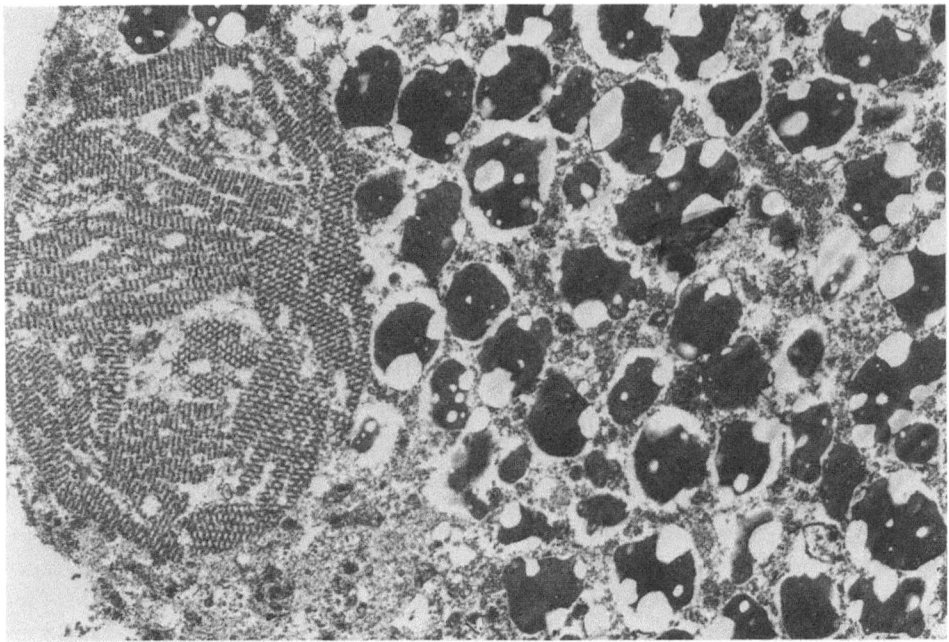

Abb. 163. Parakristalliner Einschluß (links) in der Nachbarschaft von Lipofuscingranula. ×10 000 (aus: Hirano A et al. (1976) Acta Neuropathol 35:277)

gashi-Krankheit der Aleutennerze[1], Vinca-Alkaloidintoxikationen und der Neurolathyrismus (Hirano et al., 1976). Die Feinstruktur dieser Einschlüsse unterscheidet sich jedoch von der der Bunina-Bodies.

Literatur

Bunina TL (1962) On intracellular inclusions in familial amyotrophic lateral sclerosis. Korsakov J Neuropathol and Psychiat 62:1293–1299

Zil'ber LA, Bajdakova ZL, Gardas'jan AN, Konovalov NV, Bunina TL, Barabadze EM (1963) Study of the etiology of amyotrophic lateral sclerosis. Bull Wld Hlth Org 29:449–456

Hirano A (1965) Pathology of amyotrophic lateral sclerosis. In: Slow, Latent and Temperate Virus Infection, pp 23–37, Gajdusek DC, Gibbs CJ Jr, Alpers M (eds), NIH, Washington DC

Hirano A, Llena JF, Steifler M, Cohn DF (1976) Anterior horn cell changes in a case of neurolathyrism. Acta Neuropathol 35:277–283

Hart MN, Cancilla PA, Frommes S, Hirano A (1977) Anterior horn cell degeneration and Bunina-type inclusions associated with dementia. Acta Neuropathol 38:225–228

Tomonaga M, Saito M, Yoshimura M, Shimada H, Tohgi H (1977) Intracytoplasmic inclusion (Bunina body) observed in amyotrophic lateral sclerosis. Neurol Med (Tokyo) 7:160–163

Asbury AK, Johnson PC (1978) Pathology of Peripheral Nerve. Fig 17-1 D, WB Saunders Co, Philadelphia

---

1 A.d.Ü.: Auf den Aleuten, einer Inselgruppe vor Alaska, lebende Nerzart.

Negri-Körper

Negri-Körper sind runde, eosinophile Einschlüsse, die hauptsächlich im Zytoplasma von Pyramidenzellen des Ammonshorns oder von Pyramidenzellen bei der Rabies (Lyssa, Tollwut) auftreten. Ihre Größe schwankt, erreicht jedoch in der Regel etwa die Dimension des Nucleolus. Die Negrikörperchen können einzeln oder zu mehreren in einer Zelle vorkommen. Feinstrukturell kann man nachweisen, daß sie aus tubulär strukturierten Viruspartikeln bestehen, die mit den bei experimentell mit Rabies infizierten Tieren auftretenden identisch sind.

Literatur

Morecki R, Zimmerman HM (1969) Human rabies encephalitis. Fine structure study of cytoplasmic inclusions. Arch Neurol 20:599–604

Kleine eosinophile Granula der pigmenthaltigen Nervenzellen der Substantia nigra

In den melaninhaltigen Nervenzellen der Zona compacta der Substantia nigra findet man manchmal kleine eosinophile Granula. Mitunter treten sie in Clustern auf und können in jedem Alter vorkommen. Sie haben keinerlei pathognostische Bedeutung und treten in offensichtlich normalem Nervengewebe auf.

Feinstrukturell bestehen sie aus Ansammlungen parallel ausgerichteter, 85 Å im Durchmesser messender Filamente, die durch feinere Filamentstrukturen miteinander verbunden sind. Ähnliche Gebilde kann man in benachbarten dilatierten Zisternen des rauhen endoplasmatischen Retikulums beobachten. Man nimmt an, daß es sich um proteinartige Strukturen handelt. Ihr ultrastruktureller Aufbau grenzt sie klar gegenüber anderen zytoplasmatischen Einschlüssen ab.

Literatur

Schochet SS Jr, Wyatt RB, McCormick WF (1970) Intracytoplasmic acidophilic granules in the substantia nigra. Arch Neurol 22:550–555

Eosinophile Einschlüsse in Nervenzellen des Thalamus

Auch in Thalamusneuronen kann man eosinophile intrazytoplasmatische Einschlußkörper finden. Obwohl sie dort zuerst bei der Dystrophia myotonica beobachtet wurden (Culebras et al., 1973) sind sie unspezifische Veränderungen, die auch unter anderen Umständen, ja sogar im Thalamus von Gesunden, auftreten. Während man sie für Altersveränderungen hält, ist ihre

Bedeutung unbekannt. Auch ultrastrukturell wurden sie untersucht und dabei als dilatierte Zisternen des rauhen endoplasmatischen Retikulums identifiziert.

Literatur

Culebras A, Feldman GR, Merk F (1973) Cytoplasmic inclusion bodies within neurons of the thalamus in myotonic dystrophy. J Neurol Sci 19:319–329

7. Nervenzellfortsätze

Die Dendriten

Die Dendriten entspringen aus dem Zellkörper und verzweigen sich, wie bereits ihr Name erkennen läßt, zu Dendritenbäumchen. Die Hauptäste der Pyramidenzelldendriten werden, je nach Lokalisation des Abganges von der Zelle, in basale oder apikale unterteilt. In der Regel ist die dendritische Arborisation so umfangreich und kunstvoll, daß die Oberfläche des Dendritenbäumchens diejenige des Perikaryon um ein Vielfaches an Größe übertrifft. Ein großer Teil dieser Oberfläche dient den synaptischen Kontakten, die entweder am glatten Dendritenfortsatz selbst oder an kleinen, spezialisierten Vorsprüngen desselben, den Dornen oder sogenannten Spines, stattfinden. Die Anteile der Dendriten, die nicht von Synapsen besetzt sind, werden bei vielen Nervenzellen durch „Satellitenzellen", d.h. gewöhnlich Astrozytenfortsätze, abgedeckt. Im Unterschied zu den Axonen sind die Dendriten nicht zu parallelen Faserbündeln zusammengefaßt. Statt dessen scheint sich jeder Dendrit auf der Suche nach seinem synaptischen Kontakt seinen eigenen Weg zu suchen.

Das Innere der proximalen Abschnitte größerer Dendritenstämme ist in seiner Zusammensetzung identisch mit der des perikariellen Zytoplasmas. Es enthält die gleichen Organellen, wie z.B. rauhes endoplasmatisches Retikulum und Golgi-Apparat. Mit abnehmendem Kaliber der Äste indes reduziert sich der Organellenbestand im Inneren auf Mikrotubuli, Filamente, Mitochondrien und gelegentliche Anteile von glattem endoplasmatischem Retikulum. Abgesehen von dem häufigen Synapsenbesatz sind die kleineren dendritischen Verzweigungen im Aufbau einzelnen Axonen sehr ähnlich.

Der Pathologie der Dendriten ist in der Vergangenheit verhältnismäßig wenig Beachtung geschenkt worden. Dies ist im großen und ganzen der Tatsache zuzuschreiben, daß die gewöhnlichen, routinemäßig angewandten Färbe- und Präparationsmethoden keine gute Darstellung des Dendritenbaumes liefern. Sogar mit konventionellen Silberimprägnierungen werden entweder nur Teile der Dendritenfortsätze oder nur die filamentären Ele-

Die Dendriten 187

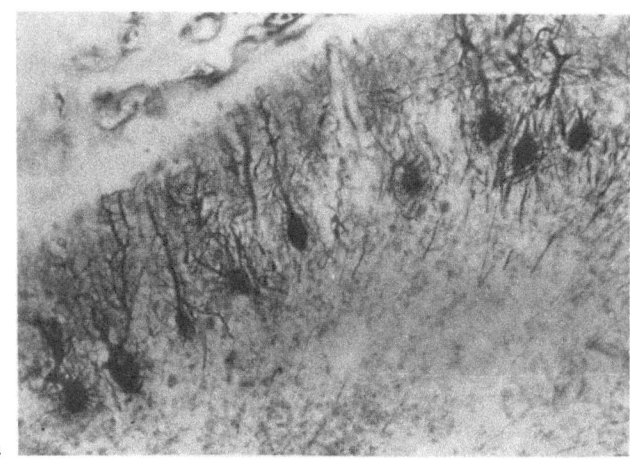

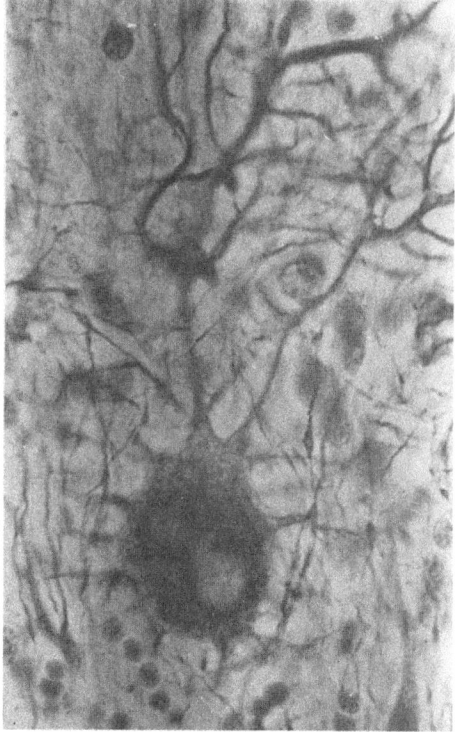

Abb. 164. Kleinhirnkortex bei Kinky-Hair-Disease (Silberimprägnation). Beachte die zahlreichen Aussprossungen des Zellsomas

mente sichtbar. Gewöhnlich sieht man bloß das Zellsoma und die proximalen Dendritenabschnitte. Nur die Golgi-Methoden gestatten eine weit ausgedehntere Imprägnation des Dendritenbaumes, wofür man allerdings erhebliche methodische Nachteile in Kauf nehmen muß. Es wird nämlich jeweils nur eine beschränkte Zahl von Zellen imprägniert, und immer besteht die Möglichkeit, daß periphere Abschnitte der Dendriten nicht dargestellt werden. Zudem ist die Technik schwierig und kann mit erheblichen artefiziellen Silberniederschlägen einhergehen. Trotz allem sind einige pathologische Veränderungen des Dendritenbaumes bekannt. Der sogenannte „Stern-Körper" oder „Kaktus", bzw. die „Stachelkugel", entsteht durch eine segmentale Auftreibung der peripheren Abschnitte der Purkinjezelldendriten. Im Einzelfalle können solche Anschwellungen bis zur Größe des Zellkörpers selbst gedeihen oder zahlreiche radiäre Fortsätze zeigen. Solche Veränderungen beobachtet man bei verschiedenen Lipidosen (Fine et al., 1960) und einer Anzahl weiterer Krankheitsprozesse, wie z. B. der Kleinhirnatrophie vom Körnerzelltyp, dem Kinky-Hair-Disease (Menkes et al., 1962, Aguilar et al., 1966, Ghatak et al., 1972, Iwata et al., 1979), bei organischer Quecksilbervergiftung (Hunter und Russell, 1954) etc.

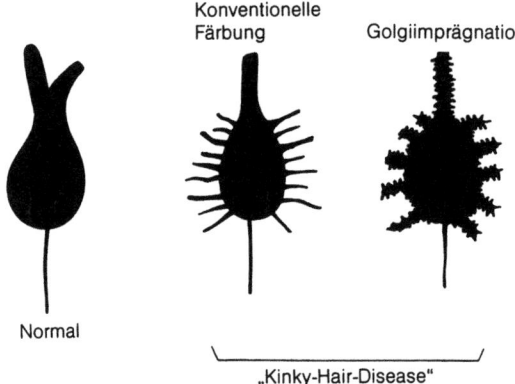

Abb. 165. Schematische Darstellung von Purkinjezellen aus dem normalen Kleinhirn (links) und einem solchen bei Kinky-Hair-Disease (Menkes-Syndrom) (Mitte und rechts). (Aus: Hirano A (1977) In: Neurobiology of Neurons and Glia. Kyoritsu Pub Co, Tokyo, p 65)

Bei bestimmten Krankheitsformen mit Auftreten von Stachelkugeln an Dendriten können auch die Nervenzellperikarien ähnliche Veränderungen zeigen. In der Tat sind beim Kinky-Hair-Disease die *somatischen Fortsätze* (*„Somatic Sprouts"*) auf den Perikarien die charakteristischste Veränderung der Krankheit (Abb. 164–168). Bei bestimmten Lipidosen treten Strukturen, die man als *Meganeuriten* bezeichnet hat, am basalen Pol der Perikarien auf. Sie sind den kaktusartigen Auftreibungen der Dendriten sehr ähnlich.

Eine weitere gut bekannte Veränderung, die man bei seniler Demenz und in normalen Altersgehirnen findet, ist eine Reduktion der dendritischen Arborisation kortikaler Neurone (Scheibel, 1978, Mervis, 1978). Bei der progressiven Paralyse bzw. der Metalues ist die Ausrichtung der Dendritenbäume im Großhirnkortex erheblich verändert. Beim Kinky-Hair-Disease und anderen erblichen Krankheiten des zentralen Nervensystems des Menschen und der Maus sind die Dendriten der Purkinjezellen massiv vermindert und erheblich fehlorientiert (Hirano, 1978).

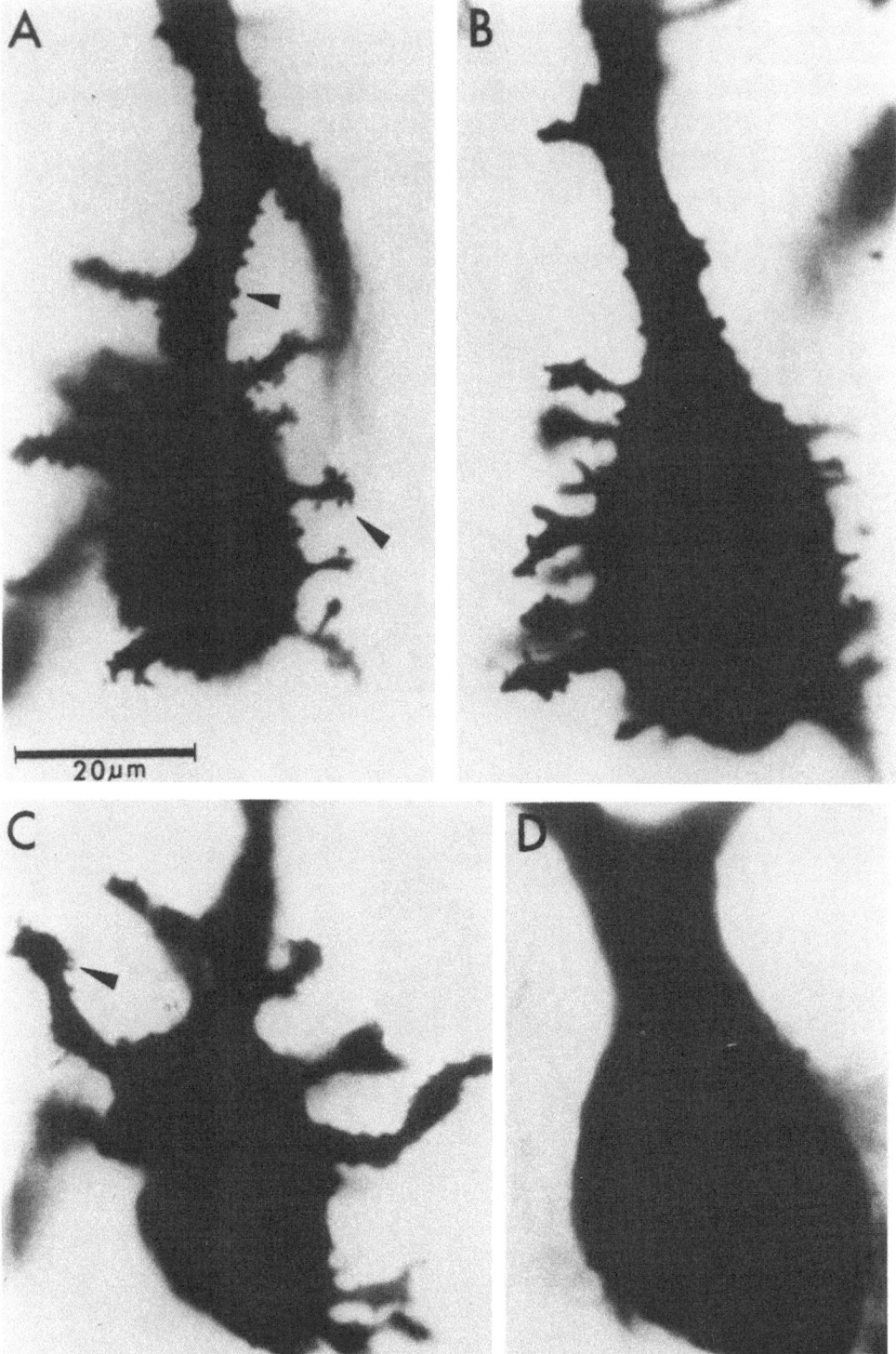

Abb. 166. A, B und **C**. Purkinjezellen eines 21 Monate alt gewordenen Kindes mit Menkes Kinky-Hair-Syndrom. **D**. Normale Purkinjezelle eines 2 Jahre alt gewordenen Kindes ohne neuropathologische Anamnese. (aus: Purpura et al. (1976) Brain Res 117: 125)

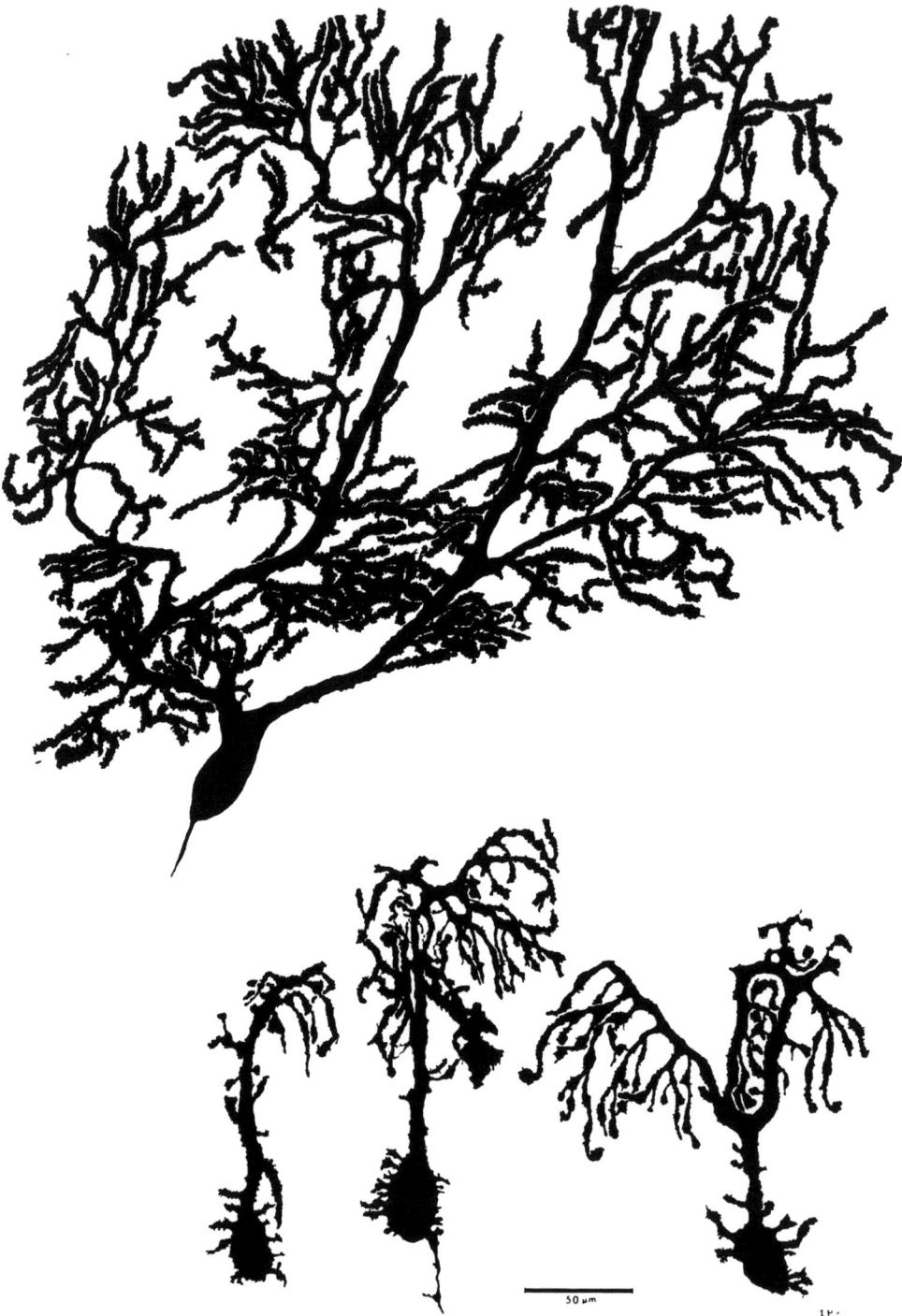

Abb. 167. Kameralucida-Zeichnung von Purkinjezellen. Die unteren drei sind identisch mit denen in **a**, **b** und **c** aus Abb. 166. Der Dendritenbaum ist klein und unregelmäßig gestaltet. Die obere Zeichnung gibt eine normale Purkinjezelle eines 1 Jahr alt gewordenen Kindes wieder (aus: Purpura et al. (1976) Brain Res 117:125)

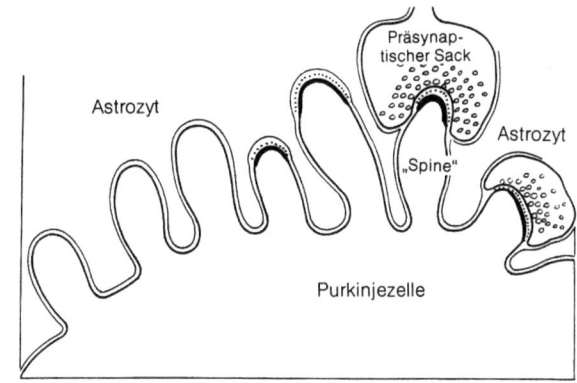

Abb. 168. Schematische Darstellung des elektronenmikroskopischen Aspektes eines Purkinjezell-Perikaryon oder eines Dendriten bei Kinky-Hair-Syndrom (aus: Hirano A (1977) In: Neurobiology of Neurons and Glia. Kyoritsu Pub Co, Tokyo, p 65)

Literatur

Hunter D, Russel DE (1954) Focal cerebral and cerebellar atrophy in a human subject due to organic mercury compounds. J Neurol Neurosurg Psychiat 17:235–241
Fine DIM, Barron KD, Hirano A (1960) Central nervous system lipidosis in an adult with atrophy of the cerebellar granular layer: A case report. J Neuropathol Exp Neurol 19:355–369
Menkes JH, Alter M, Steigleder GK, Weakley DR, Sung JH (1962) A sex-linked recessive disorder with retardation of growth, peculiar hair, and focal cerebral and cerebellar degeneration. Pediatrics 29:764–769
Aguilar MJ, Chadwick DL, Okuyama K, Kamoshita S (1966) Kinky hair disease. 1. Clinical and pathological features. J Neuropathol Exp Neurol 25:507–522
Ghatak NR, Hirano A, Poon TP, French JH (1972) Trichopoliodystrophy. II. Pathological changes in skeletal muscle and nervous system. Arch Neurol 26:60–72
Kreutzberg GW (ed) (1975) International Symposium on Physiology and Pathology of Dendrites. Raven Press, New York
Mervis R (1978) Structural alterations in neurons of aged canine neocortex: A Golgi study. Exp Neurol 62:417–432
Hirano A (1978) Aberrant synapses in the cerebellum. Advances Neurol Sci (Tokyo) 22:1279–1295
Scheibel A (1978) Structural aspects of the aging brain: Spine systems and the dendritic arbor. In: Alzheimer's Disease: Senile Dementia and Related Disorders (Aging, Vol 7), pp 353–373. Katzman R, Terry RD, Bick KL (eds), Raven Press, New York
Iwata M, Hirano A, French JH (1979) Degeneration of the cerebellar system in X-chromosome-linked copper malabsorption. Ann Neurol 5:542–549
Iwata M, Hirano A, French JH (1979) Thalamic degeneration in X-chromosome-linked copper malabsorption. Ann Neurol 5:359–366

Axone (Abb. 126)

Die Axone der meisten Nervenzellen sind lange, unverzweigte Fortsätze. Ihr Kaliber kann recht gering sein, bleibt aber über nahezu die gesamte Länge hin konstant bis unmittelbar vor dem Zielorgan, wo es zu feinen Aufzweigungen, den terminalen Ramifikationen, kommen kann. Doch gibt es hier einiges an Variation. Die Axone der Purkinjezellen z. B. verzweigen sich recht bald und geben einen rückläufigen Ast ab.

Axone färben sich in der H.E.-Färbung schwach bläulich. Viel besser dargestellt sind sie in Silberimprägnationen, in denen sie homogen und schwarz erscheinen.

Das Elektronenmikroskop hat viel zu unserem besseren Verständnis des Wesens der Axone beigetragen. Das *Axoplasma* ist umgeben von einer Plasmamembran, dem *Axolemm.* Dieses ist weitgehend identisch mit dem Rest der neuronalen Plasmamembran, bis auf drei Aufschnitte: den Axonhillock einschließlich des Ursprungssegmentes, die nodale und paranodale Region und die Synapsen. Am Axonhillock und dem Initialsegment sowie am Ranvierschen Schnürring enthält die unmittelbar unterhalb des Axolemm gelegene Region eine feinfilamentäre, elektronendichte Schicht, die *Innenauskleidung,* die vom inneren Blatt der Plasmamembran durch eine schmale, elektronendurchlässige Zone getrennt ist. Der Aufbau der Axonoberfläche in der paranodalen Region und an den Synapsen soll später erörtert werden.

Unter normalen Verhältnissen ist das Innere der Axone verhältnismäßig einfach aufgebaut. Konstante Elemente sind zur Längsachse des Axons parallel ausgerichtete Mikrotubuli und Neurofilamente. Sie haben enge Beziehung zum Axontransport – ein Gebiet intensiver aktueller Forschung (Ochs und Worth, 1978). Gelegentlich findet man auch elongierte, ebenfalls in Längsrichtung angeordnete Mitochondrien, ebenso wie Anteile des glatten endoplasmatischen Retikulums.

Der *Axonhillock* und das *Ursprungssegment* zeigen einige zusätzliche Besonderheiten. Obwohl man in diesen Regionen keine Nissl-Substanz findet, sind Ansammlungen von Ribosomen vorhanden. Zudem sind die Mikrotubuli durch zarte Filamente miteinander verbunden und bilden Faszikel.

Literatur

Palay SL, Sotelo C, Peters A, Orband PM (1968) The axon hillock and the initial segment. J Cell Biol 38:193–201

Peters A, Proskauer CC, Kaiserman-Abramof IR (1968) The small pyramidal neuron of the rat cerebral cortex. J Cell Biol 39:604–619

Hirano A (1972) The pathology of the central myelinated axon. In: Structure and Function of the Nervous Tissue. Vol 5, pp 73–162, Bourne GH (ed), Academic Press, New York

Hirano A, Dembitzer HM (1977) Fine structure of normal myelin. In: International Encyclopedia of Neurology, Psychiatry, Psychoanalysis and Psychology. pp 413–416, Wolman BB (ed) Van Nostrand Reinhold, New York

Hirano A, Dembitzer HM (1978) Morphology of normal central myelinated axons. In: Physiology and Pathology of Axons, pp 65–82, Waxman SG (ed) Raven Press, New York

Ochs S, Worth RM (1978) Axoplasmic transport in normal and pathological systems. In: Physiology and Pathobiology of Axons. pp 251–265, Waxman SG (ed), Raven Press, New York

Organellenverluste (Abb. 169)

Im Zusammenhang mit verschiedenartigen Affektionen ist es nicht ungewöhnlich, auf Nervenfasern zu treffen, deren Axone segmentale Schwellungen mit einem Verlust aller Organellen, ausgenommen des dilatierten Axolemm, zeigen. Es handelt sich um einen unspezifischen Befund, der im Zusammenhang mit hypoxischen Schädigungen, Hypoglykämie, akuter Zyanvergiftung und anderen Affektionen beobachtet werden kann. Bei der Wallerschen Degeneration kann das ausgebrannte Axon kollabieren und auf diese Weise bizarre Gebilde hervorbringen (Abb. 170).

Veränderungen der fibrillären Organellen

Unter bestimmten Bedingungen wie z.B. bei der IDPN (β-β'-iminodiproprionitril)-Intoxikation oder bei der Giant-Axon-Neuropathie, und auch unter anderen Umständen, kommt es zu umschriebenen Axonschwellungen, die durch abnorme Akkumulationen von vorwiegend 100 Å-Filamenten hervorgerufen werden. Dies bedingt eine auffallende Argentophilie in Versilberungen. Die sogenannten *Torpedos*, die man gelegentlicht an Purkinjezellen beobachtet, bestehen bei näherer Betrachtung aus abortiven Ansammlungen von Axonfilamenten innerhalb der Körnerzellschicht (Abb. 171).

Auch Mikrotubuli können unter bestimmten krankhaften Bedingungen abnorme Ansammlungen bilden (Abb. 172). Hierzu gehört z.B. die neuroaxonale Dystrophie. Intoxikationen mit *Vinca*-Alkaloiden führen zu Zerstörungen der Mikrotubuli mit Auftreten parakristalliner Strukturen, die aus dichtgefügten Elementen in hexagonaler Anordnung aufgebaut sind (Abb. 148). Oft bilden sich im Zusammenhang mit diesen Veränderungen auch Akkumulationen von tubulovesikulären Strukturen (Abb. 173).

Veränderungen des glatten endoplasmatischen Retikulums (Abb. 174, 175)

Bei bestimmten krankhaften Zuständen, insbesondere der Triorthokresylphosphatvergiftung und bei der neuroaxonalen Dystrophie kann das glatte endoplasmatische Retikulum in abundanter Weise proliferieren und bizarre, wirbelförmige oder lamelläre Strukturen ausbilden. Eine weitere Variante, die im Zusammenhang mit Veränderungen des glatten endoplasmatischen Retikulums zu beobachten ist, sind die honigwabenartigen tubulären Strukturen („Honeycombs"), die man hauptsächlich in bemarkten Axonen der Körnerzellschicht des Kleinhirns antrifft. Solche Gebilde sind auch in ansonsten normalen Kleinhirnen gefunden worden. Häufig trifft man sie jedoch unter einer Vielzahl pathologischer Bedingungen an, bei denen sie im übrigen auch in marklosen Axonen zu finden sind. Manche Untersucher

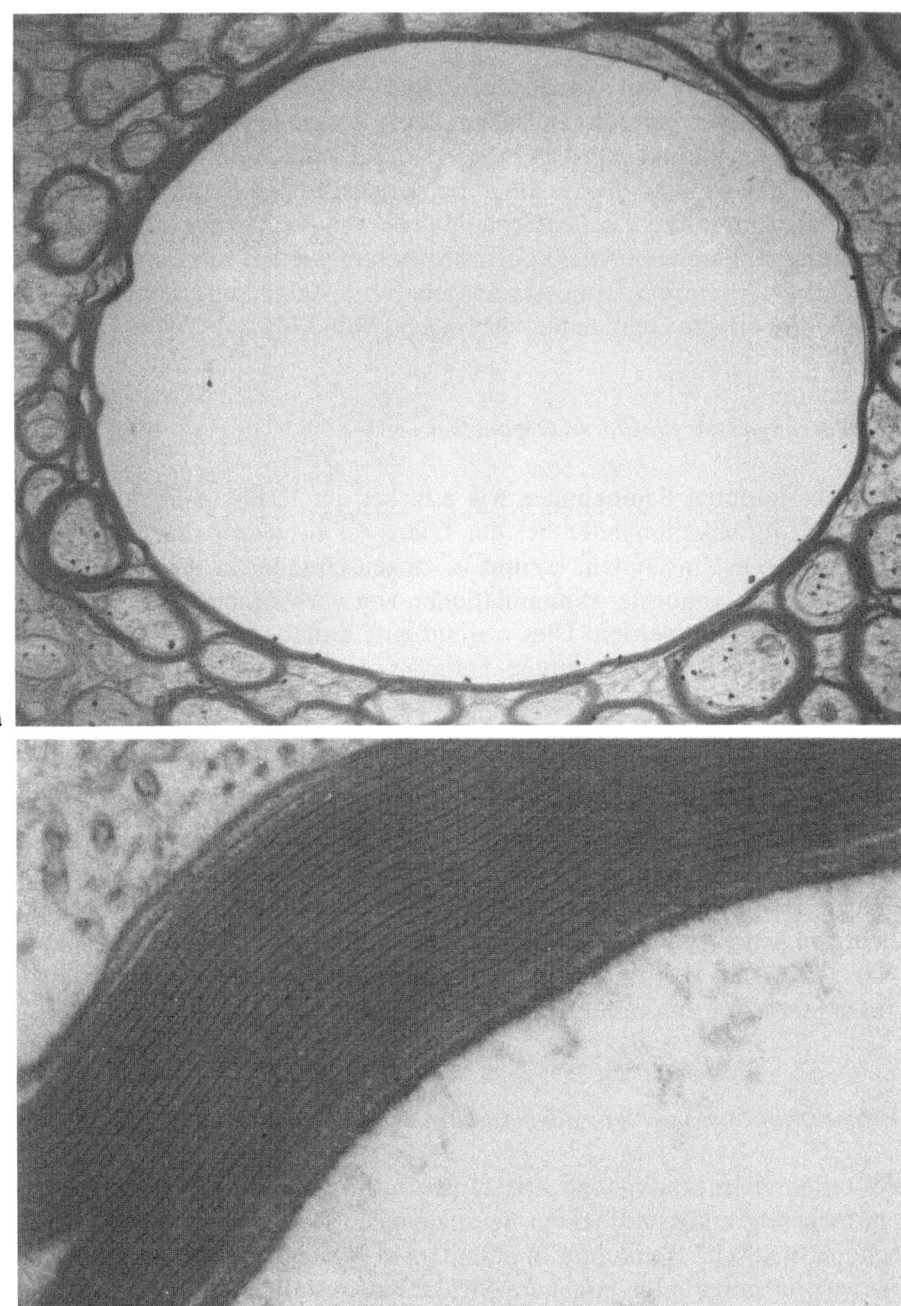

Abb. 169. a. Vakuoläre Auftreibung eines bemarkten Axons im Großhirnmarklager. ×20 000. **b.** Stärkere Vergrößerung eines ähnlichen Abschnittes. Die Markscheide der geschädigten Nervenfaser ist identisch mit der der angrenzenden normalen Faser. ×180 000 (aus: Hirano A et al. (1967) J Neuropathol Exp Neurol 26:200)

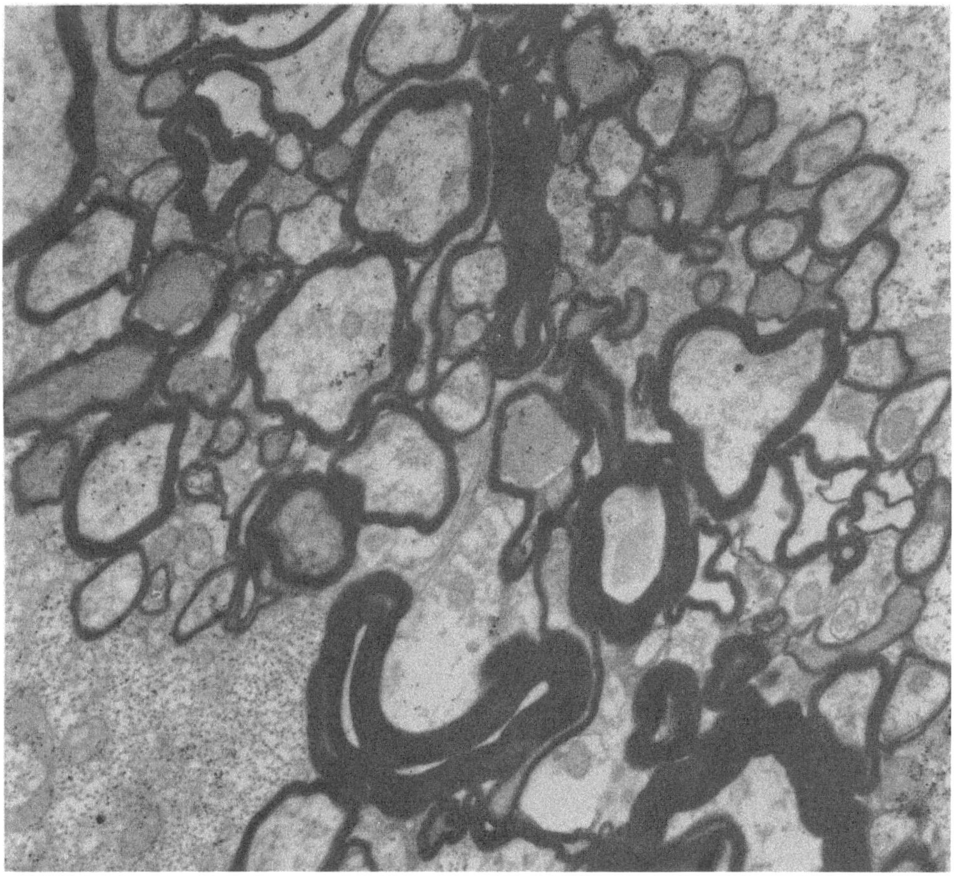

Veränderungen des glatten endoplasmatischen Retikulums

Abb. 170. Wallersche Degeneration der weißen Substanz. ×15 000 (aus: Hirano A (1972) The Structure and Function of Nervous Tissue. Vol 5, p 73, Academic Press)

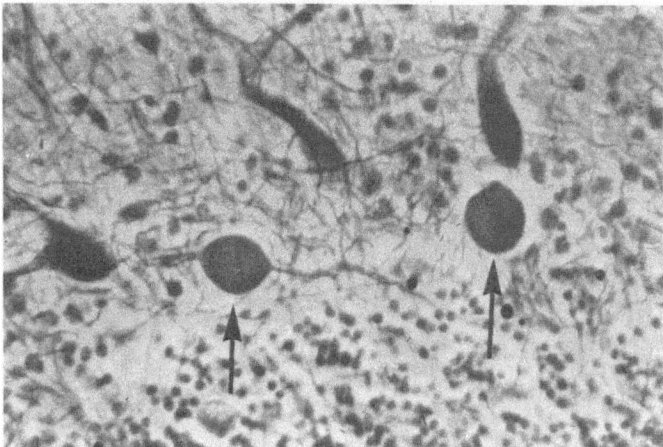

Abb. 171. Axon-„Torpedos" (Pfeile) in der Körnerzellschicht des Kleinhirns (Silberimprägnation)

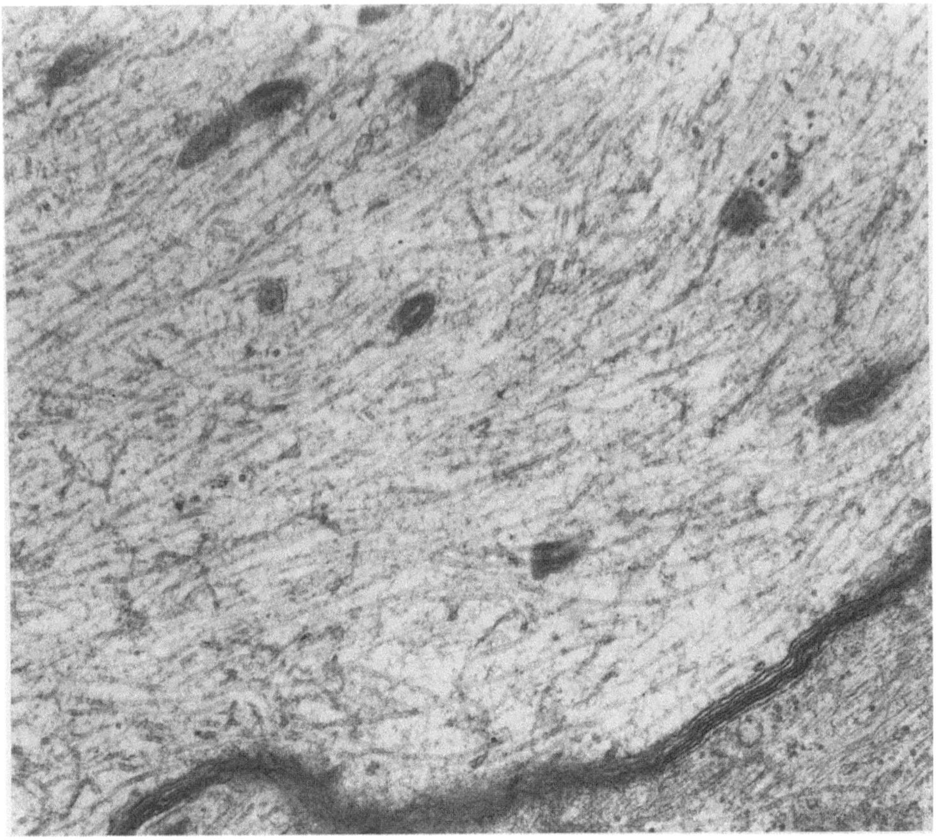

Abb. 172. Vermehrung der Mikrotubuli im bemarkten Axon. Man sieht auch Neurofilamente. ×33 000 (aus: Hirano A (1972) The Structure and Function of Nervous Tissue. Vol 5, p 73, Academic Press)

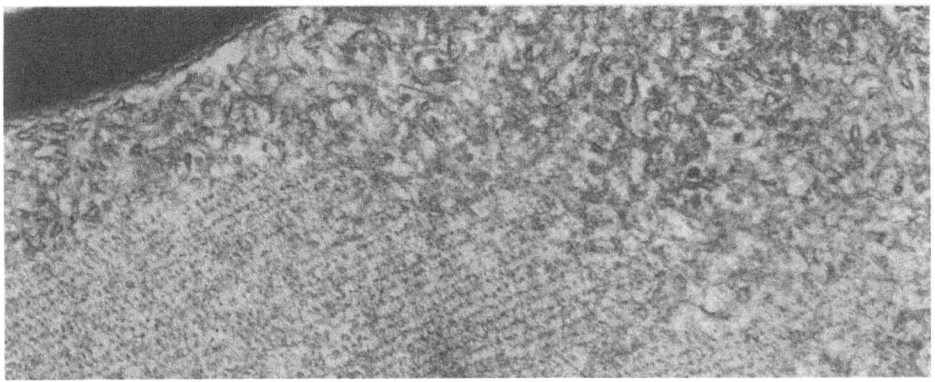

Abb. 173. Parakristalline und tubulovesikuläre Strukturen in einem bemarkten Axon des Großhirnmarklagers nach Vinblastinbehandlung. ×50 000 (aus: Hirano A (1972) The Structure and Function of Nervous Tisse. Vol 5, p 73, Academic Press)

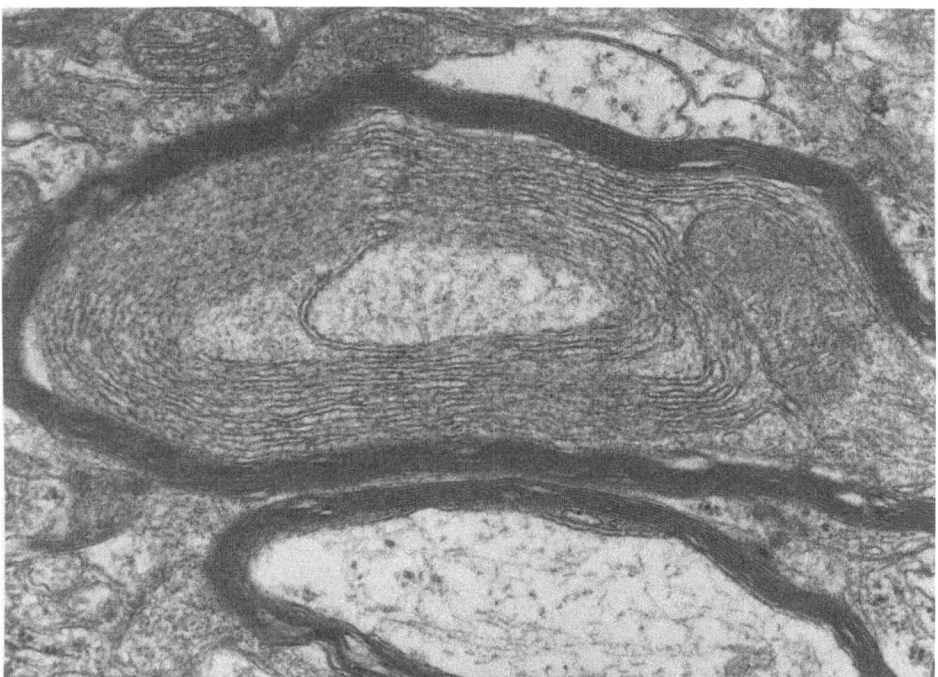

Abb. 174. Bemarktes Axon in der Körnerzellschicht des Kleinhirns der Jimpy-Maus. Man sieht eine wirbelförmige Anordnung des endoplasmatischen Retikulums. ×31 000 (aus: Hirano A et al. (1969) J Neuropathol Exp Neurol 28:388)

sind der Ansicht, daß das Auftreten der honigwabenartigen tubulären Strukturen sich auf das rückläufige Axon der Purkinjezellen beschränkt. Andererseits hat man die gleichen Veränderungen aber auch in Axonen des Nucleus vestibularis von Ratten mit experimentellem Thiaminmangel gefunden. Schließlich sind sie sogar in bemarkten und unbemarkten Axonen des Gehirns von Ratten nach intrakranieller Implantation von Blei oder kanzerogenen Hydrokarbonen beobachtet worden.

Literatur

Hirano A, Rubin R, Sutton CH, Zimmerman HM (1968) Honeycomb-like tubular structure in axoplasm. Acta Neuropathol 10:17–25

Hirano A, Sax DS, Zimmerman HM (1969) The fine structure of cerebella of jimpy mice and their "normal" litter mates. J Neuropathol Exp Neurol 28:388–400

Sotelo C, Palay SL (1971) Altered axons and axon terminal in the lateral vestibular nucleus of the rat: Possible example of axonal remodeling. Lab Invest 25:653–671

Hirano A, Kochen JA (1976) Experimental lead encephalopathy. Morphologic studies, Chapter II. In: Progress in Neuropathology, Vol III. pp 319–342, Zimmerman HM (ed), Grune & Stratton, New York

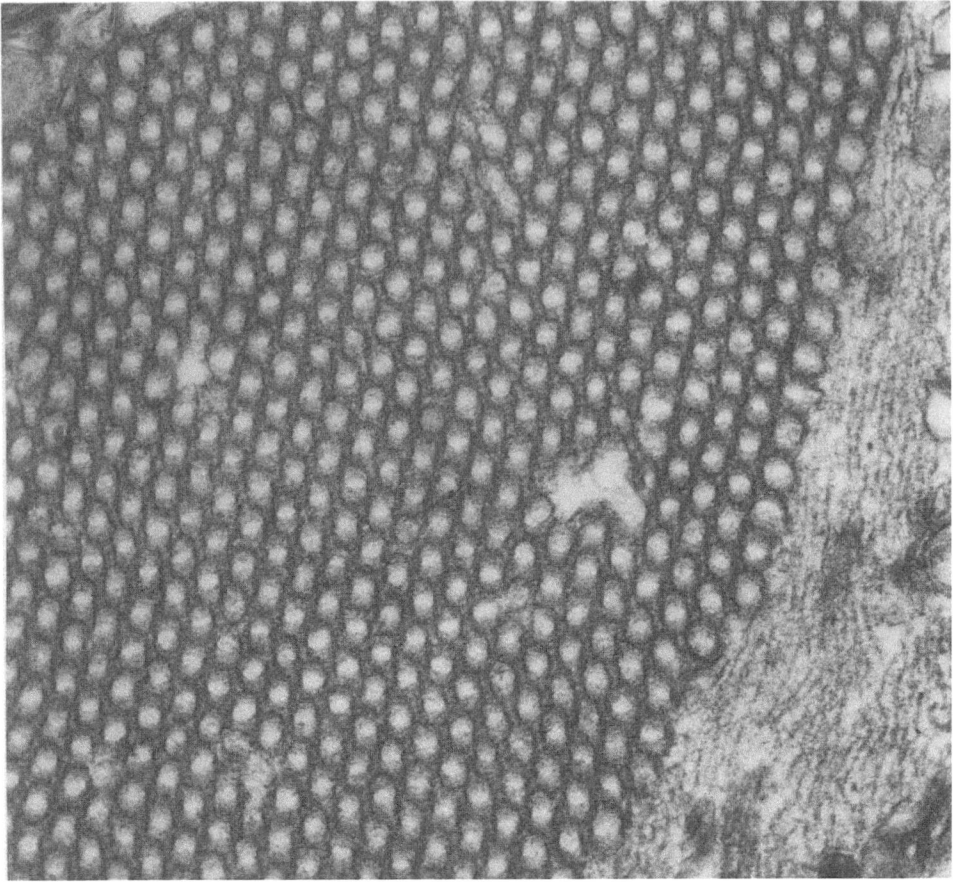

Abb. 175. Honigwabenartiges Gebilde in einem bemarkten Axon der Körnerzellschicht des Kleinhirns. ×64 000 (aus: Hirano A et al. (1968) Acta Neuropathol 10: 17)

Vermehrung von Mitochondrien, Vesikeln und „Dense-Bodies"
(Abb. 176, 177)

Die Zunahme dieser Organellen ist eine geläufige Reaktion bei einer ganzen Reihe von Axonschädigungen. Die bekannteste unter ihnen ist die Wallersche Degeneration. Webster (1962) hat Ansammlungen von Mitochondrien an den Ranvierschen Schnürringen im Initialstadium der Wallerschen Degeneration beobachtet. Implantation von Fremdmaterial in die weiße Substanz führt innerhalb von ein oder zwei Tagen nach dem Eingriff zu einer Vermehrung von Organellen in der Nachbarschaft des Implantates.

Lampert (1967) hat in Abhängigkeit vom Stadium und von der Art der Veränderungen bei verschiedenen Affektionen vier Typen von Axonveränderungen herausgearbeitet: Die erste ist die *reaktive Veränderung,* welche

Vermehrung von Mitochondrien, Vesikeln und „Dense-Bodies"

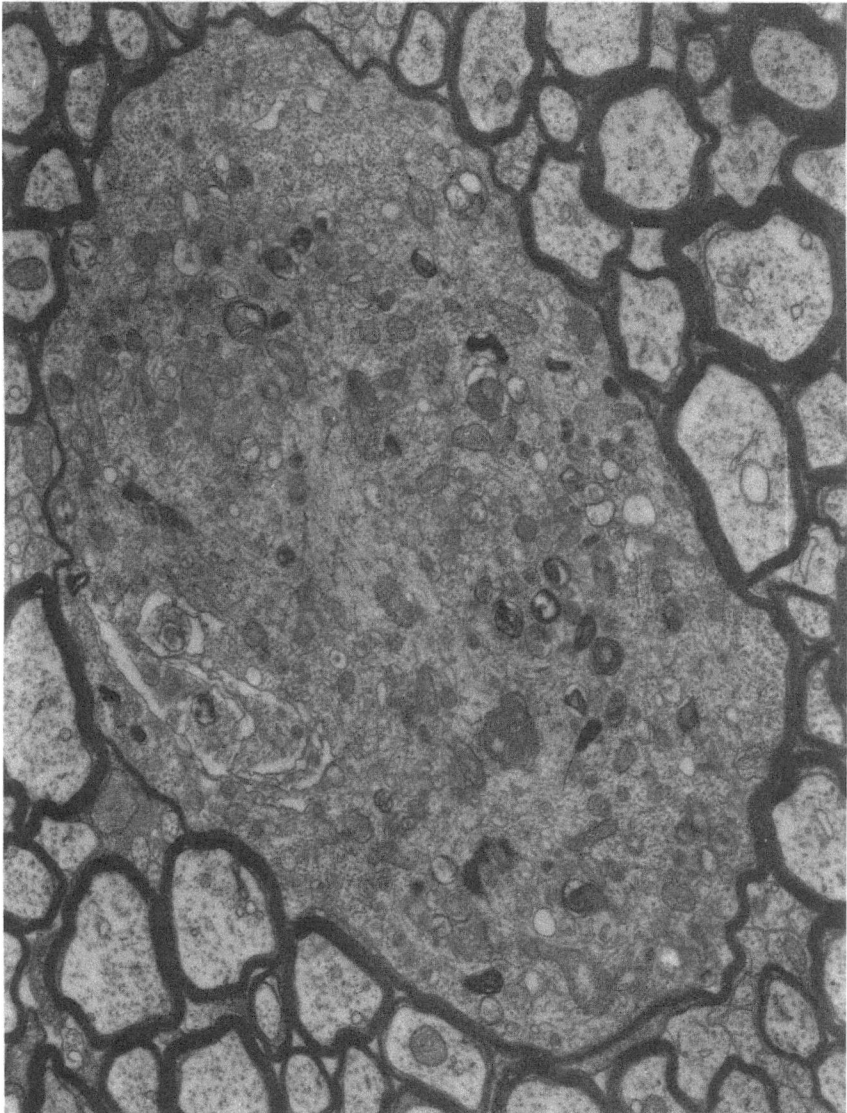

Abb. 176. Geschwollenes, mit zahlreichen Organellen angefülltes Axon des Großhirnmarklagers von einem experimentell behandelten Tier. ×20 000 (aus: Hirano A (1971) Progress in Neuropathology, Vol 1, S 1, Grune & Stratton)

die segmentale Schwellung des Axons, zusammen mit einer Zunahme der Zahl der Mitochondrien, Vesikel und Dense-Bodies umfaßt. Die zweite ist die *degenerative Phase,* die durch eine Vermehrung der Dense-Bodies und Ansammlungen von granulärem Debris charakterisiert ist. *Regenerative Veränderungen* sind das Charakteristikum der dritten Phase, die mit der Bildung vesikulärer, tubulärer und filamentärer Elemente und einer Umwandlung der Dense-Bodies zu Residualkörpern einhergeht. Die Mito-

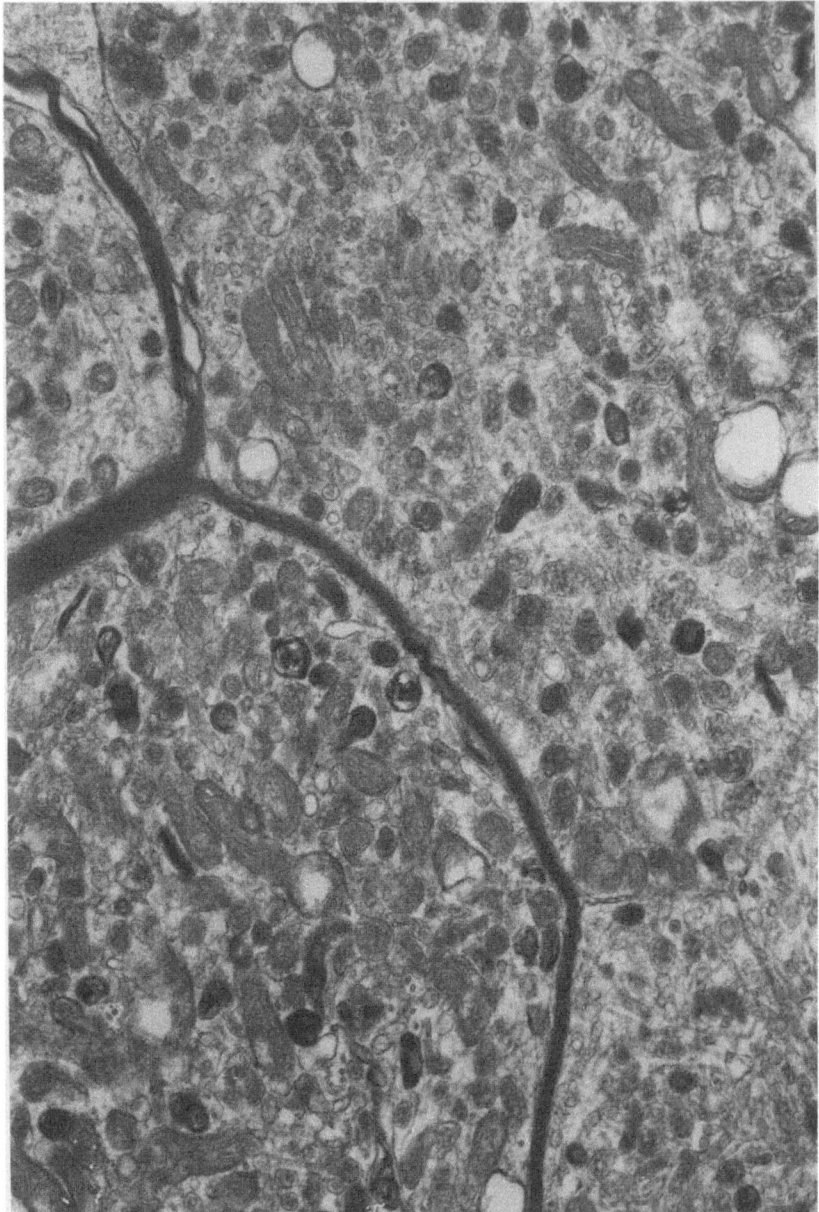

Abb. 177. Axonabschnitt mit zahlreichen Mitochondrien, Dense-Bodies und anderen Organellen von einem Experimentaltier. ×38 000 (aus: Hirano A et al. (1967) J Neuropathol exp Neurol 26:200)

chondrien neigen zu einer Volumenabnahme und nehmen eine krapfenartige Form an, die durch eine Verarmung an Cristae und eine Verdichtung der Matrix zustandekommt (Abb. 158). *Dystrophische Axone* wie die, welche man bei Ratten mit Vitamin E-Mangel oder bei der menschlichen neuroaxonalen Dystrophie beobachtet (Jellinger, 1973, Fujisawa und Shiraki, 1978), bilden die vierte, von Lampert (1967) herausgearbeitete Kategorie. Unter diesen Bedingungen treten außerdem abnorme Ansammlungen von Fibrillen, zusätzlich zu den geschilderten Veränderungen der Mitochondrien, Vesikel und Dense-Bodies, auf. Außerdem findet man die ungewöhnlichen membranösen Formationen des endoplasmatischen Retikulums, die bereits oben geschildert wurden.

Auftreibungen der Axonterminals in der Gegend des Nucleus gracilis sind ein auffallendes Merkmal des Altersgehirns, treten aber auch bei Kindern mit protrahierter Mukoviszidose (Zystofibrose des Pankreas) (Sung, 1964) und kongenitaler choliangiolärer Atresie auf (Sung und Stadlan, 1966).

Literatur

Webster HDeF (1962) Transient, focal accumulation of axonal mitochondria during the early stages of Wallerian degeneration. J Cell Biol 12:361–377
Sung JH (1964) Neuroaxonal dystrophy in mucoviscidosis. J Neuropathol Exp Neurol 23:567–583
Sung JH, Stadlan EM (1966) Neuroaxonal dystrophy in congenital biliary atresia. J Neuropathol Exp Neurol 25:341–361
Lampert P (1967) A comparative electron microscopic study of reactive, degenerative, regenerative and dystrophic axons. J Neuropathol Exp Neurol 26:345–368
Jellinger, K (1972) Neuroaxonal dystrophy: Its natural history and related disorders. In: Progress in Neuropatholgy, Vol 2, pp 129–180, Zimmerman HM (ed) Grune & Stratton, New York
Fujisawa K, Shiraki H (1978) Study of axonal dystrophy. I. Pathology of the neuropil of the gracile and the cuneate nuclei in ageing and old rats. A stereological study. Neuropathol Appl Neurobiol 4:1–20

Polyglucosankörper

Polyglucosankörper, die im Prinzip mit den Laforakörpern (s. S. 180) identisch sind, kann man in geringer Menge in Axonen von verschiedenen Patienten jenseits des 40. Lebensjahres finden, wie kürzlich von Asbury und Johnson (1978) in einer Übersicht zusammengestellt. Bei bestimmten neurologischen Erkrankungen sollen sie in großer Zahl auftreten (Carpenter et al., 1978). Man findet sich dann im gesamten zentralen und peripheren Nervensystem, aber auch im Herzmuskel.

Literatur

Hirano A (1975) Some fine structural alterations of the central nervous system in aging. Proceedings of VIIth International Congress of Neuropathology, Vol 2, pp 83–90. Környey St, Tariska ST, Gosztonyi G (eds), Excerpta Medica, Amsterdam

Carpenter S, Karpati G (1976) Intra-axonal polyglucosan bodies: An unusual lesion of peripheral nerves. Neurology 26:369 (abstract)

Carpenter S, Karpati G, Robitaille Y, Melmed C (1978) Adult polyglucosan body axonopathy – A distinct chronic neurological disease. J Neuropathol Exp Neurol 37:598 (abstract)

Asbury AK, Johnson PC (1978) Pathology of Peripheral Nerve. WB Saunders Co, Philadelphia

8. Synapsen (Abb. 178)

Normale Synapsen

Die morphologischen Charakteristika der Synapsen variieren in Abhängigkeit vom Zelltyp und vom funktionellen Zustand. Es gibt jedoch eine grundsätzliche Architektur, die allen chemischen Synapsen eigen ist, und die sich von der der elektrischen Synapsen der Avertebraten unterscheidet. Die Synapse ist eine hochspezialisierte Verbindung zwischen Zellen. Funktionell unterscheidet sie sich von anderen Verbindungen dadurch, daß sie polarisiert ist und demzufolge nur eine Übertragung in einer Richtung zuläßt, was sich in einer fundamentalen morphologischen Asymmetrie widerspiegelt. Die Synapse besteht aus zwei verschiedenen Elementen: die präsynaptische und postsynaptische Endigung, welche durch einen extrazellulären Spaltraum mit elektronendichtem Material (Synapsenspalt) voneinander getrennt sind.

Das *präsynaptische Element* kann in einer Ausstülpung des Axons bestehen, die gewöhnlich, wenn besonders breit, als „Bouton" bezeichnet wird. Andererseits kann es ein Teil des relativ glatten Abschnittes der neuronalen Oberfläche sein. In jedem Falle ist es durch die Anwesenheit membrangebundener *synaptischer Vesikel* gekennzeichnet. Die meisten dieser Vesikel im Zentralnervensystem erscheinen rund und hell. Sie messen etwa 400 Å im Durchmesser. Wenn man sie mit äthanolischer Phosphorwolframsäure oder mit der Wismutjodid-Technik darstellt, zeigt sich ein submembranöses, filamentäres Netzwerk, in welchem die Vesikel verteilt liegen. Nach Uchizono (1975) erscheinen einige helle Vesikel nach entsprechender Fixierung abgeflacht oder oval und repräsentieren die inhibitorischen Synapsen, während die exzitatorischen Synapsen durch runde Vesikel gekennzeichnet sind. Es ist jedoch bisher nicht sicher, ob man dieses Unterscheidungsmerkmal so ohne weiteres generell anwenden darf. Gelegentlich findet man auch etwa 1000 Å im Durchmesser messende Vesikel, die elektro-

Normale Synapsen

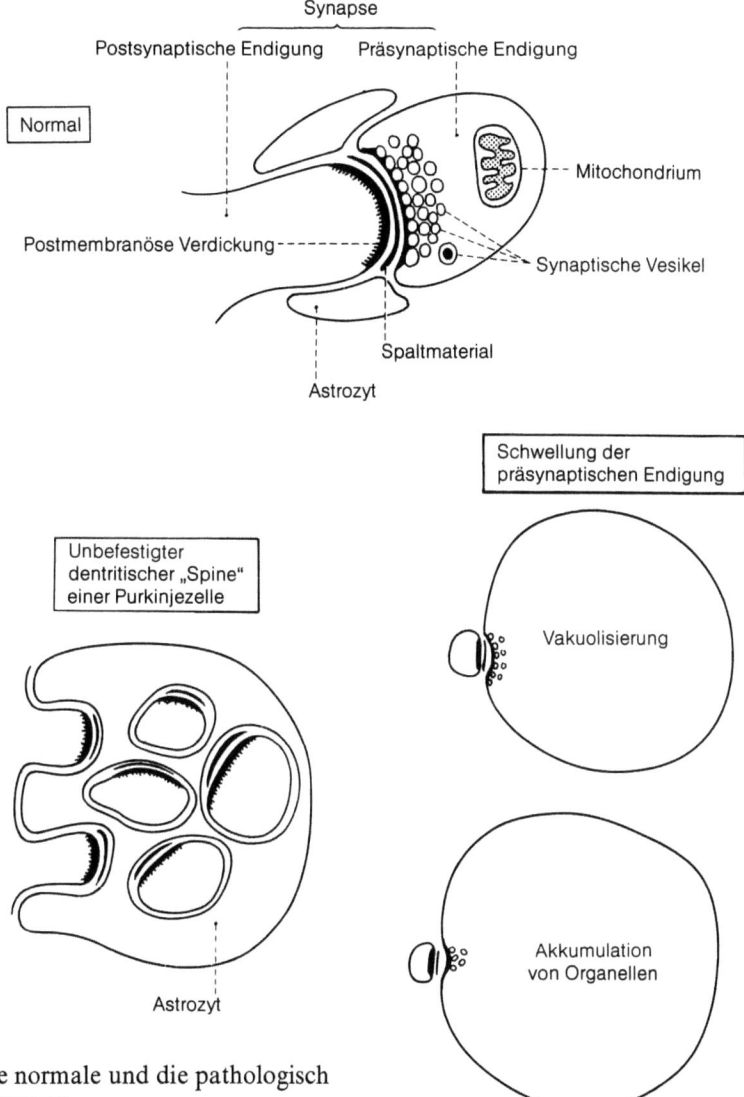

Abb. 178. Die normale und die pathologisch veränderte Synapse

nendichte Zentren (Cores) enthalten. *Dense-Core-Vesicles* sind eher charakteristisch für das periphere Nervensystem und bestimmte hypothalamische Kerne.

Der *Synapsenspalt* besteht aus einem extrazellulären Raum, der, in Abhängigkeit vom zugehörigen Neuron, bis zu etwa 200 Å weit sein kann. Ein elektronendichtes Synapsenspaltmaterial füllt besonders die weiteren Synapsenspalträume aus. Natur und Funktion dieses Materials sind bislang unbekannt.

Die *postsynaptische Endigung* kann ebenfalls entweder an der Oberfläche einer Vorstülpung oder an einem flachen Abschnitt der Nervenzellmembran lokalisiert sein. Sie ist gekennzeichnet durch eine submembranöse, osmiophile Verdichtung, die sich auch mit Phosphorwolframsäure oder Wismutjodid anfärbt. Kleine dendritische Verzweigungen sind häufig Sitz postsynaptischer Endigungen. Sie enthalten Mitochondrien und andere Organellen, insbesondere Mikrotubuli, zusätzlich zu der submembranösen Verdichtung. In anderen Fällen können Vorwölbungen, die als *Spines* bezeichnet werden, den postsynaptischen Apparat beherbergen. Die *Spines* besitzen außer feinen Filamenten und gelegentlichen Anteilen glatten endoplasmatischen Retikulums keinerlei Organellen. Auch einige Pyramidenzellen des Großhirnkortex besitzen den sogenannten *„Spine-Apparat"*. Dieser besteht aus wohlgeordneten Lagen von Zisternen des glatten endoplasmatischen Retikulums, die durch ein charakteristisches, elektronendichtes Material voneinander getrennt sind. Die Dendritic-Spines anderer Neurone hingegen, wie z.B. der Purkinjezellen, enthalten keinen derartigen Spine-Apparat.

Der Nachweis einer Synapse an der Zelloberfläche wird gewöhnlich als das sicherste Identifikationsmerkmal eines Neurons angesehen. Dies trifft im Prinzip besonders auf gesunde Erwachsene zu. Man muß jedoch wissen, daß im Verlauf der normalen Entwicklung Astrozyten zum Teil submembranöse Formationen herausbilden können, die dem postsynaptischen Element äußerst ähnlich sind (Henrikson und Vaughn, 1974).

Es gibt einige wohlbekannte Situationen, in denen zwischen präsynaptischer Axonendigung und ihrem Zielorgan eine Basalmembran eingeschaltet ist. Das beste Beispiel hierfür ist die neuromuskuläre motorische Endplatte. In der *Area postrema* und *Eminentia mediana* findet man präsynaptische Endigungen, die an einer Basalmembran, welche den perivaskulären Raum fenestrierter Kapillaren umgibt, angrenzen.

Literatur

Pappas GD, Purpura DP (1972) Structure and Function of Synapses. Raven Press, New York

Henrikson CK, Vaughn JE (1974) Fine structural relationships between neurites and radial glial processes in developing mouse spinal cord. J Neurocytol 3:659–675

Uchizono K (1975) Excitation and Inhibition Synaptic Morphology. Igaku Shoin Ltd, Tokyo

Veränderungen der Synapsen

Die tieferen Einsichten in die Pathologie der Synapsen blieben der elektronenmikroskopischen Ära vorbehalten. Daher befinden wir uns noch relativ am Anfang der Bemühungen und zur Zeit ist noch verhältnismäßig wenig Gesichertes bekannt.

„Leere Schwellung"

Wie auch bei anderen Zellfortsätzen ist die leere Schwellung der Synapsen ein häufiger Artefakt als Folge mangelhafter Fixierung des Gewebes. Andererseits kann eine Schwellung des präsynaptischen und/oder des postsynaptischen Elementes auch im Gefolge krankhafter Prozesse, wie z.B. Anoxie und Hypoglykämie auftreten. Experimentell wurde sie durch Strophanthin G (Ouabain), Glutamat und Methioninsulfoximin (Rizzuto und Gonatas, 1974) induziert. Mit Spinnengift kann man eine Lysis der präsynaptischen Endigungen an den motorischen Endplatten des Muskels auslösen (Gorio et al., 1978).

Wenn die Schwellung stark genug ist und generalisiert auftritt, kann man den Effekt auch bereits lichtmikroskopisch beobachten: Er erscheint als eine Art spongiformer Enzephalopathie (Abb. 179, 180). Zu den bekanntesten Veränderungen dieser Art gehören beim Menschen die Creutz-

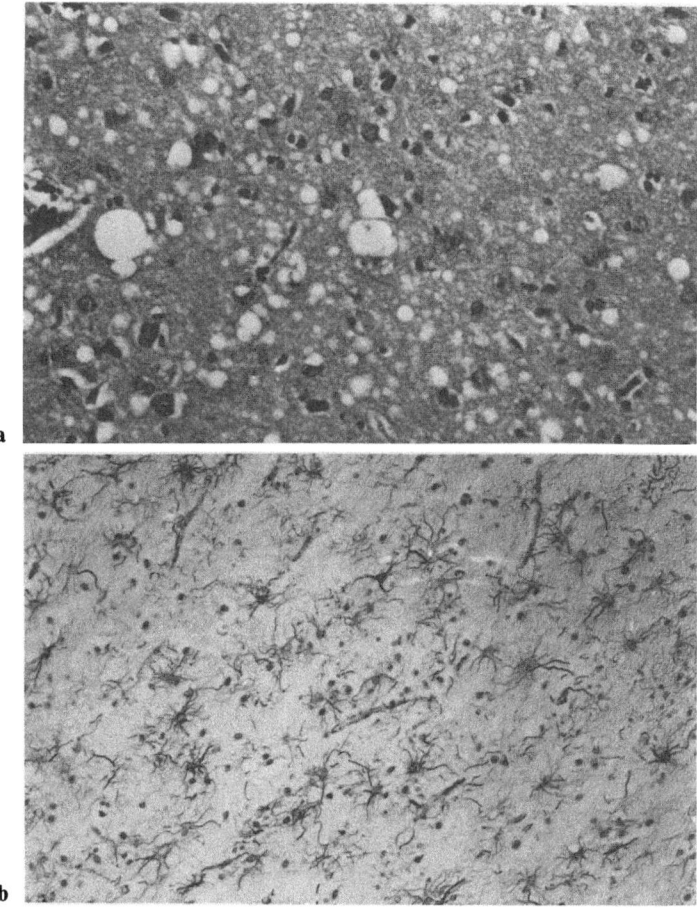

Abb. 179 a, b. Creutzfeldt-Jakobsche Krankheit. a. Status spongiosus (H.E.). b. Gliose (Holzer-Färbung). (aus: Hirano A et al. (1972) Arch Neurol 26:530)

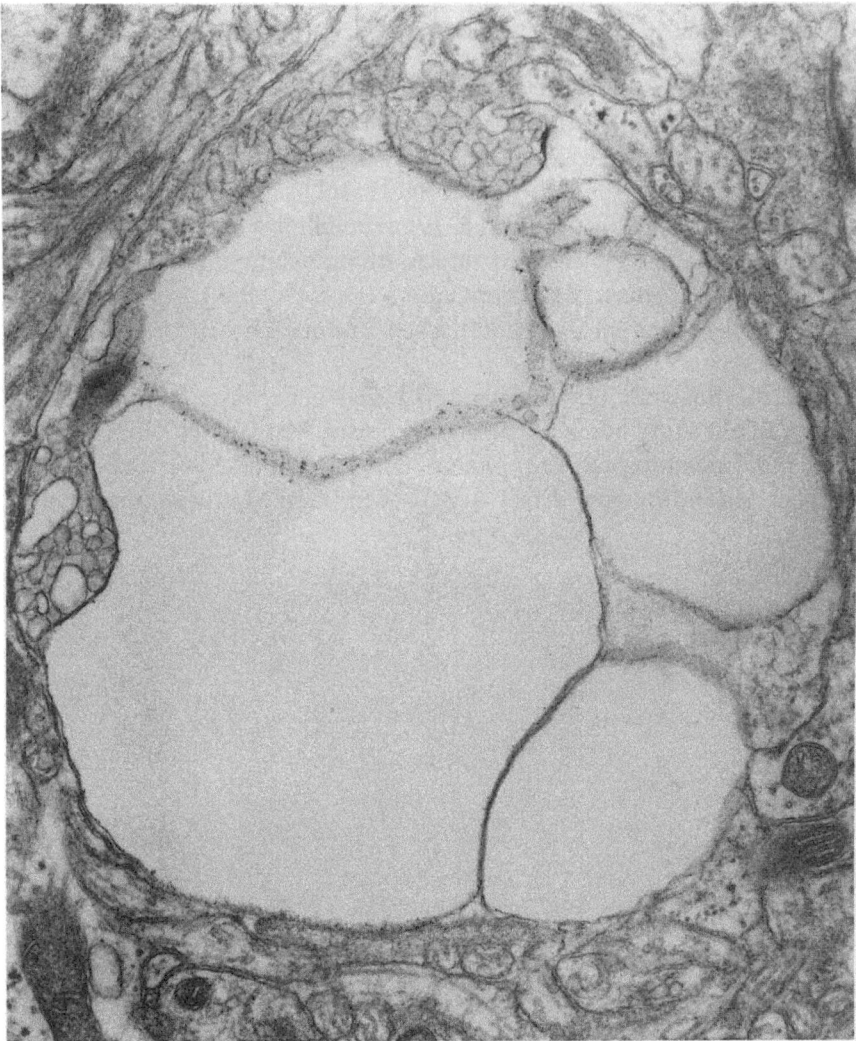

Abb. 180. Creutzfeldt-Jakobsche Krankheit. Membrangebundene Vakuolen im Neuropil. ×28 000 (aus: Hirano A et al. (1972) Arch Neurol 26:530)

feldt-Jakobsche Krankheit und die Kuru (Gajdusek et al., 1965). Die Scrapie und andere Slow-Virus-Infektionen bei Tieren sind weitere Beispiele für die spongiforme Enzephalopathie. Die Spongiose wird wahrscheinlich in erster Linie durch die leere Schwellung von Nervenzellfortsätzen, insbesondere der synaptischen Endigungen, hervorgerufen (Gonatas et al., 1965, Bignami und Forno, 1970, Lampert et al., 1972, Hirano et al., 1972).

Literatur

Gonatas, NK, Terry RD, Weiss M (1965) Electron microscopical study in two cases of Jakob-Creutzfeldt disease. J Neuropathol Exp Neurol 24:575–598

Gajdusek DC, Gibbs CJ Jr, Alpers M (eds) (1965) Slow, Latent, and Temperate Virus Infections. NINDB Monograph No 2, Washington, DC, US Department of Health, Education, and Welfare

Bignami A, Forno LS (1970) Status spongiosus in Jakob-Creutzfeldt disease. Electron microscopic study of a cortical biopsy. Brain 93:89–94

Lampert PW, Gajdusek DC, Gibbs CJ Jr (1972) Subacute spongiform virus encephalopathies. Scrapie, Kuru and Creutzfeldt-Jakob disease: A review. Am J Path 66:626–646

Hirano A, Ghatak NR, Johnson AB, Partnow MJ, Gomori AJ (1972) Argentophilic plaques in Creutzfeldt-Jakob Disease. Arch Neurol 26:530–542

Rizzuto N, Gonatas NK (1974) Ultrastructural study of effect of methionine sulfoximine on developing and adult rat cerebral cortex. J Neuropathol Exp Neurol 33:237–250

Gorio A, Rubin LL, Mauro A (1978) Double mode of action of black widow spider venom on frog neuromuscular junction. J Neurocytol 7:193–205

Atrophie

Nach einer Durchtrennung des Axon oder Schädigung der Nervenzelle degeneriert der periphere Axonabschnitt einschließlich der synaptischen Endigungen. In einigen Fällen ist die Degeneration der präsynaptischen Strukturen von abnormen Filamentansammlungen begleitet, so daß sie argentophile Eigenschaften annehmen. Schließlich werden die präsynaptischen Degenerate von Phagozyten abgeräumt. Die Reaktion des postsynaptischen Gegenparts ist unterschiedlich. In der Regel fällt er der transsynaptischen Degeneration zum Opfer, während er in einigen Fällen auch über eine beachtliche Zeitspanne hinweg erhalten bleibt. Dieser Effekt ist Gegenstand einer Reihe interessanter Untersuchungen im Hinblick auf Prozesse, wie Reinnervation und Synaptogenese.

Literatur

Gray EG (1966) Electron microscopy of experimental degeneration in the brain. In: Head Injury Conference Proceedings. pp 455–462, Caveness WF, Walker AE (eds), Lippincott, Chicago

Hirano A, Dembitzer HM (1973) Cerebellar alterations in the weaver mouse. J Cell Biol 56:478–486

Der leere präsynaptische Sack („Empty-Synaptic-Bag")

Gelegentlich kann man in bestimmten krankhaft geschädigten Arealen Veränderungen der Synapsen beobachten, die sich entweder durch ein Fehlen der synaptischen Vesikel oder eine Verarmung an solchen bei gleichzeitigem Verlust ihrer Bindung an das präsynaptische Maschenwerk auszeichnen. Andere Bestandteile der Synapse, wie z.B. das präsynaptische Netzwerk und der postsynaptische Anteil, bleiben dagegen in tadellosem Zustand. Das Verständnis dieser Phänomene verlangt noch weitere wissenschaftliche Anstrengungen.

Tubulovesikuläre Strukturen

Gonatas und Mitarbeiter (1965) beschrieben erstmals tubulovesikuläre Strukturen, die denen sehr ähnlich sind, welche man im Rahmen einer Reihe verschiedenartiger Prozesse im Axon beobachten kann (Abb. 173). Sie fanden sich in aufgetriebenen präsynaptischen Endigungen kortikaler Neurone bei einem Kind mit Krampfanfällen, geistiger Retardierung und Rindenblindheit. Seit dieser Zeit hat man herausgefunden, daß die tubulovesikulären Strukturen die auffallendste Veränderung in einer Reihe von Krankheitsfällen sind, die man lichtmikroskopisch als infantile neuroaxonale Dystrophie (Seitelbergersche Krankheit) identifiziert hat. Erst kürzlich hat man exakt die gleichen Befunde in einer Familie mit ALS und Demenz erheben können. Die tubulovesikulären Strukturen findet man, zusammen

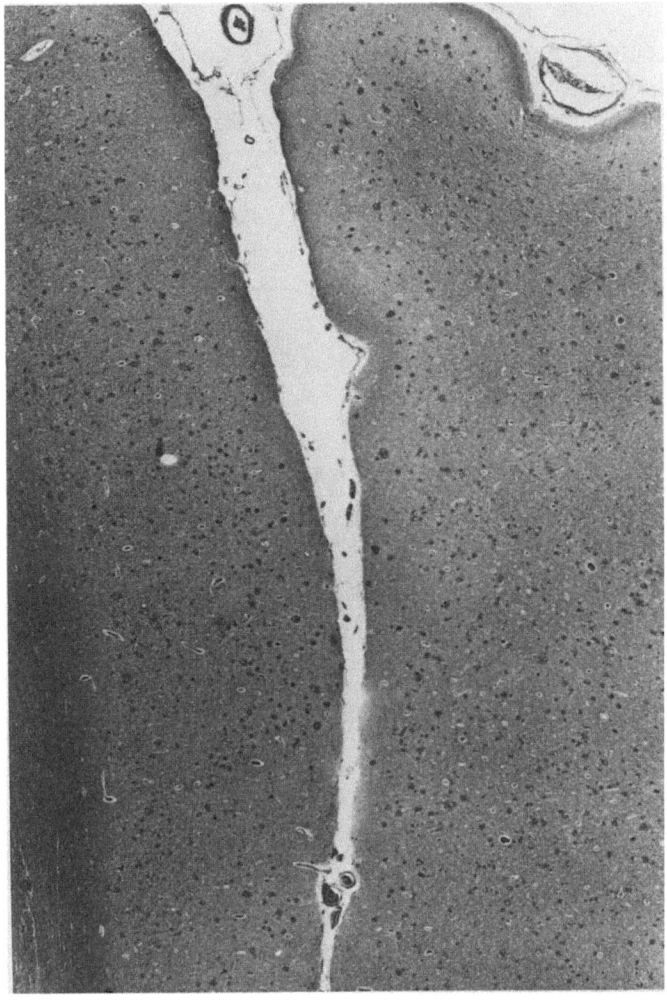

Abb. 181. Senile Drusen im Großhirnkortex (Silberimprägnation)

mit anderen Veränderungen, sowohl in präsynaptischen Endigungen wie auch in Axonen bei Alzheimerscher Krankheit und einigen weiteren Krankheitsformen.

Literatur

Gonatas NK, Goldensohn ES (1965) Unusual neocortical presynaptic terminals in a patient with convulsions, mental retardation and cortical blindness. An electron microscopic study. J Neuropathol Exp Neurol 24:539–562

Sandbank U (1965) Infantile neuroaxonal dystrophy. Arch Neurol 12:155–159

Hirano A, Zimmerman HM (1973) Aberrant synaptic development. Arch Neurol 28:359–366

Senile Drusen (Abb. 181–187)

Senile Drusen oder Alzheimersche Plaques sind wohlbekannte Altersveränderungen und treten in besonders großer Zahl beim Morbus Alzheimer auf. Man kann sie am leichtesten mit Hilfe von Silberimprägnationsmethoden nachweisen, während sie in gewöhnlichen H.E.-Präparaten nur schwer zu sehen sind. Das Auftreten der Plaques beschränkt sich im wesentlichen auf den Großhirnkortex; mitunter können sie aber auch in Abschnitten des subkortikalen Grau beobachtet werden. In einigen Fällen scheinen sie Beziehung zu den perivaskulären Räumen zu haben (gefäßgebunde Plaques). Sie bestehen meist aus einem runden, argentophilen und für Amyloidfärbungen positiven Kern, der von lockerem argentophilen Material umgeben ist.

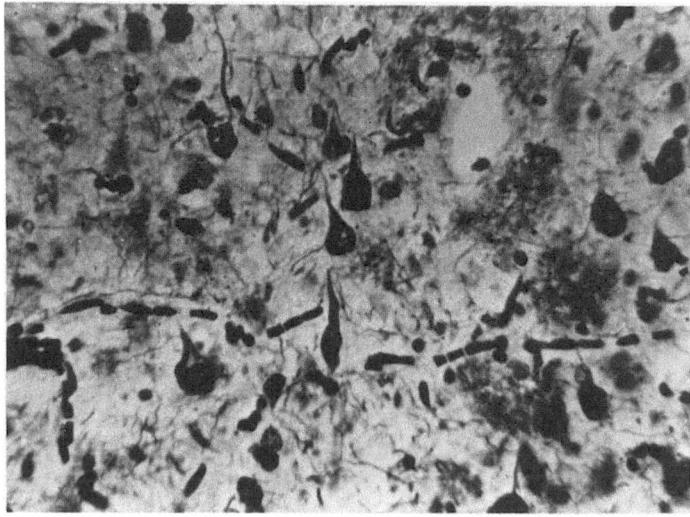

Abb. 182. Großhirnrinde beim Morbus Alzheimer (Versilberung). Man sieht zahlreiche Alzheimersche Fibrillenveränderungen und senile Drusen

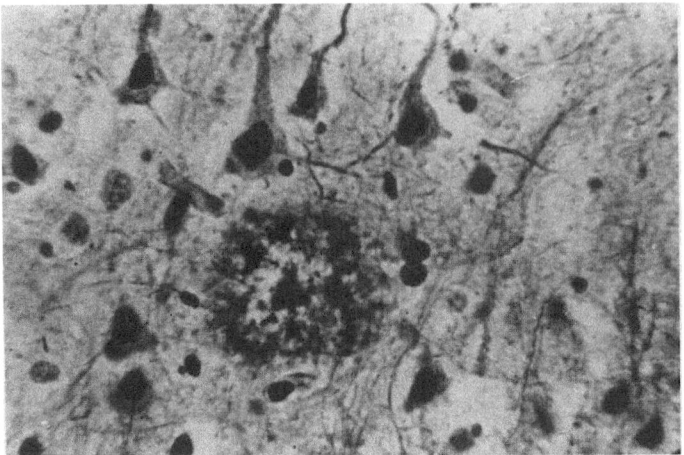

Abb. 183. Senile Druse (Versilberung)

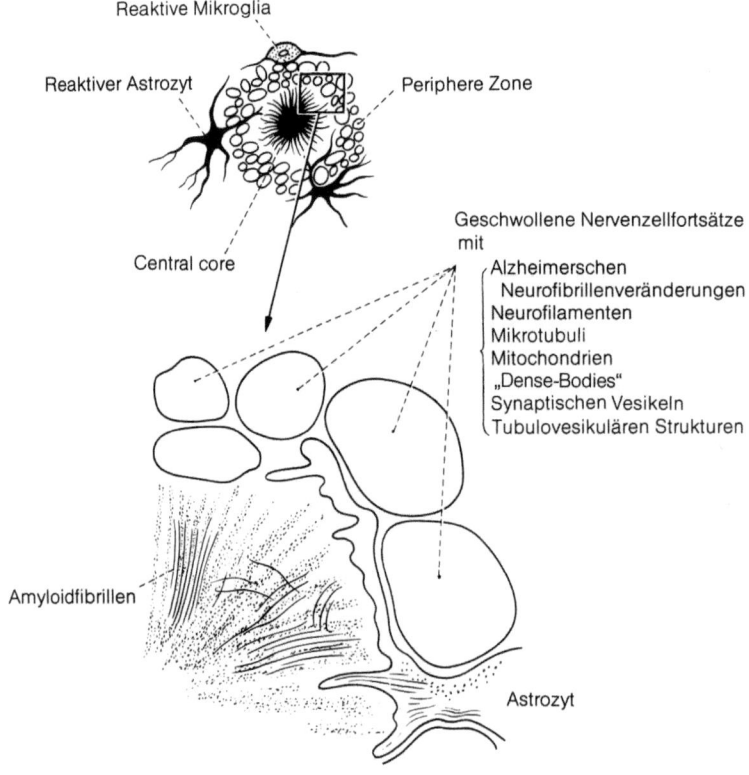

Abb. 184. Die senile Druse

Senile Drusen

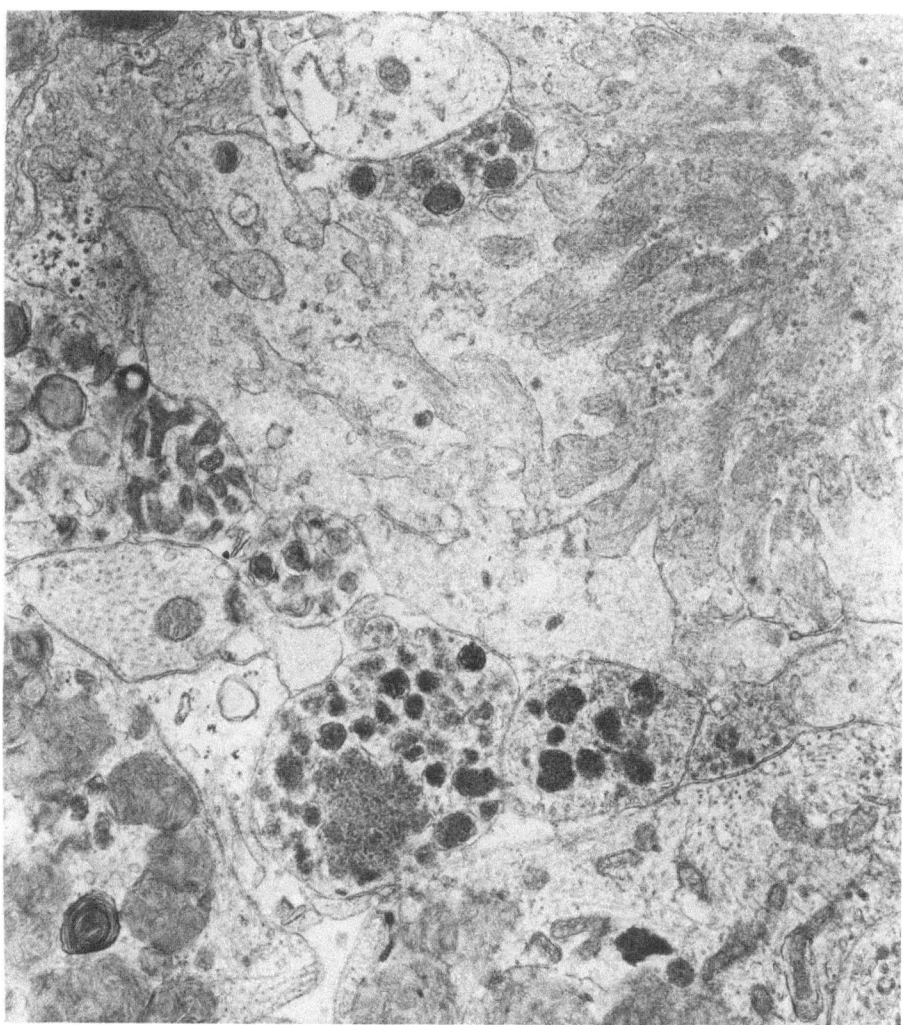

Abb. 185. Abschnitt aus einer senilen Druse. ×20 000. Amyloidablagerungen in der rechten oberen Bildecke, umgeben von zahlreichen veränderten Zellfortsätzen. (Aus: Hirano A et al. (1972) Arch Neurol 26:530)

Im Elektronenmikroskop kann man nachweisen, daß die umgebenden Strukturen aus gewundenen und verdrehten Nervenzellfortsätzen bestehen, die vom zentralen Kern oft durch einen zwischengeschalteten Astrozytenfortsatz getrennt sind. In der Peripherie kann man reaktive Astro- und Mikrogliazellen finden. Zum Inhalt der Nervenzellfortsätze gehören Ansammlungen von Neurofilamenten, Mikrotubuli, Mitochondrien, Dense-Bodies, synaptische Vesikel, tubulovesikuläre Strukturen, Alzheimersche Fibrillenveränderungen und andere abnorme Organellen. Alle diese Bestandteile sind sowohl für die positiven histochemischen Reaktionen auf oxidative

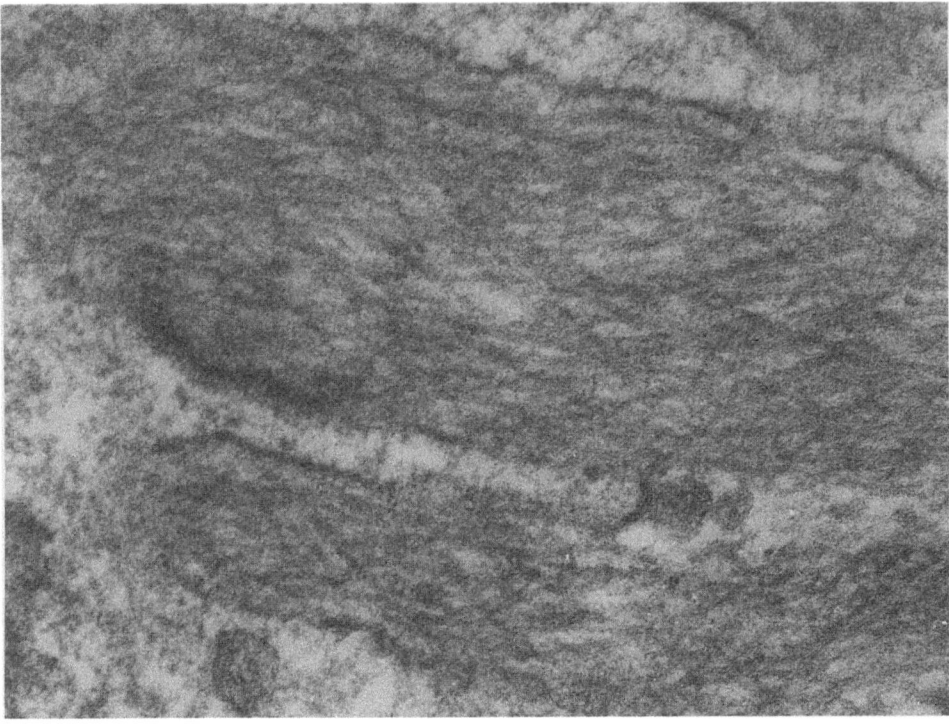

Abb. 186. Amyloid in einer senilen Druse

Enzyme und saure Phosphatase, wie auch für die Argentophilie verantwortlich.

Die Entstehung der senilen Plaques ist nach wie vor ungeklärt. Man findet sie beim Menschen wie auch bei einigen alten Primaten. Wiśniewski und Terry (1973) nehmen an, daß die neuronalen Veränderungen zuerst entstehen, vor den Amyloidablagerungen und den Gliaveränderungen. Auf dieser Basis haben sie vorgeschlagen, den Begriff „senile Plaques" durch „neuritische Plaques" zu ersetzen, wobei sich „neuritisch" sowohl auf Dendriten wie auf Axone beziehen soll.

Auch die Entstehung des Amyloids in den senilen Plaques ist unbekannt. Möglicherweise entstammt es dem Blutstrom. Offensichtlich ist es mit dem Amyloid, welches man in vielen anderen Organen außerhalb des Nervensystems beobachten kann, identisch. In der Regel besteht allerdings keinerlei Beziehung zwischen der Manifestation seniler Plaques und der generalisierten Amyloidose.

Man hat die Alzheimerschen Fibrillenveränderungen als ersten Ausgangspunkt für die Entstehung seniler Plaques betrachtet. Es gibt jedoch mindestens vier gute Gründe, weshalb dies wahrscheinlich nicht zutrifft: Auf Guam zeigen Kranke mit Parkinsonismus-Demenz-Komplex zahlreiche Alzheimersche Fibrillenveränderungen, sind aber typischerweise frei

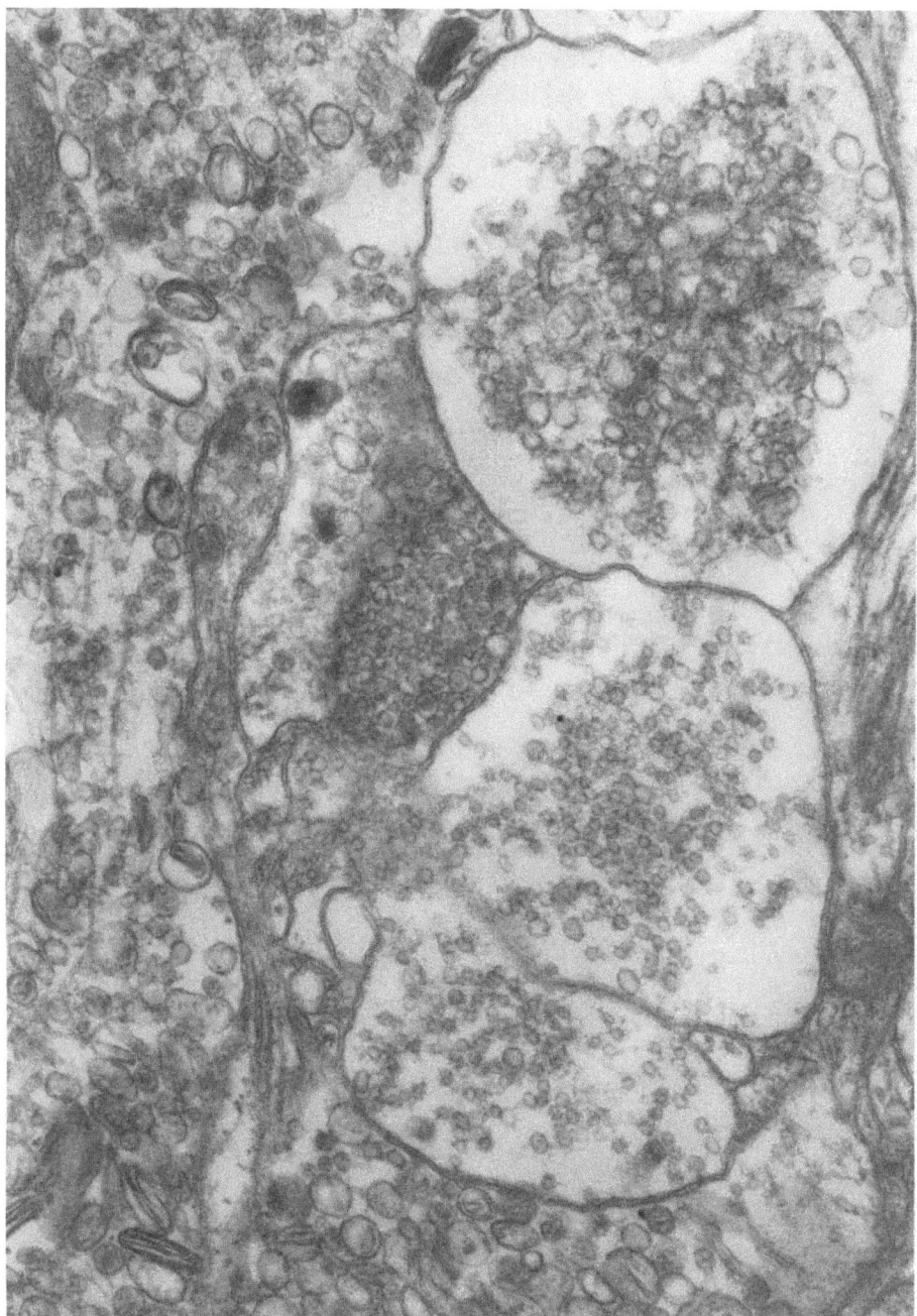

Abb. 187. Geschwollene Synapsenendigungen in einer senilen Druse

von senilen Plaques. Alzheimerfibrillen kann man im Hirnstamm finden – einer Gegend, die gewöhnlich keine senilen Plaques enthält. In einigen Fällen sind senile Plaques sehr zahlreich, Alzheimerfibrillen hingegen fehlen. Schießlich fehlen die „Paired-Helical-Filaments" der Alzheimerschen Fibrillenveränderungen bei jenen Primaten, die senile Drusen ausbilden.

Literatur

Terry RD, Gonatas NK, Weiss M (1964) Ultrastructural studies in Alzheimer's presenile dementia. Am J Pathol 44:269–297
Gonatas NK, Anderson W, Evangelista I (1967) The contribution of altered synapses in the senile plaque: An electron microscopic study in Alzheimer dementia. J Neuropathol Exp Neurol 26:25–39
Wiśniewski HM, Terry RD (1973) Re-examination of the pathogenesis of the senile plaque. In: Progress in Neuropathology, Vol 2, Zimmerman HM (ed), p 1–26, Grune & Stratton, New York
Katzman R, Terry RD, Bick KL (eds) (1978) Alzheimer's Disease: Senile Dementia and Related Disorders (Aging, Vol 7), Raven Press, New York

Die kongophile Angiopathie oder Amyloidose der Hirngefäße

Eine pathologische Veränderung, die man nicht mit den senilen Plaques in Verbindung bringen kann, besteht in der Amyloideinlagerung in die Wände zerebraler Blutgefäße und -ablagerung in ihrer Umgebung. Derartige Veränderungen im Gehirn gehen nicht mit gleichartigen Veränderungen in anderen Organen einher. In ähnlicher Weise spart umgekehrt die generalisierte Amyloidose, mit Ausnahme seltener Fälle (Krücke, 1950), das Gehirn aus.
  Die kongophilen Plaques des Gehirns bestehen hauptsächlich aus Ansammlungen von Amyloidfilamenten, ähnlich denen, die man in anderen Geweben beobachtet. Die Amyloidfilamente liegen in der Gefäßwand und reichen manchmal ins Parenchym hinein (Schlote, 1965, Torack, 1975, 1978). Zur Zeit nimmt man an, daß Amyloid ein aus der Blutbahn abgeleitetes Immunglobulin darstellt (Glenner, 1978). In 23 Fällen von kongophiler Angiopathie wurden regelmäßig kleine Rindeninfarkte und Hämorrhagien beobachtet (Okazaki et al., 1979).

Literatur

Krücke W (1950) Das Zentralnervensystem bei generalisierter Paramyloidose. Arch Psychiat Nervenkr 185:165–192
Schlote W (1965) Die amyloide Natur der kongophilen drüsigen Entartung der Hirnarterien (Scholz) im Senium. Acta Neuropathol 4:449–468
Torack RM (1975) Congophilic angiopathy complicated by surgery and massive hemorrhage. Am J Pathol 81:349–366
Glenner GG (1978) Current knowledge of amyloid deposits as applied to senile plaques and congophilic angiopathy. In Alzheimer's Disease: Senile Dementia

and Related Disorders. Aging Vol 7, pp 493–502, Katzman R, Terry RD, Bick KL (eds), Raven Press, New York
Torack RM (1978) The Pathologic Physiology of Dementia with Indication for Diagnosis and Treatment. Monographien aus dem Gesamtgebiete der Psychiatrie. Vol 20, Springer-Verlag, Berlin
Okazaki H, Reagan TJ, Campbell RJ (1979) Clinicopathologic studies of primary cerebral amyloid angiopathy. Mayo Clin Proc 54:22–31

Kuru-Plaques (Abb. 188)

Ansammlungen von amyloidartigem Material findet man in der Körnerzellschicht des Kleinhirns bei bestimmten Fällen von Kuru (Klatzo et al., 1959) einer Krankheit, die bekanntermaßen von einem sogenannten langsamen Virus übertragen wird (Gajdusek, 1977). Sie unterscheiden sich von den senilen Plaques durch das offensichtliche Fehlen jeglicher neuronaler Beteiligungen an ihrem Aufbau und von den Plaques bei kongophiler Angiopathie durch das Fehlen jeglicher Beziehungen zum Gefäßsystem. Obwohl man die Filamente der Kuru-Plaques elektronenmikroskopisch nicht von denjenigen des Amyloids in den senilen Drusen unterscheiden kann, zeigen sie subtile Unterschiede im färberischen Verhalten.

Identische Plaques hat man in einigen Fällen von Creutzfeldt-Jakobscher Krankheit beobachtet (Chou und Martin, 1971). Auch diese Krankheit ist inzwischen als eine langsame Viruskrankheit identifiziert worden und sie ist auf Primaten übertragbar. Erst kürzlich hat man bei Japanern einige Fälle von Creutzfeldt-Jakobscher Krankheit entdeckt, die sich in gewisser Hinsicht von den früher beschriebenen Fällen unterscheiden, vor allem durch einen längeren klinischen Verlauf, eine erhebliche Beteiligung der weißen Substanz und die Anwesenheit zahlreicher Kuru-Plaques im

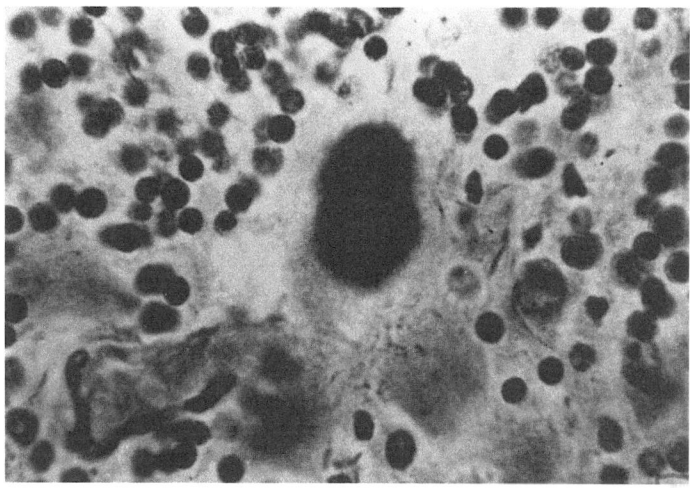

Abb. 188. Kuru-Plaque in der Körnerzellschicht des Kleinhirns (Versilberung)

Gehirn. Im Gegensatz zu früheren Creutzfeldt-Jakob-Fällen waren die Erkrankungen der Japaner auf Ratten übertragbar (Tateishi et al., 1978).

Scrapie, eine andere langsame Viruserkrankung, die ursprünglich Schafe befällt, läßt sich auf bestimmte Mäusestämme übertragen. Diese Nager, welche die üblichen spongiformen Veränderungen, die man bei allen langsamen Viruserkrankungen beobachtet, ausbilden, zeigen zudem noch senile Plaques (Bruce und Franser, 1975). Letztere sind, abgesehen vom Fehlen Alzheimerscher Fibrillenveränderungen, identisch mit denen des Menschen.

Literatur

Klatzo I, Gajdusek DC, Zigas V (1959) Pathology of kuru. Lab Invest 8:799–847
Chou, SM, Martin JD (1971) Kuru plaques in a case of Creutzfeldt-Jacob disease. Acta Neuropathol 17:150–155
Burce ME, Fraser (1975) Amyloid plaques in the brain of mice infected with scrapie: Morphological variation and staining properties. Neuropathol Appl Neurobiol 1:189–202
Tateishi J, Ohta M, Kuroiwa Y (1978) Subacute spongiform encephalopathy (SSE) with kuru plaques and its successful transmission to the small rodents. J Neuropathol Exp Neurol 37:699 (Abstract)
Gajdusek DC (1977) Unconventional viruses and the origin and disappearance of kuru. Les Prix Nobel en 1976, pp 167–216. Stockholm, Nobel Foundation

Aberrationen der Synapsenentwicklung

Es gibt mindestens zwei krankhafte Prozesse, die zu einer anormalen synaptischen Entwicklung der Purkinjezellen im menschlichen Kleinhirn führen: Der erste ist die *Kleinhirndegeneration vom Körnerzelltyp,* eine an-

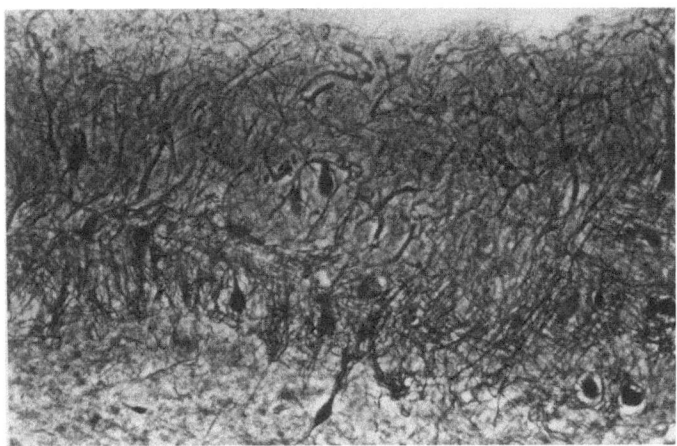

Abb. 189. Kleinhirndegeneration (Versilberung). Fehlen der Körnerzellen und Fehlstellung der Purkinjezellen (vgl. Abb. 55)

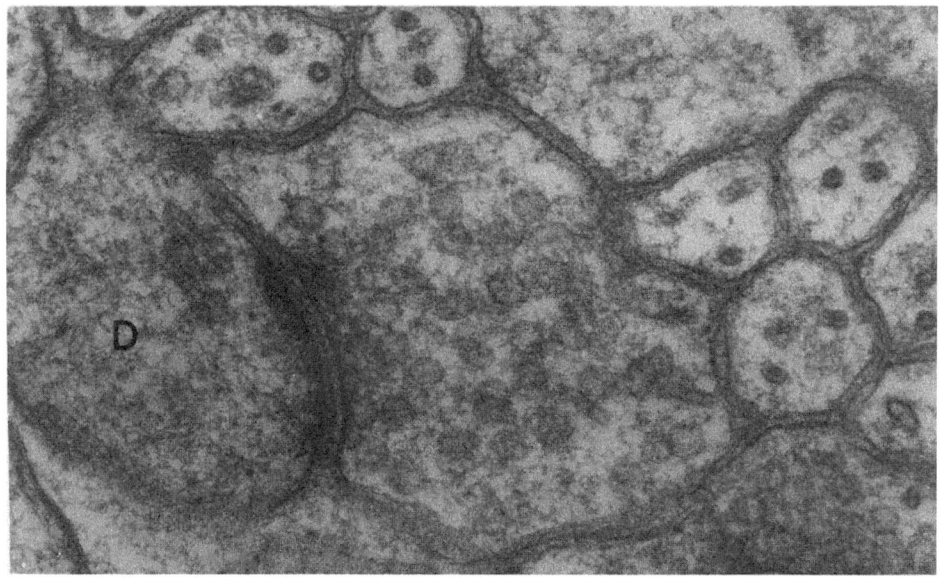
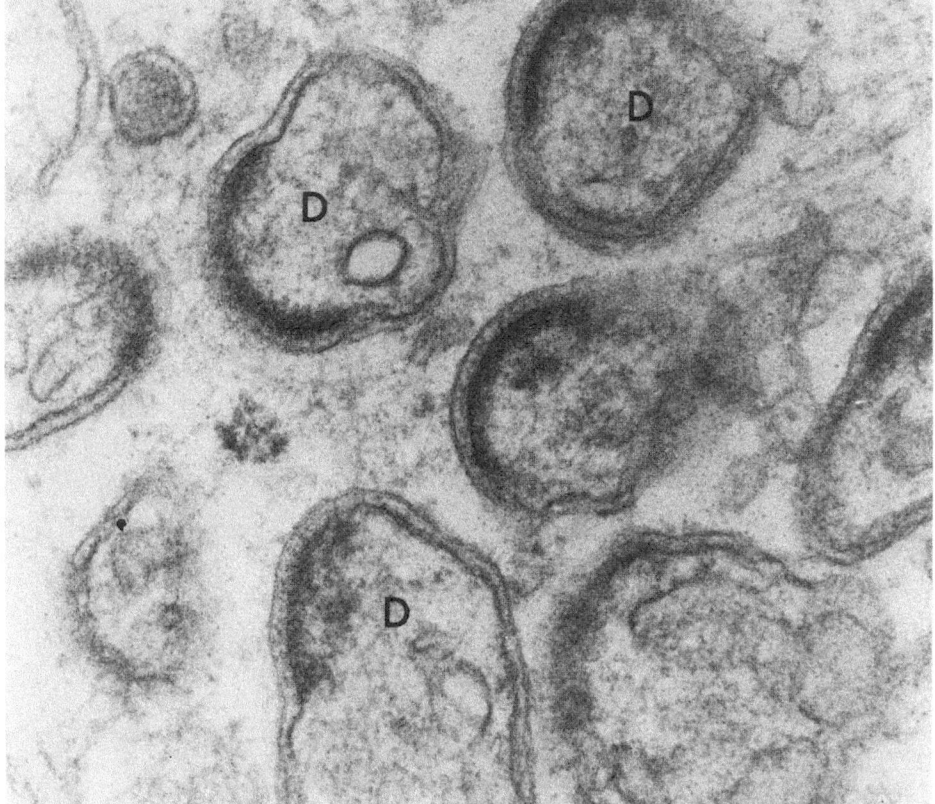

Abb. 190. a. Normale Molekularschicht im Kleinhirn der Maus. ×90 000. b. Dendritische Dornen ohne Kontakte (D), umgeben von astrozytärem Zytoplasma. Kleinhirn einer Weber-Maus. ×90 000 (aus: Hirano A (1973) Tokyo Igaku 80:438)

geborene Krankheit, bei der die Entwicklung des Dendritenbaumes gehemmt ist, und letzterer bizarre Abweichungen vom Normalzustand zeigt (Abb. 189). Neben offensichtlich normalen Synapsen findet man zahlreiche Dornen auf den großen Dendritenstämmen (Hirano et al., 1973). Die Dornen (Spines) haben keine Verbindung zu ihrem zugehörigen präsynaptischen Partner, der Parallelfaser der Körnerzelle. Statt dessen werden sie von voluminösen Astrozytenfortsätzen überdeckt (Abb. 190). Ansonsten ist, soweit man es aus histochemischen und feinstrukturellen Befunden schließen kann, der „lose Spine" in jeder Hinsicht mit seinem normalen Gegenstück identisch. Ähnliche, lose dendritische Spines von Purkinjezellen beobachtet man bei einer anderen kongentialen Anomalie, dem Kinky-Hair-Disease von Menkes (Abb. 168) (Hirano et al., 1977a).

Die Herkunft des unbefestigten Spine ist in verschiedenen experimentellen Modellen untersucht worden. Sogar bei normalen Tieren kann man in seltenen Fällen lose Spines von Purkinjezelldendriten finden (Hirano et al., 1977b). Wenn in Folge eines genetischen Defektes (Hirano und Dembitzer, 1975, Hanna et al., 1976), einer Intoxikation (Hirano et al., 1972), einer Infektion oder einer Bestrahlung eine große Anzahl von Körnerzellen vor der Migration in die innere Körnerzellschicht untergeht, ist die Purkinjezelle in der Lage, dendritische Spines auch ohne den wechselseitigen Einfluß eines präsynaptischen Elementes zu bilden. Ihre Fähigkeit zur Ausbildung des Dendritenbaumes ist indes erheblich reduziert und der letztere sehr stark fehlkonfiguriert. Oft ist auch die exakte Ausrichtung der Purkinjezelle selbst gestört.

Eine ähnliche Fähigkeit zur unabhängigen Bildung präsynaptischer Endigungen wurde aufgrund feinstruktureller Untersuchungen beim Neuroblastom vermutet (s. S. 228). In einigen dieser Fälle hat man Tumorzellfortsätze gefunden, die prinzipiell, ähnlich jungen präsynaptischen Endigungen, mit synaptischen Vesikeln und submembranösen Verdichtungen angefüllt waren, ohne daß sich ein postsynaptisches Element in ihrer unmittelbaren Nachbarschaft gefunden hätte (Hirano und Shin, 1979, Hirano 1979). Ähnliche Befunde hat man experimentell an bestimmten Tieren erheben können (Sotelo, 1973).

Literatur

Hirano A, Dembitzer HM, Jones M (1972) An electron microscopic study of cycasin-induced cerebellar alterations. J Neuropathol Exp Neurol 31:113–125

Hirano A, Dembitzer HM, Ghatak NR, Fan KJ, Zimmerman HM (1973) On the relationship between human and experimental granule cell type cerebellar degeneration. J Neuropathol Exp Neurol 32:493–502

Sotelo C (1973) Permanence and fate of paramembranous synaptic specialization in 'mutant' and experimental animals. Brain Res 62:345–351

Hirano A, Dembitzer HM (1974) Observations on the development of the weaver mouse cerebellum. J Neuropathol Exp Neurol 33:354–364

Hirano A, Dembitzer HM (1975) The fine structure of staggerer cerebellum. J Neuropathol Exp Neurol 34:1–11

Hanna RB, Hirano A, Pappas GD (1976) Membrane specializations of dendritic spines and glia in the weaver mouse cerebellum. A freeze fracture study. J Cell Biol 68:403–410

Hirano A, Llena JF, French JH, Ghatak NR (1977a) Fine structure of the cerebellar cortex in Menkes' kinky hair disease. X-chromosome-linked copper malabsorption. Arch Neurol 34:52–56

Hirano A, Dembitzer HM, Yoon CH (1977b) Development of Purkinje cell somatic spines in the weaver mouse. Acta Neuropathol 40:85–90

Hirano A, Shin YY (1979) Unattached presynaptic terminals in a cerebellar neuroblastoma in the human. Neuropathol Appl Neurobiol 5:63–70

Hirano A (1979) On the independent development of the pre- and postsynaptic terminals. In: Progress in Neuropathology, Vol 4, pp 79–99, Zimmerman HM (ed), Raven Press, New York

9. Weitere neuronale Veränderungen (Abb. 191)

Nervenzelluntergang

Ausgereifte Nervenzellen sind teilungsunfähig, so daß der Verlust eines Neurons nicht ersetzt werden kann. In bestimmten Fällen, wie z.B. der Werdnig-Hoffmannschen Krankheit, kann man den Standort einer degenerierten Nervenzelle oft noch als „*leeres Zellbett*" nachweisen. Ähnlich ist es in Fällen von olivopontozerebellarer Atrophie, bei der die Lokalisation einer untergegangenen Purkinjezelle durch einen „*leeren Korb*" markiert ist. In anderen Situationen wird indes der Neuronenverlust durch eine Glianarbe gedeckt. Aus diesem Grund benötigt man zur zuverlässigen Abschätzung der Größenordnung eines Nervenzellausfalles in einer Reihe von Arealen, wie z.B. der Substantia nigra, beim Morbus Parkinson oder der motorischen Vorderhörner bei der amyotrophischen Lateralsklerose, entweder Kontrollschnitte mit normaler Nervenzellpopulation, oder aber eine besonders große, spezielle Erfahrung in der normalen mikroskopischen Anatomie dieser Gebiete. Das gesamte Verteilungsmuster der Nervenzellverluste hängt von der jeweiligen Grundkrankheit ab. In einer Reihe von Prozessen sind nur ganz bestimmte Neuronensysteme betroffen. Bei den nukleären oder spinalen Muskelatrophien z.B. scheinen die motorischen Vorderhornzellen des Rückenmarkes selektiv betroffen, während ihre Fortsätze und andere Zellen unberührt bleiben. In anderen Situationen sind demgegenüber herdförmige Destruktionen einer ganzen Region des Neuropils, einschließlich aller Zellen und ihrer Fortsätze, dominierend. Gute Beispiele hierfür sind unter anderem ischämische oder entzündliche Schäden. In ähnlicher Weise kann man in Fällen von ausgeheilter Poliomyelitis anterior acuta herdförmige Ausfälle des gesamten Neuropils in den betroffenen Abschnitten beobachten.

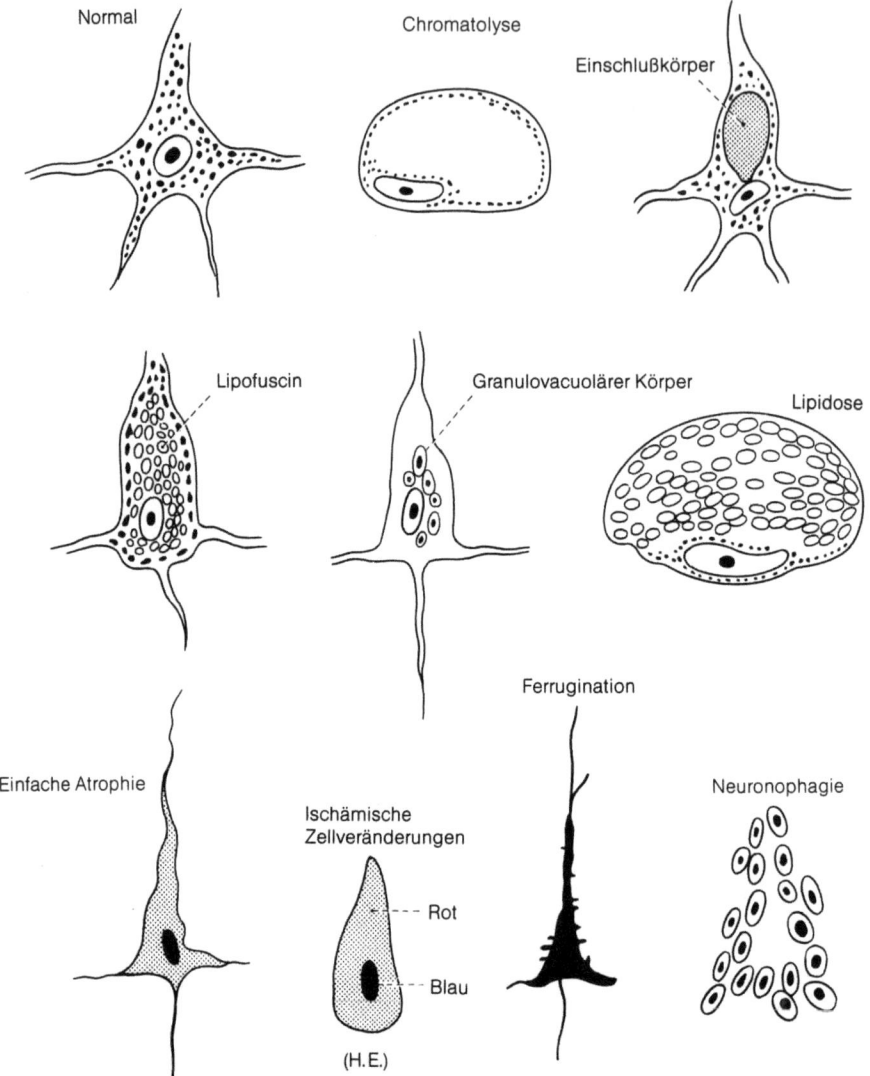

Abb. 191. Nervenzellveränderungen

Als *Ferrugination* bezeichnet man das Phänomen der Eisenablagerung an der Stelle eines untergegangenen Neurons. In der Eisenfärbung findet man blau gefärbte, feingranuläre Ablagerungen. In Wirklichkeit ist es nicht nur Eisen, sondern es können eine Reihe verschiedenartiger Mineralien abgelagert werden. Ferruginierte Nervenzellen erkennt man bereits leicht in H.E.- oder Nissl-Färbungen, wo sie einen homogenen dunkelblauen Farbton annehmen. Die Ferrugination ist zwar ein ungewöhnliches Phänomen, konnte jedoch bei einer Reihe verschiedenartiger Krankheiten, z. B. den Spätfolgen der japanischen B-Enzephalitis, in alten Infarktgebieten und u. a. Umständen nachgewiesen werden.

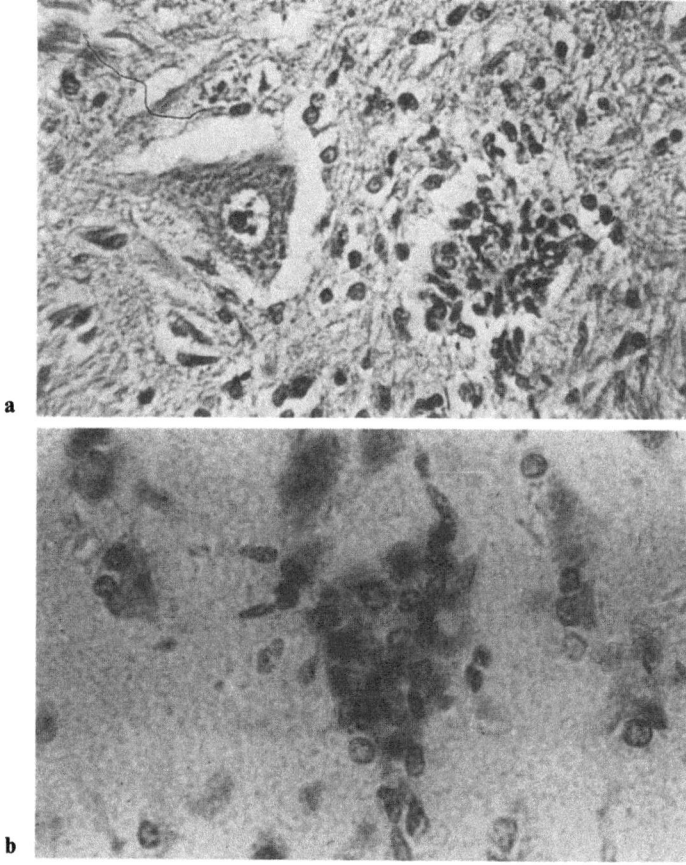

Abb. 192 a, b. Neuronophagie. **a.** Motoneuron im Hypoglossuskern (H.E.-Färbung) **b.** Betzsche Riesenzelle (Nissl-Färbung)

Bei verschiedenen Krankheiten, wie z. B. der akuten Poliomyelitis oder dem Morbus Werdnig-Hoffmann, sind die Nervenzellausfälle häufig von kleinen Phagozytenansammlungen begleitet, die an die Stelle der Nervenzellen getreten sind (Abb. 192).

Bei chronischen Krankheitsformen, wie der amyotrophischen Lateralsklerose, sind solche *Neuronophagien* seltene Befunde.

Literatur

Hirano A (1975) Pathology of anterior horn cells. In: Recent Advances in Myology, Bradley WG, Gardner-Medwin D, Walton JN (eds), Excerpta Medica, Amsterdam, pp 537–541

Iwata M, Hirano A (1978) Neuropathological study of chronic healed anterior poliomyelitis. Neurol Med (Tokyo) 8:157–166

Iwata M, Hirano A (1979) Current problems in the pathology of amyotrophic lateral sclerosis. In: Progress in Neuropathology, Vol 4, pp 277–298, Zimmerman HM (ed), Raven Press, New York

Dunkle und geschrumpfte Neurone ("Dark-Neurons")

In H.E.- oder Nissl-Färbungen findet man bei zahlreichen chronisch-degenerativen Krankheiten, wie z. B. der Alzheimerschen Krankheit, der amyotrophischen Lateralsklerose und anderen, mit Nervenzelluntergängen verbundenen Prozessen, zahlreiche dunkel angefärbte und geschrumpfte Neurone. Dieses Phänomen wird mitunter auch als *"einfache Nervenzellerkrankung"* oder *"chronische Atrophie"* bezeichnet.

Obwohl diese Veränderungen hauptsächlich in erkrankten Gebieten des Zentralnervensystems zu beobachten sind, findet man sie oft auch in offensichtlich ungeschädigten Nachbarabschnitten einer Läsion, z. B. bei tiefgelegenen Hirntumoren. Darüber hinaus aber treten in schlechtfixiertem Gewebe von Labortieren als vermutliche Bearbeitungsartefakte sogenannte *Dark-Neurons,* in Erscheinung. Aus irgendwelchen Gründen sieht man sie in der Regel im normalen postmortalen menschlichen Hirngewebe nicht.

Literatur

Cammermeyer J (1972) Nonspecific changes of the central nervous system in normal and experimental material. In: The Structure and Function of Nervous Tissue. Vol 4, pp 131–251, Bourne GH (ed) Academic Press, New York

Ischämische Veränderungen

Einige Tage nach einer systemischen Hypoxie treten, ungeachtet der auslösenden Ursache, charakteristische ischämische Veränderungen, insbesondere an den Pyramidenzellen des Sommersektors oder an den Purkinjezellen auf, wobei die Zellen gestrumpft sind. In der H.E.-Färbung stellt sich der Kern einheitlich blau dar, während das Zytoplasma rot (azidophil) ist. In der Regel findet sich eine vakuoläre Auflockerung der perineuronalen Abschnitte, die auf eine Schwellung der benachbarten Zellfortsätze zurückzuführen ist. In mehr herdförmiger Verteilung treten ähnliche Veränderungen im Abstand von wenigen Tagen nach einer Zirkulationstörung, z. B. durch Gefäßverschluß, in Erscheinung.

Doppelkernige Nervenzellen (Abb. 193)

Ab und zu hat man unter verschiedenartigen Bedingungen große Nervenzellen beobachtet, die zwei Kerne enthielten. Man findet sie vor allem bei der Tuberösen Sklerose oder in Ganglogliomen. Obwohl sie in den Schnitten als getrennte Kerne erscheinen, ist es stets schwierig, die Möglichkeit auszuschließen, daß sie in anderen Schnittebenen miteinander in Verbindung stehen und in Wirklichkeit einen einzelnen, deformierten, lobulierten Kern repräsentieren.

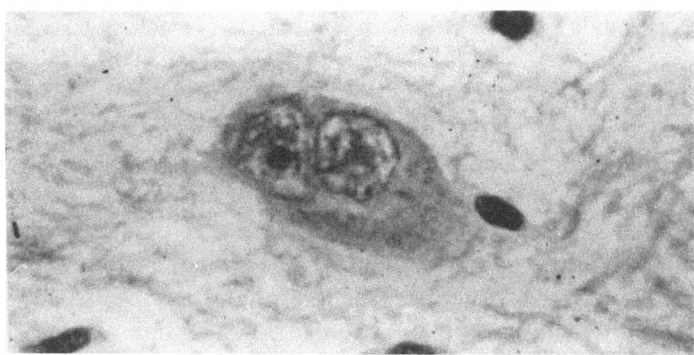

Abb. 193. Doppelkernige Nervenzelle

Vakuoläre Degeneration

Die Bildung von Vakuolen innerhalb oder in der Umgebung des Nervenzellperikaryon, die mit einer Auftreibung der Zelle, begleitet von Dendritenveränderungen, einhergehen, ist ein charakteristisches Phänomen, welches man in den unteren Oliven bei Schädigungen der zentralen Haubenbahn, oder auch in den Nuclei dentati des Kleinhirns beobachten kann. In H.E.- oder Nissl-Färbungen färben sich die Vakuolen nicht an.

Weiterhin kann eine Vakuolisierung des Nervenzellkörpers nach Hypoxie, im Rahmen von Virusinfektionen und bei bestimmten degenerativen Erkrankungen unbekannter Ätiologie auftreten. Verschiedene langsame Viruskrankheiten gehen mit einer markanten Vakuolisierung der grauen Substanz einher (s. S. 205). Auch an den motorischen Vorderhornzellen der Nagemutante mit dem Namen „Wobbler" hat man sie beobachtet.

Man muß sorgsam beachten, daß sowohl in Entwicklung begriffene Neurone wie auch solche des kindlichen Gehirns eine große Neigung zur Ausbildung perinukleärer, ringförmiger Vakuolen besitzen, die man für Artefakte hält.[1] Grundsätzlich muß man auch bei Erwachsenen immer mit einer derartigen Artefaktbildung rechnen und daher bei der Interpretation vakuolärer Veränderungen des Zytoplasma große Zurückhaltung üben.

Literatur

Hirano A, Iwata M (1979) Pathology of motor neurons with special reference to amyotrophic lateral sclerosis and related diseases. In: Amyotrophic Lateral Sclerosis, pp 107–133, Tsubaki T, Toyokura Y (ed), University of Tokyo Press, Tokyo

---

1 A.d.Ü.: Im deutschen Sprachraum gewöhnlich als „Wasserveränderungen" bezeichnet.

Neuronale Entwicklung

Bei postmortaler Durchmusterung von Säuglingsgehirnen kann man nicht selten unreife Nervenzellen beobachten. Sie kommen besonders in der *subependymären Zone* der lateralen Ventrikelecken vor. Von dort wandern sie zu den Stammganglien und zum Großhirnkortex. Aus ähnlichen unreifen Zellen setzt sich die *superfiziale Körnerzellschicht* des Kleinhirns zusammen. Während des 1. Lebensjahres vollenden diese Zellen ihre Wanderung in die innere Körnerzellschicht. Anhand der Dicke der superfizialen Körnerzellschicht kann man grob überschlägig das Alter des Säuglings bestimmen. Der Unerfahrene ist leicht geneigt, die noch in der Migration befindlichen Matrixzellen für entzündliche Infiltrate oder gar neoplastische Veränderungen zu halten. Sie sind natürlich normale Bestandteile des Gehirns.

Wie die meisten unreifen Zellen zeigen auch die migrierenden Zellen eine relativ große Kern/Plasma-Relation und einen großen Zytoplasmagehalt an freien Ribosomen. Die Zellfortsätze sind klein und spärlich entwickelt; der Extrazellularraum ist relativ weit. Synapsen und andere Zellkontakte sind selten und unreif.

„Dying-back" (Distale Axonopathie)

Bei einigen Erkrankungen treten die ersten Veränderungen im Bereich der distalen Nervenfaserabschnitte, insbesondere an den Axonen, auf. Die Schädigung steigt dann retrograd in Richtung auf das Perikaryon auf, wobei die Nervenzelle selbst völlig intakt erscheint. Beispiele für einen derartigen Prozeß sind die Intoxikationen mit Triorthokresylphosphat, Akrylamid, n-Hexan, Methyl-n-Butylketon und 2,5-Hexandion. Einen gleichartigen Schädigungsprozeß vermutet man bei der spinozerebellären Degeneration (Friedreichs spinale Ataxie), der Bildung der senilen Plaques, der neuroaxonalen Dystrophie und der subakuten Myelo-Optico-Neuropathie (SMON) (Japan. J. Med. Sci. Biol., 1975).

Literatur

Cavanagh JB (1964) The significance of the 'dying-back' process in experimental and human neurological disease. Rev Exp Pathol 3:219–267

Prineas J (1969) The pathogenesis of dying-back polyneuropathies. Parts I and II. J Neuropathol Exp Neurol 28:571–621

Japanese Journal of Medical Science and Biology. Vol 28, supplement, pp 1–293, National Institute of Health, Tokyo (1975)

Spencer PS, Schaumburg HH (1976) Central-peripheral distal axonopathy – The pathology of dying-back polyneuropathies. In: Progress in Neuropathology, Vol 3, pp 253–295, Zimmerman HM (ed), Grune & Stratton, New York

Spencer PS, Schaumburg HH (eds) (1980) Experimental and Clinical Neurotoxicology. A Textbook of Environmental Neurobiology. The Williams & Wilkins Co, Baltimore

Transneuronale Degeneration

Bestimmte Gruppen von Nervenzellen können im Gefolge einer Schädigung ihrer afferenten Neurone der Atrophie anheimfallen. Man bezeichnet dies als *antegrade transneuronale (transsynaptische) Degeneration*. Experimentelle Untersuchungen an verschiedenen Tierspezies sprechen dafür, daß die transneuronale Degeneration bevorzugt bei jungen Individuen in langem postoperativem Intervall nach umfassender Deafferenzierung und bei Fehlen alternativer neuronaler Afferenzen auftritt. Hinsichtlich dieses Phänomens bestehen erhebliche Unterschiede zwischen einzelnen Tierspezies.

Beim Menschen ist der Prozeß der transneuronalen Degeneration noch nicht allzugut untersucht, mit Ausnahme des optischen Systems, der Verbindung zwischen Tractus tegmentalis centralis und den unteren Oliven sowie des limbischen Systems etc.[1]

Literatur

Cowan WM (1970) Anterograde and retrograde transneuronal degeneration in the central and peripheral nervous system. In: Contemporary Research Methods in Neuroanatomy, pp 217–251, Nauta WJH, Ebbesson SOE (eds), Springer, New York

Ralston HJ III, Chow KL (1973) Synaptic reorganization in the degenerating lateral geniculate nucleus of the rabbit. J Comp Neurol 147:321–349

Ghetti B, Horoupian DS, Wiśniewski HM (1975) Acute and long-term transneuronal response of dendrites of lateral geniculate neurons following transection of the primary visual afferent pathway. Adv Neurol 12:401–424

Torch WC, Hirano A, Solomon S (1977) Anterograde transneuronal degeneration in the limbic system: Clinical-anatomical correlation. Neurology 27:1157–1163

Gestaltänderungen

Im Zusammenhang mit pathologischen Prozessen kann die normale Gestalt der Nervenzellen erhebliche Veränderungen erfahren, wie bereits früher ausgeführt (s. S. 186). Zusätzlich kann es bei bestimmten Lipidosen zur Bildung sogenannter *Meganeuriten* am basalen Zellpol kommen. Diese Strukturen bestehen aus Auftreibungen, die mit abnormen Lipidansammlungen angefüllt sind und oberflächliche Protrusionen ähnlich den somatischen Fortsätzen oder den dendritischen, kaktusartigen Auftreibungen (s. S. 188) besitzen. Wie bereits früher beschrieben, führen die unterschied-

---

[1] A.d.Ü.: Für den deutsprachigen Raum muß man in diesem Zusammenhang allerdings ergänzend zur zitierten Literatur auf die umfassenden Darlegungen von Becker, 1952, Akademie der Wissenschaften und der Literatur, mathematisch-naturwissenschaftliche Klasse Nr. 10 und H. Jacob Henke-Lubarsch, Band XIII/1 A hinweisen.

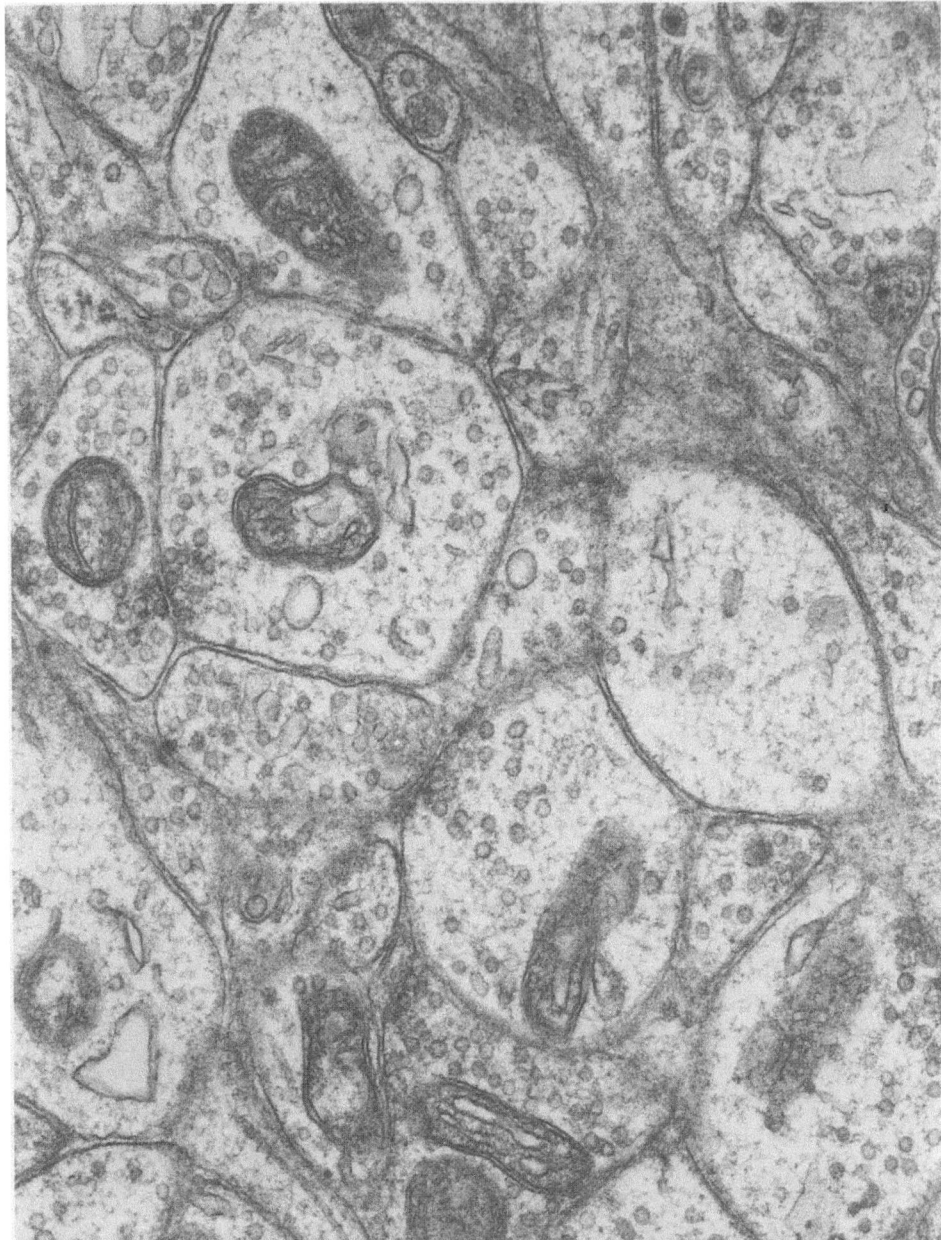

Abb. 194. Dicht gepackte, runde Fortsätze in einem zerebellären Neuroblastom. Zahlreiche helle synaptische Vesikel in nahezu allen Fortsätzen. Einige zeigen auch periphere Vesikelaggregate ohne korrespondierende postsynaptische Verdichtung. ×36 000 (aus: Hirano A (1978) Acta Neuropathol 43:119)

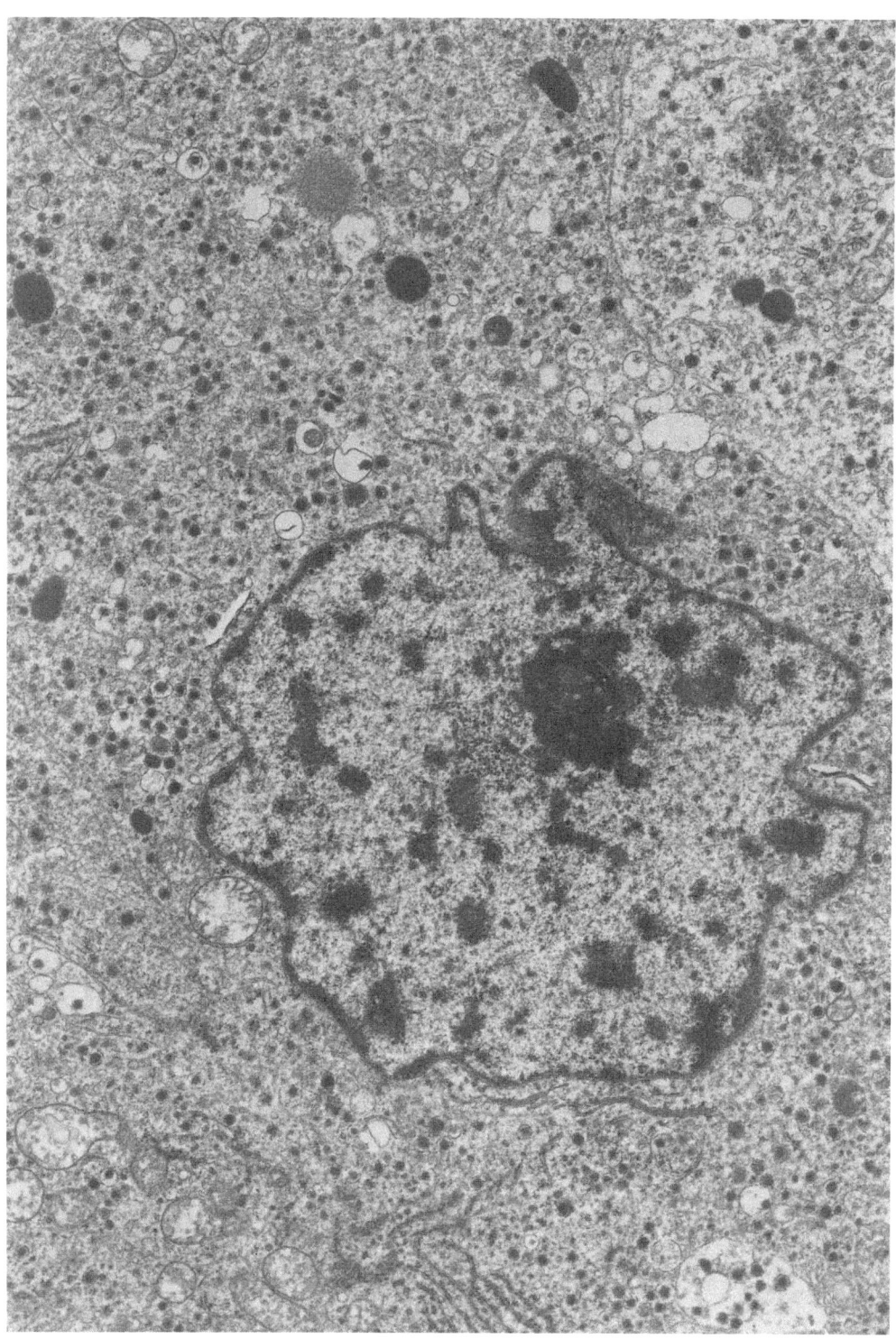

Abb. 195. Tumorzellen eines Paraglioms der Cauda equina. Man sieht zahlreiche Dense-Core-Vesicles. ×12 000 (aus: Hirano A (1978) Acta Neuropathol 43:119)

lichsten degenerativen oder Fehlbildungsprozesse zu erheblichen Veränderungen der Dendritenbäume.

Literatur

Purpura DP, Hirano A, French JF (1976) Polydendritic Purkinje cells in X-chromosome-linked copper malabsorption: A Golgi Study. Brain Res 117: 125–129
Purpura DP (1978) Aberrant dendritic and synaptic development in immature human brain. J Neuropathol Exp Neurol 37: 578 (Abstract)

Geschwülste

Tumoren neuroblastischen oder neuronalen Ursprunges sind im zentralen Nervensystem selten. Wenn sie auftreten, handelt es sich oft um Mischgeschwülste mit glialen Anteilen (Gangliogliome). Allerdings ist es wichtig, die echten Gangliogliome von Gliomen mit lediglich sekundär eingeschlossenen Nervenzellen zu unterscheiden.

Echte neuronale Geschwülste kann man gut anhand von Synapsen an der Zelloberfläche erkennen. Interessanterweise sind, entsprechend den meisten Darstellungen, die Mehrzahl der synaptischen Vesikel in diesen Tumoren solche vom „Dense-Core-Typ", ähnlich denen, die man in den Neuroblastomen des peripheren Nervensystem findet.

Kürzlich wurde ein Fall eines zerebellären Neuroblastoms mitgeteilt, welches vollständig aus neuronalen Elementen, ohne jegliche Beimischungen bestand (Shin et al., 1978). Es fand sich eine große Anzahl synaptischer Endigungen, in denen die Vesikel allerdings eher hell als elektronendicht waren. Interessanterweise konnte man in diesem Fall zahlreiche unreife präsynaptische Endigungen nachweisen, die offenbar keine feste Verbindung zu irgendwelchen postsynaptischen Apparaten hatten (Abb. 194).

Eine andere neuronale Geschwulst ist das Paragangliom. Während es sich, wie bei den Neuroblastomen, in erster Linie um Tumoren des peripheren Nervensystems handelt, hat man sie auch in der Gegend der Cauda equina nachgewiesen, wo sie innerhalb des Subarachnoidalraumes liegen (Llena et al., 1979). Morphologisch sind sie nicht zu unterscheiden von den Paragangliomen außerhalb des Zentralnervensystems. Die Tumorzellen zeichnen sich durch das Auftreten von „Dense-Core-Vesicles" aus (Abb. 195) (Hirano, 1978). Die Blutgefäße sind fenestriert.

Literatur

Shin WY, Laufer H, Lee YC, Aftalion B, Hirano A, Zimmerman HM (1978) Fine structure of the cerebellar neuroblastoma. Acta Neuropathol 42: 11–13
Hirano A (1978) Some contributions of electron microscopy to the diagnosis of brain tumors. Acta Neuropathol 43: 119–128
Llena JF, Hirano A, Rubin RC (1979) Paraganglioma in the cauda equina region. Acta Neuropathol 46: 235–237

B. Astrozyten

1. Normale Astrozyten (Abb. 196, 197)

Wie man schon aus dem Namen ableiten kann, nehmen vom Perikaryon der Zellen zahlreiche wohlgeformte Fortsätze ihren Ausgang. So erhält der Astrozyt seine sternartige Grundform. Diese ist allerdings, in Abhängigkeit vom Standort, einigen Schwankungen unterworfen. Die Fortsätze der sogenannten *„protoplasmatischen Astrozyten"* in der grauen Substanz enthalten weniger Gliafasern als ihre *„fibrillären"* Gegenstücke in der weißen. Darüber hinaus können die Fortsätze bestimmter spezialisierter Astrozytenformen, wie z. B. jener der Bergmannschen Gliaschicht in der Lamina ganglionaris des Kleinhirns, vorwiegend in einer bestimmten Richtung vom Zellkörper wegziehen, im Gegensatz zu der sonst üblichen symmetrischen Ausbreitung.

In der Regel senden die Astrozyten zylinder- oder blattförmige Fortsätze zur Peripherie aus. An der Berührungsfläche mit der Zielstruktur hat der Astrozytenfortsatz eine laminäre oder flächenhaft ausgebreitete Form. Diese Konfiguration dient seiner Aufgabe, das zentralvenöse vom mesodermalen Gewebe zu trennen und die zentralnervösen Zellelemente einzuhüllen. Der blattförmige Fortsatz bedeckt sowohl Außenfläche der Blutgefäße als auch die Innenseite der pialen Oberfläche. An beiden Stellen bilden die Astrozytenfortsätze eine geschlossene Lage mit punktförmigen Adhäsionen und gelegentlichen „Gap-Junctions". Eine durchgehende Basalmembran bedeckt sowohl den perivaskulären wie auch den subpialen Raum.

Auch innerhalb des Parenchyms bilden die Astrozytenfortsätze eine Deckschicht an der Oberfläche einiger Nervenzellen. Sowohl die perikarielle wie auch die Dendritenoberfläche sind, mit Ausnahme der Synapsenansätze, nahezu komplett von Astrozytenfortsätzen abgedeckt. Oft sind einzelne oder auch Gruppen von Synapsen von Astrozytenausläufern eng umkleidet. In anderen Fällen sind kleine Bündel von Nervenzellfortsätzen durch mantelförmige Astrozytenfortsätze voneinander getrennt.

Die Funktion des Astrozyten ist nicht vollständig geklärt. Lange Zeit hat man angenommen, daß er eine Stützfunktion im zentralen Nervensystem besäße. Wegen seiner auffallenden perivaskulären Anordnung bestand weiterhin die Vermutung, daß der Astrozyt eine unterstützende Rolle

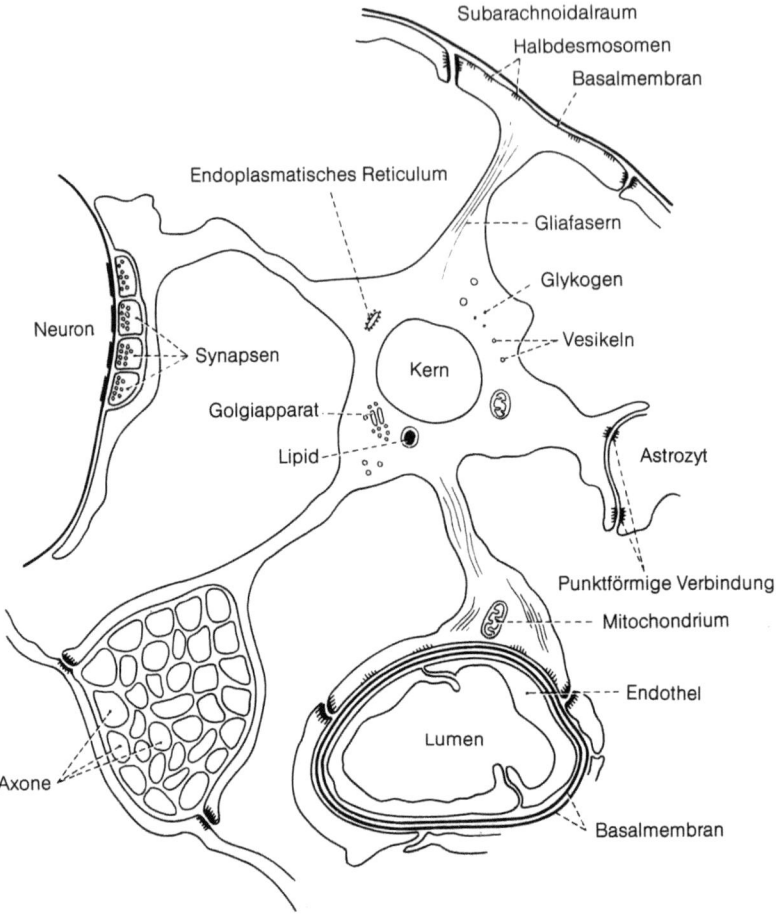

Abb. 196. Schematische Darstellung der möglichen Gestaltvarianten der Astrozytenfortsätze

beim Stofftransport zwischen Gefäß und Nervenzelle spiele. Schließlich haben einige Autoren aufgrund seiner Tendenz, bestimmte Gruppen von Synapsen abzudecken, angenommen, daß er eine Isolatorfunktion ausübe[1], indem er funktionell unterschiedliche Synapsengruppen gegeneinander abisoliere. Indes ist die Isolation irgendwelcher Synapsengruppen durch Astrozyten niemals eine vollständige, und bei einigen Synapsen fehlt sie sogar ganz. Die Aufgabe der Astrozyten an der Nervenzelloberfläche mag darin bestehen, den Elektrolytausgleich zu vermitteln, insbesondere im Hinblick auf Kaliumionen. Gleiches mag für bestimmte Neurotransmitterstoffe innerhalb des Mikroenvironments der Nervenzellen gelten.

Es fehlt jedoch jeglicher unmittelbarer Beweis für diese Hypothesen. Abgesehen von den rein auf morphologischen Befunden basierenden An-

---

1 A.d.Ü.: Diese Auffassung geht bereits auf Rudolf Virchow zurück.

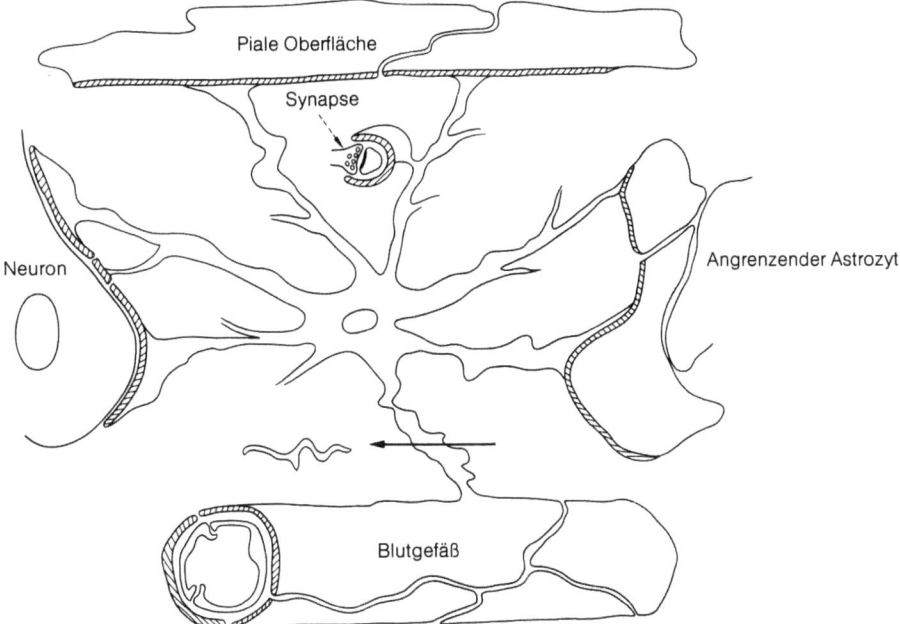

Abb. 197. Dreidimensionale Darstellungen der distalen blattförmigen Fortsätze von normalen protoplasmatischen Astrozyten

nahmen resultieren die einzigen zusätzlichen Erkenntnisse in bezug auf die Astrozytenfunktion aus Untersuchungen mit markierten Substanzen. Danach scheint der Astrozyt keine besonders wirkungsvolle Barriere gegenüber der Diffusion großer Moleküle zu sein. Die Meerrettichperoxidase z. B. scheint mühelos zwischen den Astrozytenfortsätzen hindurchzupenetrieren. Zonulae occludentes kommen weder an der mesodermalen noch an der neuronalen Oberfläche vor.

Der Kern des Astrozyten liegt im Zentrum des Perikaryon und enthält einen unauffälligen Nucleolus. Das Zystoplasma enthält alle die üblichen, bereits mehrfach besprochenen Organellen: Mitochondrien, rauhes endoplasmatisches Retikulum, Golgiapparat, Vesikel, Lipidtropfen, Lysosomen und Glykogen sind gewöhnlich vorhanden, wenn auch nur in kleinen Mengen. Im sich entwickelnden oder im reaktiven Astrozyten findet man Mikrotubuli, die in adulten Zellformen weitgehend fehlen. Gliafasern und Lipidtropfen treten in Astrozyten von Altersgehirnen vermehrt auf. Auch Corpora amylacea kommen gelegentlich vor.

Der charakteristischste Bestandteil des Zystoplasmas sind die Gliafasern, die in der Regel in parallelen Bündeln angeordnet sind. In den Astrozyten der weißen Substanz sind sie besonders reichhaltig. Sie bestehen aus 60–90 Å-Filamenten, die im Querschnitt rund mit einem kleinen hellen Zentrum erscheinen.

Literatur

Hirano A (1978) Neuronal and glial processes in neuropathology. J Neuropathol Exp Neurol 37:365–374

Lasek RJ (Chairman) (1978) What do glia do? In Society for Neuroscience, 7th annual meeting. Summaries of Symposia. (BIS Conference Report #48 pp 149–164). ULCA, Los Angeles, Brain Information Service/BRI Publication Office

2. Die Pathologie der Astroglia

Astrozytenschwellung (Abb. 198–200)

Die Astrozytenschwellung ist ein wohlbekanntes Phänomen, das innerhalb von 24 Stunden nach einem hypoxischen Insult oder anderen Schädigungen auftritt. Sie kann aber auch das Ergebnis ungenügender Fixierung sein. Aus diesem Grund ist in bezug auf die Interpretation von Astrozytenschwellungen erhöhte Vorsicht geboten.

Die geschwollenen Abschnitte innerhalb der Zelle erscheinen lichtmikroskopisch hell und leer und führen zum Bild einer Spongiose. Elektronenmikroskopisch kann man sehen, daß die die Schwellung verursachende Vakuole feinfilamentäres Material enthält (Abb. 198), häufig begleitet von einer Akkumulation von *Glykogengranula* (Abb. 199). Der benachbarte Extrazellularraum ist eingeengt.

Literatur

Hirano A, Zimmerman HM, Levine S (1965) The fine structure of cerebral fluid accumulation. VII. Reactions of astrocytes to cryptococcal polysaccharide implantation. J Neuropathol Exp Neurol 24:386–397

Lemkey-Johnson N, Reynolds WA (1974) Nature and extent of brain lesions in mice related to ingestion of monosodium glutamate. J Neuropathol Exp Neurol 33:74–97

Phelps GH (1975) An ultrastructural study of methionine sulphoximine-induced glycogen accumulation in astrocytes of the mouse cerebral cortex. J Neurocytol 4:479–490

Kernveränderungen (Abb. 201)

Unregelmäßig geformte Astrozytenkerne findet man häufig nach Schädigungen unterschiedlichster Art. In Dünnschnitten können solche Kerne multipel erscheinen, obwohl sie in Wirklichkeit lediglich stark lobuliert sind.

Sogenannte *„Nuclear-Bodies"* (Abb. 201 b), die aus rundlichen Ansammlungen von Filamenten bestehen, hat man sowohl bei der subakuten

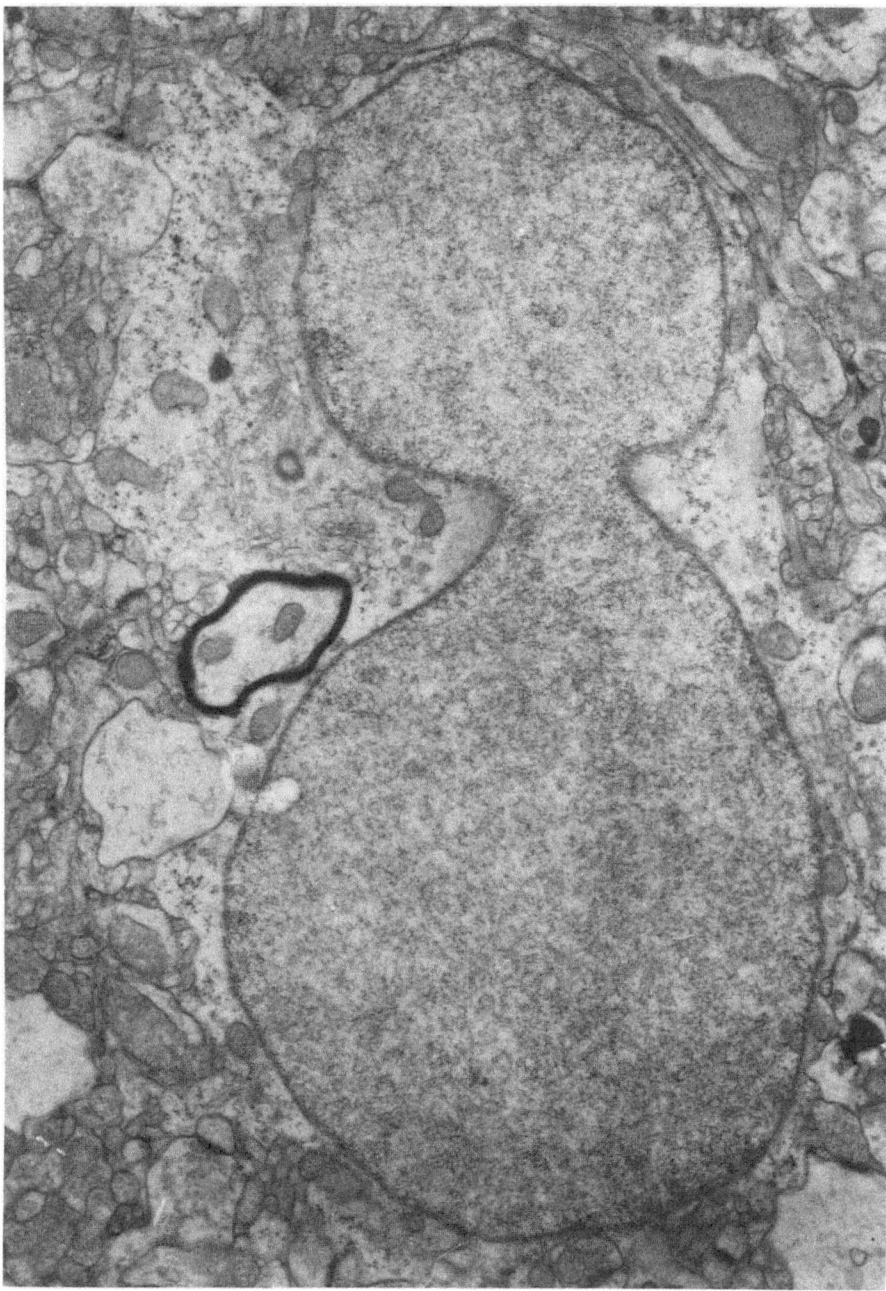

Abb. 198. Sanduhrförmiger Kern in einem reaktiven Astrozyt. Sehr filigranes fibrilläres Material und verstreute Glykogengranula im wäßrigen Zytoplasma. × 17 000 (aus: Hirano A (1965) J Neuropathol Exp Neurol 24:386)

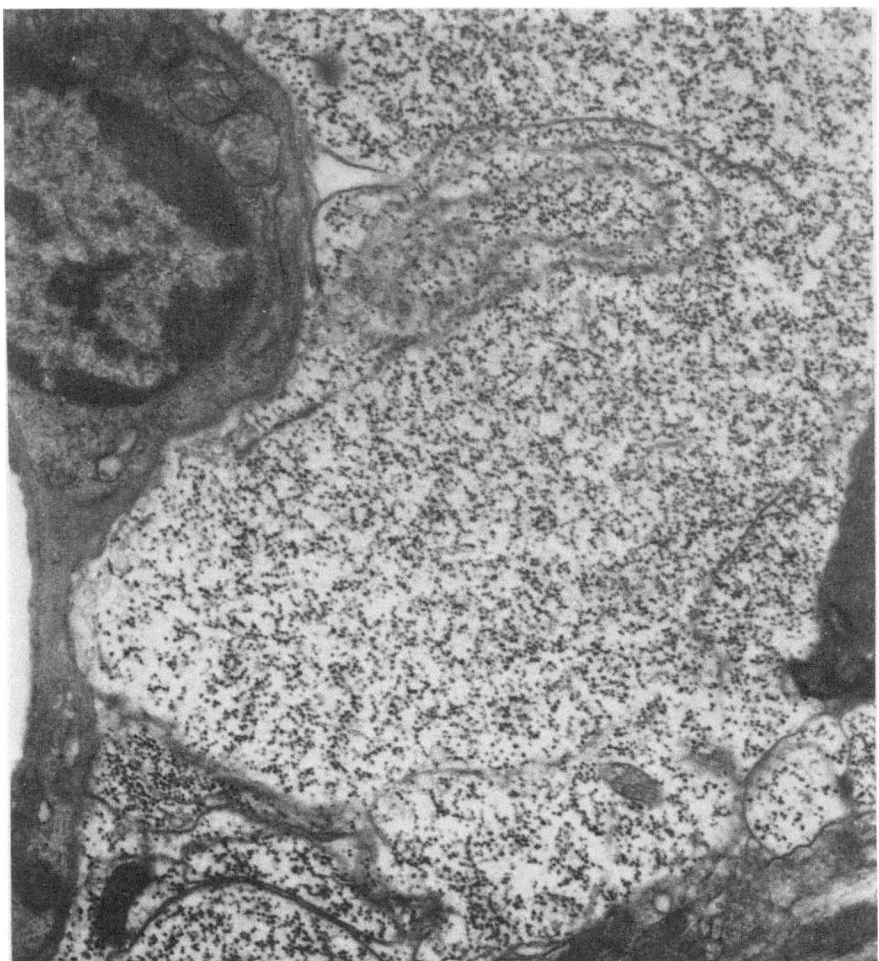

Abb. 199. Geschwollene perivaskuläre Gliafortsätze, angefüllt mit zahlreichen Glykogengranula. **a.** In der elektronendichten Ödemflüssigkeit, welche die perivaskulären Gewebsabschnitte ausfüllt, eine mononukleäre Zelle. ×13 500 (aus: Hirano A (1965) J Neuropathol Exp Neurol 24:386)

sklerosierenden Panenzephalitis (SSPE) wie auch in Astrozytomen nachgewiesen. Ähnliche Kerneinschlüsse kann man ferner in verschiedenen Zellarten, z. B. Endothelzellen und Fibroblasten etc. nach Gewebsschädigung beobachten. Weitere pathologische Kerneinschlüsse, die aus stabförmigen oder parakristallinen Filamentaggregaten bestehen, treten u. a. bei Infektionskrankheiten oder in Tumoren auf (Abb. 201 a).

Eosinophile intranukleäre Einschlüsse in Gliazellen, die als virale Partikel identifiziert wurden, findet man charakteristischerweise bei der progressiven multifokalen Leukoenzephalopathie, der subakuten sklerosierenden Panenzephalitis und der Herpes simplex-Enzephalitis.

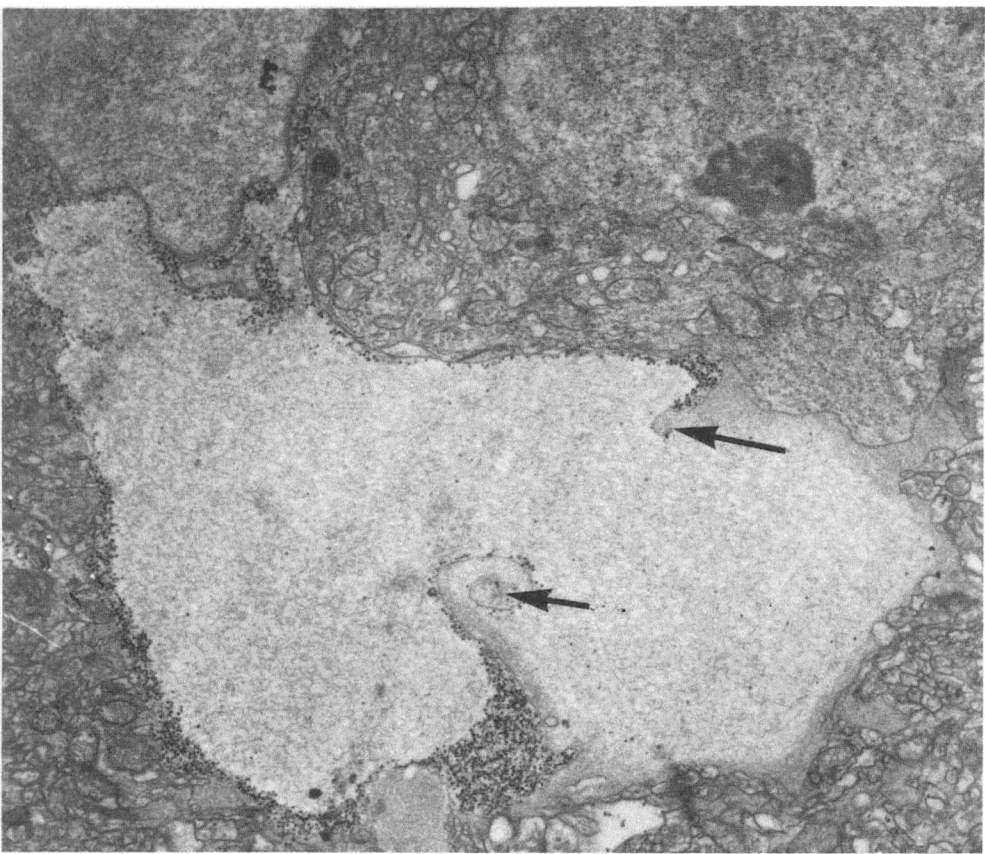

Abb. 200. Extrazellularraum und Zytoplasma eines Astrozyten kommunizieren durch einen weit offen Rupturspalt der Zellmembran (Pfeile). Die Ränder der rupturierten Membran rollen sich auf und demonstrieren damit die intravitalen elastischen Eigenschaften der Plasmamembran. In der Peripherie der intrazellulären Abschnitte verstreute Glykogengranula, während in der Peripherie der Extrazellularflüssigkeit feines kompaktes Material zu erkennen ist. × 12 500 (aus: Hirano A et al. (1964) Arch Neurol 11:632)

Weitere intranukleäre Einschlüsse in Astrozyten treten bei der experimentellen Bleiintoxikation auf (Hirano und Kochen, 1976). Sie sind denen ähnlich, die man in Nieren- oder Leberzellen bei der Bleivergiftung beobachtet. Eine Untersuchung dieser intranukleären Einschlußkörper hat ergeben, daß sie meßbare Ansammlungen von Blei enthalten (Shirabe und Hirano, 1977).

Im menschlichen Leichenmaterial zeigen die Astrozyten in der Regel keine Mitosen. Cavanagh (1970) hat jedoch mitgeteilt, daß die Astrozyten im Rattengehirn nach Stichverletzungen Kernteilungsfiguren aufweisen, wenn das Gewebe unmittelbar nach dem Tode fixiert wurde. Schließlich

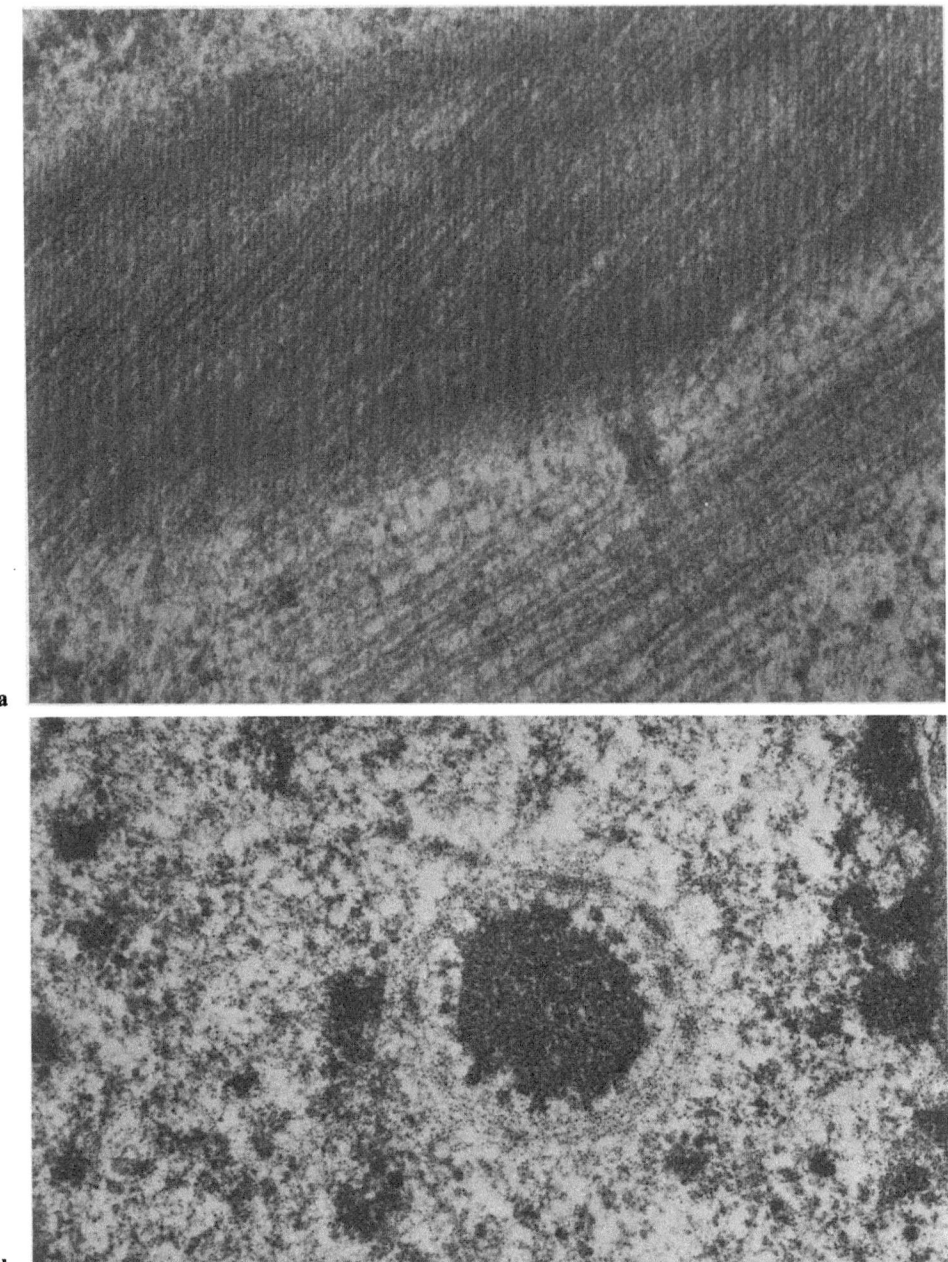

Abb. 201 a, b. Intranukleäre Einschlüsse in einem Astrozyten. **a.** Rasterartige Fibrillen. ×65 000. **b.** Kernkörper. ×25 000

sind auch bei der hypoxischen Enzephalopathie abnorme Mitosen der Astrozyten beschrieben worden (Diemer und Klinken, 1976).

Alzheimer II-Glia, wie man sie bei der Wilsonschen Krankheit oder der hepathogenen Enzephalopathie findet, besteht aus Astrozyten, die ungewöhnlich große und oft nierenförmige Kerne besitzen. Man beobachtet sie am häufigsten im Globus pallidus, aber auch im Nucleus dentatus des Kleinhirns, im Großhirnkortex und in anderen Abschnitten. Sowohl in der Nissl- wie in der H.E.-Färbung erscheinen die Kerne blaß und aufgetrieben, mit wenig Chromatin und/oder nukleolusartigen Granula, die in der

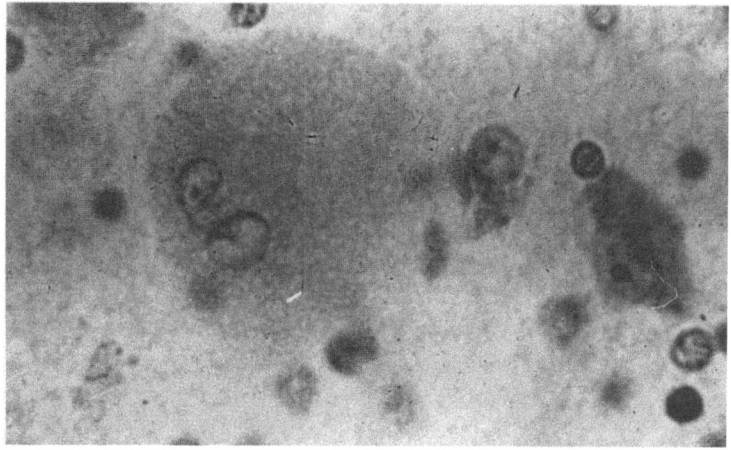

Abb. 202. Opalski-Zelle (Nissl-Färbung)

Peripherie des Kernes verteilt liegen. Mit Ausnahme weniger pigmentierter Granula ist das Zytoplasma in der Regel ungefärbt, so daß man auch von „nackten Gliakernen" spricht. Bei der Alzheimer I-Glia sind die Kerne ebenfalls groß und oft lobuliert, aber auch Zytoplasma ist in reichlicher Form nachweisbar. Opalski-Zellen (Abb. 202) kann man bei der Wilsonschen Krankheit beobachten. Die Entstehung dieser Zellen ist unklar; man nimmt aber an, daß sie sich entweder von Nervenzellen oder Astrozyten ableiten.

Alzheimer II-Glia wurde ferner bei experimentellen portokavalen Anastomosen der Ratte nachgewiesen (Cavanagh und Kyu, 1971, Norenberg und Lapham, 1974). Zusätzlich beobachteten Diemer et al. (1977) eine Zunahme der Astrozytenkerne bei Abnahme der Zahl der Oligodendrogliakerne unter ähnlichen Umständen. Die Autoren meinten, daß Kerne, die man normalerweise der Oligodendroglia zuordnen würde, zu solchen mit den Charakteristika der Astrogliakerne transformiert worden wären.

Literatur

Cavanagh JB (1970) The proliferation of astrocytes around a needle wound in the rat brain. J Anat 106:471–487

Cavanagh JB, Kyu MH (1971) Type II Alzheimer change experimentally produced in astrocytes in the rat. J Neurol Sci 12:63–75

Diemer NH, Klinken L (1976) Astrocyte mitosis and Alzheimer type I and II astrocytes in anoxic encephalopathy. Neuropathol Appl Neurobiol 2:313–321

Hirano A, Kochen JA (1976) Further observations on the effects of lead implantation in rat brains. Acta Neuropathol 34:87–92

Diemer NH, Klee J, Schröeder H, Klinken L (1977) Glial and nerve cell changes in rats with porto-caval anastomosis. Acata Neuropathol 39:59–68

Shirabe T, Hirano A (1977) X-ray microanalytical studies of lead-implanted rat brains. Acta Neuropathol 40:184–192

Hirano A, Iwata M (1978) Neuropathology of lead intoxication. In: Handbook of Clinical Neurology, Vol 36, Intoxications of the Nervous System. Chap 2, pp 35–65, Vinken PJ, Bruyn GW (eds), North-Holland Pub Co, Netherlands

Hypertrophische (gemästete) Astrozyten (Abb. 203)

In einer Reihe von subakut verlaufenden Krankheiten mit Reaktion der Glia treten große Astrozytenformen, meist mit markanter Eosinophilie des Zytoplasmas auf. Im Elektronenmikroskop erscheint das geschwollene oder aufgetriebene Zytoplasma überladen mit den üblichen Organellen, wie Mitochondrien, Vesikeln, endoplasmatischem Retikulum, Golgiapparat und Lysosomen. Sie sind in eine Grundsubstanz aus feinen Gliafibrillen eingebettet. Zusätzlich können reichlich lipidhaltige Einschlußkörper oder phagozytiertes Material untergemischt sein.

Die großen, reaktiven Astrozyten sind eine konstante Erscheinung bei jeglicher Art von Gewebsläsionen wie Traumen, Infarkte, Infektionen oder Tumoren. Vor allem bei der multifokalen progressiven Leukoenzephalopathie (PML) findet man große, bizarre, häufig mehrkernige Astrozytenformen (Richardson, 1965). Ferner kommen sie beim gigantozellulären Glioblastom vor. Auch findet man sie, wenngleich selten, bei bestimmten Entmarkungskrankheiten.

Literatur

Richardson EP Jr (1965) Progressive multifocal leukoencephalopathy. In: The Remote Effects of Cancer on the Nervous System: Contemporary Neurology Symposia, I, pp 6–16, Brain L, Norris F Jr (eds), Grune & Stratton, New York

Hirano A, Zimmerman HM (1970) Some effects of vinblastine implantation in the cerebral white matter. Lab Invest 23:358–367

Fasergliose (Abb. 204–206)

Wenn Gewebsschäden älter werden und ins chronische Stadium gelangen, füllen die Gliafaserakkumulationen in den Astrozyten das gesamte Perika-

Fasergliose

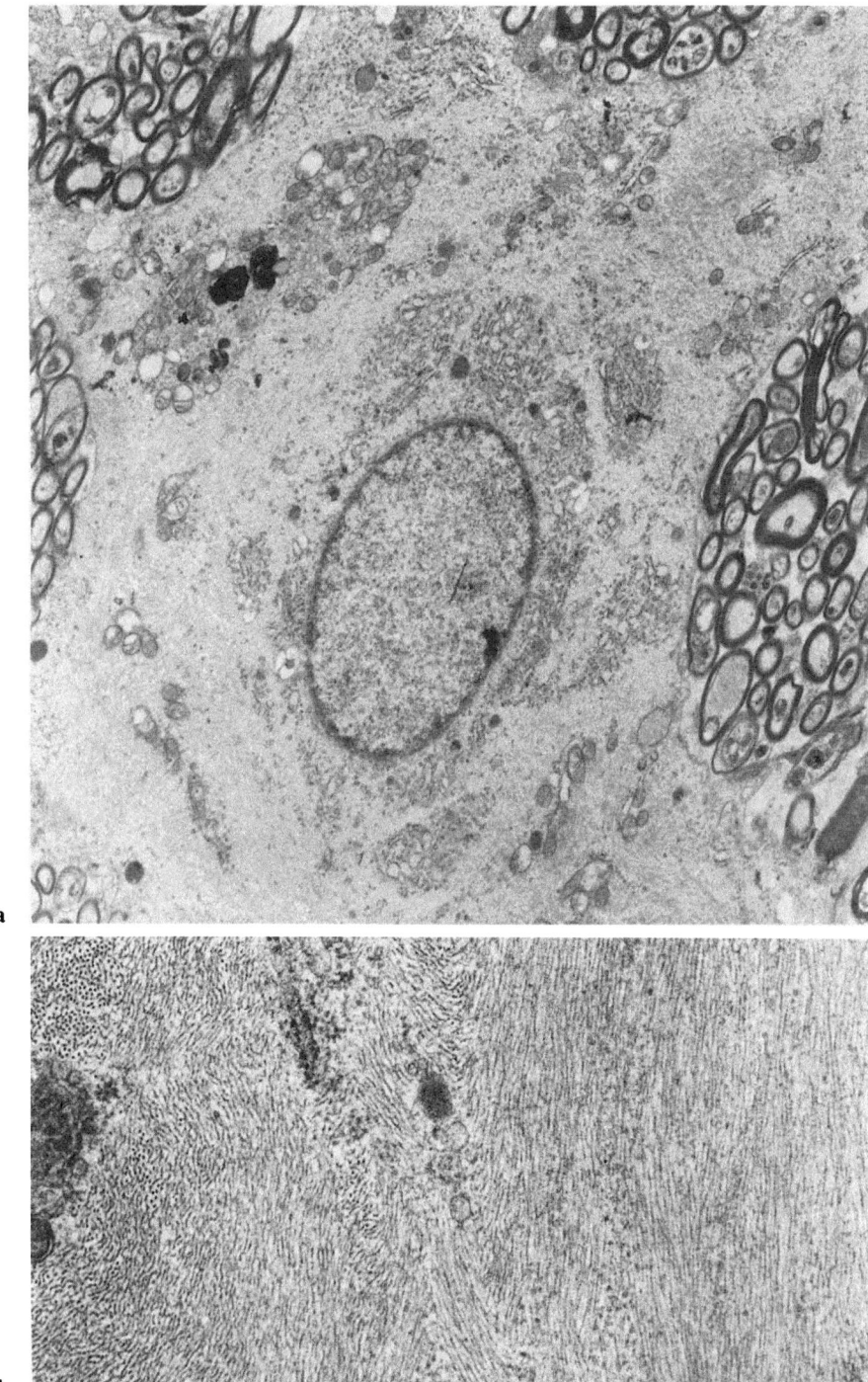

Abb. 203. Geschwollene Astrozyten, die mit reichhaltigen Gliafasern angefüllt sind.
a. ×6 000. b. ×25 000 (aus: Hirano A, Zimmerman HM (1970) Lab Invest 23:358)

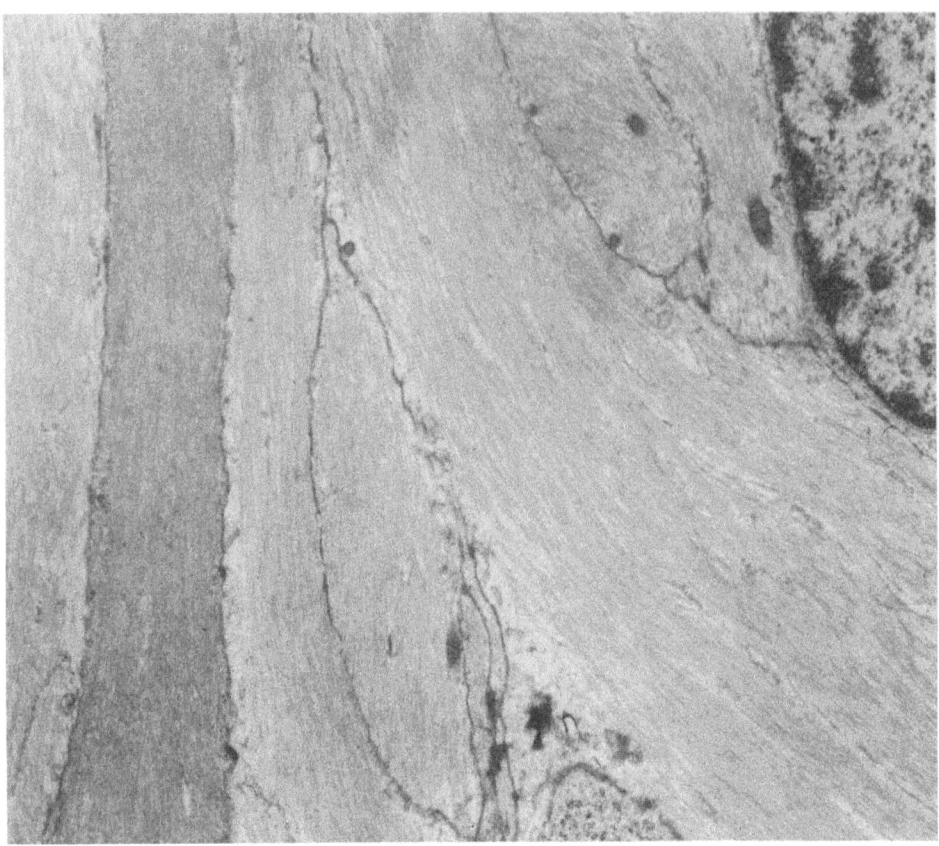

Abb. 204. Fasergliose. ×14 000 (aus: Hirano A (1969) The Structure and Function of Nervous Tissue. Vol 2, p 69, Academic Press)

ryon aus. In den Frühstadien sind die perinukleären Abschnitte und die Fortsätze sehr umfangreich, nehmen aber sukzessive an Umfang ab und enthalten schließlich unter Umständen nichts weiter als Gliafasern. In der Regel verlieren die Fortsätze im Rahmen dieses Prozesses ihre flächenhafte Konfiguration und erscheinen nun in Querschnitten häufig rund. In großer Zahl bevölkern solche Astrozytenformen die Gegend einer Schädigung und bilden das Ausgangssubstrat der *„Glianarbe"*. Bei großen Defekten, wie z.B. ausgedehnten Infarkten, decken die Astrozyten die Schadstelle nicht komplett ab, so daß pseudozystische Defekte entstehen.

Manchmal wird die reaktive Gliose in eine *„isomorphe"* und eine *„anisomorphe"* unterteilt. Bei der ersteren hält sich die Glianarbe an die vorbestehende Anordnung der ausgefallenen parenchymatösen Strukturen. Ein gutes Beispiel hierfür ist die Gliose in Entmarkungsherden, die stets eine *isomorphe* ist. Die *anisomorphe Gliose,* die herdförmigen destruktiven Prozessen, wie z.B. Abszessen, folgt, hält sich an keinerlei präexistente Strukturen, sondern führt zu einer Narbe ohne erkennbares Muster.

Fasergliose

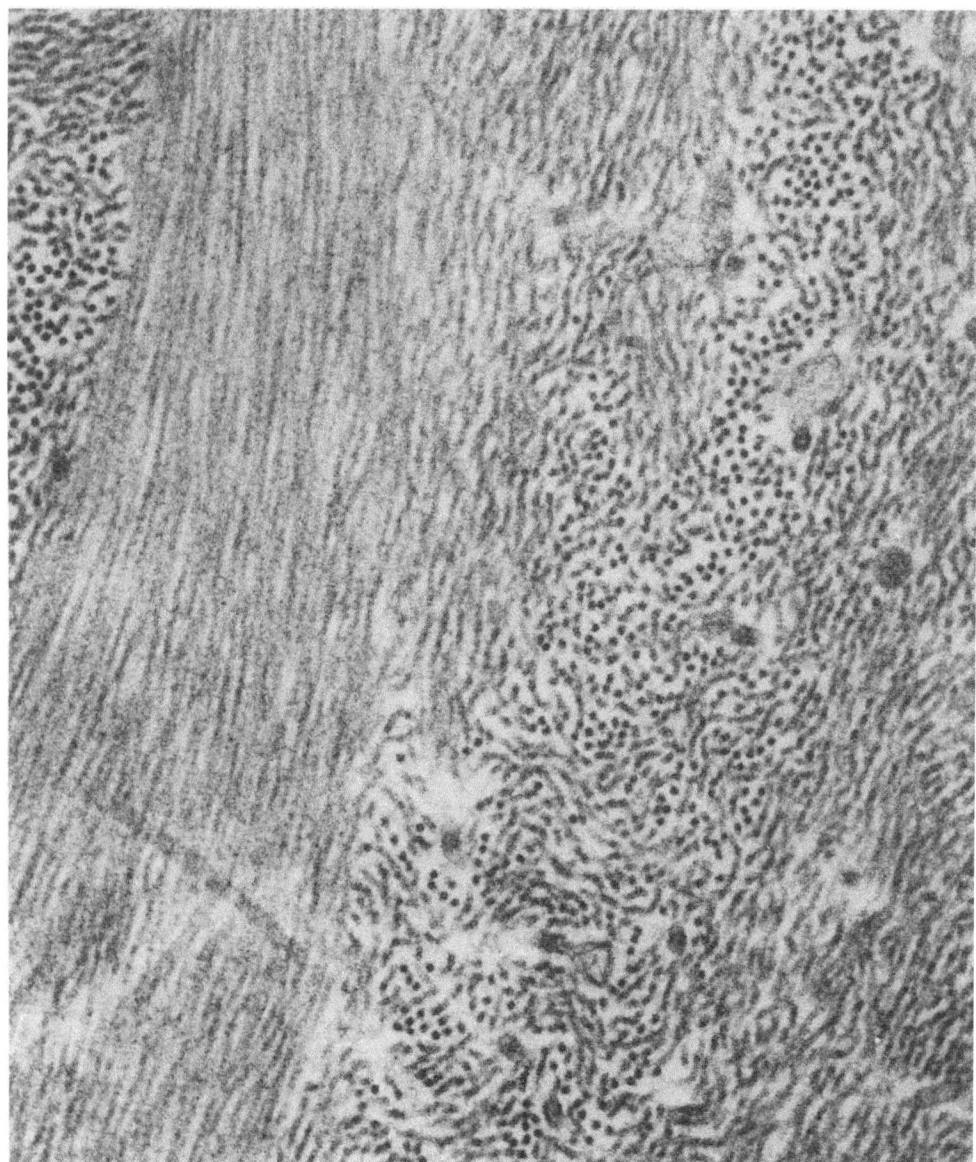

Abb. 205. Gliafasern. ×111 000 (aus: Hirano A (1971) Progress in Neuropathology. Vol 1, p 1 Grune & Stratton)

Die Filamente, aus denen die Gliafasern bestehen, sind morphologisch von den Filamenten der normalen Astrozyten nicht zu unterscheiden (Abb. 205). Demgegenüber treten jedoch in chronischen Schädigungsgebieten häufig sogenannte *Rosenthalsche Fasern* (Abb. 206) auf, die aus elektronendichtem, granulärem Material, häufig durchsetzt von Gliafilamenten, zusammengesetzt sind. Lichtmikroskopisch sind sowohl die Rosenthalschen Fasern wie auch die Gliafasern eosinophil. Die auffälligen Rosenthalschen

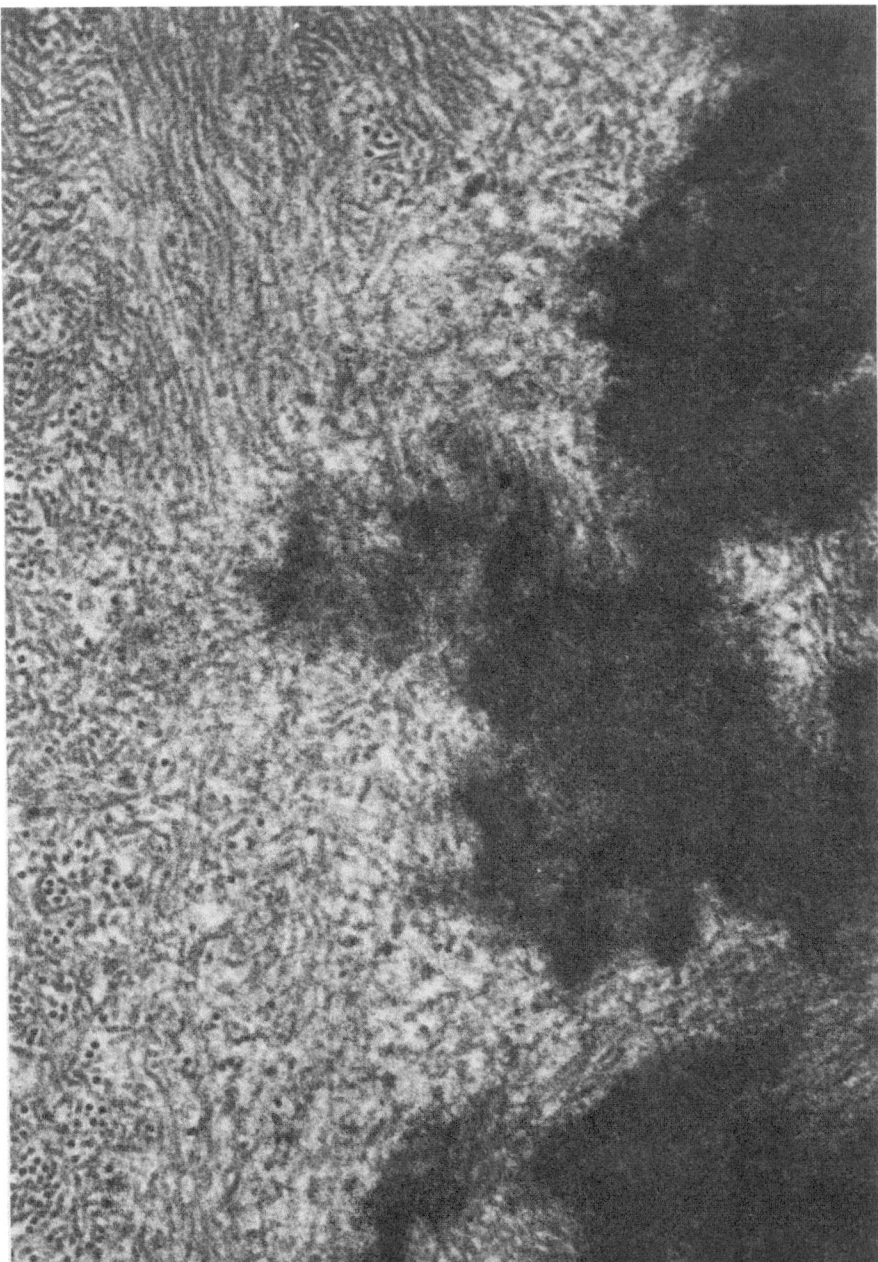

Abb. 206. Rosenthalsche Fasern bei starker Vergrößerung. Aus einem Astrozyten in der Umgebung eines Kraniopharyngeoms. Zahlreiche Gliafasern haben unmittelbaren Kontakt mit der dichten dunklen Masse, aus welcher die Rosenthalsche Faser besteht. ×96 000

Fasern färben sich allerdings wesentlich intensiver an und erscheinen als ins Auge springende, plumpe, homogene Massen von länglicher oder runder Gestalt vor einem feiner strukturierten Hintergrund. Besonders hervorstechend sind Rosenthalsche Fasern bei der Alexanderschen Krankheit (fibrinoide Leukodystrophie), aber man findet sie auch bei einer Reihe weiterer Vernarbungsprozesse und schließlich in Astrozytomen.

Obwohl schon in der H.E.-Färbung erkennbar, sind die bei weitem geeigneteren Methoden zur Darstellung von Gliafasern die Färbung nach Holzer oder mit Mallorys Phosphorwolframsäure-Hämatoxylin (PTAH), wobei in beiden Fällen die Gliafasern blau angefärbt werden. Eine weitere, elegante Methode, ist schließlich die Penfieldsche Modifikation der Astrogliafärbung, mit welcher die Gliafasern schwarz dargestellt werden. In letzter Zeit sind Methoden entwickelt worden, die sauren Gliafaserproteine innerhalb der Astrozyten auf immunhistochemischer Basis darzustellen (s. S. 128).

In bestimmten Abschnitten des Gehirns tritt ein erhöhter Gehalt an Gliafasern als normale Alterserscheinung auf. Hierzu gehören besonders die subpiale und subependymäre Region, vor allem über dem Nucleus caudatus, dem Fornix und dem Boden des vierten Ventrikels. Schließlich sind die unteren Oliven in diesem Zusammenhang besonders zu erwähnen.

Literatur

Tani E, Hirano A, Zimmerman HM (1964) Glial cells with fibrillar structure in the optic nerve and the white matter. J Neuropathol Exp Neurol 23:162 (abstract)
Schochet SS, Lampert PW, Earle KM (1968) Alexander's disease. A case report with electron microscopic observations. Neurology 18:543–549

Gliainseln („Glial Bundles")

Bündel aus umfangreichen Ansammlungen filamenthaltiger Astrozytenfortsätze sind erstmals von Chou und Fakadej (1971) in den Spinalwurzeln von Patienten mit Werdnig-Hoffmannscher Krankheit gefunden worden. Seit dieser Zeit wurden sie auch in Fällen abgeheilter Poliomyelitis beobachtet. Iwata und Hirano (1978) haben ihre Bildung und Bedeutung eingehend erörtert.

Literatur

Chou SM, Fakadej AV (1971) Ultrastructure of chromatolytic motoneurons and anterior spinal roots in a case of Werdnig-Hoffmann disease. J Neuropathol Exp Neurol 30:368–379
Iwata M, Hirano A (1978) "Glial bundles" in spinal cord late after paralytic anterior poliomyelitis. Ann Neurol 4:562–563

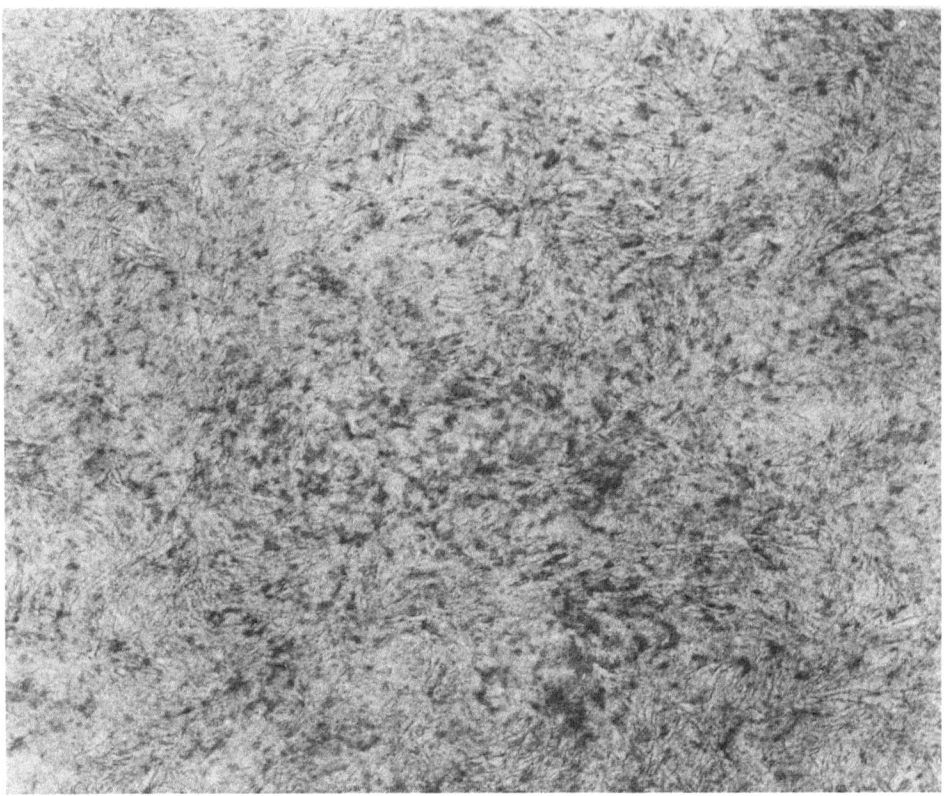

Abb. 207. Corpora amylacea. ×40 000 (aus: Hirano A (1971) Progress in Neuropathology. Vol 1, p 1 Grune & Stratton)

Einschlüsse in Astrozyten

Pigmenteinschlüsse sind in Astrozyten bei verschiedenen Prozessen relativ häufig. Lipofuscin ist der häufigste unter ihnen, insbesondere in Altersgehirnen und bei chronischen Prozessen. Die Astrozyten entwickeln auch gelegentlich phagozytäre Aktivitäten, so daß man bei Entmarkungskrankheiten Myelinabbauprodukte in ihnen finden kann. Ähnlich enthalten sie nach Blutungen Hämosiderinpigment. Die sogenannte *Randsiderose* oder *Oberflächensiderose* entsteht durch Hämosiderinspeicherung in subpialen Astrozyten nach Subarachnoidalblutungen. Im Rahmen verschiedener Lipidosenformen treten Lipide und andere Einschlüsse, die oft verschiedenartige charakteristische Konfigurationen annehmen, in Astrozyten auf.

Corpora amylacea (Abb. 207, 208) sind wahrscheinlich die am besten bekannten astrozytären Einschlüsse (Ramsey, 1965). Sie scheinen keine besondere pathologische Bedeutung zu haben[1], treten jedoch im Zusammen-

---

[1] A.d.Ü.: Von maßgeblicher deutscher Seite werden sie als Ausdruck einer Substratverwertungs- und/oder -transportstörung angesehen.

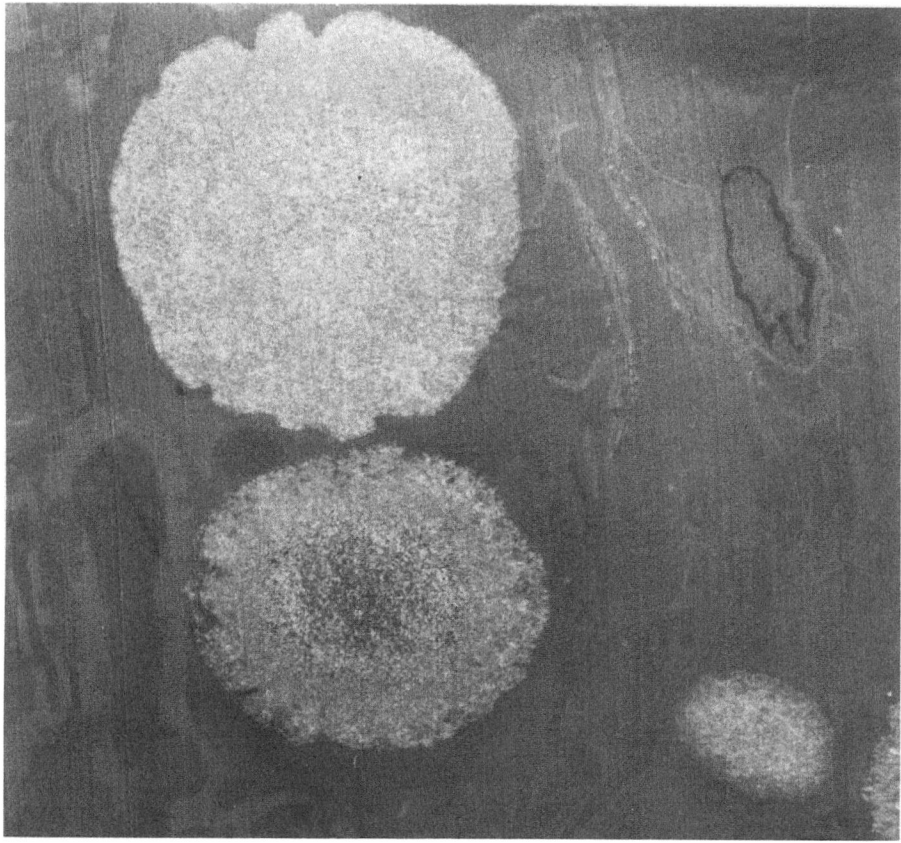

Abb. 208. Elektronenmikroskopische Aufnahme von Corpora amylacea im Marklager. Die Matrix der Corpora, wie auch das Myelin, sind in der äthanolischen Phosphorwolframsäure an formalinfixiertem Material negativ. ×6 000 (aus: Hirano A et al. (1973) Acta Neuropathol 26:265)

hang mit der Alterung auf (Takeya, 1970). Sie bestehen offenbar aus identischem Material wie die Lafora-Körperchen. Sie sind basophil, argentophil und PAS-positiv. Ihre Größe schwankt zwischen 5 und 20 Mikron, und sie liegen als runde Kugeln meist in den Astrozytenfortsätzen, seltener im Soma. Bevorzugt treten sie in subpialen und subependymären Astrozyten auf. Man kann sie aber auch in den medialen Abschnitten des Nucleus lentiformis, in Teilen des Ammonshorns, den Hinterhörnern des Rückenmarks und an anderen Stellen finden.

Die Bedeutung der Corpora amylacea in den Astrozyten ist unbekannt. Sie kommen gewöhnlich in Altersgehirnen und manchmal bei Erwachsenen mit lange bestehender Gliose vor. Demgegenüber entstehen bei Kindern selbst im Rahmen chronischer Prozesse mit ausgeprägten gliotischen Vernarbungen, wie z. B. bei der diffusen Gliose im Gefolge einer Leukodystrophie keine derartigen Strukturen.

Weitere Einschlüsse in Astrozyten sind die „*Dense-Core-Vesicles*", die bei einer Reihe von Krankheitsprozessen, wie z. B. bei der SSPE, auftreten, und von denen man annimmt, daß sie Kalziumablagerungen darstellen (Gambetti et al., 1975). Auch virusartige Partikel hat man unter verschiedenen Bedingungen in Astrozyten gefunden.

Literatur

Ramsey HJ (1965) Ultrastructure of corpora amylacea. J Neuropathol Exp Neurol 24:25–39
Takeya S (1970) Introduction to the General Neuropathology. Igaku Shoin Ltd, Tokyo, pp 213–215
Hirano A, Dembitzer HM, Zimmerman HM (1973) The fine structure of phosphotungstic acid stained neuropathologic tissue. Acta Neuropathol 26:265–273
Gambetti P, Erulkar SE, Somlyo AP, Gonatas NK (1975) Calcium-containing structures in vertebrate glial cells. J Cell Biol 64:322–330

Gestaltveränderungen der Astrozyten

Die grobe Gestalt der Astrozytenfortsätze ist in Abhängigkeit vom jeweiligen Krankheitsprozeß erheblichen Veränderungen unterworfen. Wie bereits bemerkt, können die Fortsätze in Glianarben nahezu vollständig zylindrische Gestalt annehmen. Unter anderen Umständen, wie z. B. in bestimmten Fällen von umfassenden Nervenzellenuntergängen, z. B. beim Körnerzelltyp der Kleinhirndegeneration oder bei der Nagermutante „Weaver", können die Astrozytenfortsätze voluminöse Auftreibungen erfahren, die häufig die freien dendritischen Dornen der Purkinjezellen einschließen und die Gewebsspalten ausfüllen (Abb. 190b). Bei der Nagermutante „Staggerer" und in einigen Fällen menschlicher Gliosen nimmt die Neigung der Astrozytenfortsätze zur Bildung flächenhafter Strukturen so erheblich zu, daß regelrechte konzentrische Wirbelbildungen aus Lamellen abgeplatteter Fortsätze entstehen (Abb. 209–211). Schließlich ist die Zahl der Fortsätze in astrozytären Geschwülsten oder bei jungen reaktiven Astrozyten noch sehr gering und manchmal sind sie nur kurz und stummelförmig. Sie erinnern eher an Mikrovilli als an lange Zellfortsätze.

Literatur

Sax DS, Hirano A, Shofer RJ (1968) Staggerer, a neurological murine mutant. An electron microscopic study of the cerebellar cortex in the adult. Neurology 18:1093–1100
Hirano A, Dembitzer HM (1976) The fine structure of astrocytes in the adult staggerer. J Neuropathol Exp Neurol 35:63–74
Hirano A (1978) Neuronal and glial processes in neuropathology. Presidential address to the American Association of neuropathologists. J Neuropathol Exp Neurol 37:365–374

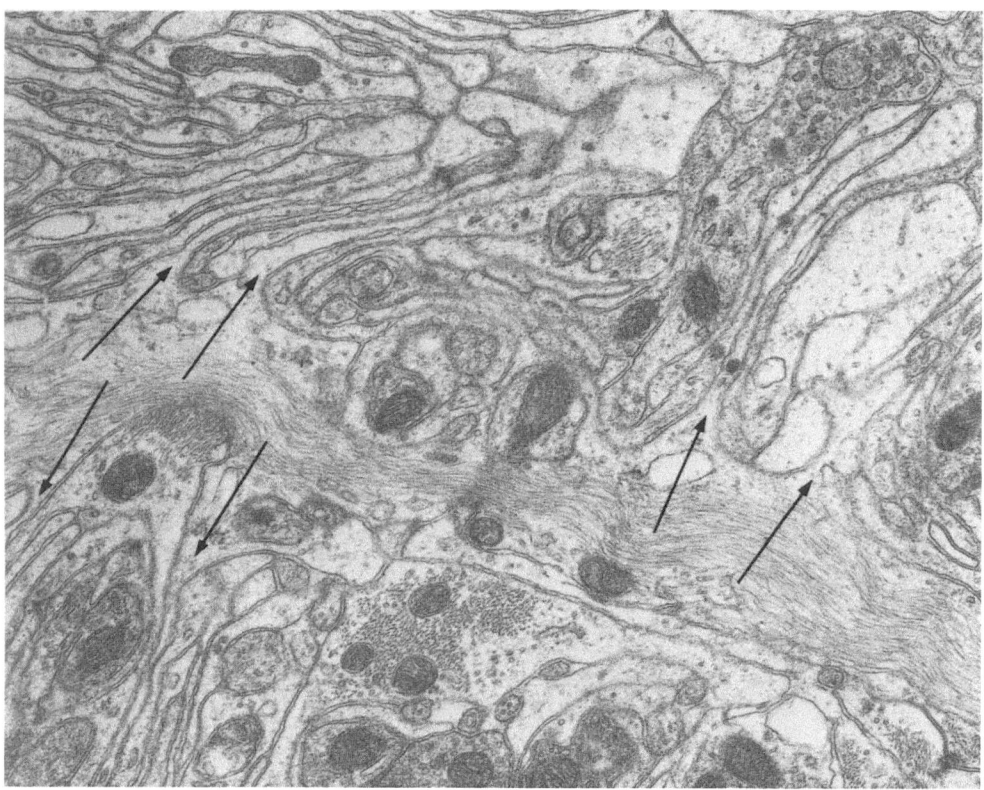

Abb. 209. Zahlreiche blattförmige Fortsätze (Pfeile), die aus einem filamentgefüllten Astrozytenkörper im Kleinhirn einer erwachsenen „Staggerer"-Maus entspringen. ×25 000 (aus: Hirano A, Dembitzer HM (1976) J Neuropathol Exp Neurol 35:63)

Hirano A (1977) Neuronal and glial processes. Form and function. In: The Second Seminar for Neurobiology: Neurobiology of Neurons and Glia. Japan Medical Research Foundation. Modern Biology Series 32, pp 65–87, Tsukada Y (ed) Kyoritsu Shuppan, Tokyo

Geschwülste

Astrozytome (Abb. 212)

Die Tumorzellen eines Astrozytoms zeigen die grundsätzlichen Charakteristika nicht-neoplastischer, reaktiver oder auch die von unreifen Astrozyten. Gliome wachsen grundsätzlich infiltrativ, so daß es manchmal Schwierigkeiten macht, die echten neoplastischen Zellen von den nicht-neoplastischen, reaktiven Astrozyten der Randzone zu unterscheiden. Das auffälligste Merkmal ist ihre sternförmige Gestalt mit vielen langen Zellfortsätzen, die Gliafasern und Glykogengranula enthalten. Rosenthalfasern, die aus elektronendichtem, granulärem Material mit randständigen Faserakkumu-

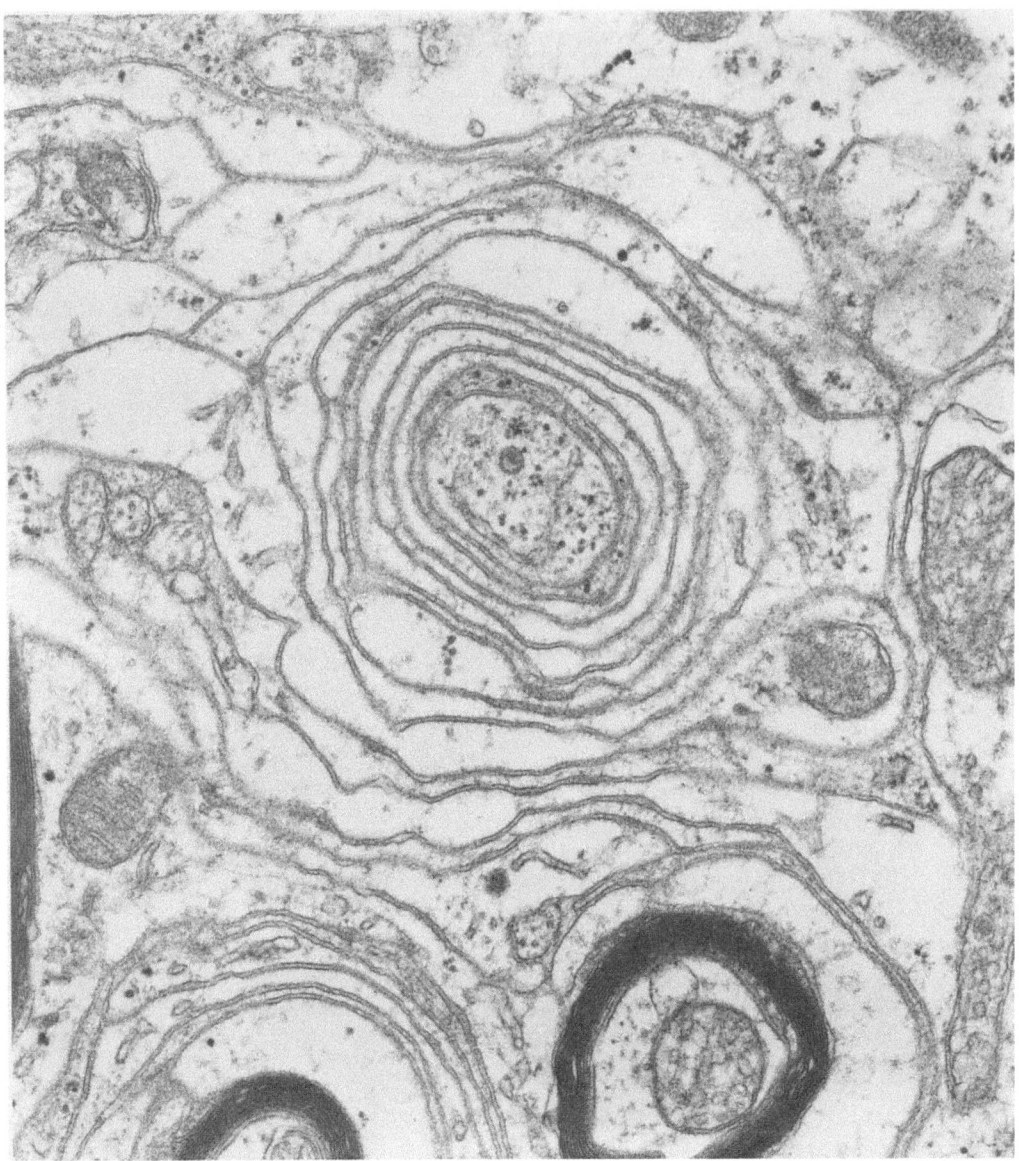

Abb. 210. Zwei bemarkte Fasern und Zellfortsätze umgeben von blattförmigen Fortsätzen reaktiver Astrozyten im Kleinhirn einer erwachsenen „Staggerer"-Maus. ×33 000 (aus: Hirano A, Dembitzer HM (1976) J Neuropath Exp Neurol 35:63)

lationen bestehen, sind charakteristische Strukturen, vor allem der gutartigeren Tumorformen. Außerdem sieht man elektronenmikroskopisch feine Vesikel, freie Ribosomen, vereinzelte Dense-Core-Vesicles, wie auch punktuelle Verbindungen und „Gap-Junctions" (Nexus), ähnlich den Befunden bei den normalen und reaktiven Astrozyten. Der Extrazellularraum ist häufig erweitert, und eines der charakteristischsten Merkmale ist die mikro-

Abb. 211. Dreidimensionales Modell eines reaktiven Astrozyten in der Großhirnrinde einer erwachsenen „Staggerer"-Maus. Man sieht die abnorme Entwicklung und Ausdehnung der distalen blattförmigen Fortsätze (aus: Hirano A (1977) In: Neurobiology of Neurons and Glia. Kyoritsu Pub Co, Tokyo p 65)

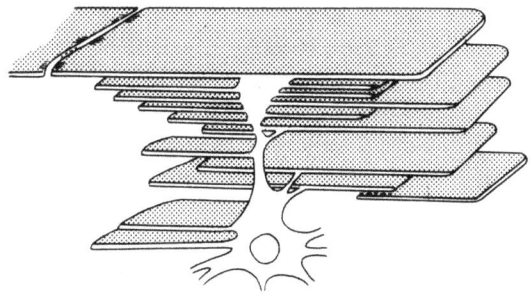

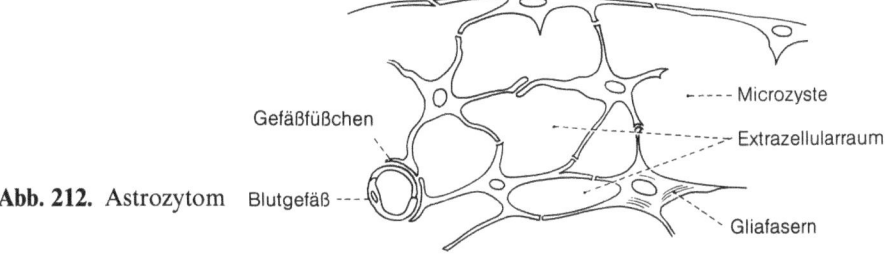

Abb. 212. Astrozytom

zystische Degeneration. Innerhalb des Tumors finden sich vaskuläre Astrozytenfüße in der Umgebung der Gefäße. Die Tumoren unterscheiden sich hauptsächlich dadurch vom normalen oder gar auch von reaktivem Gewebe, daß die Zellen im Vergleich zu der eher netzförmigen Struktur des umgebenden Gewebes homogenere Gewebsmassen bilden. Demgegenüber bleibt die charakteristische Relation zu den Gefäßen und der pialen Oberfläche sogar innerhalb des Tumors grundsätzlich gewahrt, obwohl das feinere Arrangement der Zellfortsätze häufig gestört ist. Der Verbindungsapparat („Junctions") ist vielfach spärlich entwickelt und Areale mit ausgeprägter Dissoziation kommen vor. Die engen Verbindungen zu den neuronalen Elementen sind ebenfalls unterbrochen, und die kunstvollen Geflechtwerke der peripheren Zellfortsätze sind erheblich gestört (Kawamoto et al., 1978). Querschnitte der Zellfortsätze sind häufiger von runder Gestalt, was auf zylindrische Konfigurationen hindeutet; dadurch unterscheiden sie sich von den laminären Ausläufern der normalen protoplasmatischen Astrozyten. Häufig zeigen die Perikarien kleine, kurze Fortsätze, die Filopodien oder Mikrovilli ähnlich sind. Solche kommen bei normalen ausgewachsenen Astrozyten nicht vor. Besonders die malignen Tumorformen sind durch einen höheren Grad von Polymorphie geprägt, der mit einer gesteigerten Mitosefrequenz einhergeht. In einigen Fällen können die Zellkerne dichtes fibrilläres Material, „Nuclear-Bodies" oder andere Kerneinschlüsse enthalten.

Die Blutgefäße im Tumor zeigen vielfältige Veränderungen; nur selten sind sie fenestriert.

Literatur

Poon TP, Hirano A, Zimmerman HM (1971) Electron Microscopic Atlas of Brain Tumors. Grune & Stratton, New York

Miki H, Hirano A (1975) Electron microscopic studies of optic nerve glioma in an 18-month old child. Am J Ophthal 79:589–595

Kawamoto K, Hirano A, Matsui T (1978) The fine structure of cell processes in astrocytoma. Neurol Surg (Tokyo) 6:1173–1179

Glioblastoma multiforme (Abb. 213–215)

Dieser bösartigste Typ astrozytärer Geschwülste zeichnet sich histologisch durch Polymorphie, palisadenförmige oder wallartige Tumorzellanordnungen um Nekrosebezirke, Endothelproliferationen und perivaskuläre Lymphoziteninfiltrate aus (Abb. 213). Größe und Gestalt der Tumorzellen, wie auch ihrer Kerne, schwanken erheblich, und man sieht häufig Riesenzellen, die auch mehrkernig sein können (Abb. 215). Wegen der ausgeprägten Schwankungen der Kerngestalt können zytoplasmatische Invaginationen in den Kern leicht als intranukleäre Einschlußkörper fehlgedeutet werden. Die wallartig angeordneten, spindelförmigen, unreifen Zellen in der Umgebung von Nekrosen hält man für Tumorzellen, welche dabei sind, das Nekrosegebiet zu infiltrieren. Weiteres infiltratives Zellwachstum findet man zwischen den Nervenzellfortsätzen in der benachbarten weißen Substanz. Die Endothelproliferationen sind eines der charakteristischsten Merkmale maligner Gliome, wenngleich man sie auch in anderen malignen intrazerebralen Tumoren beobachten kann. Die Lymphozyteninfiltrate mögen Ausdruck einer immunologischen Defensivreaktion des Wirtes sein. Wie nicht anders zu erwarten, korrespondiert die Feinstruktur vieler Tumorzellen in

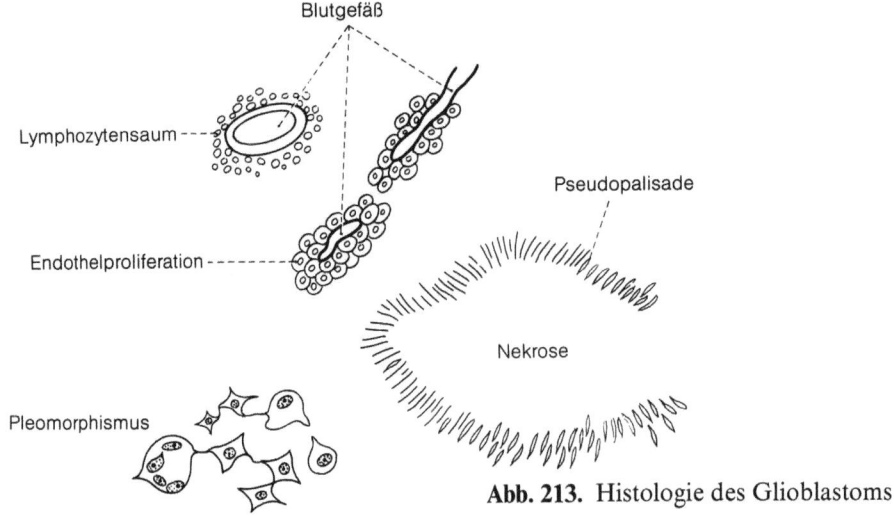

Abb. 213. Histologie des Glioblastoms

Glioblastoma multiforme

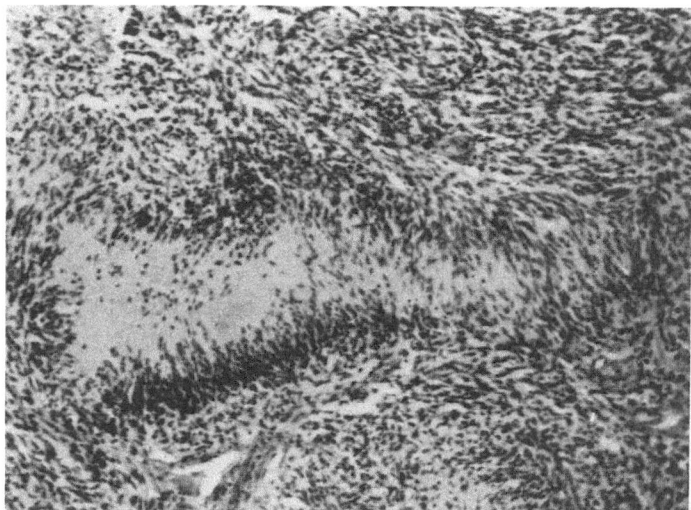

Abb. 214. Pseudopalisaden im Glioblastom

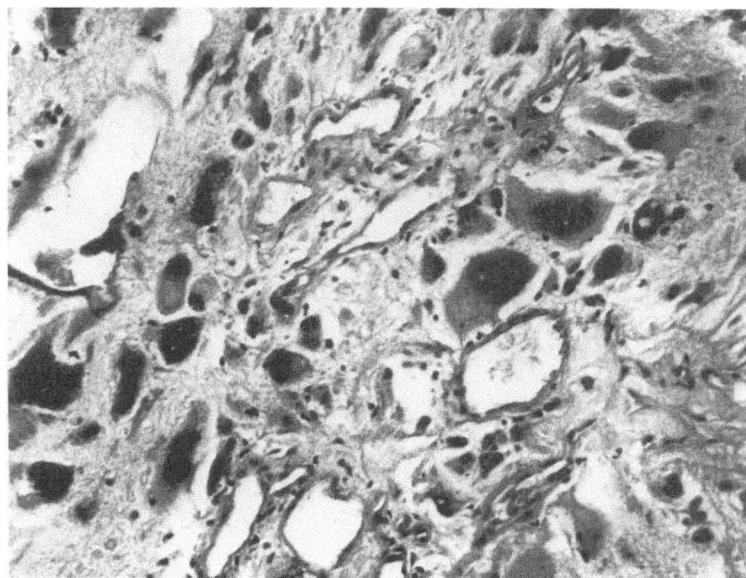

Abb. 215. Gigantozelluläres Glioblastom (H.E.-Färbung)

den Glioblastomen mit den charakteristischen morphologischen Merkmalen der Gliazellen, insbesondere der Astroglia. Desarrangement und Unterentwicklung der Zellfortsätze sind prinzipiell in den malignen Gliomarten wesentlich stärker ausgeprägt als in den benignen Astrozytomen. Der Extrazellularraum ist nicht nur mit Ödem, sondern auch häufig mit Debris von nekrotischem Gewebe angefüllt.

Literatur

Luse SA (1960) Electron microscopic studies of brain tumors. Neurology 19:881–905

Robertson DM, McLean JD (1965) Nucelar inclusions in malignant gliomas. Arch Neurol 13:207–296

Zülch KJ, Wechsler W (1968) Pathology and classification of gliomas. In: Progress in Neurological Surgery, Vol 2, Krayenbühl H, Maspes PE, Sweet WH (eds) pp 1–84, Karger, Basel

Tani E, Ametani T (1971) Intercellular contacts of human gliomas. In: Progress in Neuropathology, Vol 1, Zimmerman HM (ed) pp 218–232, Grune & Stratton, New York

Golden GS, Ghatak NR, Hirano A, French JH (1972) Malignant glioma of the brain stem. A clinicopathologic analysis of 13 cases. J Neurol Neurosurg Psychiat 35:732–738

C. Oligodendroglia

1. Die normale Oligodendroglia (Abb. 216–218)

Die Oligodendroglia stellt die markscheidenbildenden Gliazellen des Zentralnervensystems. Zum überwiegenden Teil findet man sie im Marklager, wo die Oligodendrozyten in Ketten zwischen den markhaltigen Nervenfasern angeordnet sind. Man nennt sie hier auch *„interfaszikuläre Oligodendroglia"*. Gewöhnlich kommen Oligodendrozyten auch in der unmittel-

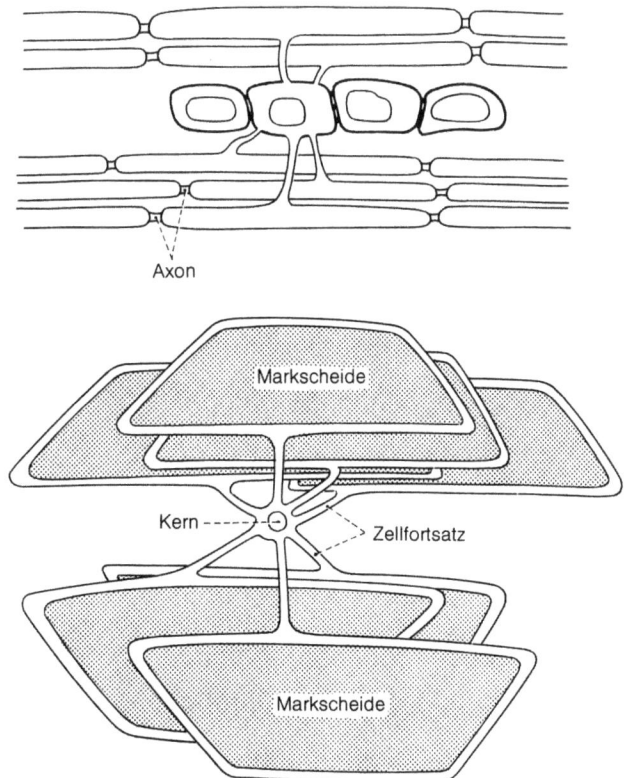

Abb. 216. Oligodendrogliafortsätze und Markscheide. Oben: Schematische Darstellung der interfaszikulären Oligodendroglia und ihre Beziehungen zur Markscheide. Unten: In die Ebene „ausgerollte" Markscheiden und ihre Verbindungen zur Oligodendrogliazelle

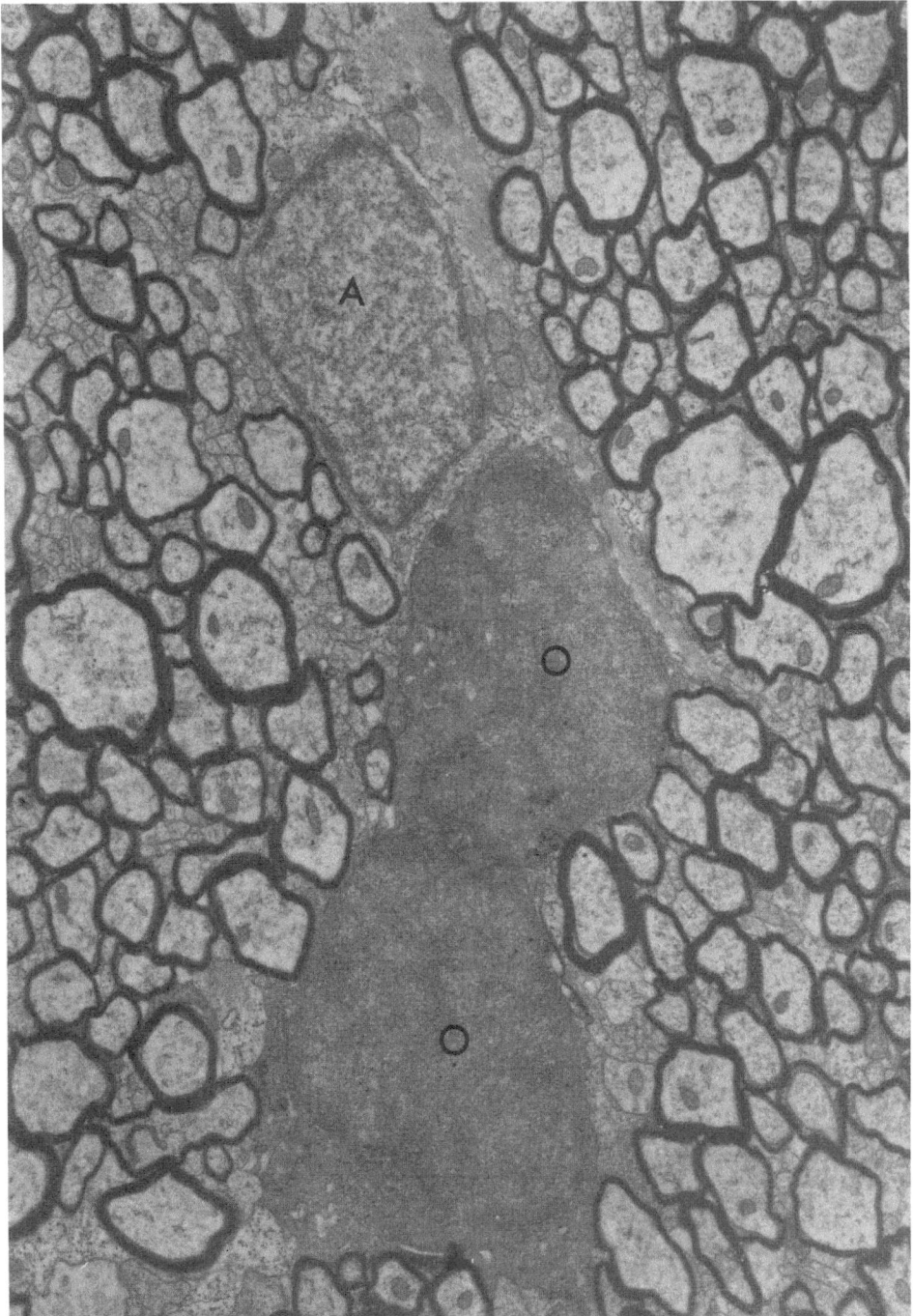

Abb. 217. Großhirnmarklager. ×14 000. Zwei Oligodendrozyten (O), ein Astrozyt (A) und viele bemarkte und unbemarkte Zellfortsätze (aus: Hirano A et al. (1965) J Neuropathol Exp Neurol 24:386)

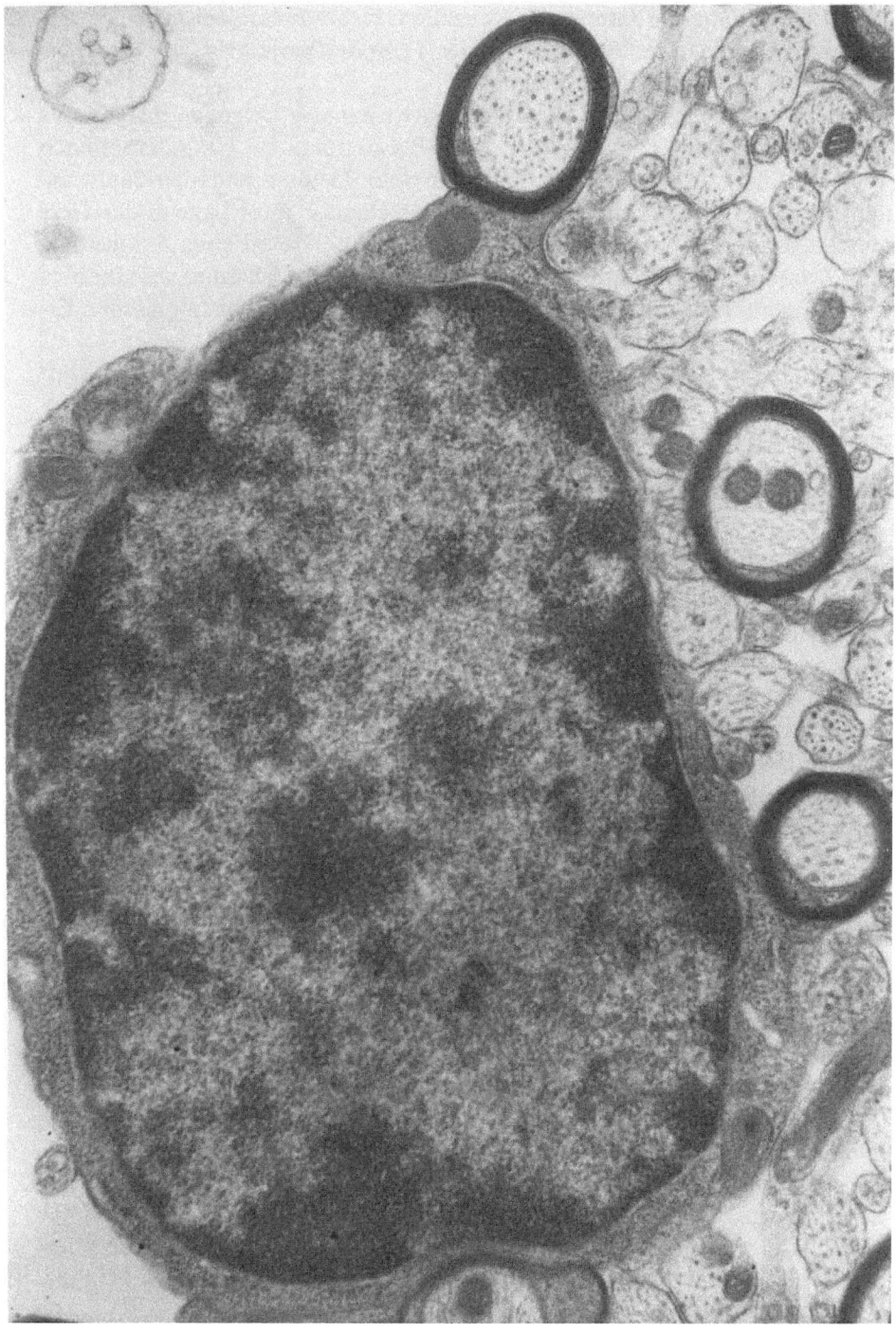

Abb. 218. Oligodendrozyt. ×25 000 (aus Hirano A (1968) J Cell Biol 38:637)

baren Umgebung bestimmter Nervenzellen, insbesondere der großen Pyramidenzellen in den tiefen Schichten des Temporalhirnkortex, vor und werden als *„Satellitenzellen"* bezeichnet.

In gewöhnlichen H.E.-Präparaten erscheinen die Oligodendrozyten als kleine dunkle Zellen mit großer Kern-Plasmarelation. Im guterhaltenen Gewebe bildet das Zytoplasma lediglich einen kleinen schmalen Saum um den Kern. Häufig sind die Oligodendrogliazellen ob ihrer Lage in der Tiefe des Marklagers nicht gut fixiert, so daß die Autolyse zu einer Schwellung des Zytoplasmas mit Schrumpfung des Kernes führt. Daraus resultiert in Paraffinschnitten ein typisches „Spiegeleiphänomen" im histologischen Erscheinungsbild der Oligodendrozyten.

Um die Zellfortsätze der Oligodendrozyten sichtbar zu machen, bedarf es in der Regel Silberimprägnationsmethoden. Die Fortsätze sind wesentlich geringer an Zahl und unscheinbarer als die der Astrozyten. Elektronenmikroskopisch ist der dichte Kern zum größten Teil von einem schmalen Zytoplasmasaum umgeben. Das Zytoplasma enthält alle üblichen Organellen, einschließlich Mitochondrien, Ribosomen, Mikrotubuli, rauhes und glattes endoplasmatisches Retikulum mit Golgiapparat, indes keine Gliafilamente. Desmosomenartige wie auch andere Zellverbindungen (Sotelo, 1973) finden sich zwischen benachbarten Oligodendrogliazellen in den interfaszikulären Zellketten (Abb. 216). Manchmal sind Astrozyten in die Ketten eingeschaltet, und auch zwischen ihnen und den Oligodendrozyten kann man interzelluläre Verbindungen nachweisen.

Die Fortsätze der Oligodendrozyten sind den Markscheiden angelagert, wobei es aber aufgrund ihrer Länge im normalen erwachsenen Gewebe außerordentlich schwierig ist, einen einzelnen Fortsatz von seinem Ursprung aus dem Perikaryon bis zur Markscheide zu verfolgen. Dennoch sind direkte Verbindungen zwischen dem Oligodendrozytensoma und der Markscheide, sowohl im fötalen Gehirn (Bunge et al., 1962, Peters, 1964), wie in remyelinisiertem Gewebe (Hirano, 1968) (Abb. 218), dargestellt worden. Die Zahl der myelinbildenden Fortsätze pro Oligodendrogliazelle schwankt in Abhängigkeit vom Standort der Zelle. Immerhin sind bis zu 30–50 solche Fortsätze mit Ursprung aus einer einzigen Oligodendrogliazelle im Nervus olfactorius der Ratte gezählt worden.

Die zytoplasmatischen Elemente der Markscheide sind Bestandteil des Oligondendrogliazytoplasmas. Einzelheiten der Feinstruktur der Markscheiden sollen in einem späteren Kapitel abgehandelt werden. Hier sei nur soviel vorausgeschickt, daß die innere Lamelle der Markscheide, die, wie noch gezeigt werden wird, ins Zytoplasma der Oligodendrogliazelle übergeht, gelegentlich Gliafilamente enthält (Hirano und Zimmerman, 1971).

Literatur

Bunge MB, Bunge RP, Pappas GD (1962) Electron microscopic demonstration of connections between glia and myelin sheaths in the developing mammalian central nervous system. J Cell Biol 12:448–453

Hirano A (1968) A confirmation of the oligodendroglial origin of myelin in the adult rat. J Cell Biol 38:637–640

Hirano A, Zimmerman HM (1971) Glial filaments in the myelin sheath after vinblastine implantation. J Neuropathol Exp Neurol 30:63–67

Peters A (1964) Observations on the connections between myelin sheaths and glial cells in the optic nerves of young rats. J Anat 98:125–134

Sotelo C, Angaut P (1973) The fine structure of the cerebellar central nuclei in the cat. I. Neurons and neuroglial cells. Exp Brain Res 16:410–430

2. Pathologie der Oligodendroglia

Die auffälligsten Folgeerscheinungen pathologischer Veränderungen der Oligodendroglia sind Markscheidenschäden. Man kann dies leicht verstehen, wenn man sich vor Augen führt, daß eine einzige Oligodendrogliazelle zahlreiche Markscheidensegmente bildet. Die Veränderungen der Markscheiden sollen später besprochen werden. Im vorliegenden Abschnitt wollen wir uns zunächst auf die pathologischen Prozesse des Oligodendrozytenkörpers beschränken.

Überraschenderweise existiert hierüber außerordentlich wenig gesicherte Information. Artifizielle Veränderungen, wie z.B. solche, die zu dem oben bereits erwähnten „*Spiegeleiphänomen*" führen, sind hinlänglich bekannt. In bestimmten Fällen kann dieses Phänomen allerdings auch Folge echter pathologischer Störungen, namentlich hypoxischer Schäden nach Kreislaufstörungen des Gehirns, sein.

Weintraubenartige Vakuolen, die mit auf endozytotischem Wege inkorporiertem Material angefüllt sind, können nach experimenteller Implantation von Fremdkörpern auftreten (Hirano et al., 1965). Dieses Phänomen scheint mit der sogenannten *mukoiden Degeneration* der Oligodendroglia, wie sie in traditionellen Lehrbüchern der Neuropathologie beschrieben wird, zu korrespondieren.

In Fällen von metachromatischer Leukodystrophie des Menschen speichert das Oligodendrogliasoma lipidhaltiges Material in Form charakteristisch strukturierter Einschlüsse. *Lipideinschlüsse* kann man aber auch in einer Reihe weiterer Lipidosen oder Leukodystrophien beobachten.

In letzter Zeit sind eine Anzahl von Veröffentlichungen über das Verhalten der Oligodendroglia unter verschiedenen experimentellen Bedingungen, wie z.B. der Dysmyelinisation, die oft von der Bildung verschiedenartiger membranöser Einschlußkörper im Oligodendrozytensoma begleitet ist, erschienen (Suzuki und De Paul, 1971, Blakemore, 1972, Suzuki und Zagoren, 1973 und 1974, Meier und Bischoff, 1974, Ludwin, 1978, Yajima und Suzuki, 1979).

Bei der subakuten sklerosierenden Panenzephalitis hat man *virale Strukturen* in den Kernen von Oligodendrogliazellen beobachtet (Tellez-Nagel und Harter, 1966, Severs und Zeman, 1968, Oyanagi et al., 1971).

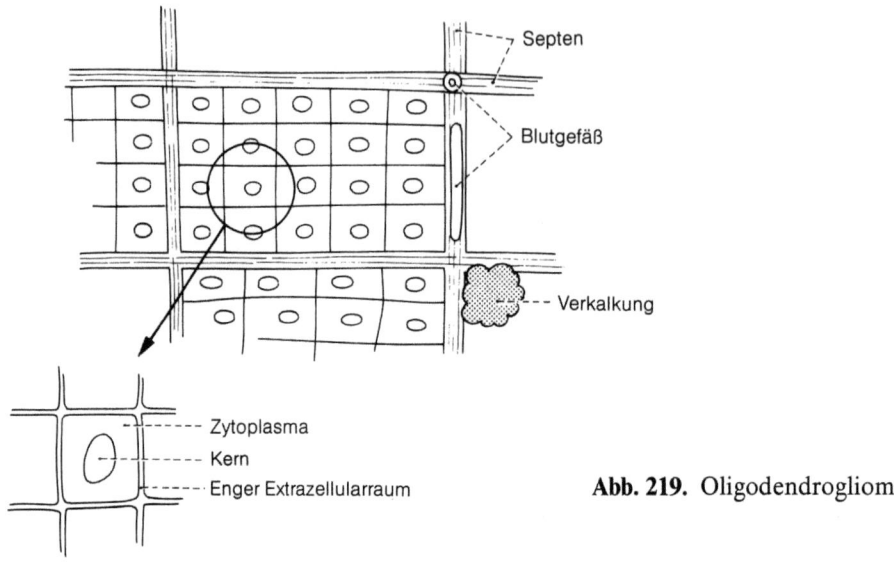

Abb. 219. Oligodendrogliom

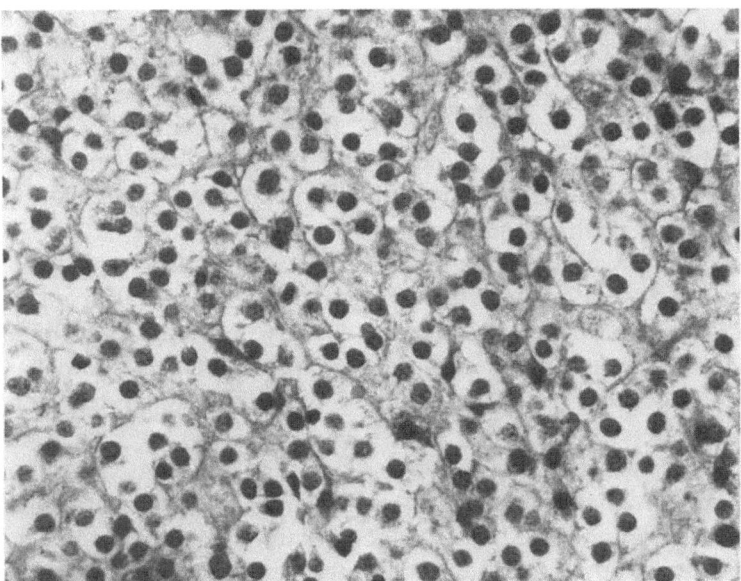

Abb. 220. Oligodendrogliom (H.E.-Färbung)

Gleiches gilt für die progressive multifokale Leukoenzephalopathie (Zu Rhein und Chou, 1968, Weiner et al., 1973).

Oligodendrogliome sind Tumoren des Markes, insbesondere des Großhirnmarklagers. In ihnen sind die Tumorzellen von Blutgefäßen und Astrozyten durchsetzt und kompartimentiert. Die Tumoren zeigen oft Mikroverkalkungen; die einzelnen Zellen bieten gewöhnlich ein charakteristisches „Spiegeleiaussehen" (Abb. 219, 220). Tumorzellfortsätze sind zwar spärlich entwickelt, können aber trotzdem als Bündel zwischen den Zellkörpern auftreten (s. Tafel 22 in Poon et al., 1971). Die Querschnitte der Zellfortsätze sind klein und rund. Engere Kontakte mit Nervenzellen, insbesondere Axonen, fehlen, und es findet keine Markscheidenbildung statt. In einigen Fällen können die Tumorzellen kleine Mengen eosinophiler, lipidartiger Einschlüsse enthalten (Takei et al., 1976). Möglicherweise handelt es sich dabei um autophagozytierte Produkte frustraner Versuche von Myelinbildung.

Literatur

Hirano A, Zimmerman HM, Levine S (1965) Fine structure of cerebral fluid accumulation. VI. Intracellular accumulation of fluid and cryptococcal polysaccharide in oligodendroglia. Arch Neurol 12:189–196

Tellez-Nagel I, Harter DH (1966) Subacute sclerosing leukoencephalitis. I. Clinicopathological, electron microscopic and virological observations. J Neuropathol Exp Neurol 25:560–581

Severs JL, Zeman W (eds) (1968) Measles virus and subacute sclerosing panencephalitis. Neurology Vol 18, No 1, Part 2

ZuRhein GM, Chou SM (1968) Papova virus in progressive multifocal leukoencephalopathy. In: Infections of the Nervous System. ARNMD, Vol 44, pp 307–362. Zimmerman HM (ed), Williams & Wilkins, Baltimore

Hirano A, Sax DS, Zimmerman HM (1969) The fine structure of the cerebella of Jimpy mice and their "normal" litter mates. J Neuropathol Exp Neurol 28:388–400

Poon TP, Hirano A, Zimmerman HM (1971) Electron Microscopic Atlas of Brain Tumors, pp 44–49, Grune and Stratton, New York

Suzuki K, DePaul L (1971) Cellular degeneration in developing central nervous system of rats produced by hypocholesteremic drug AY 9944. Lab Invest 25:546–555

Oyanagi S, Rorke LB, Katz M, Koprowski H (1971) Histopathology and electron microscopy of three cases of subacute sclerosing panencephalitis (SSPE). Acta Neuropathol 18:58–73

Blakemore WF (1972) Observations on oligodendrocyte degeneration, the resolution of status spongiosus and remyelination in cuprizone intoxication in mice. J Neurocytol 1:413–426

Weiner LP, Johnson RT, Herndon RM (1973) Viral infections and demyelinating diseases. New Eng J Med 288:1103–1110

Suzuki K, Zagoren JC (1973) Effect of the hypocholesterolemic drug AY 9944 on developing central nervous system of rats: Alteration of endoplasmic reticulum in oligodendroglia. J Neurocytol 2:369–381

Suzuki K, Zagoren JC (1974) Degeneration of oligodendroglia in the central nervous system of rats treated with AY 9944 or triparanol. Lab Invest 31:503–515

Meier C, Bischoff A (1974) Dysmyelination in "jimpy" mouse. Electron microscopic study. J Neuropathol Exp Neurol 33:343–353

Takei Y, Mirra SS, Miles ML (1976) Eosinophilic granular cells in oligodendrogliomas. Cancer 38:1968–1976

Ludwin SK (1978) Central nervous system demyelination and remyelination in the mouse. An ultrastructural study of cuprizone toxicity. Lab Invest 39:597–612

Yajima K, Suzuki K (1979) Oligodendroglia and myelin sheath changes following ethidium bromide injection. Neuropathol Appl Neurobiol 5:46–62

D. Die Markscheide (Abb. 221–224)

Für die Bildung von Markscheiden sind mindestens zwei Grundelemente erforderlich: das Axon und die myelinbildende Zelle. Im zentralen Nervensystem wird Myelin von Oligodendrozyten, im peripheren dagegen von den Schwannzellen gebildet. Trotz der grundsätzlichen Ähnlichkeit der Markscheiden im zentralen und peripheren Nervensystem bestehen doch gewisse Unterschiede zwischen ihnen. Aus diesem Grunde werden die Markscheiden des zentralen Nervensystems und die des peripheren Nervensystems im Nachfolgenden getrennt abgehandelt.

Literatur

Morell P (ed) (1977) Myelin. Plenum Press, New York
Waxman S (ed) (1978) Physiology and Pathobiology of Axons. Raven Press, New York

1. Die normale zentrale Markscheide

Die Markscheide besteht aus Myelinsegmenten, die auf dem Axon wie Perlen auf einer Schnur angeordnet sind. Jedes Segment ist das Produkt eines einzelnen Oligodendrogliafortsatzes, der mit dem Axon in Kontakt tritt und es in Form einer Spirale einhüllt (Abb. 221).

Vielleicht versteht man die Anatomie der Markscheide am besten, wenn man sich ein spiralförmiges Blatt vorstellt, das man vom Axon abrollt (Abb. 222). Wie aus der Abbildung hervorgeht, ist die Markscheide in der Tat eine blattförmige Membran, d.h. eine verdichtete Plasmamembran der Oligodendroglia, die von einem kontinuierlichen Saum von Gliazytoplasma umgeben ist.

Auf Querschnitten der reifen markhaltigen Nervenfaser liegt das mindestens $0,2\,\mu$ im Durchmesser dicke Axon im Zentrum und ist von der Markscheide durch einen schmalen *periaxonalen Raum* getrennt (Abb. 221). Die Markscheide selbst besteht aus einer einzigen, spiralig aufgewundenen Membran, die ein lamelläres Aussehen mit einer Periodizität der Lamellen

Die normale zentrale Markscheide

von annähernd 120 Å besitzt. Am inneren Ende weitet sich die Markscheide zur *inneren Schleife* auf. Es handelt sich dabei um einen zungenförmigen Fortsatz des Zytoplasmas der Oligodendrogliazelle ohne Organellen, wenn man einmal von Mikrotubuli, einzelnen kleinen Vesikeln und wenigen Gliafilamenten absieht. Zwischen der inneren Schleife und der innersten Markscheidenlamelle besteht eine innige Verbindung, an der oft etwas Zytoplasma zurückbleibt.

Es ist eigentlich die Plasmamembran der Oligodendroglia, welche die Markscheide bildet. Die innenliegenden Blättchen der inneren Schleife fusionieren und bilden die sogenannte *dicke Hauptlinie* („Major-Dense-Line"), welche sich spiralig um das Axon herum windet, um sich an der äußeren Oberfläche noch einmal zu teilen und so die inneren Blättchen der *äußeren Schleife* zu bilden. Die äußere Schleife ist eine weitere Zytoplasmazunge der Oligodendroglia und weitgehend identisch mit der inneren. Auch die äußere Schleife ist mit der angrenzenden Markscheidenlamelle über eine „Tight-Junction" fest verbunden, und auch hier kann an dieser Stelle innerhalb des Myelins eine kleine Zytoplasmainsel vorhanden sein. Die äußeren Blättchen der folgenden Marklamellen liegen unter Obliteration des

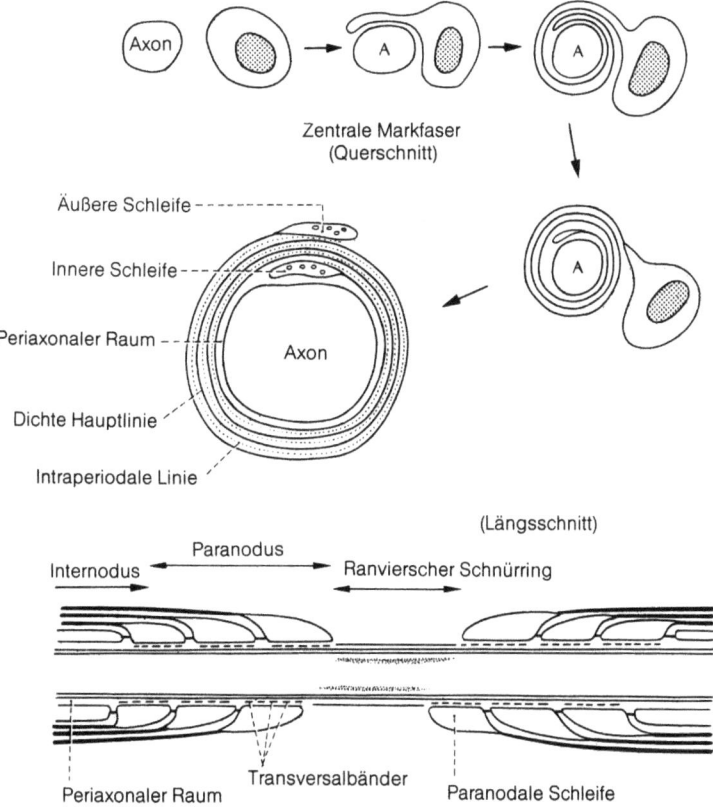

Abb. 221. Die Markscheidenbildung

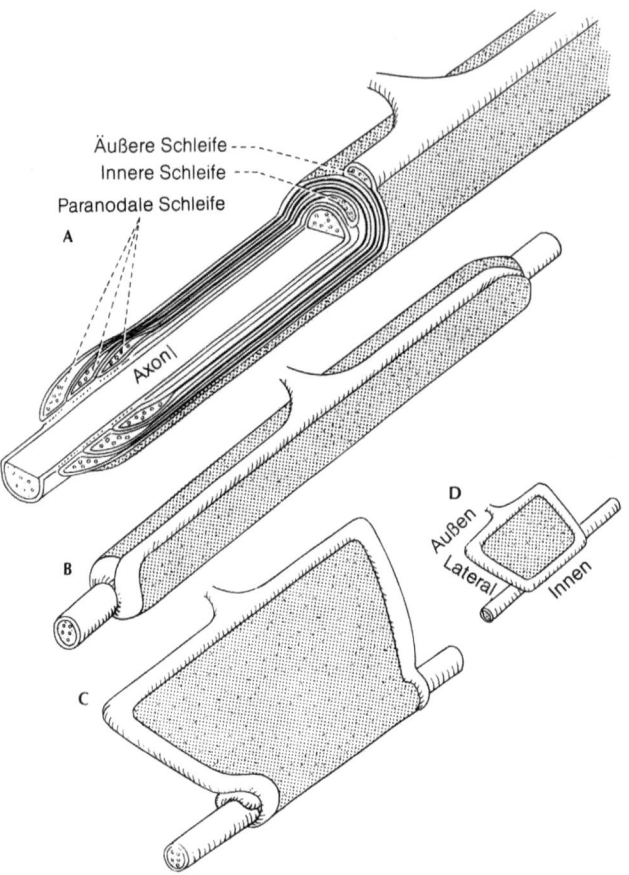

Abb. 222. Schemazeichnung eines bemarkten Axons und seiner Beziehungen zu den Zytoplasmaabschnitten einer in die Ebene ausgerollt gedachten Markscheide. **a.** Schema eines bemarkten Axons, modifiziert nach Bunge et al. (1961) J Biophys Biochem Cytol 10:67. Ein Teil der Markscheide ist weggeschnitten, um das Verhältnis zwischen den paranodalen Schleifen und den Marklamellen sowie zwischen der inneren Schleife und dem Axon bzw. der äußeren Schleife und der markscheidenbildenden Zelle darzustellen. Beachte die periodischen Verdichtungen, die Schnitten durch die Transversalbänder zwischen den paranodalen Schleifen und dem Axon entsprechen. **b.** Schema der intakten, ein Axon einhüllenden Markscheide. **c.** Schematische Darstellung des Ergebnisses einer teilweisen Abrollung der intakten Markscheide vom Axon. **d.** Schema einer vollständig abgerollten Markscheide. Die so entstandene, schaufelförmige Markscheide wird an allen vier Seiten von einem durchgehenden verdickten Randsaum aus Zytoplasma gesäumt. Der äußere Randsaum entspricht im Schnitt der äußeren Schleife und ist länger als der innere Randsaum, der im Schnitt der inneren Schleife entspricht. Die seitlichen Randsäume sind wahrscheinlich alle gleichlang und entsprechen den paranodalen Schleifen in Längsschnitten vom Ranvierschen Schnürring. (aus: Hirano A, Dembitzer HM (1967) J Cell Biol 34:555)

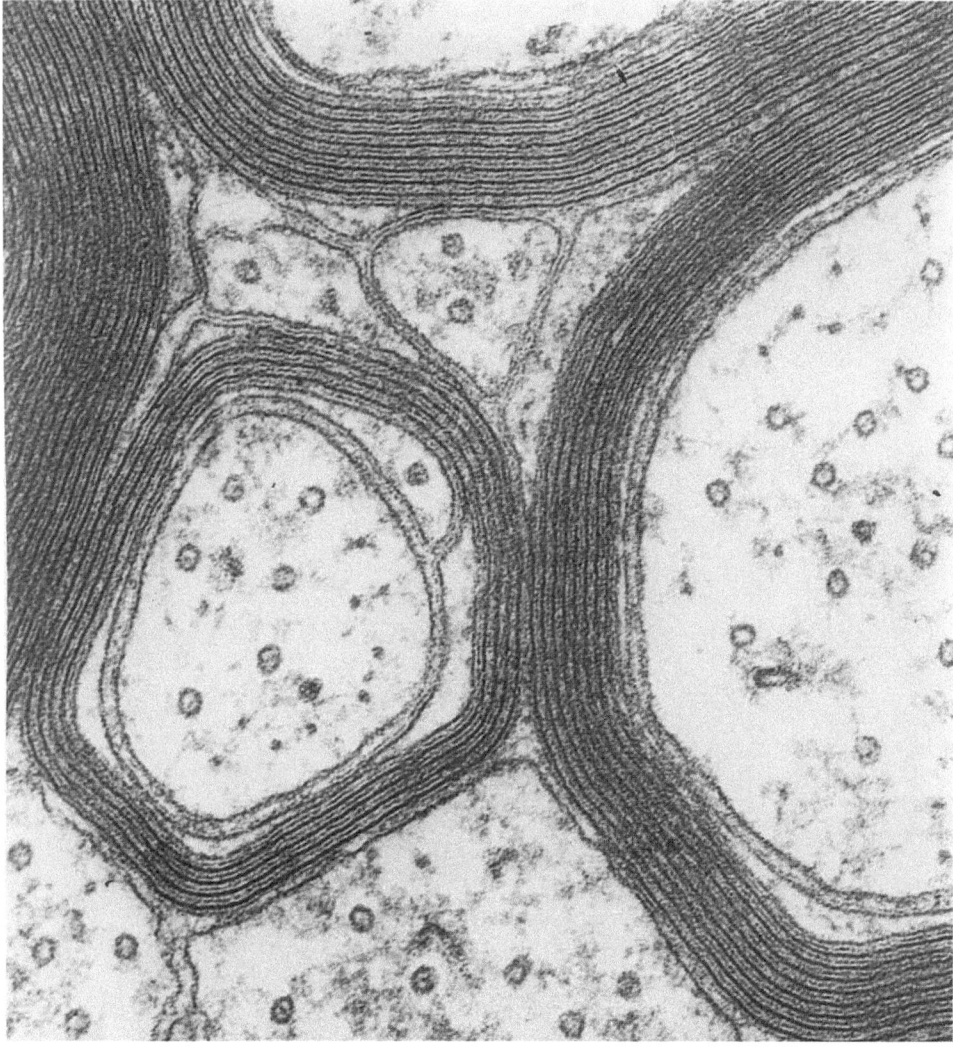

Abb. 223. Querschnitt einer zentralen bemarkten Nervenfaser. ×150 000

zwischen ihnen befindlichen Extrazellularraumes fest aneinander, wodurch die *dünne Nebenlinie* oder „*intraperiodale Linie*" („Minor-Dense-Line") entsteht.

Im Längsschnitt sind die Markscheidensegmente durch die Ranvierschen Schnürringe, an denen die Axonoberfläche über eine beachtliche Strecke unmittelbar gegenüber dem Extrazellularraum exponiert ist, voneinander getrennt (Abb. 221). Das dem exponierten Axonlemm am nächsten gelegene Axoplasma enthält im Bereich des Ranvierschen Schnürringes das sogenannte *Unterkleidungsmaterial,* welches bereits früher beschrieben wurde. Das auffallendste Merkmal der Markscheiden im Längsschnitt ist die parallele Anordnung der Marklamellen zu beiden Seiten des Axons.

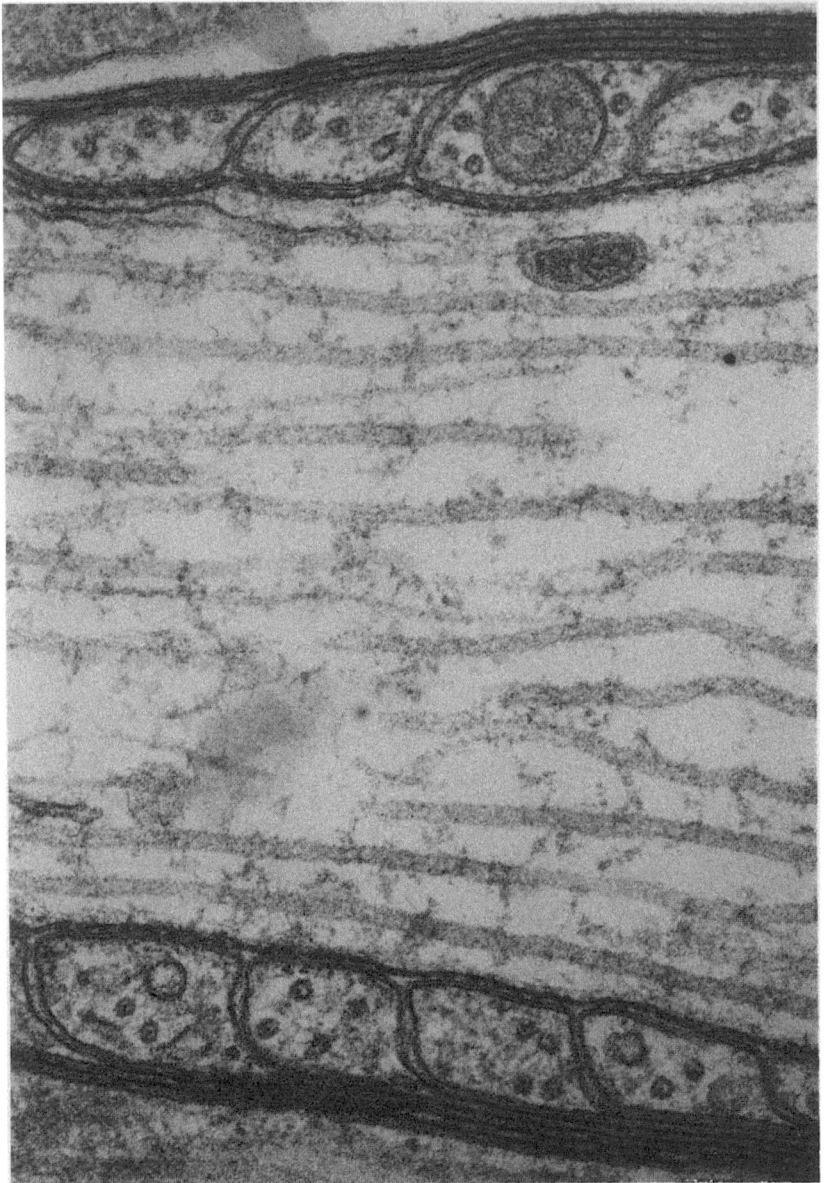

Abb. 224. Längsschnitt der paranodalen Region einer zentralen Markfaser. × 110 000 (aus: Hirano A, Dembitzer HM (1967) J Cell Biol 35:34)

Jede Lamelle endet in einer einzelnen Zytoplasmazunge, der „*lateralen (paranodalen) Schleife*".

Die Region der *paranodalen* Schleifen wird auch *Paranodus* genannt, während der dazwischengelegene Teil des Markscheidensegmentes der *Internodus* ist. Jede Schleife nimmt mit dem Axon Kontakt auf, und an der Kontaktstelle besteht eine hochspezialisierte Verbindung. In guten Dünnschnitten kann man noch *Transversalbänder* in Gestalt von regelmäßig angeordneten besonderen Verdichtungszonen von 150 Å Länge zwischen dem Axonlemm und der lateralen Schleife erkennen (Abb. 221, 222, 224). Die aneinander grenzenden lateralen Schleifen sind durch „Tight-Junctions" miteinander verbunden, wobei aber die Zwischenräume zwischen diesen und dem Axonlemm, sowie zwischen den Transversalbändern, eine eingeschränkte Verbindung zwischen dem parenchymalem Extrazellularraum und dem periaxonalen Raum belassen. Die Veränderungen der Transversalbänder unter pathologischen Bedingungen sind noch ungenügend untersucht. Man weiß, daß sie beim jungen Tier entweder noch nicht vorhanden oder nur teilweise entwickelt sind, und es ist gut möglich, daß feinste Veränderungen der Transversalbänder von außerordentlicher Bedeutung im Hinblick auf die Funktion des gesamten Segmentes sind.

Literatur

Hirano A, Zimmerman HM, Levine S (1966) Myelin in the central nervous system as observed in experimentally induced edema in the rat. J Cell Biol 30:397–411

Hirano A, Dembitzer HM (1967) A structural analysis of the myelin sheath in the central nervous system. J Cell Biol 34:555–567

Bunge RP (1968) Glial cells and the central myelin sheath. Physiol Rev 48:197–251

Hirano A, Becker NH, Zimmerman HM (1969) Isolation of the periaxonal space of the central myelinated nerve fiber with regard to the diffusion of peroxidase. J Histochem Cytochem 17:512–516

Hirano A, Dembitzer HM (1969) The transverse bands as a means of the periaxonal space of the central myelinated nerve fiber. J Ultrastruct Res 28:141–149

Peters A, Vaughn JE (1970) Morphology and development of the myelin sheath. In: Myelination, pp 3–79. Davison AN, Peters A (eds), Charles C Thomas, Springfield Ill

Bunge RP (1970) Structure and function of neuroglia: Some recent observations. In: the Neurosciences Second Study Program, pp 782–797. Schmitt FO (ed), Rockefeller University Press, New York

Rosenbluth J (1976) Intramembranous particle distribution at the node of Ranvier and adjacent axolemma in myelinated axons of the frog brain. J Neurocytol 5:731–745

Hirano A, Dembitzer HM (1977) Fine structure of normal myelin. In: International Encyclopedia of Neurol, Psychiatry, Psychoanalysis and Psychol, Vol 7, pp 413–416, Wolman BB (ed), Van Nostrand, Reinhold, New York

Raine CS (1977) Morphological aspects of myelin and myelination. In: Myelin, pp 1–49. Morell P (ed), Plenum, New York

Hirano A, Dembitzer HM (1978) Morphology of normal myelinated axon. In: Physiology and Pathology of Axons, pp 65–82. Waxman SG (ed), Raven Press, New York

Sternberger NH, Itoyama Y, Kies MW, Webster HdeF (1978) Immunocytochemical method to identify basic protein in myelin-forming oligodendrocytes of newborn rat. CNSJ Neurocytol 7:251–263

2. Die normale periphere Markscheide (Abb. 225)

Im gesamten peripheren Nervensystem sind die Markscheiden aus dem peripheren Typ des Myelins aufgebaut. Nur kurze Segmente der Rückenmarkswurzeln enthalten über etwas variable Abstände von der Neuraxis auch Markscheiden vom zentralen Typ. Dies trifft auf alle spinalen Wurzeln wie auch auf die Austrittsstellen der Hirnnerven III–XII zu. Unter den einzelnen Wurzeln schwankt die Länge der Abschnitte, die noch mit Markscheiden vom zentralen Myelintyp ausgestattet sind. Generell sind sie im Bereich der hinteren Wurzeln länger als im Bereich der vorderen, am längsten aber im Austrittsbereich des VIII. Hirnnerven (Tarlov, 1937).

Grundsätzlich ist die Architektur der peripheren Markscheide weitgehend identisch mit der der zentralen. So wurde die Feinstruktur der Markscheiden zuerst am peripheren Nerven erarbeitet, z. B. durch Robertson (1955) und Webster (1960, 1971). Der Wicklungsprozeß der Markscheide bei der Umhüllung des Axons wurde zuerst von Geren (1954) beschrieben. Trotz allem bestehen einige wichtige Unterschiede zwischen zentralen und peripheren Markscheiden.

Von großer Bedeutung ist die Tatsache, daß die periphere Markscheide von der Schwannschen Zelle anstatt von der Oligodendrogliazelle gebildet wird. Darüber hinaus formt hier jede Schwannzelle nur ein Markscheidensegment, so daß man oft einen äußeren Rand von Zytoplasma beobachten kann, der, ebenso wie der Schwannzellkörper, die Markscheide umgibt (Abb. 225). Die äußeren Abschnitte des Schwannzellzytoplasmas sind von

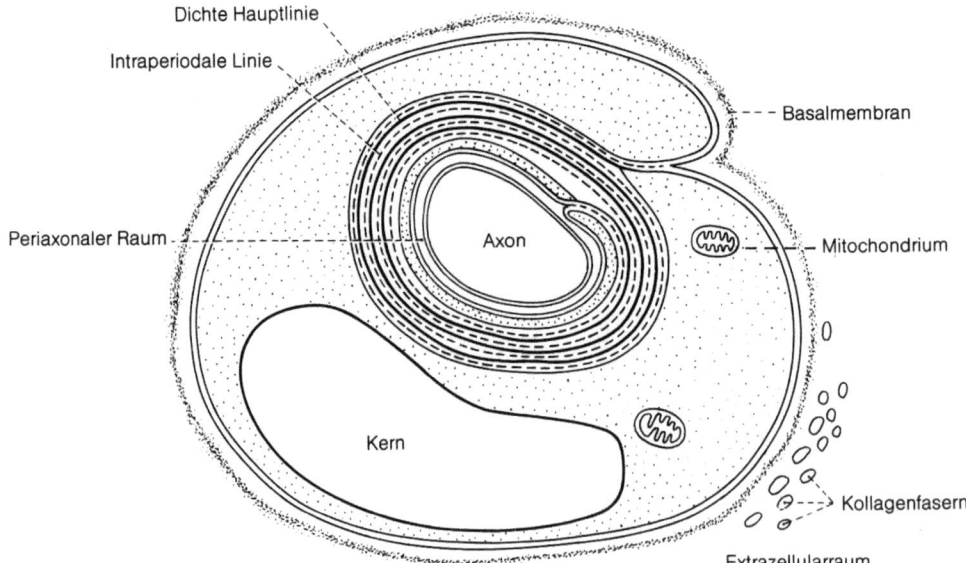

Abb. 225. Schematische Darstellung einer peripheren markhaltigen Nervenfaser

einer Basalmembran umgeben. In Längsschnitten der peripheren Markscheide kann man isolierte Inseln von Zytoplasma innerhalb der Lamellen finden. Diese Inseln sind gleichsinnig ausgerichtet wie die benachbarten Lamellen und bilden so die Schmidt-Lantermanschen Einkerbungen. Im Gegensatz zum zentralen Nervensystem liegt das Axolemm an den Schnürringen nicht frei, sondern Ausziehungen benachbarter Segmente umhüllen das Axon an diesen Stellen.

Eine einfache Basalmembran setzt sich über die Nodien hinweg fort. Die Periodizität der einzelnen Lamellen der peripheren Markscheide ist annähernd 10% größer als die der zentralen Markscheide.

Die peripheren Markscheiden sind durchweg wesentlich dicker als die zentralen. Dies wird besonders an Längsschnitten der Wurzelaustrittsstellen deutlich, wo das gleiche Axon innerhalb des zentralen Nervensystems von einer relativ dünnen Markscheide umgeben ist, die beim Übergang in das periphere Nervensystem erheblich dicker wird.

Die Wechselbeziehung zwischen Schwannscher Zelle und Axon ist Gegenstand intensiver aktueller Forschungsbemühungen. Besonders hervorzuheben sind hier Aguayo und seine wissenschaftlichen Mitarbeiter, die mit genialen Transplantationstechniken peripherer Nerven verschiedener Standorte arbeiten (Aguayo, 1976).

Die peripheren Nerven unterscheiden sich von den Markfasern der weißen Substanz des zentralen Nervensystems weiterhin durch die Anwesenheit eines weiten Extrazellularraumes, der gewöhnlich Kollagenfasern, Fibroblasten und kleine Blutgefäße enthält. Diese Kapillaren zeigen Permeabilitätseigenschaften, die denen des zentralen Nervensystems ähnlich sind und die den Übertritt großer Moleküle erschweren. Dennoch sprechen moderne Untersuchungen dafür, daß eine teilweise Permeation von Tracersubstanzen durch die endoneuralen Gefäßwände möglich ist (Olsson und Kristenson, 1979). Die einzelnen Nervenfasern werden durch ein Perineurium zu Faszikeln zusammengefaßt, welche von einer Reihe dünnerer Lagen von Perineuralzellen gebildet werden. Im zwischengeschalteten Extrazellularraum finden sich Kollagenfasern. Die Perineuralzellen sind durch eine Anzahl interzellulärer Verbindungen, wie z. B. Desmosomen und „Tight-Junctions", miteinander verbunden. Letztere verhindern, daß in das Umgebungsgewebe eingebrachte Tracer an die Markscheiden herangelangen. Der gesamte periphere Nerv ist umgeben von einem dicken bindegewebigen Epineurium.

Die Färbeeigenschaften der peripheren Markscheiden unterscheiden sich von denen des zentralen Nervensystems. In der kombinierten Luxol-Fast-Blue-PAS (LFB-PAS-)Färbung am Paraffinschnitt erscheint das periphere Myelin eher rötlich-violett, als blau, wie im zentralen Nervensystem. Dies hängt damit zusammen, daß die peripheren Markscheiden auch teilweise den rötlichen Farbton aus der PAS-Komponente annehmen (Feigin und Cravioto, 1961). Die Woelcke-Methode gibt am peripheren Myelin inkonstante Ergebnisse, während sie zentrales Myelin stets schwarz darstellt.

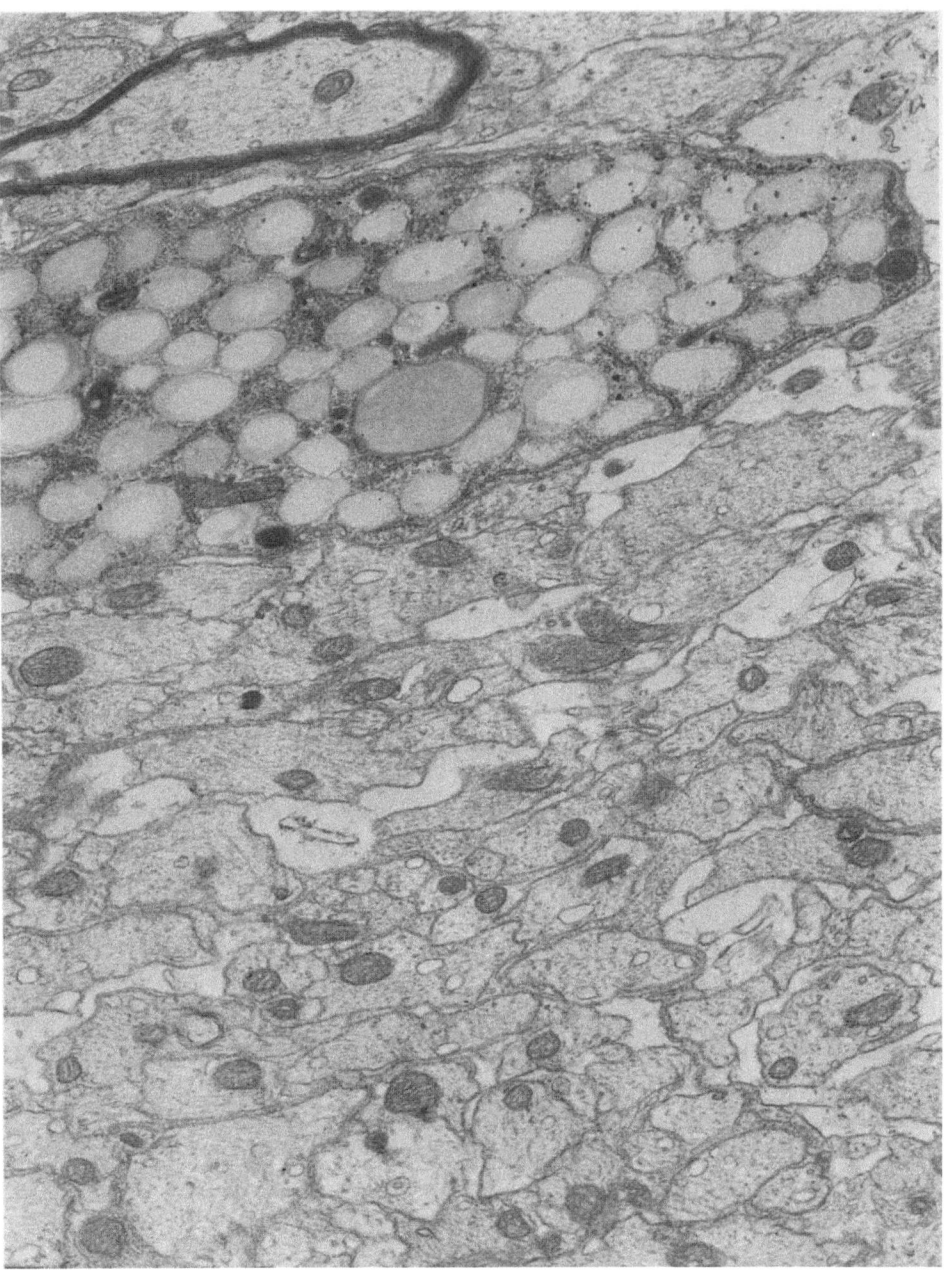

Abb. 226. Kleinhirnmarklager einer Jimpy-Maus. Ein einzelnes bemarktes Axon liegt neben einem mit Lipidgranula vollgestopften Makrophagen. ×17 000 (aus: Hirano A et al. (1969) J Neuropathol Exp Neurol 28:388)

Die Reaktion der peripheren Markscheiden unter pathologischen Bedingungen oder im Rahmen genetischer Defekte unterscheidet sich häufig von der der zentralen. So affiziert z. B. die Multiple Sklerose in der Regel nur die zentrale weiße Substanz, während erkennbare Schäden am peripheren Nerven lediglich als sekundäre Komplikationen und nicht unter dem Bilde typischer Entmarkungsherde, wie im zentralen Nervensystem, auftreten. Bestimmte genetische Defekte bei „Jimpy"- oder „Quaking"-Mäusen führen in beiden Systemen zu unterschiedlichen Veränderungen. Bei den Jimpy-Mäusen fehlt zentrales Myelin grundsätzlich (Abb. 226) während die peripheren Markscheiden normal aufgebaut sind (s. S. 88). Bei den Quaking-Mäusen dagegen sind sowohl die zentralen als auch die peripheren Markscheiden betroffen, wobei allerdings das Ausmaß der Schäden im zentralen Nervensystem um ein vielfaches größer ist. Bei der „Dystrophie"-Maus fehlen Markscheiden vom peripheren Myelintyp nur in bestimmten Abschnitten der Wurzeln (Bradley und Jenkison, 1973).

Literatur

Tarlov M (1937) Structure of the nerve root. II. Differentiation of sensory from motor roots; observations on identification of function in roots of mixed cranial nerves. Arch Neurol Psychiat 37:1338–1355

Geren BB (1954) The formation from the Schwann cell surface of myelin in the peripheral nerves of chick embryos. Exptl Cell Res 7:558–562

Robertson JD (1955) The ultrastructure of adult vertebrate peripheral myelinated nerve fibers in relation to myelinogenesis. J Biophys Biochem Cytol 1:271–278

Webster HdeF, Spiro D (1960) Phase and electron microscopic studies of experimental demyelination. I. Variations in myelin sheath contour in normal guinea pig sciatic nerve. J Neuropathol Exp Neurol 19:42–69

Feigin I, Cravioto H (1961) A histochemical study of myelin. A difference in the solubility of the glycolipid components in the central and peripheral nervous systems. J Neuropathol Exp Neurol 20:245–254

Hirano A, Zimmerman HM, Levine S (1969) Electron microscopic observations of peripheral myelin in a central nervous system lesion. Acta Neuropathol 13:348–365

Webster HdeF (1971) The geometry of peripheral myelin sheaths during their formation and growth in rat sciatic nerves. J Cell Biol 48:348–367

Ghatak NR, Hirano A, Doron Y, Zimmerman HM (1973) Remyelination in multiple sclerosis with peripheral type myelin. Arch Neurol 29:262–267

Bradley WG, Jenkison M (1973) Abnormalities of peripheral nerves in murine muscular dystrophy. J Neurol Sci 18:227–247

Aguayo AJ, Epps J, Charron L, Bray GM (1976) Multi-potentiality of Schwann cells in cross-anastomosed and grafted myelinated and unmyelinated nerves: Quantitative microscopy and radioautography. Brain Res 104:1–20

Suzuki K, Zagoren J (1977) Quaking mouse. An ultrastructural study of the peripheral nerves. J Neurocytol, 6:71–89

Olsson Y, Kristensson K (1979) Recent applications of tracer techniques to neuropathology, with particular reference to vascular permeability and axonal flow. In: Recent Advances in Neuropathology, pp 1–25, Smith WT, Cavanagh JB (eds), Churchill Livingstone, Edinburgh

3. Veränderungen der Markscheide

Ein Markscheidenuntergang kann einmal Folge einer Axonschädigung sein, z. B. bei der Wallerschen Degeneration, zum anderen aber auch von Veränderungen des Myelins oder der markscheidenbildenden Zelle, wobei das Axon offensichtlich intakt ist, wie beispielsweise bei der multiplen Sklerose. Nach der allgemeinen Übereinkunft ist der Begriff *„Entmarkung"* für die Erkrankungen reserviert, bei denen das Axon verschont bleibt.

Entmarkung

Theoretisch kann eine Entmarkung Folge sein von:
1) Schädigungen des Soma der markscheidenbildenden Zellen,
2) Schädigungen der Marklamellen selbst, oder
3) Schädigungen der inneren Schleife.

Literatur

Lampert PW (1968) Fine structural changes of myelin sheaths in the central nervous system: In: The Structure and Function of Nervous Tissue. Vol 1, pp 187–204. Bourne GH (ed), Academic Press, New York

Hirano A (1972) The pathology of the central myelinated axon. In: The Structure and Function of Nervous Tissue. Vol 5, pp 73–162, Bourne GH (ed), Academic Press, New York

Hirano A, Llena JF (1977) Fine structural alterations of central myelin. In: International Encyclopedia of Neurology, Psychiatry, Psychoanalysis and Psychology, Vol 7, pp 411–413, Wolman BB (ed), Van Nostrand, Reinhold, New York

Lampert PW (1978) Oligodendroglia and myelin. J Neuropathol Exp Neurol 579

Die Pathologie des Perikaryon der Oligodendrogliazelle

Bei der Zerstörung der Oligodendrogliazelle kann man bereits erwarten, daß ein Untergang aller Zellfortsätze einschließlich der daranhängenden Markscheiden eintritt. Zu einem solchen Zelluntergang kann es unter verschiedenartigen Umständen kommen, z. B. beim Infarkt, auf traumatischer Basis usw. Bestimmte Viruserkrankungen sind Beispiele für eine selektive Oligodendrogliaschädigung mit der Folge einer Entmarkung, wie z. B. von Lampert et al. (1973) beschrieben. In den Oligodendrogliakernen von Patienten mit progressiver multifokaler Leukoenzephalopathie hat man Papovaviren nachgewiesen (Zu Rhein und Chou, 1968).

Genetische Defekte der Oligodendrogliazelle können auch zum Aufbau abnormer Markscheiden führen. Wie früher bereits erörtert (s. S. 88), hat man solche Veränderungen bei der Jimpy-Maus, bei einer Reihe von Leukodystrophien des Menschen und bei Labortieren beobachtet.

Auch das Schwannzellperikaryon kann erkrankt sein. Die Entmarkungsschäden durch Diphtherietoxin gehen offenbar auf eine Inhibition der Synthese von Myelinproteinen durch Schwannzellen zurück (Pleasure et al., 1973). Bei der Tellurintoxikation von jungen Tieren hat Lampert (1971) Schwannzellnekrosen mit nachfolgenden Markscheidenuntergängen beobachtet. Bei der Lepra, die besonders durch eine periphere Neuropathie ausgezeichnet ist, kann man in den Schwannzellen den Hansenschen Bazillus nachweisen. Intrazytoplasmatische Lipideinschlüsse in Schwannzellen wiederum beobachtet man in Fällen von metachromatischer Leukodystrophie.

Literatur

Zu Rhein GM, Chou S-M (1968) Papova virus in progressive multifocal leukoencephalopathy. In: Infections of the Nervous System: Res Publ ass nerv ment Dis, XLIV, pp 307–362. Zimmerman HM (ed), Williams and Wilkins, Baltimore

Pleasure DE, Feldman B, Prockop DJ (1973) Diphtheria toxin inhibits the synthesis of myelin proteolipid and basic proteins by peripheral nerve in vitro. J Neurochem 20:81–90

Lampert PW, Sims JK, Kniazeff AJ (1973) Mechanism of demyelination in JHM virus encephalomyelitis. Electron microscopic studies. Acta Neuropathol 24:76–85

Powell HC, Lampert PW (1975) Oligodendrocytes and their myelin-plasma membrane connections in JHM mouse hepatitis virus encephalomyelitis. Lab Invest 33:440–445

Die Pathologie der Markscheide

Bei einigen Formen von Entmarkungskrankheiten sind die Markscheiden primär geschädigt, ohne daß nachweisbare initiale Schädigungen der Oligodendrogliazelle vorlägen. Später auftretende Veränderungen des Zellsomas werden als Reaktion auf weiter distal gelegene Schädigungen angesehen.

Der intralamelläre Markscheidenhydrops (Abb. 227, 228). Beim intralamellären Markscheidenhydrops kommt es zur Bildung kleiner und großer vakuolärer Hohlräume in der weißen Substanz. Es handelt sich dabei um eine der häufigsten Veränderungen der zentralen wie auch der peripheren Markscheiden. Bei genügendem Ausmaß sind diese Veränderungen bereits im Lichtmikroskop als spongiöse Degeneration des Markes erkennbar. Man findet sie bei einer Reihe von Krankheiten des Menschen, wie z.B. beim Morbus Canavan (s. S. 87), wo sie mit weiteren Veränderungen vergesellschaftet sind. Ferner kommen sie bei der Triäthylzinnvergiftung und der Hexachlorophenintoxikation vor. Einen intralamellären Markscheidenhydrops kann man nahezu in Reinform mit Hilfe verschiedener Toxine induzieren, wie z.B. mit dem bereits erwähnten Triäthylzinn und Isonikotinsäurehydrazid (INH). In diesen Fällen ist nur das Zentralnervensystem betrof-

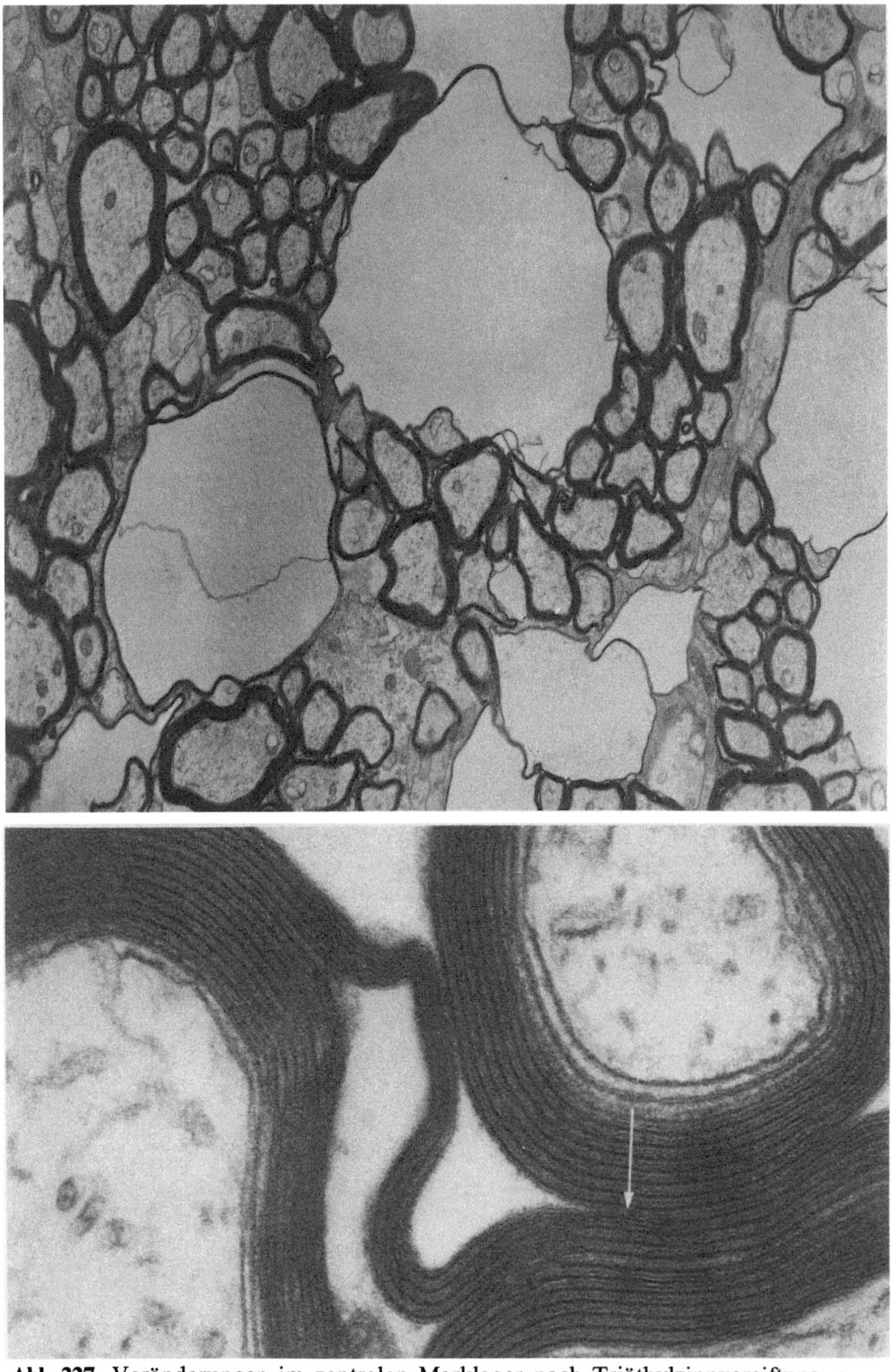

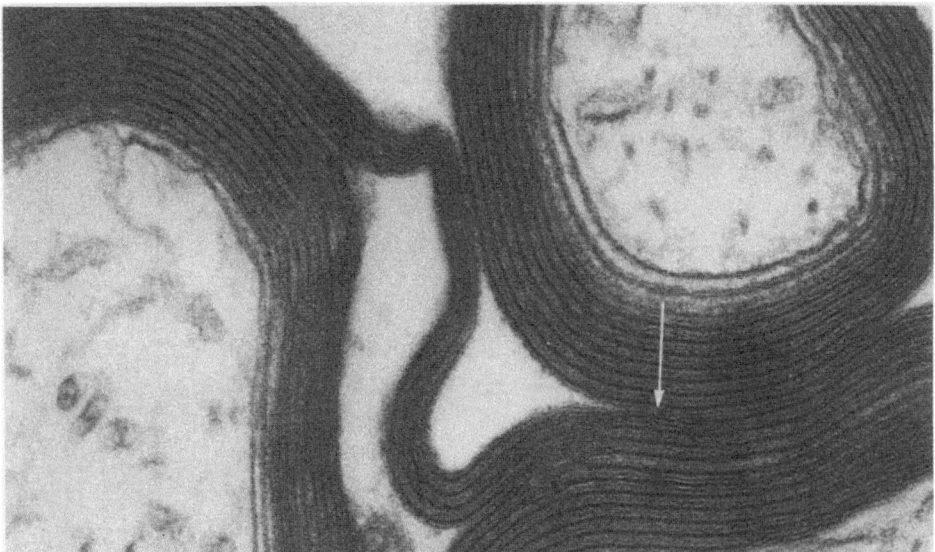

Abb. 227. Veränderungen im zentralen Marklager nach Triäthylzinnvergiftung. **a.** Vakuoläre Räume im Marklager. ×6 000. **b.** Spalträume, die durch eine Aufsplitterung der intraperiodalen Linie (Pfeil) entstanden sind. ×140 000 (aus: Hirano A (1969) The Structure and Function of Nervous Tissue. Vol 2, p 69, Academic Press)

Die Pathologie der Markscheide 273

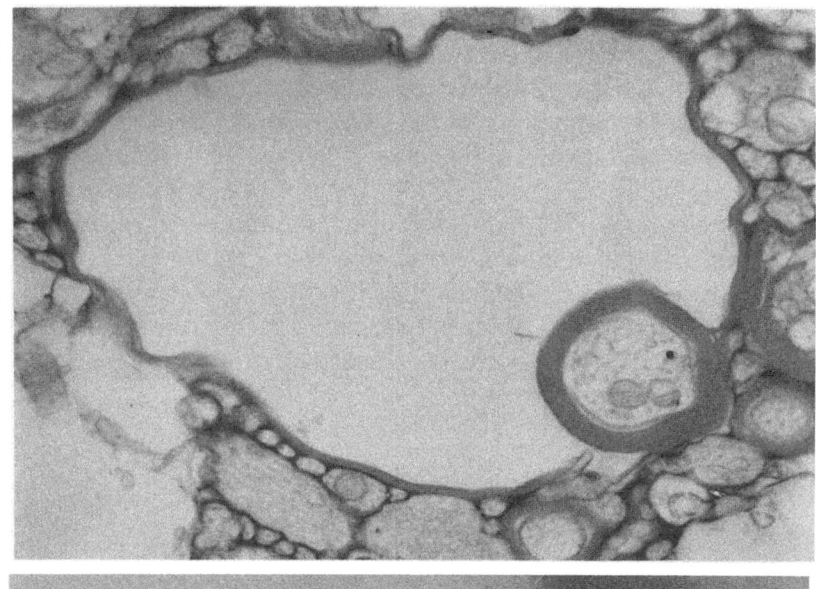

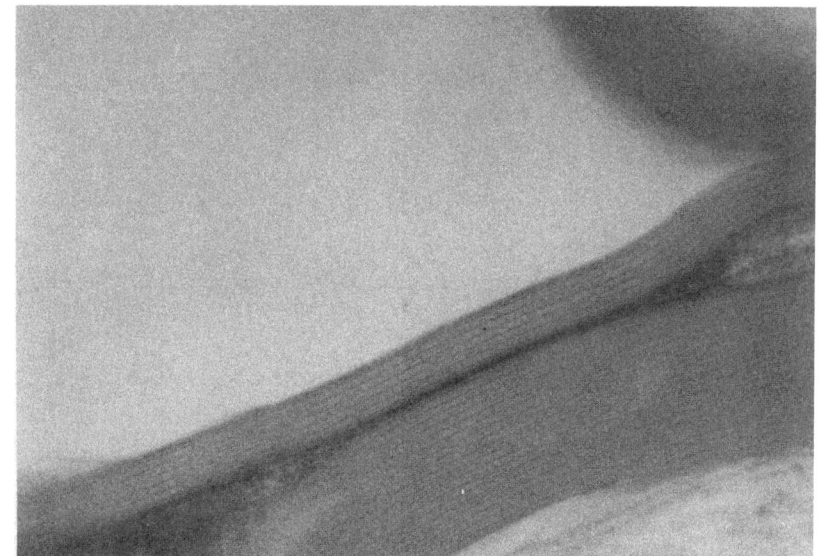

Abb. 228a, b. Der intralamelläre Raum enthält keine Peroxidase. **a.** ×25 000. **b.** ×100 000 (aus: Hirano A et al. (1969) J Neuropathol Exp Neurol 28:507)

fen. Demgegenüber wird bei der Hexachlorophenintoxikation auch die periphere Markscheide angegriffen (Towfighi und Gonatas, 1973).

Feinstrukturell besteht die Veränderung aus unterschiedlich ausgeprägten Dilatationen des intralamellären Raumes, die mit einer Dissoziation im Bereich der intraperiodalen Linie beginnen. Theoretisch steht der entstehende Raum mit dem Extrazellularraum in Verbindung; dennoch sind die Vakuolen ausnahmslos leer und entbehren jeglicher inneren Struktur. In der Regel penetrieren in den Extrazellularraum eingebrachte elektronendichte Tracer nicht in die Vakuolen (Abb. 228). Offenbar bleiben die „Tight-Junctions" an der Peripherie der Marklamelle funktionsfähig. Darüber hinaus sind „Tight-Junctions" offensichtlich auch in den Randabschnitten der Auftrennungsbezirke selbst vorhanden (Tabira et al., 1978). Wenn man den Chemikern Glauben schenken darf, so ist die vakuoläre Degeneration von einem Anstieg des Wasser- und Salzgehaltes der weißen Substanz begleitet. Der Entstehungsmechanismus der Vakuolenbildung ist unbekannt, aber man nimmt an, daß die Lamellen in der Lage sind, aneinander vorbeizugleiten, ähnlich wie beim Abspulen der Feder einer Uhr. Man muß betonen, daß andere Funktionen, wie die Bluthirnschranke, und auch die Größenverhältnisse der einzelnen Marklamellen, unverändert bleiben.

Literatur

Aleu FP, Katzman R, Terry RD (1963) Fine structure and electrolyte analysis of cerebral edema induced by alkyltin intoxication. J Neuropathol Exp Neurol 22:403–413

Hirano A, Zimmerman HM, Levine S (1968) Intramyelinic and extracellular spaces in triethyltin intoxication. J Neuropathol Exp Neurol 27:571–580

Hirano A, Dembitzer HM, Becker NH, Zimmerman HM (1969) The distribution of peroxidase in the triethyltin intoxicated rat brain. J Neuropathol Exp Neurol 28:507–511

Towfighi J, Gonatas NK, McCree L (1973) Hexachlorophene neuropathy in rats. Lab Invest 29:428–436

Tabira T, Cullen MJ, Reier PI, Webster HdeF (1978) An experimental analysis of interlamelar tight junctions in amphiibian and mammalian CNS myelin. J Neurocytol 7:489–503

Die gleichmäßige Auftrennung der intraperiodalen Linie (Abb. 229–231). Diese Veränderung hat man bei verschiedenen Autoimmunerkrankungen mit Beteiligung des zentralen (Lampert, 1965, 1967) (Abb. 229) oder des peripheren Myelins (Hirano et al., 1971, Koeppen et al., 1971, Dropp et al., 1975) (Abb. 230, 231) beobachtet. Wie beim oben beschriebenen intralamellären Hydrops besteht die wesentliche Veränderung in einer Eröffnung der intraperiodalen Linie. In diesem Falle steht die Auftrennung allerdings im Kontinuum mit dem Extrazellularraum, so daß extrazelluläre Flüssigkeit in die Markscheiden eindringt, was in der Regel in gleichmäßiger Form entlang der aneinander grenzenden Lamellen stattfindet. Der Flüssigkeitseinbruch beginnt an der äußeren Schleife und endet mit einem Eindringen in den periaxonalen Raum. Am besten kann man diese Art der Schädigung bei der experimentellen allergischen Enzephalomyelitis oder -neuritis demonstrieren (Abb. 232). Ähnliche Veränderungen sind aber auch gelegentlich in geringerem Umfang in einer Reihe weiterer experimenteller Modelle beobachtet worden. Zu den basalen Veränderungen scheint auch eine Disruptur der „Tight-Junctions" im Bereich der die Markscheiden umgebenden Zytoplasmabezirke zu gehören, welche das Eindringen sowohl extra-

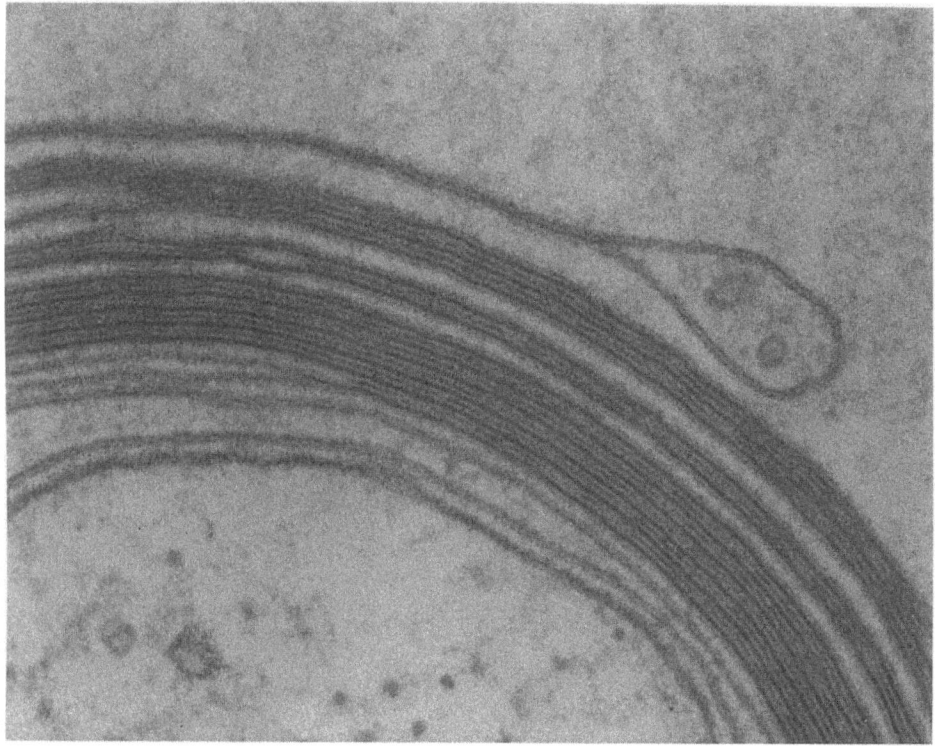

Abb. 229. Abhebung der äußeren Schleife einer zentralen Markfaser. ×160 000 (aus: Hirano A (1969) The Structure and Function of Nervous Tissue. Vol 2, p 69, Academic Press)

zellulären Materials wie auch hämatogener Zellelemente gestattet (Mugaini und Schnapp, 1974). In diesem Zusammenhang erleidet in der Regel auch die Bluthirnschranke eine erhebliche Schädigung, was unter Umständen zu einer Entmarkung führt. Auch nach experimentellen Manipulationen am kultivierten Nervengewebe hat man ähnliche Effekte an der intraperiodalen Linie beschrieben (Bornstein und Raine, 1976).

Literatur

Lampert PW (1965) Demyelination and remyelination in experimental allergic encephalomyelitis. J Neuropathol Exp Neurol 24:371–385

Lampert PW (1967) Electron microscopic studies on ordinary and hyperacute experimental allergic encephalomyelitis. Acta Neuropathol 4:99–126

Hirano A, Cook SD, Whitaker JN, Dowling PC, Murray MR (1971) Fine structural aspects of demyelination in vitro. The effects of Guillain-Barré serum. J Neuropathol Exp Neurol 30:249–265

Mugnaini E, Schnapp B (1974) Possible role of zonula occludens of the myelin sheath in demyelinating conditions. Nature 251:725–727

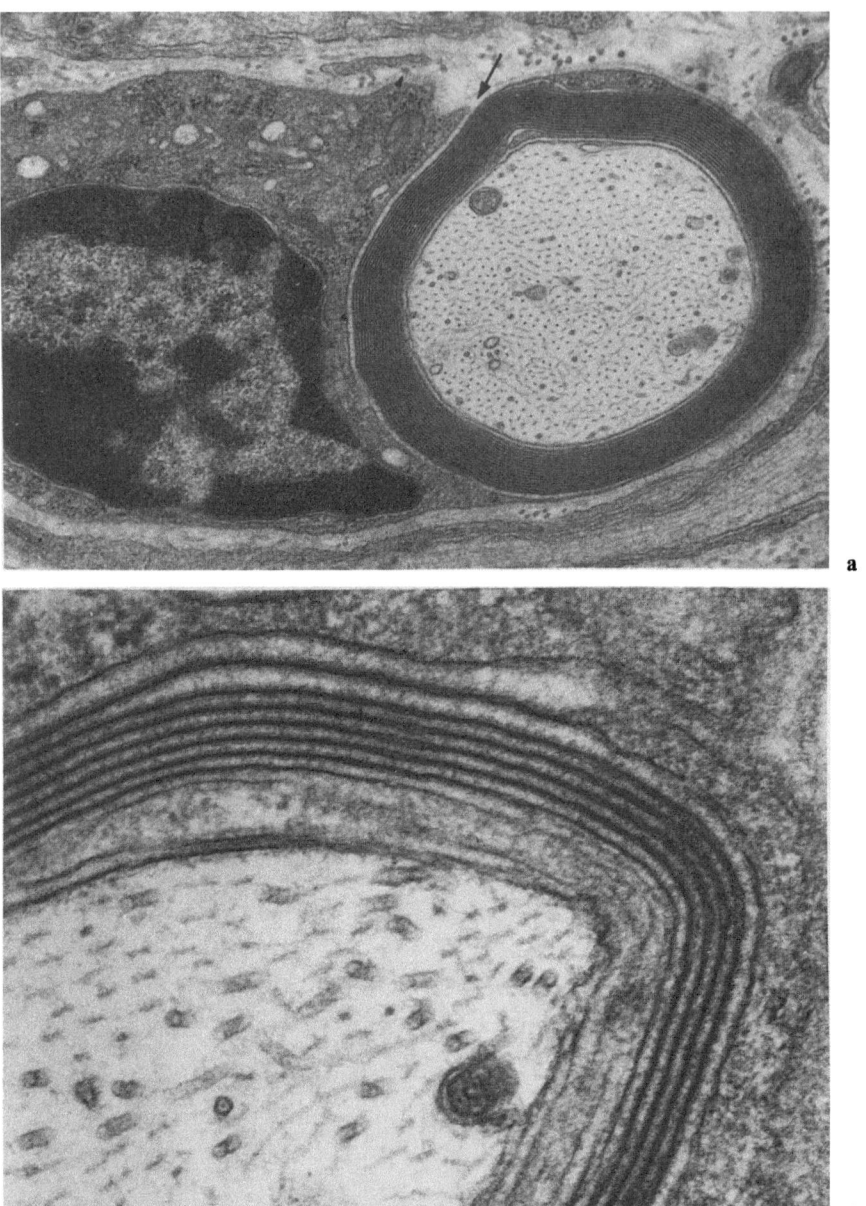

Abb. 230 a, b. Gleichmäßige Auftrennung der intraperiodalen Linie. **a.** Zwischen Schwannzellen und äußerster Marklamelle ist ein gleichmäßiger Spaltraum zu erkennen. ×24 000. **b.** Gleichmäßige Auftrennung der intraperiodalen Linie vom Extrazellularraum bis zum periaxonalen Raum. ×96 000 (aus: Hirano A et al. (1971) J Neuropathol Exp Neurol 30:249)

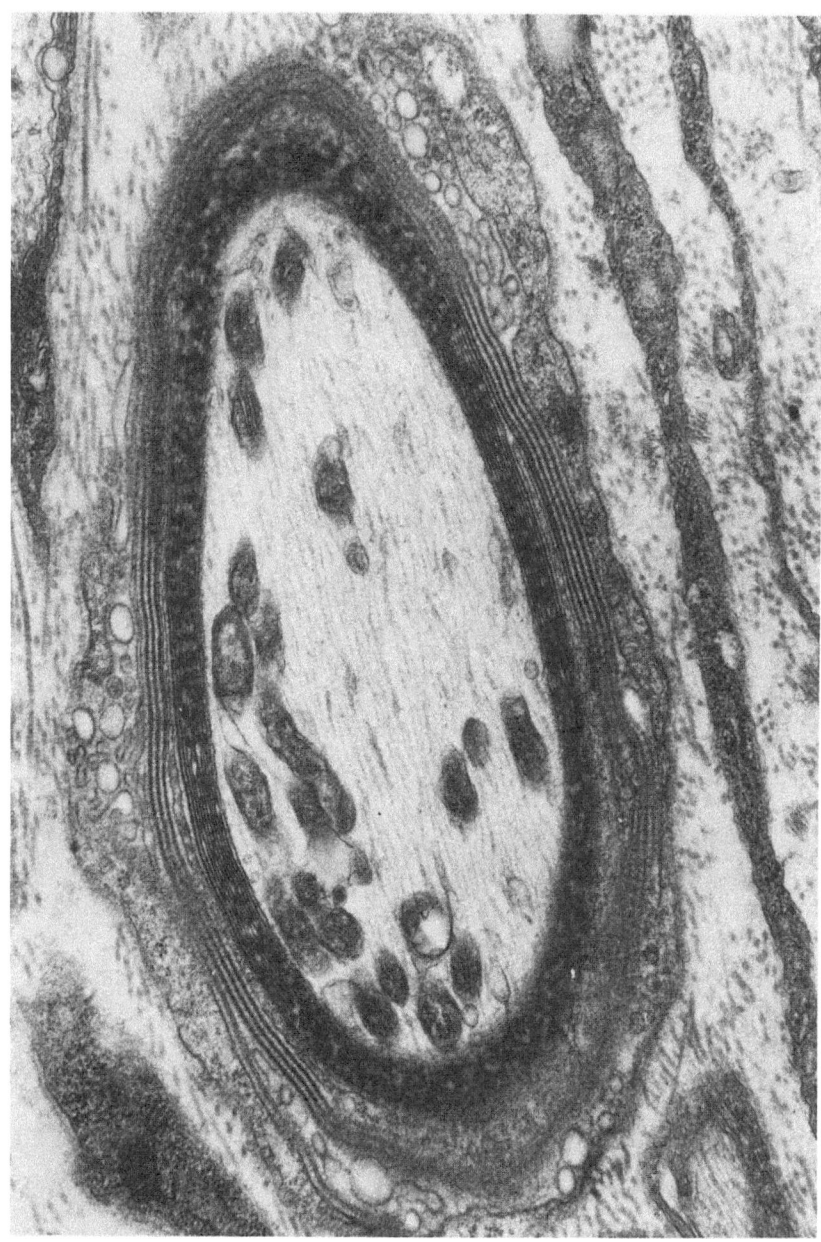

Abb. 231. Entmarkung eines peripheren Nerven. Im Gegensatz zu der erheblich geschädigten Markscheide ist das Axon relativ gut erhalten. ×30 000 (aus: Hirano A (1972) The Structure and Function of Nervous Tissue. Vol 5, p 73, Academic Press)

Dropp RP, Means E, Deibel R, Sherer T, Barron K (1975) Waldenström's macroglobulinemia and neuropathy: Deposition of M-component of myelin sheaths. Neurology 25:980–988

Bornstein MB, Raine C (1976) The initial structural lesion in serum-induced demyelination *in vitro*. Lab Invest 35:391–401

Vesikuläre Degeneration (Abb. 233). Dieser Veränderung begegnet man unter einer Reihe verschiedener Bedingungen, die zu Markscheidenverlusten führen. Am häufigsten kommt sie bei einem bestimmten Typ der experimentellen allergischen Enzephalomyelitis (Saida et al., 1977), beim Guil-

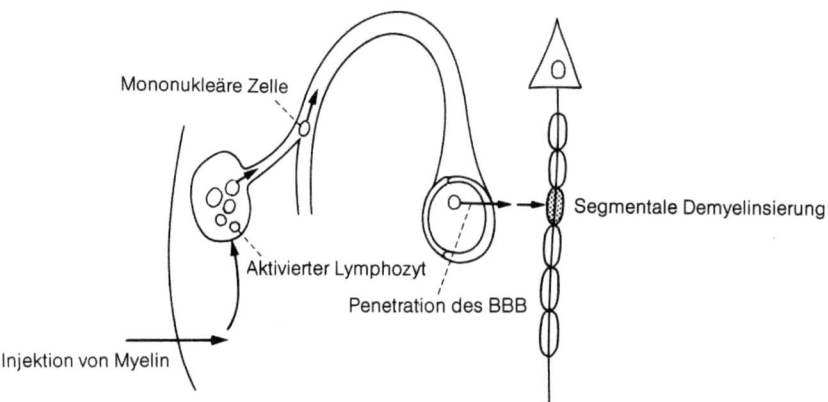

Abb. 232. Mögliche Pathogenese der EAE. Durch die systemische Applikation von Suspensionen zentralnervösen Gewebes, die Myelin zusammen mit Freundschem Adjuvans (einer Mischung von inaktivierten Tuberkelbazillen und Mineralöl zur Verstärkung der Immunreaktion) enthalten, werden in den Lymphknoten aktivierte Lymphozyten gebildet. Die Lymphozyten treten in den Blutkreislauf ein und passieren die Blut-Hirnschranke des Zentralnervensystems, um ihre Einflüsse auf einzelne Markscheidensegmente auszuüben. Dabei kommt es zur Demyelinisierung

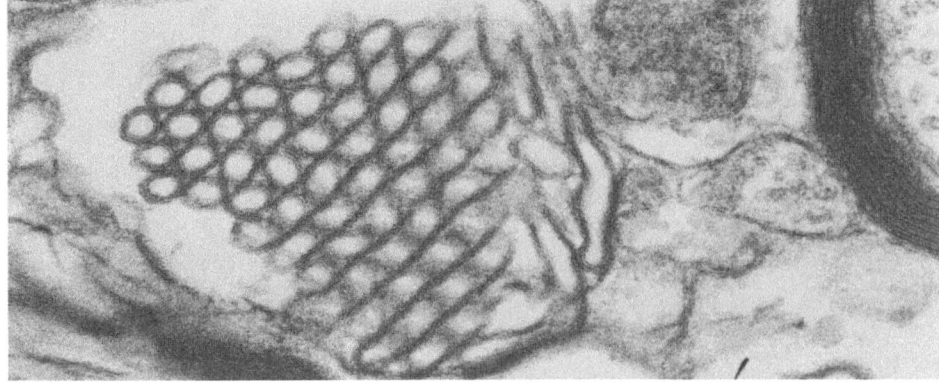

Abb. 233. Vesikuläre Auflösung des zentralen Myelins. ×90 000 (aus: Hirano A (1972) The Structure and Function of Nervous Tissue. Vol 5, p 73, Academic Press)

lain-Barré-Syndrom (Wiśniewski et al., 1969) und nach intrazerebraler Injektion von Diphtheritoxin (Wiśniewski, 1972) vor. Die Veränderung zeichnet sich feinstrukturell durch das Auftreten von honigwabenähnlichen Strukturen, meist nahe den äußeren Lamellen der Markscheide, aus.

Literatur

Wiśniewski H, Terry RD, Whitaker JM, Cook SD, Dowling PC (1969) Landry-Guillain-Barré Syndrome: A primary demyelinating disease. Arch Neurol 21:269–276

Wiśniewski H (1972) Patterns of myelin damage resulting from inflammatory and toxin-induced lesions and their relationship to multiple sclerosis. In: Multiple Sclerosis, Immunology, Virology and Ultrastructure, pp 53–89. Wolfgram F, Ellison GW, Stevens JG, Andrews JA (eds), Academic Press, New York

Saida K, Mendell Jr, Sahenk Z (1977) Peripheral nerve changes induced by local application of bee venom. J Neuropathol Exp Neurol 36:783–796

Buscaino-Schollen (Mukozyten). Lichtmikroskopisch erscheinen diese Strukturen als herdförmige, PAS-positive, über die weiße Substanz verstreute Gruppen von Vakuolen. Bei der Überprüfung im Elektronenmikroskop sieht man sie als diskrete rundliche Auflösungsbezirke innerhalb der Markscheide. Es handelt sich um Artefakte, denen keinerlei pathologische Bedeutung zukommt.

Literatur

Cancilla PA, Berlow RM (1971) Morphologic abnormalities of myelin in Border disease of lambs. In: Progress in Neuropathology, Vol I, pp 76–83, Zimmerman HM (ed), Grune and Stratton, New York

Blackwood W (1976) Normal structure and general pathology of nerve cell and neuroglia. In: Greenfield's Neuropathology, pp 18–20, Blackwood W, Corcellis JAN (eds), Year Book Med Pub Inc, Chicago

Invagination der glioaxonalen Membranen (Abb. 234). Unter bestimmten Bedingungen können sowohl die Glia- wie auch die Axoplasmamembran in das Axoplasma hineingestülpt werden. In ihrer einfachsten Form erscheinen solche Invaginationen als fingerartige Fortsätze, können in fortgeschrittenen Stadien aber auch komplexere Interdigitationen bilden (Abb. 234). Solche Gebilde hat man sowohl im Normalzustand wie unter verschiedenartigen krankhaften Bedingungen im zentralen und peripheren Nervensystem beobachtet. Bei normalen Tieren hat man sie als gewöhnliche, besonders innige Verbindungen zwischen Axon und Schwannzelle interpretiert, die dem Stoffaustausch dienen sollen (Singer, 1968). Spencer und Thomas (1974) betrachten diese Gebilde jedoch als Ausdruck einer phagozytischen Funktion der Schwannzelle im Rahmen der Beseitigung pathologisch veränderter Axoplasmaanteile. Es ist bemerkenswert, daß die Interdigitationen am häufigsten an den Rändern der Internodien, in unmittelbarer Nachbarschaft der paranodalen Region, auftreten.

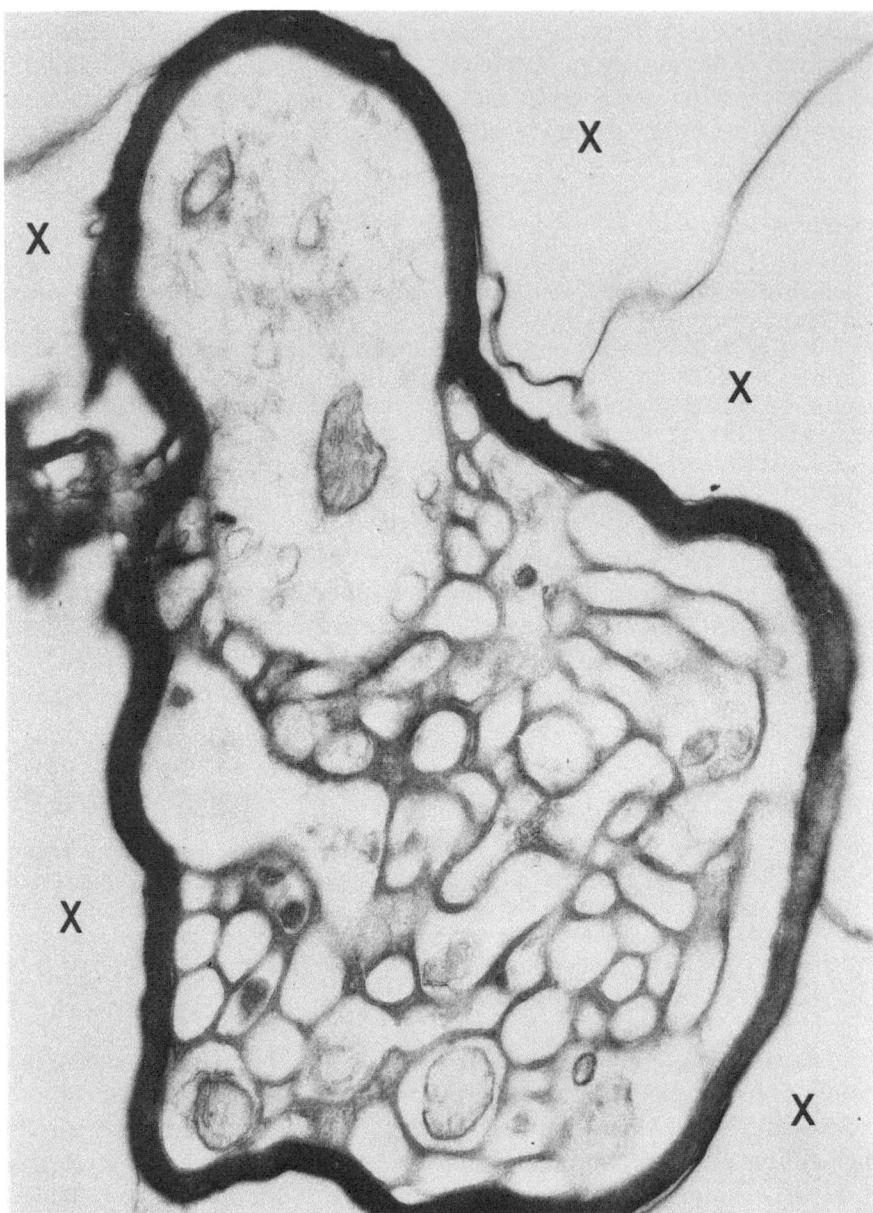

Abb. 234. Markhaltiges Axon aus dem Großhirnmarklager einer Ratte nach systemischer Triäthylzinnvergiftung. Zusätzlich zu großen intralamellären Spalträumen (X), haben sich die glioaxonalen Membranen zu komplizierten Gebilden aufgefaltet, welchen den periaxonalen Raum ausfüllen. ×30 000

Literatur

Singer M (1968) Penetration of labelled amino acids into the peripheral nerve fibre from surrounding body fluids. In: Growth of the Nervous System, pp 200–215, Wolstenholme GEW, O'Connor M (eds), Little Brown, Boston

Spencer PS, Thomas PK (1974) Ultrastructural studies of the dying-back process. II. The sequestration and removal by Schwann cells and oligodendrocytes of organelles from normal and diseased axons. J Neurocytol, 3:763–783

Die Pathologie der inneren Schleife (Abb. 235–238)

Entmarkungen, die von Veränderungen der „inneren Schleife" ihren Ausgang nehmen, hat man bei der peripheren Neuropathie von Hamstermutanten mit Hinterlaufparalyse beobachtet. Bei diesen Tieren werden als erstes Fibrillenansammlungen in der Schleife auffällig (Abb. 235), die oft auch mit dem Auftreten parakristalliner Strukturen vergesellschaftet sind (Abb. 236). Diese Kristalloide entsprechen den eosinophilen, stabförmigen Gebilden, die man im Lichtmikroskop beobachtet, und die identisch sind mit den im Sommersektor bei verschiedenen degenerativen Erkrankungen des Menschen auftretenden Strukturen (s. S. 169). Bei einer großkalibrigen Markfaser ist der Entmarkungsprozeß von einer Remyelinisierung gefolgt, die zur Bildung von Zwiebelschalenformationen, den sogenannten Onion-Bulbs, führt (Abb. 238).

Ähnliche fibrilläre Veränderungen, wie die oben angeführten, hat man auch an der inneren Schleife der Oligodendrogliazellen bei der experimentellen hepatogenen Enzephalopathie beobachtet (Cavanagh et al., 1971).

Man hat angenommen, daß der Mechanismus dieses Typs der Demyelinisation in Wirklichkeit eine Art von „Dying-Back"-Vorgang darstellt, in dessen Rahmen der distalste Teil der markscheidenbildenden Zelle zuerst affiziert wird. Es ist gut nachvollziehbar, daß man es hier mit einer besonderen Vulnerabilität der inneren Schleife im Zusammenhang mit ihrer großen Entfernung vom Zellkörper zu tun hat, ähnlich wie es bei der distalen Axonopathie im Rahmen verschiedener Intoxikationen der Fall ist. Andererseits muß man aber darauf hinweisen, daß diese am weitesten vom Perikaryon entfernt gelegenen Abschnitte der markscheidenbildenden Zellen die am innigsten mit dem Axon verbundenen Abschnitte sind, so daß die geschilderten Veränderungen sehr wohl Ausdruck einer Störung der Wechselwirkung zwischen beiden Zelltypen (Nervenzelle und Markscheidenbildner) sein können.

Literatur

Cavanagh JB, Blakemore WF, Kyu MH (1971) Fibrillary accumulations in oligodendroglial processes of rats subjected to portocaval anastomosis. J Neurol Sci 14:143–152

Hirano A (1977) Fine structural changes in the mutant hamster with hind leg paralysis. Acta Neuropathol 39:225–230

Hirano A (1978) A possible mechanism of demyelination in the Syrian hamster with hind leg paralysis. Lab Invest 38:115–121

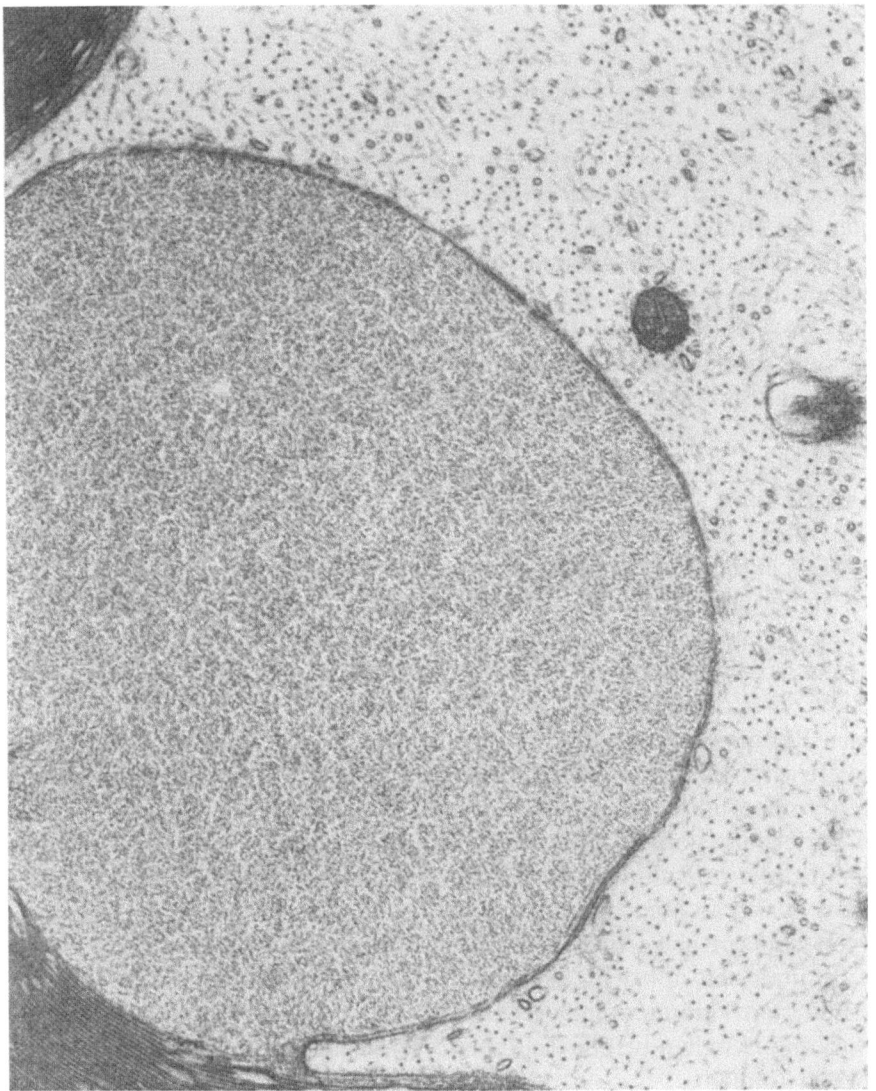

Abb. 235. Filamentgefüllte innere Schleife einer Markscheide von einer Hamstermutante. ×40 000 (aus: Hirano A (1978) Lab Invest 38:115)

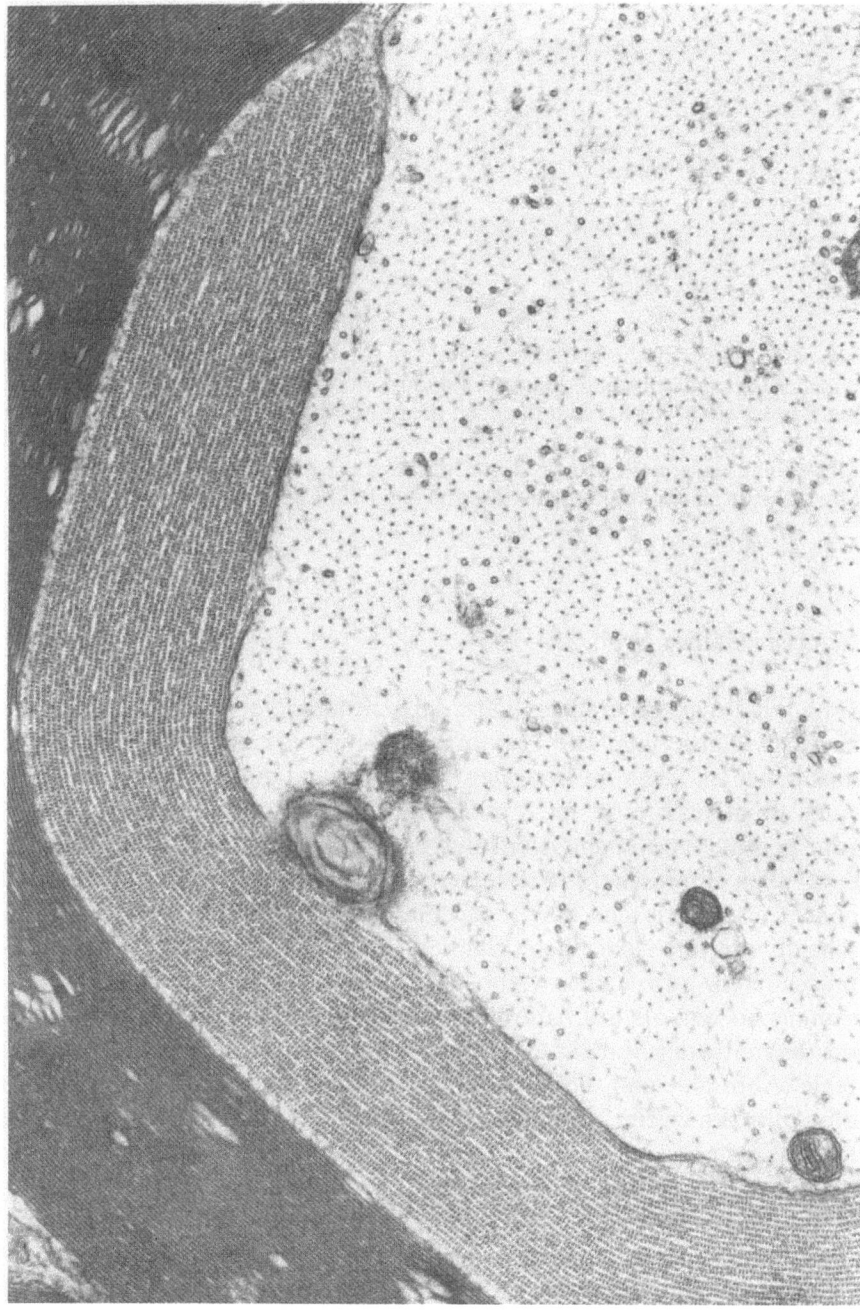

Abb. 236. Parakristalliner, filamentärer Einschluß in der inneren Schleife einer Markfaser aus der Rückenmarkswurzel einer Hamstermutante mit Hinterlaufparalyse. Die Mikrotubuli im Axoplasma sind zu kleinen Gruppen zusammengelagert (aus: Hirano A (1977) Acta Neurolopathol 39:225)

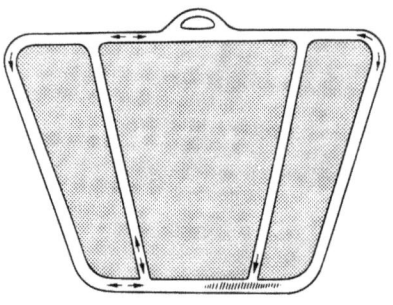 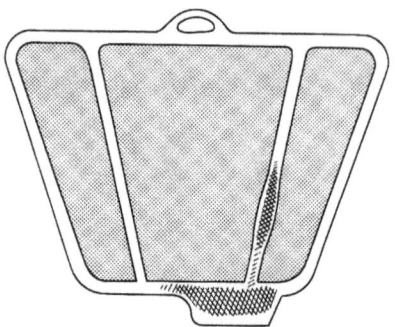

Abb. 237. Schematische Darstellung einer in die Ebene ausgerollt gedachten Markscheide. Links die normale Markscheide mit einigen wenigen Filamenten im inneren Randstreifen. Rechts sind dagegen die abnormen Fibrillen Akkumulationen im inneren Randstreifen und im distalen Abschnitt einer Schmidt-Lantermannschen Einkerbung dargestellt, wo sie den Stofftransport über die Zytoplasmastraßen der Markscheide stören können (aus: Hirano A (1978) Lab Invest 38: 115)

Remyelinisierung (Abb. 239–243)

Früher hat man generell geglaubt, im zentralen Nervensystem gäbe es keine Remyelinisierung. Die Elektronenmikroskopie hat jedoch gezeigt, daß dies falsch ist. Auch im zentralen Nervensystem gibt es eine Remyelinisierung, wenngleich diese im Prinzip sehr langsam abläuft und im Vergleich zum peripheren Nervensystem nur ein sehr geringes Ausmaß erreicht. In den Fällen chronischer Prozesse der weißen Substanz, in denen man sie beobachtet, kann sie sich durch verschiedenartige Veränderungen der Markscheide, die unterschiedliche Stadien des Remyelinisierungsvorganges repräsentieren, auszeichnen (Abb. 239). Man kann die Veränderungen zusammenfassend als das Auftreten von Organellen innerhalb der Zytoplasmaabschnitte der Markscheide, das Vorkommen zusätzlicher Zytoplasmaareale (Abb. 240) und die offensichtliche Aufsplitterung der Lamellen bzw. das Auftreten zweier getrennter Markscheiden um ein einzelnes Axon charakterisieren.

Die redundante Markscheide. Nach Axonschädigung oder -ausfall zeigt die Markscheide gewöhnlich Distorsionen und kann mitunter zu bizarren Konfigurationen umgestaltet sein, obwohl die Struktur der einzelnen Lamellen unverändert geblieben ist (Abb. 244–246). Unter solchen, wie auch anderen Bedingungen, kann man mitunter beobachten, daß Myelinlamellen Nervenzellperikarien oder Gliazellen einhüllen (Abb. 247). Solche Bilder kommen gelegentlich im Rahmen der Remyelinisierung vor. Die sogenannten Myelinovoide stellen in Wirklichkeit Ausstülpungen der Markscheide in das Schwannzellzytoplasma dar (Abb. 248). Solche Veränderungen sind sowohl unter pathologischen Verhältnissen wie auch als Artefakte zu finden.

Remyelinisierung

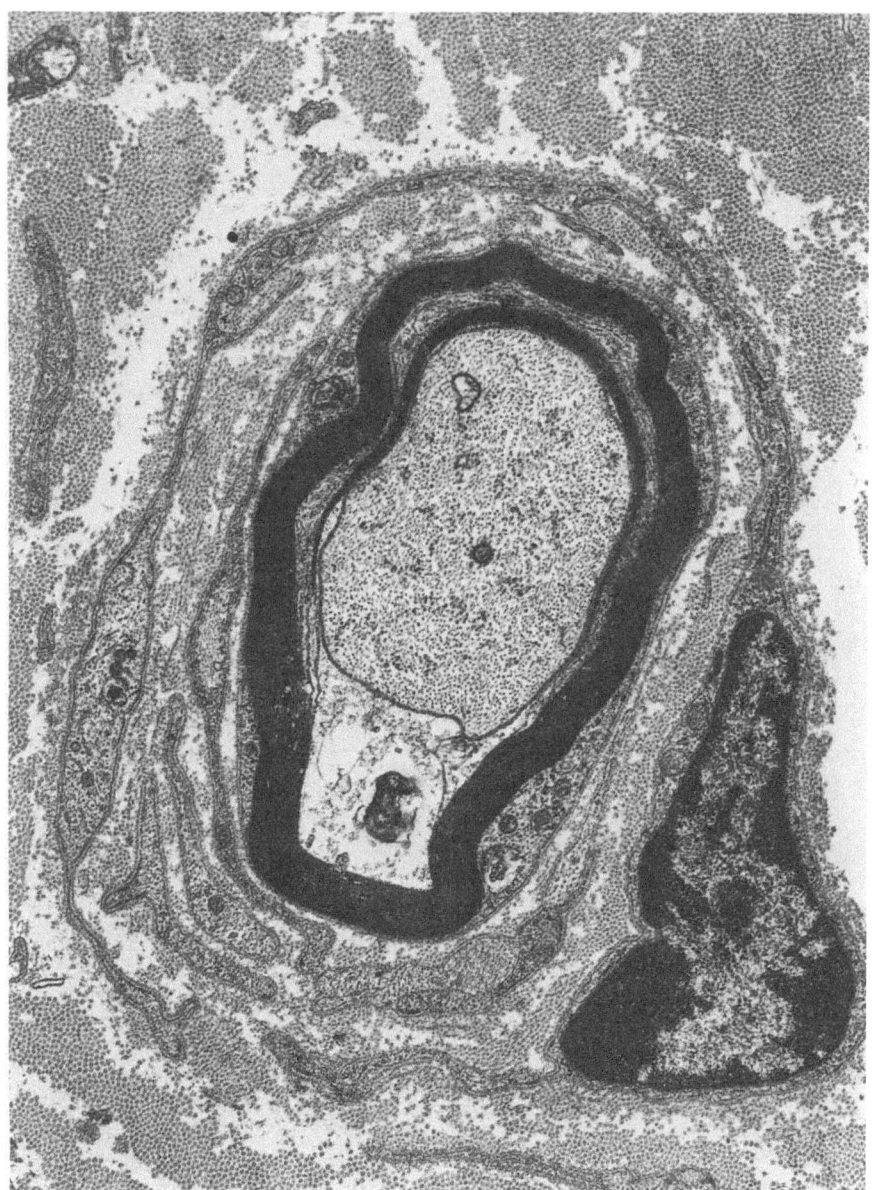

Abb. 238. „Zwiebelschale" (Onion-Bulb). × 12 000

Ein wichtiger Unterschied zwischen zentralem und peripherem Nervensystem besteht darin, daß das periphere Nervensystem in einem ungleich viel größeren Umfange zur Remyelinisierung befähigt ist (Abb. 249). Eine häufige pathologische Veränderung des peripheren Nerven ist das traumatische Neurom nach Nervendurchtrennung, welches eine regeneratorisch-hyperplastische Bildung, an der alle Elemente des peripheren Nerven, insbesondere aber die Schwannzellen, beteiligt sind, darstellt. Chronisch-rezi-

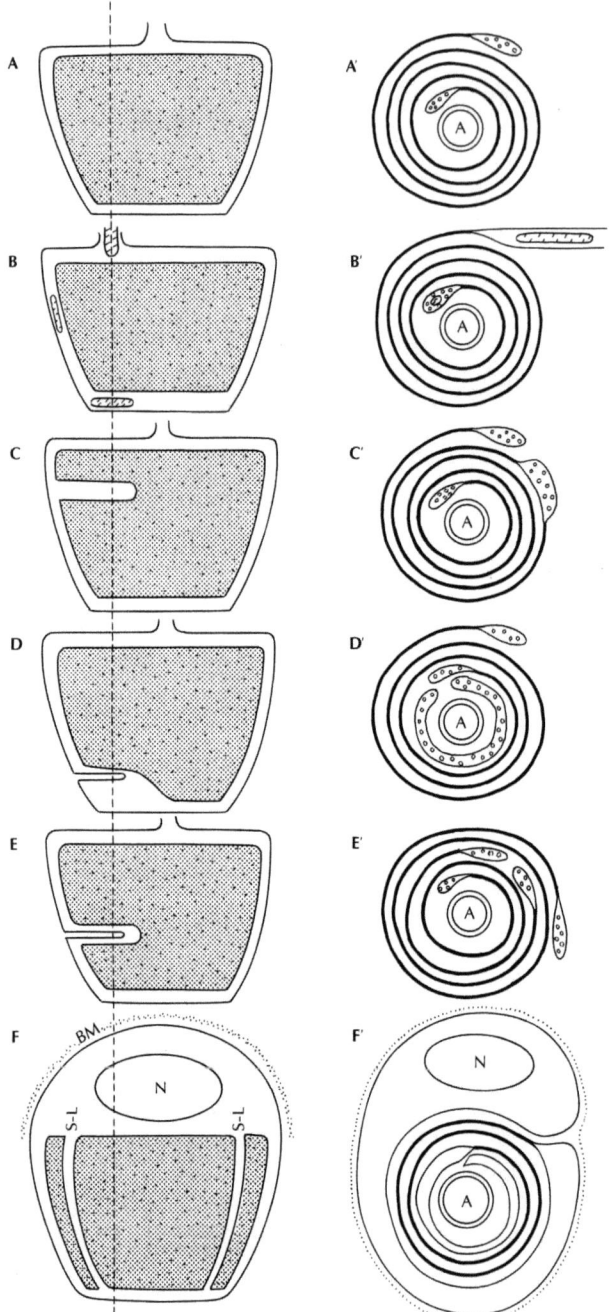

Abb. 239. Verschiedene Markscheidenkonfigurationen, so, wie man sie im Normalfall und unter pathologischen Bedingungen nach hypothetischer Ausrollung der Markscheide in die Zeichenebene erwarten kann. **A.** Markscheide vom Typ A. Sie entspricht der üblichen Form der Markscheide. Rollt man sie um ein Axon und schneidet in der eingezeichneten Ebene quer, so erhält man die übliche Typ A-Konfiguration, so wie in A′ dargestellt. **B.** Markscheide vom Typ B. Der umgebende, lückenlose Zytoplasmasaum enthält strukturierte Organellen. Nach Aufrollung um ein Axon und Querschnitt in der angegebenen Ebene erhält man die Typ B-Konfiguration in B′. **C.** Markscheide vom Typ C. Eine Ausstülpung des seitlichen Zyto-

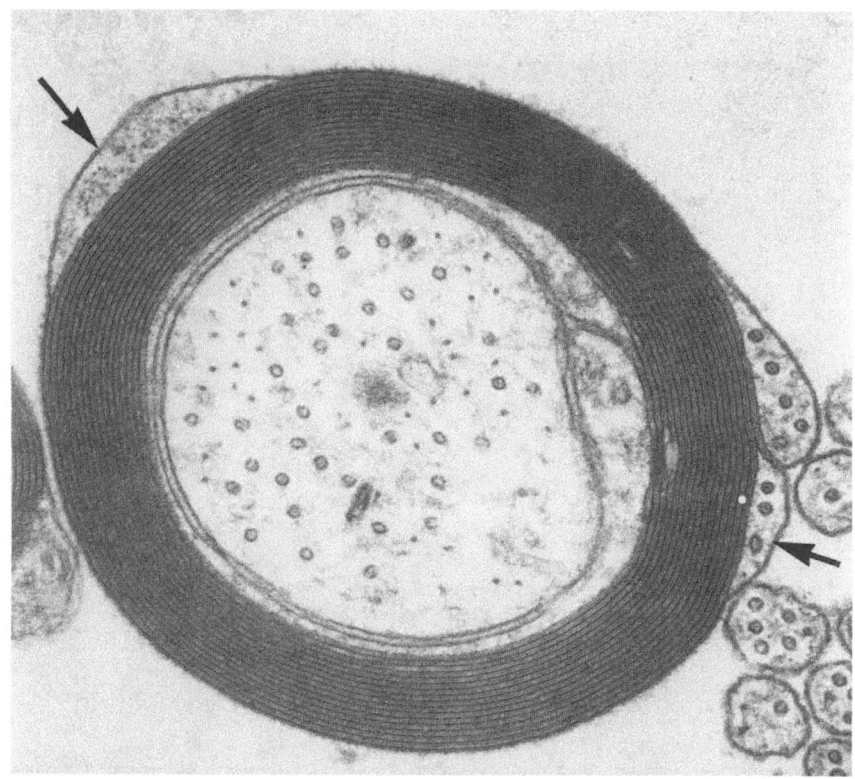

Abb. 240. Bemarktes Axon aus dem zentralen Nervensystem. Die Pfeile deuten auf zwei kleine zytoplasmatische Inseln. × 100 000 (aus: Hirano A et al. (1968) J Neuropathol Exp Neurol 27:234)

◂ plasmasaumes ragt in die Markscheide hinein. Nach Aufrollung und Querschnitt, wie oben, entsteht die Typ C-Konfiguration, die an einer Stelle eine isolierte Zytoplasmainsel enthält, wie in C' schematisch dargestellt. **D.** Typ D-Markscheide. Der unregelmäßig aufgeweitete innere Zytoplasmasaum enthält eine spaltförmige Einstülpung des Extrazellularraumes. Nach Aufrollung um ein Axon und Querschnitt, wie eingezeichnet, erhält man die Typ D-Konfiguration, die einen offensichtlich von der Verbindung abgeschnittenen Zellfortsatz, wie in D' darggestellt, enthält. **E.** Markscheide vom Typ E. Der seitliche Randsaum ist in die Markscheide eingestülpt. Nach der üblichen Verfahrensweise erhält man die Konfiguration in E', die sich durch zwei, in der gleichen Richtung spiralig aufgewundene, komplette Markscheiden auszeichnet. **F.** Periphere Markscheide, wie sie sich nach gedachter Ausrollung in die Zeichenebene darstellt. Der äußere Zytoplasmasaum ist wesentlich breiter als bei Markscheiden des zentralen Nervensystems und besteht aus dem gesamten Schwannzellkörper, einschließlich des Kerns (N). Darüber hinaus sieht man zwei verdickte, vertikal verlaufende Zytoplasmakanten (S-L), die annähernd parallel zu den Seitenrändern verlaufen. Sie bilden im Längsschnitt die Schmidt-Lantermannschen Einkerbungen. Der äußere Randsaum wird von einer Basalmembran (BM) begrenzt. Die inneren und lateralen Ränder besitzen natürlich keine Basalmembran, da im aufgerollten Zustand weder zwischen innerer Schleife und Axon (A) noch zwischen den benachbarten paranodalen Schleifen eine Basalmembran vorhanden ist. Nach Aufrollung um ein Axon und Querschnitt an eingezeichneter Stelle erhält man das typische Bild der peripheren Markscheide, wie in F' dargestellt

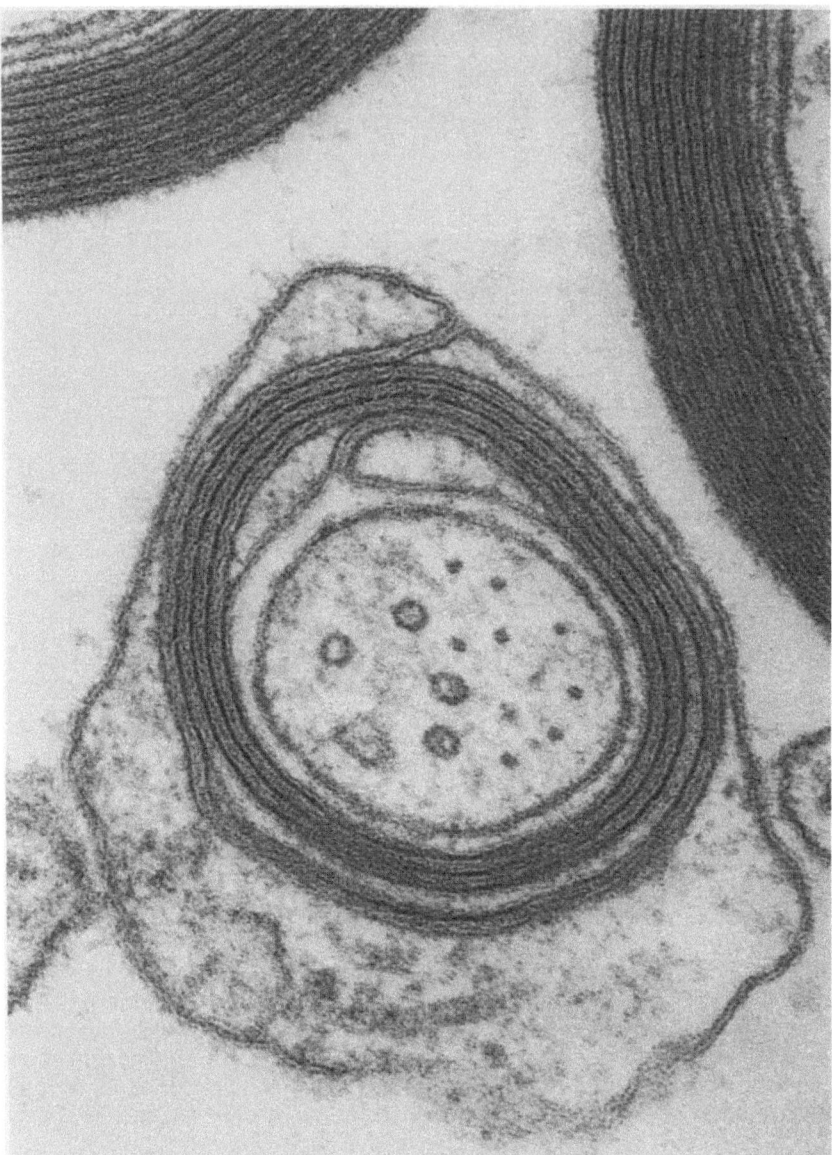

Abb. 241. Regeneration eines bemarkten Axons im zentralen Nervensystem. Man sieht mehrere Marklamellen, wie auch eine große, äußere Zytoplasmazone. × 180 000 (aus: Hirano A et al. (1968) J Neuropath Exp Neurol 27:234)

Remyelinisierung

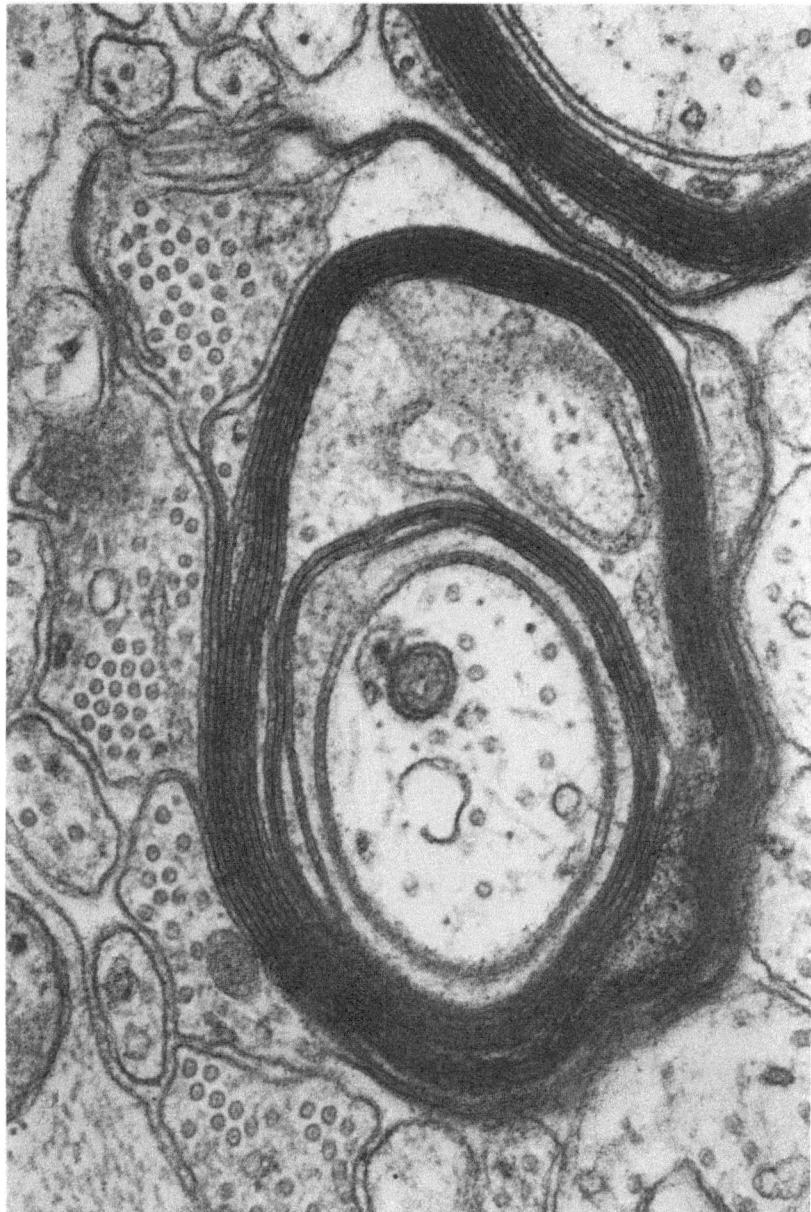

Abb. 242. Bemarktes Axon des Zentralnervensystems. Im Inneren der Markscheide große Zytoplasmainseln, die zahlreiche Mikrotubuli enthalten. ×96 000 (aus: Hirano A (1972) Structure and Function of Nervous Tissue. Vol 5, p 73, Academic Press)

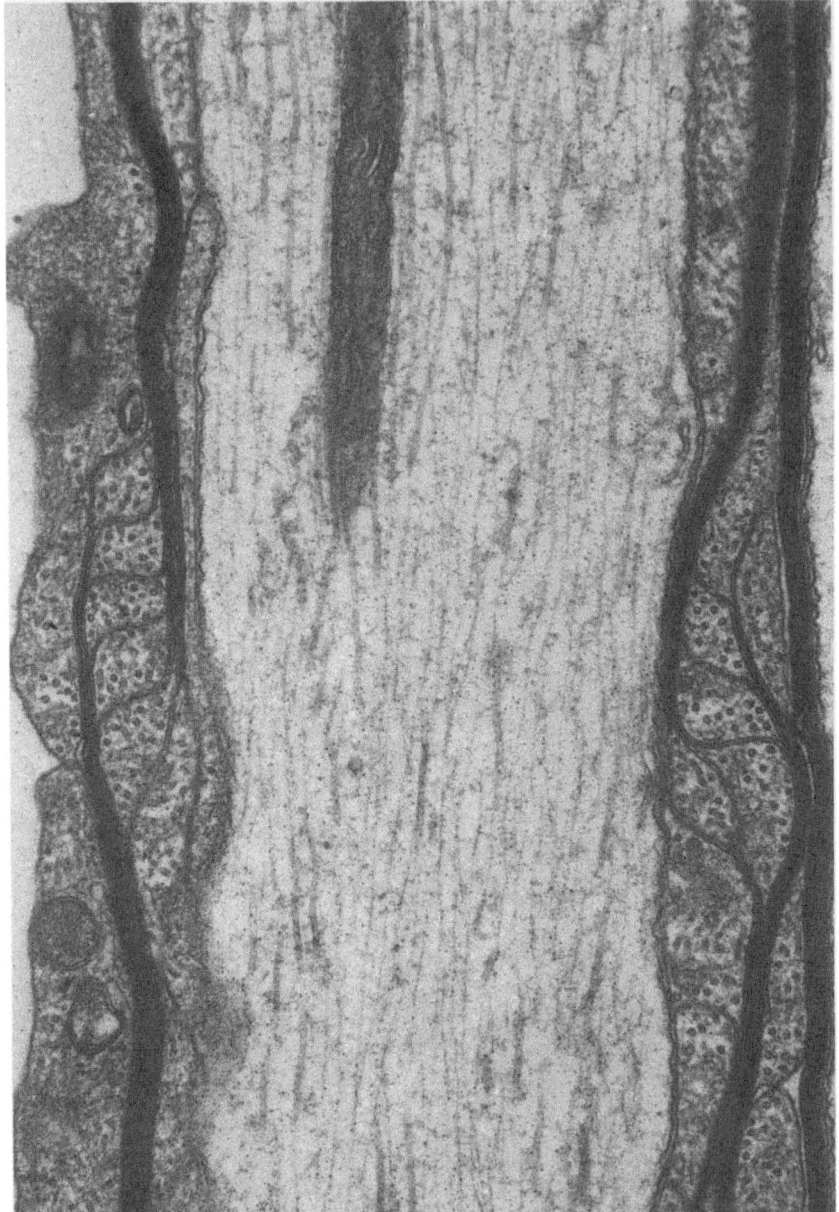

Abb. 243. Längsschnitt durch ein regenerierendes bemarktes Axon. Man sieht Zytoplasmaabschnitte, ähnlich den Schmidt-Lantermannschen Einkerbungen in gleichmäßiger Anordnung. ×36 000 (aus: Hirano A et al. (1969) Acta Neuropath 12:348)

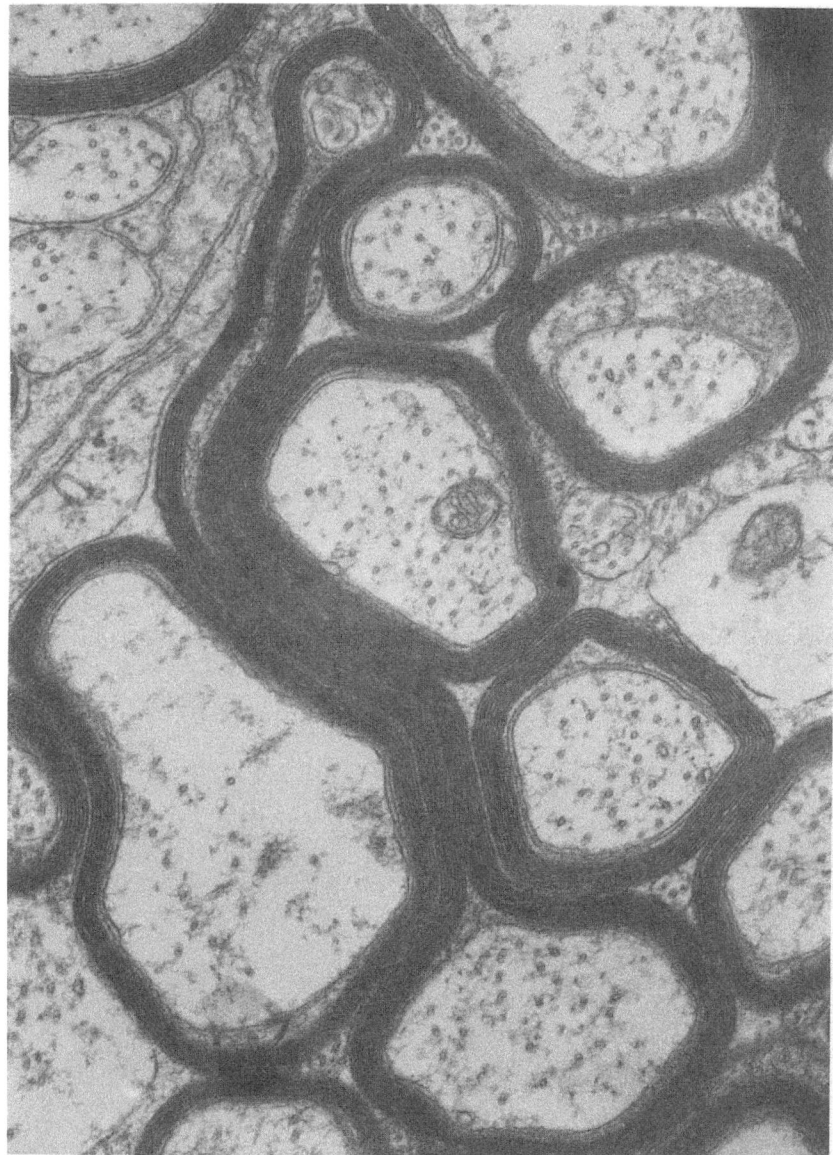

Abb. 244. Abnorme Ausstülpung einer Markscheide des Zentralnervensystems (aus: Hirano A (1972) The Structure and Function of Nervous Tissue. Vol 5, p 73, Academic Press)

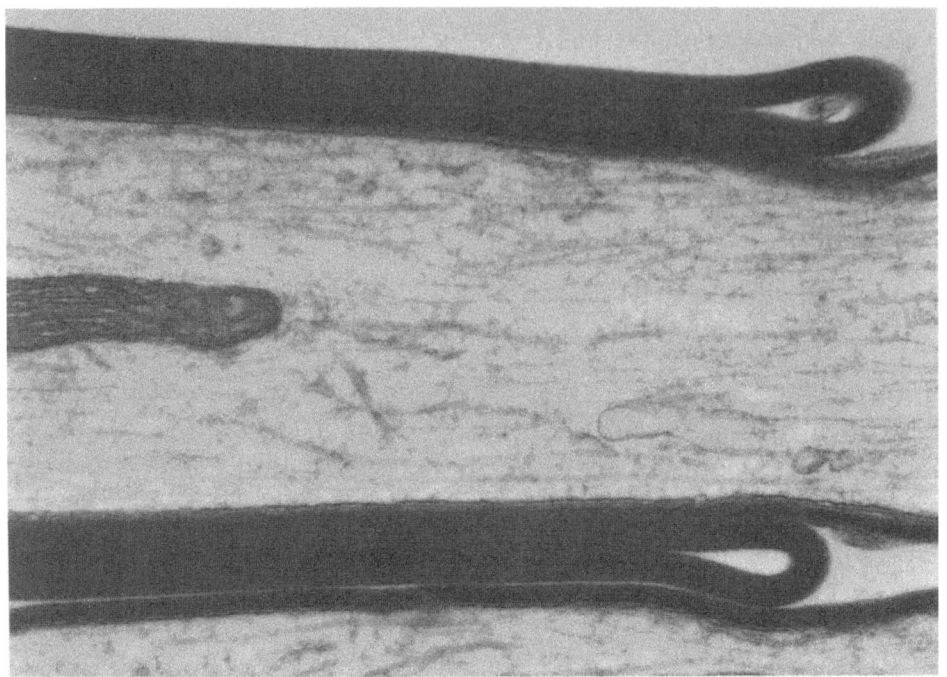

Abb. 245. Anormale Form einer zentralen Markscheide. ×35 000 (aus: Hirano A (1972) The Structure and Function of Nervous Tissue. Vol 5, p 72, Academic Press)

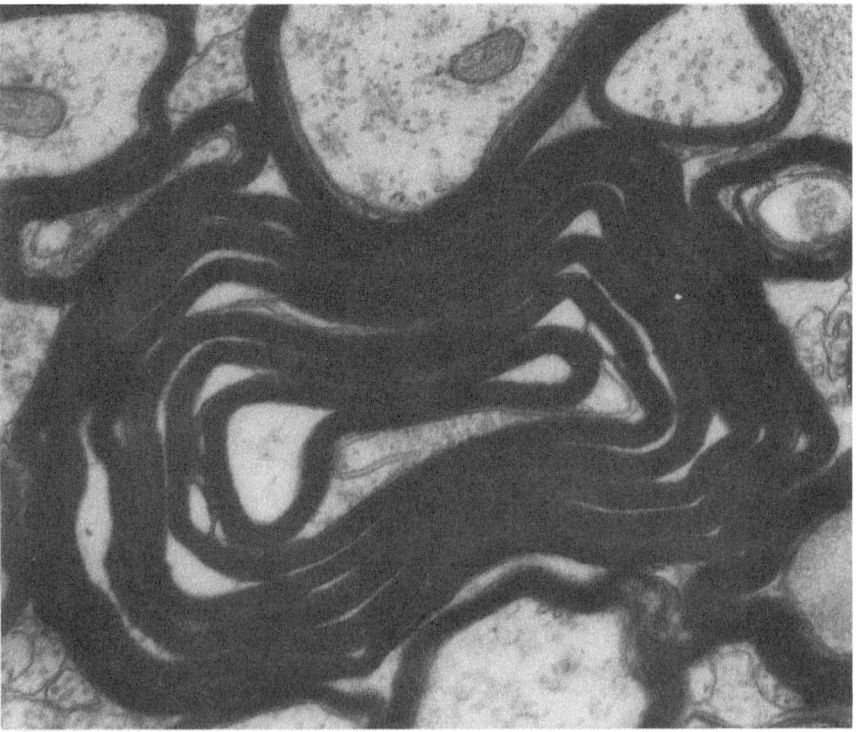

Abb. 246. Multiple Invaginationen einer degenerierten zentralen Markfaser

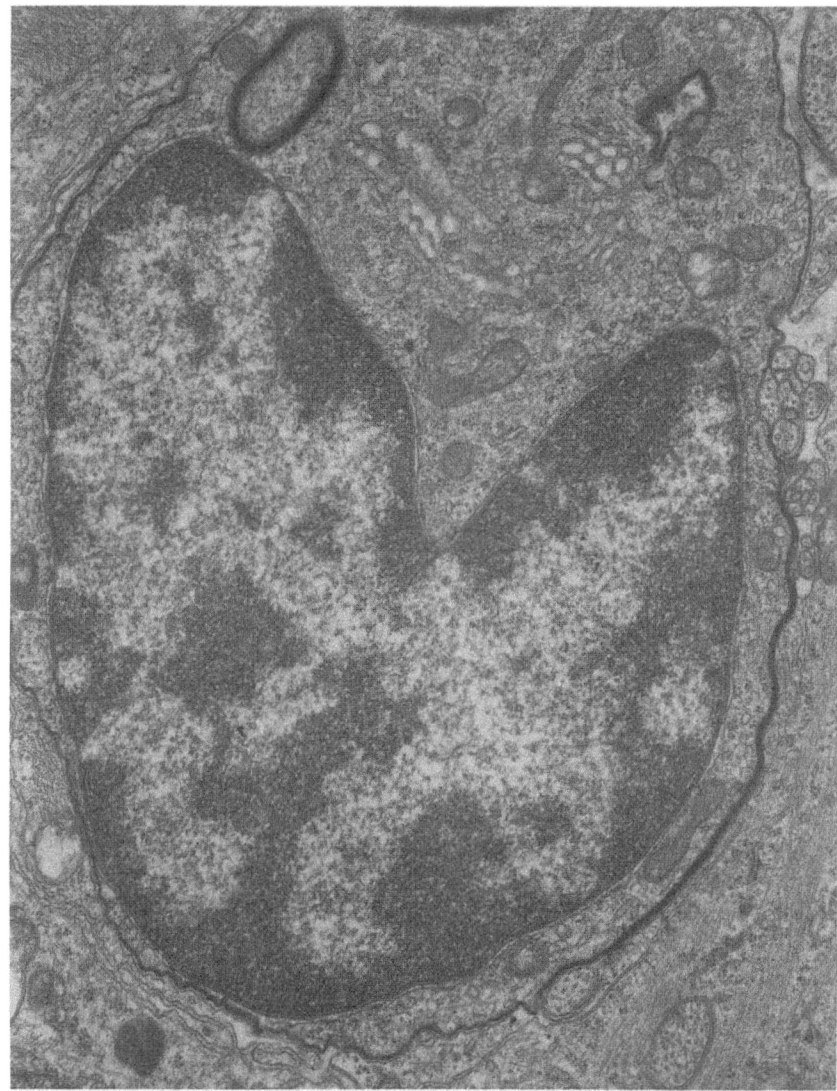

Abb. 247. Oligodendrogliazelle, umgeben von einer Marklamelle. ×22 000 (aus: Hirano A (1972) The Structure and Function of Nervous Tissue. Vol 5, p 73, Academic Press)

vidierende Entmarkungsphänomene, die von abortiven Remyelinisierungsversuchen gefolgt sind, führen schließlich zur Bildung von *Onion-Bulbs* (Abb. 238, 250). Die Onion-Bulbs bestehen aus zwiebelschalenartigen, konzentrischen Schichten von Schwannzellen, die durch kollagenfaserhaltige Extrazellularräume voneinander getrennt sind und ein einzelnes Axon einhüllen. Jede Lage von Schwannzellen repräsentiert möglicherweise jeweils einen einzelnen Remyelinisierungsversuch.

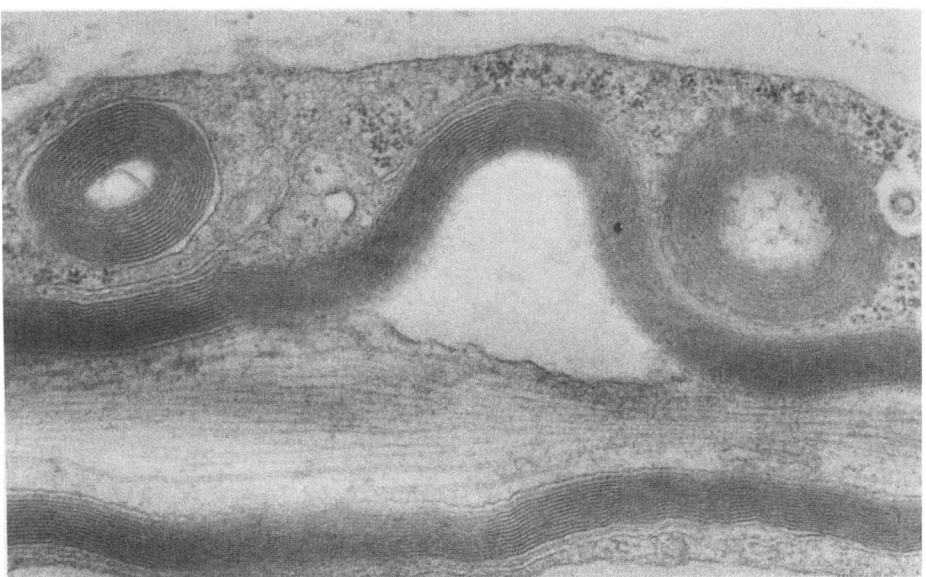

Abb. 248. Längsschnitt durch ein peripheres myelinisiertes Axon. Man sieht drei Myelinovoide und eine benachbarte Ausstülpung der Markscheide in das Zytoplasma der Schwannzelle. ×30 000 (aus: Hirano A (1972) The Structure and Function of Nervous Tissue. Vol 5, p 73, Academic Press)

Wegen des großen Bindegewebsgehaltes ist der peripere Nerv in besonderem Maße auch Veränderungen dieser Gewebskomponente unterworfen. Ein gutes Beispiel hierfür ist die Amyloidneuropathie, die durch Ablagerungen von Amyloid einmal perivaskulär, aber auch in den Interzellularräumen des peripheren Nerven, d.h. im Endoneurium, ausgezeichnet ist.

Literatur

Hirano A, Levine S, Zimmerman HM (1968) Remyelination in the central nervous system after cyanide intoxication. J Neuropathol Exp Neurol 27:234–245

Hirano A, Zimmerman HM, Levine S (1969) Electron microscopic observations of peripheral myelin in a central nervous system lesion. Acta Neuropathol 12:348–365

Ghatak NR, Hirano A, Doron Y, Zimmerman HM (1973) Remyelination in multiple sclerosis with peripheral type myelin. Arch Neurol 29:262–267

Krücke W (1974) Pathologie der Peripheren Nerven. In: Handbuch der Neurochirurgie, Bd VII/3. pp 1–267. Olivercrona H, Tönnis W, Krenkel W (eds), Springer-Verlag, Berlin

Blakemore WF (1976) Invasion of Schwann cells into the spinal cord of the rat following local injections of lysolecithin. Neuropathol Appl Neurobiol 2:21–39

Ludwin SK (1978) Central nervous system demyelination and remyelination in the mouse. An ultrastructural study of cuprizone toxicity. Lab Invest 39:597–612

Prineas MB, Connell BS (1978) Remyelination in multiple sclerosis. Ann Neurol 5:22–31

Asbury AK, Johnson PC (1978) Pathology of Peripheral Nerve: Vol 9 in the Series, Major Problems in Pathology. WB Saunders Co, Philadelphia

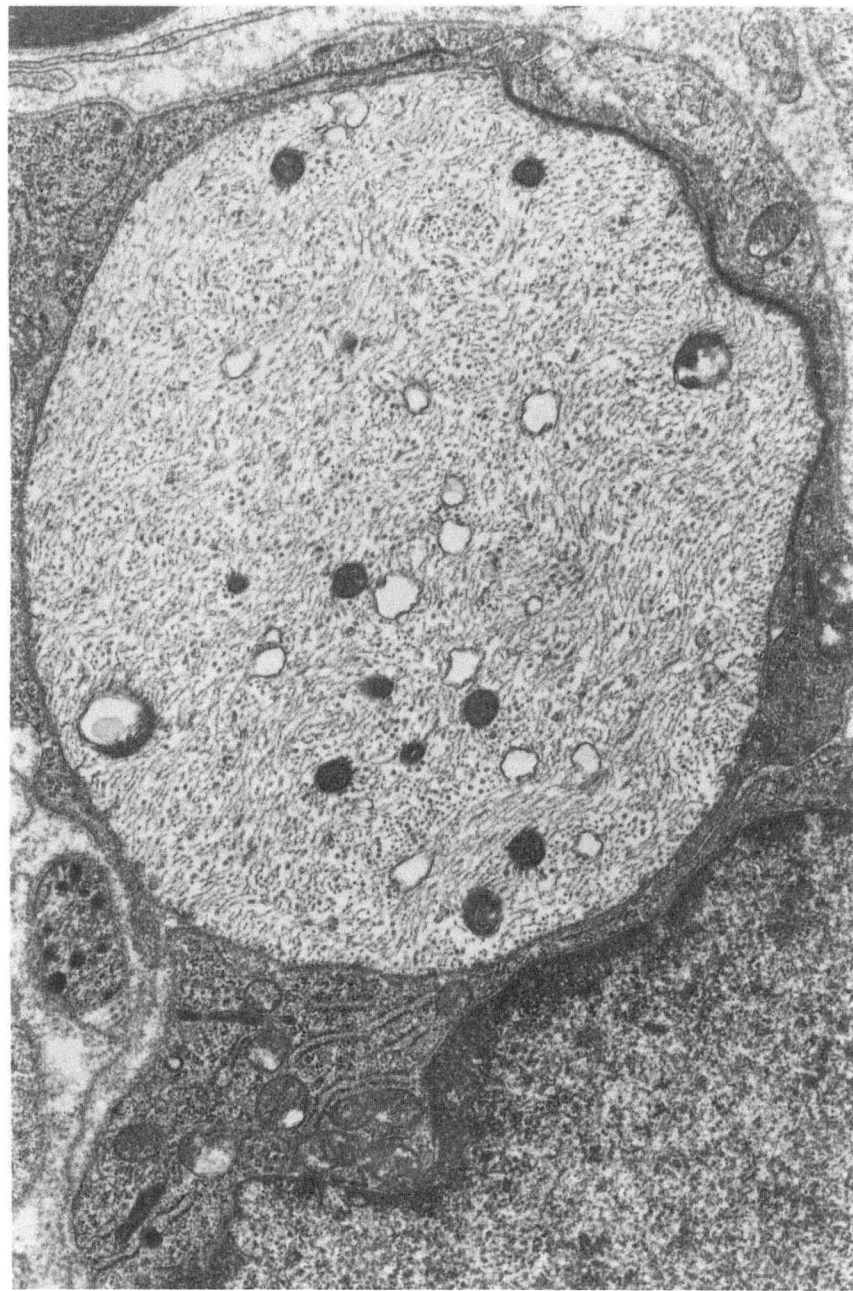

Abb. 249. Von einer Schwannzelle umgebenes „nacktes" Axon bei einer Hamstermutante. Man sieht den Beginn einer Remyelinisierung im rechten oberen Quadranten des Axon. ×22 000

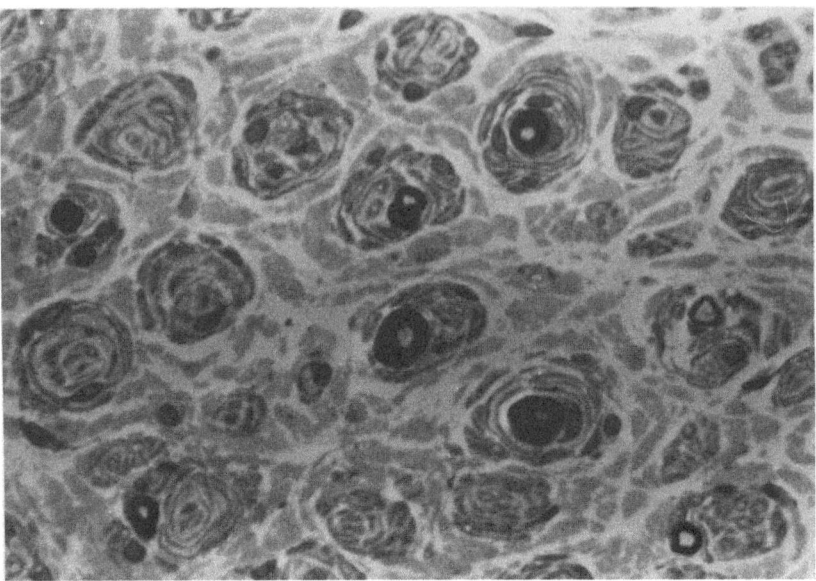

Abb. 250. „Zwiebelschalen"-Formationen in einem peripheren Nerven, wie man sie u.a. bei der Dejerine-Sottasschen, Refsumschen und Charcot-Marie-Toothschen Krankheit findet

Veränderungen der Transversalbänder

Wie bereits früher erwähnt, sind die Transversalbänder charakteristische Komponenten der Verbindung zwischen der lateralen Schleife der markscheidenbildenden Zelle im zentralen und peripheren Nervensystem und dem Axon (Abb. 221, 224). Gewöhnlich treten sie erst im späteren Verlauf der Markscheidenbildung in Erscheinung, was man aus ihrem Fehlen während der Remyelinisation und in den Markscheiden junger Labortiere ableiten kann (Hirano und Zimmerman, 1971).

Unter pathologischen Bedingungen verschwinden die Transversalbänder, und zwar dann, wenn die laterale Schleife den Kontakt mit dem Axon verliert (Hirano und Dembitzer, 1978). Unter bestimmten Voraussetzungen können sie wieder auftreten, wenn einzelne laterale Schleifen erneut in Kontakt mit der Axonoberfläche treten. Interessanterweise hat man Transversalbänder bei bestimmten dystrophischen Mäusen, die unfähig sind, im Bereich der Spinalwurzeln Markscheiden zu bilden, zwischen Schwannzellzytoplasma und Axonen beobachtet (Rosenbluth, 1978). In ähnlicher Weise werden sie zwischen dem Soma von Oligodendrozyten und nackten Axonen bei Patienten mit Multipler Sklerose gefunden (Prineas, 1979).

Literatur

Hirano A, Zimmerman HM (1971) Some new pathological findings in the central myelinated axon. J Neuropathol Exp Neurol 30: 325–336

Hirano A, Dembitzer HM (1978) Morphology of normal central myelinated axons. In: Physiology and Pathobiology of Axons, pp 65–82, Waxman SG (ed), Raven Press, New York

Prineas JW, Connel F (1979) Remyelination in multiple sclerosis. Ann Neurol 5:22–31

Rosenbluth J (1979) Freeze fracture studies of nerve fibers: Evidence that regional differentiation of the axolemma depends upon glial contact. In: Current Topics in Nerve and Muscle Research, pp 200–209, Aguayo AJ, Karpati G (eds), Excerpta Medica, Amsterdam-Oxford

4. Geschwülste des peripheren Nerven (Abb. 251, 252)

Der häufigste Tumor im Bereich der Wurzeln sowohl der Hirn- wie der Rückenmarksnerven, ist eine benigne solitäre Geschwulst, die man gewöhnlich als Schwannom, Neurilemmom oder Neurinom bezeichnet. Es tritt gewöhnlich im Erwachsenenalter auf. Makroskopisch sind diese Tumoren spindel- oder kugelförmig und von einer Kapsel umgeben. Sie sind mit den Nervenwurzeln, welche die Kapsel durchziehen, fest verbacken. Der Abschnitt des achten Hirnnerven im Bereich des Kleinhirn-Brückenwinkels bildet einen Vorzugssitz für derartige Geschwülste.

Die Schwannome sind aus spindelförmigen Zellen mit Fortsätzen, welche in relativ weite Extrazellularräume hineinragen, aufgebaut. Außer den Fortsätzen finden sich im Extrazellularraum Kollagenfasern. Die Perikarien enthalten in der Umgebung des Kernes die üblichen Zellorganellen. Jeder Fortsatz kann von einer Basalmembran umgeben sein; andererseits können aber auch mehrere Fortsätze zu kleinen Bündeln zusammengefaßt und gemeinsam von einer Basalmembran eingehüllt sein, ohne daß die einzelnen Fortsätze durch eine solche voneinander getrennt wären (Abb. 251). Unter den Kollagenfasern kann man Lusekörperchen finden. Es handelt sich um spindelförmige Strukturen mit einer Periodizität von 1000–1200 Å, die bei verschiedenen anderen Krankheitsprozessen ebenfalls beobachtet werden.

Die Blutgefäße der Neurinome besitzen gewöhnlich nur dünne Wände und haben häufig weite sinusoidale Lumina. Das Endothel ist charakteristischerweise fenestriert (Hirano et al., 1972). In der Gefäßumgebung findet man oft mit Hämosiderin beladene Makrophagen, die auf alte Blutungen hindeuten.

Histologisch wurden zwei verschiedene Gewebstypen unter den Schwannomen herausgearbeitet: Der Typ A nach Antoni besteht aus dichten, sich unregelmäßig durchflechtenden Zügen spindelförmiger Zellen, die häufig sogenannte Palisadenstellungen einnehmen. Im Typ B nach Antoni ist der Zellverband stärker retikulär aufgelockert. Häufig sieht man Schaumzellen, die sudanophile Fettsubstanzen enthalten können. Auch Mastzellen werden in Schwannomen beobachtet. Obwohl die Schwannome benigne Geschwülste sind, zeigen sie gewöhnlich eine gewisse Polymorphie.

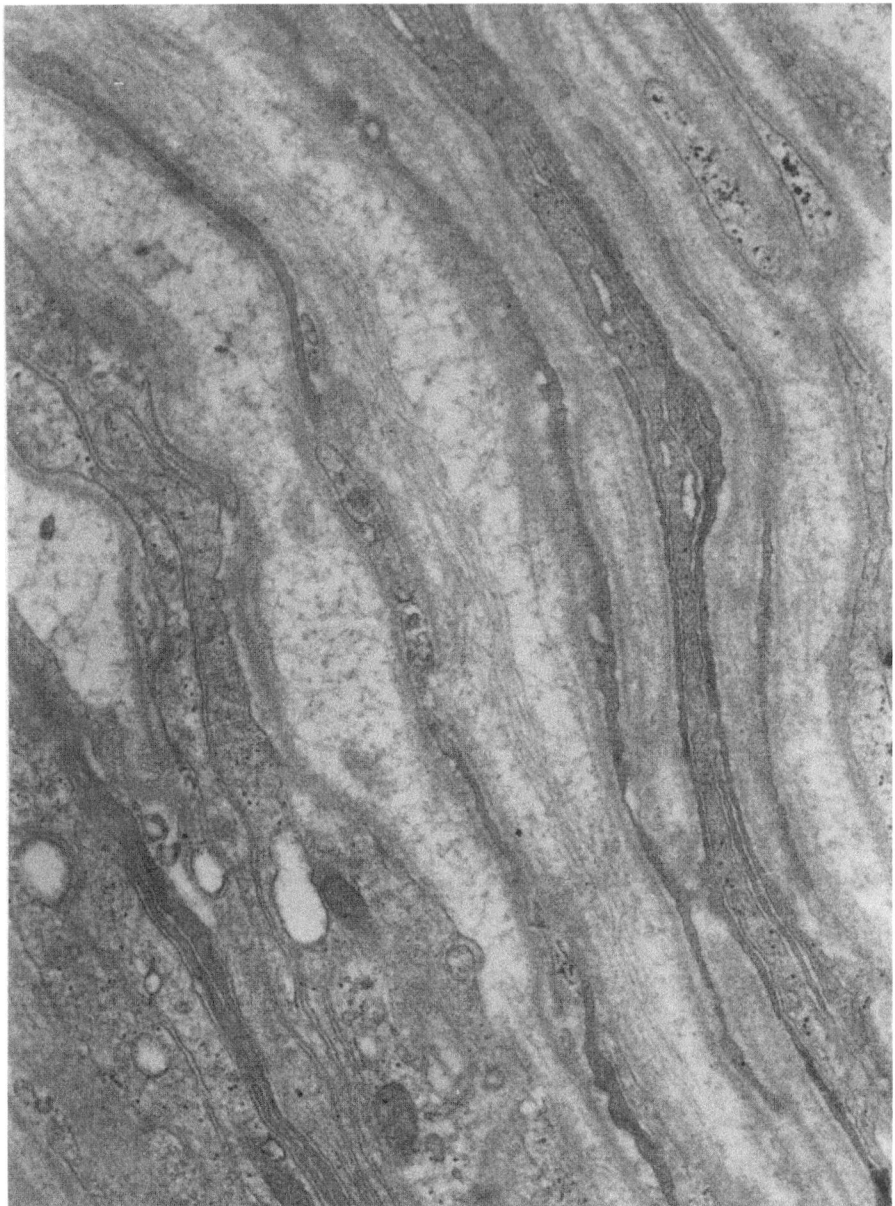

Abb. 251. Parallele Ausrichtung von Zellfortsätzen in einem Schwannom. Ihre dem weiten Extrazellularraum zugewandten Oberflächen sind von einer Basalmembran begrenzt. ×30 000

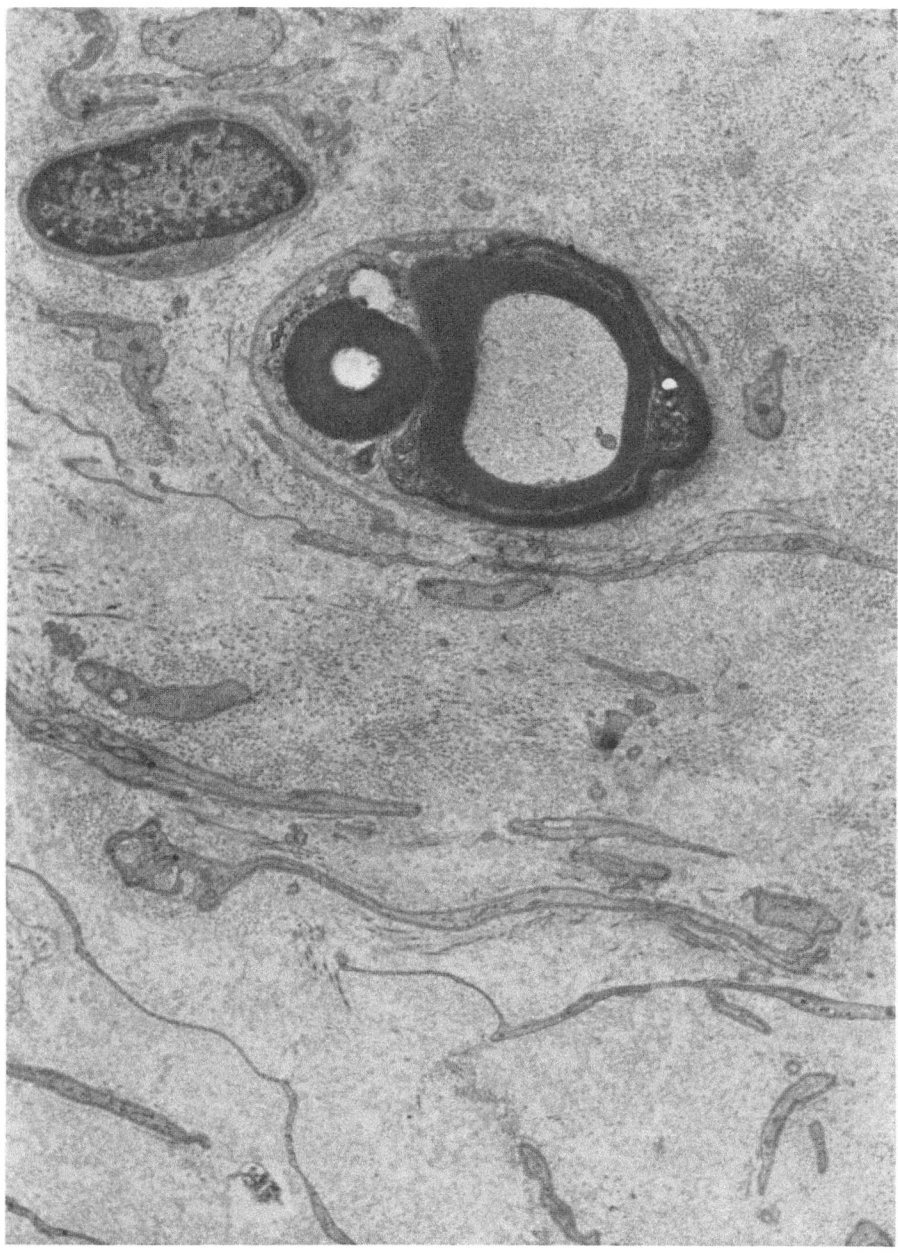

Abb. 252. Neurofibrom. Von einer Schwannzelle umgebenes, bemarktes Axon im weiten, kollagenfasergefüllten Extrazellularraum. Eine weitere Schwannzelle mit Basalmembran ist im linken oberen Bildabschnitt zu erkennen. Darüber hinaus zahlreiche Zellfortsätze. ×6 000

Axone findet man in den Tumoren nicht, und auch Markscheiden werden nicht gebildet (Friede und Bischhausen, 1979). In der Regel werden die kunstvollen blattförmigen Fortsätze der normalen reifen Schwannzellen oder Perineuralzellen in den Geschwülsten nicht gesehen.

Weiterhin gibt es einen benignen Tumor des peripheren Nervensystems, der sich hinsichtlich bestimmter feingeweblicher Eigenschaften von den Schwannomen unterscheidet. Er wird gewöhnlich als Neurofibrom in Abgrenzung gegen das oben beschriebene Neurinom bezeichnet. Neurofibrome können einzeln auftreten, kommen jedoch häufiger im Rahmen der von Recklinghausenschen Krankheit multipel vor. Bei diesem Tumor finden sich Schwannzellen und gelegentliche Fibroblasten in lockerer Verteilung innerhalb der großen, von Kollagen ausgefüllten Extrazellularräume nebst gelegentlichen Gewebsmastzellen und Lymphozyten. Im Gegensatz zu den Schwannomen sind Blutgefäße nur spärlich vorhanden und nicht fenestriert. Weiterhin findet man, im Unterschied zu den Neurinomen, normal aussehende wie auch degenerativ veränderte, bemarkte und unbemarkte Nervenfasern in lockerer Verteilung innerhalb des Tumors (Abb. 252).

Neurofibrome bilden grundsätzlich spindelförmige Auftreibungen der peripheren Nerven, während das Schwannom eine Geschwulst mit expansivem Wachstum an der Peripherie des Nerven und Kompression desselben ist. In den multiplen Neurofibromen bei Neurofibromatose hat man Zwiebelschalenformationen (Onion-Bulbs) ähnlich denen bei der hypertrophischen Neuropathie beobachtet (Asbury und Johnson, 1978). Weitere wichtige Details über die Tumoren des peripheren Nervensystems, einschließlich der malignen Schwannome und Nervenzelltumoren, sind in einer Reihe exzellenter Übersichten dargestellt (Harkin und Reed, 1969, Russell und Rubinstein, 1978, etc).

Literatur

Harkin JC, Reed RJ (1969) Tumors of the Peripheral Nervous System. 2nd Series. Fascicle 3, Atlas of Tumor Pathology. Armed Forces Institute of Pathology, Washington

Cravioto H (1969) The ultrastructure of acoustic nerve tumors. Acta Neuropathol 2:116–160

Hirano A, Dembitzer HM, Zimmerman HM (1972) Fenestrated blood vessels in neurilemmoma. Lab Invest 27:305–309

Russell DS, Rubinstein LJ (1977) Pathology of Tumours of the Nervous System. 4th Ed. Edward Arnold Ltd, London, 1977

Asbury AK, Johnson PC (1978) Pathology of Peripheral Nerve. Vol 9 in the series Major Problems in Pathology. Bennington JL (ed), WB Saunders, Philadelphia

Friede RL, Bischhausen R (1979) Production of myelin by neoplastic cells. Acta Neuropathol 45:241–245

E. Makrophagen, Entzündung und Bindegewebe
(Abb. 253–261)

Wie in jedem anderen Organ, so kann man auch im Zentralnervensystem nach verschiedenartigen Schädigungen Zellen mit aktiver Phagozytosetätigkeit beobachten (Abb. 253–255). Bei den meisten transitorischen Schäden, wie Gefäßverschlüssen oder Traumen, erscheinen Makrophagen innerhalb von 48 Stunden und beherrschen nach 5–6 Tagen bis zu einer Zeitspanne von 4–5 Wochen das Bild. Gelegentlich können einzelne sich über mehrere Monate halten.

Die Art des phagozytierten Materials hängt von Ätiologie und Lokalisation der Schädigung, wie auch vom Stadium des pathologischen Prozesses ab. Ab und an kann man Entzündungserreger oder anderes Fremdmaterial in Phagozyten finden. Gewebsdebris und – bei Schädigungen der weißen Substanz – Myelin und seine Abbauprodukte in Form von Neutralfetten kommen gewöhnlich vor (Abb. 255). Alle diese Phagozytosesubstanzen werden Teil des lysosomalen Systems der Zelle.

Bezüglich der Herkunft der Makrophagen sind die Ansichten geteilt. Hortega nahm ursprünglich an, es handle sich um Abkömmlinge der sogenannten *ruhenden Mikroglia,* die man mit bestimmten Silberimprägnationen darstellen kann, und die er für einen normalen Bestandteil des Nervensystems hielt. Diese Zellen wurden dem Mesoderm zugerechnet, welches mit den Gefäßen während der embryonalen Vaskularisation in das Gehirn gelangt. Fujita und seine Mitarbeiter (1976) nahmen demgegenüber an, die ruhende Mikroglia sei neuroektodermaler Abkunft und nicht die Quelle der Makrophagen. Während einige Elektronenmikroskopiker Schwierigkeiten hatten, die Zellen unter normalen Umständen von der Oliogendroglia zu unterscheiden, haben andere sie als längliche Zellen mit randständigem Kernchromatin beschrieben (Vaughn und Skoff, 1972). Man hat Dense-Bodies und einige Lagen von gut entwickeltem rauhem endoplasmatischem Retikulum in ihnen gefunden. Im Gegensatz zur Oligodendroglia besitzen sie keine Mikrotubuli.

Auch Perizyten hat man für Vorläuferzellen der Makrophagen gehalten. In der Tat ist bekannt, daß Perizyten in Reaktion auf Tracersubstanzen, wie Peroxidase, phagozytäre Aktivitäten entwickeln können, wenn man solche Tracer in den perivaskularen Raum injiziert (Cancilla et al., 1972).

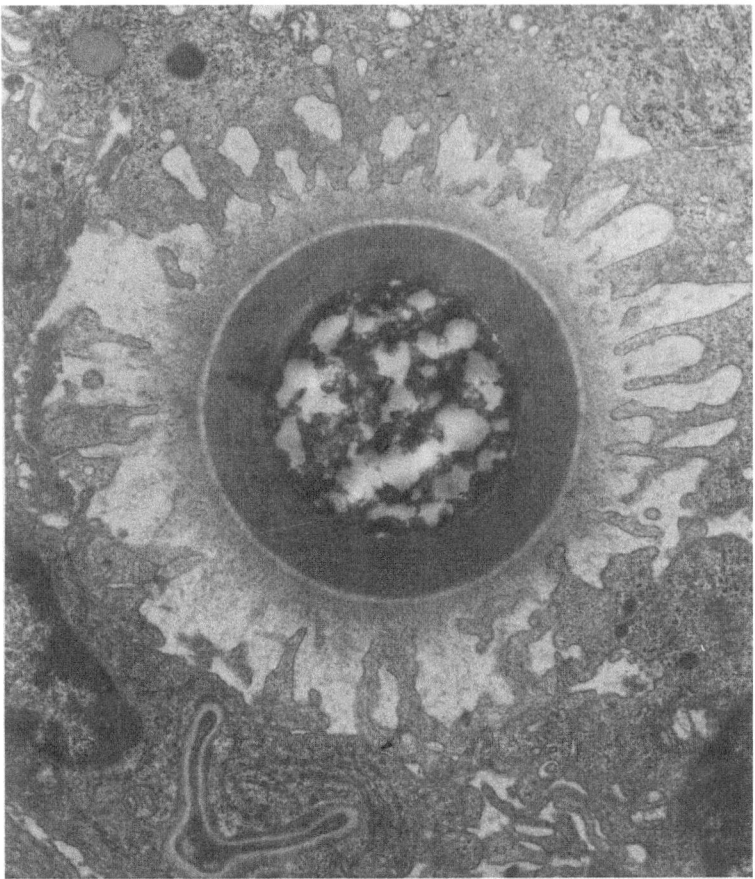

Abb. 253. Kryptokokkuszelle, umgeben von mehreren Makrophagen. Zahlreiche Pseudopodien haben mit der Kapsel Kontakt aufgenommen, ohne sie indes zu penetrieren. ×10 000 (aus: Levine S et al. (1968) Infections of the Nervous System. ARNMD, Vol 44, p 393)

Wie dem auch sei, viele Makrophagen, die man bei pathologischen Veränderungen im Parenchym antrifft, entstammen dem peripheren Blutstrom. Die hämatogene Abkunft der weitaus überwiegenden Zahl der Makrophagen konnte in autoradiographischen Untersuchungen an Stichwunden oder bei der experimentellen allergischen Enzephalomyelitis gesichert werden (Konigsmark und Sidman, 1963).

Auch andere Blutzellen gelangen im Verlauf von entzündlichen Prozessen in das Gehirn. Während der akuten Phase wird das Bild im Schädigungsgebiet von segmentkernigen Leukozyten beherrscht. In fortgeschritteneren Stadien werden diese durch Lymphozyten und Plasmazellen abgelöst (Abb. 256).

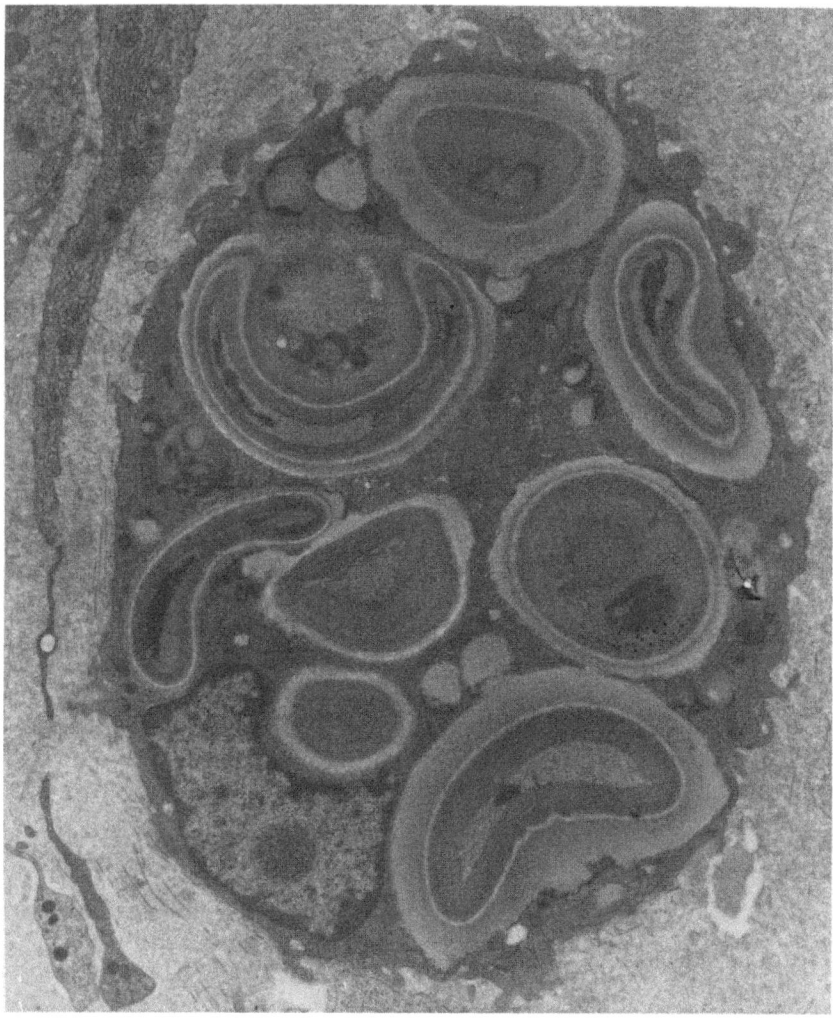

Abb. 254. Phagozyt mit acht inkorporierten Kryptokokkuszellen. ×9 000 (aus Levine S et al. (1968) Infections of the Nervous System. ARNMD, Vol 44, p 393)

Normalerweise gibt es, ausgenommen die Meningen und die perivaskulären Bezirke größerer Gefäße, im Zentralnervensystem kein Bindegewebe. Nach chronisch-entzündlichen Prozessen, wie auch in einigen anderen Zusammenhängen, können dagegen mesenchymale Elemente wie Fibroblasten und Kollagenfasern auch außerhalb der genannten Abschnitte auf den Plan treten (Abb. 257, 258).

Ein gutes Beispiel hierfür ist der Hirnabszeß (Abb. 259). Der erste Schritt in seiner Entwicklung besteht in einer Gewebseinschmelzung infolge fortgeleiteter Infektion, z. B. bei Otitis oder Sinusitis etc., oder bei hämatogener Infektion, gewöhnlich als Komplikation von Bronchiektasen, Lungenabszeß oder Endokarditis. Die am häufigsten vorkommenden Erreger

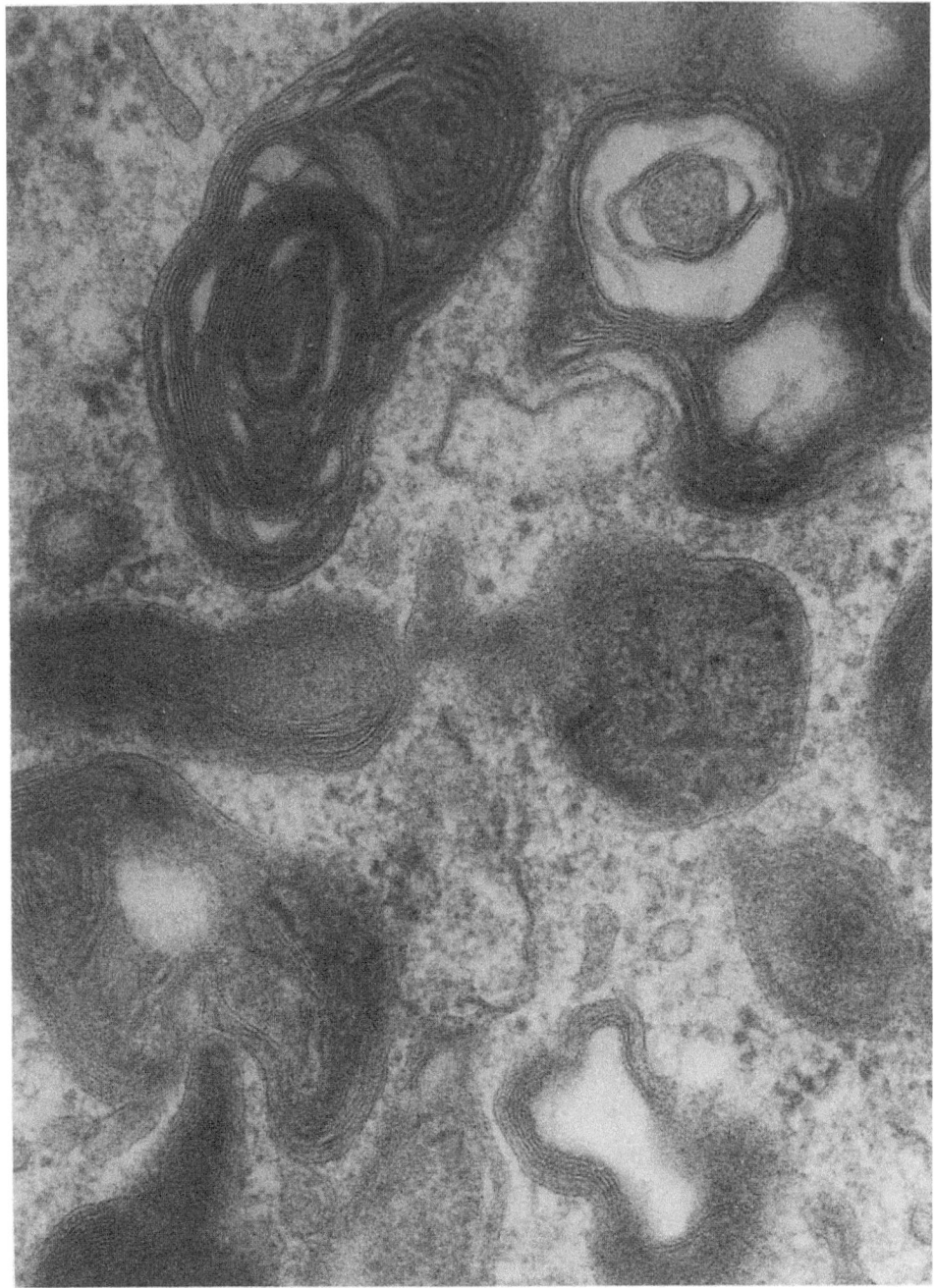

Abb. 255. Multilamelläre Körper in einem Makrophagen aus einer Nekrosezone der weißen Substanz. ×112 000

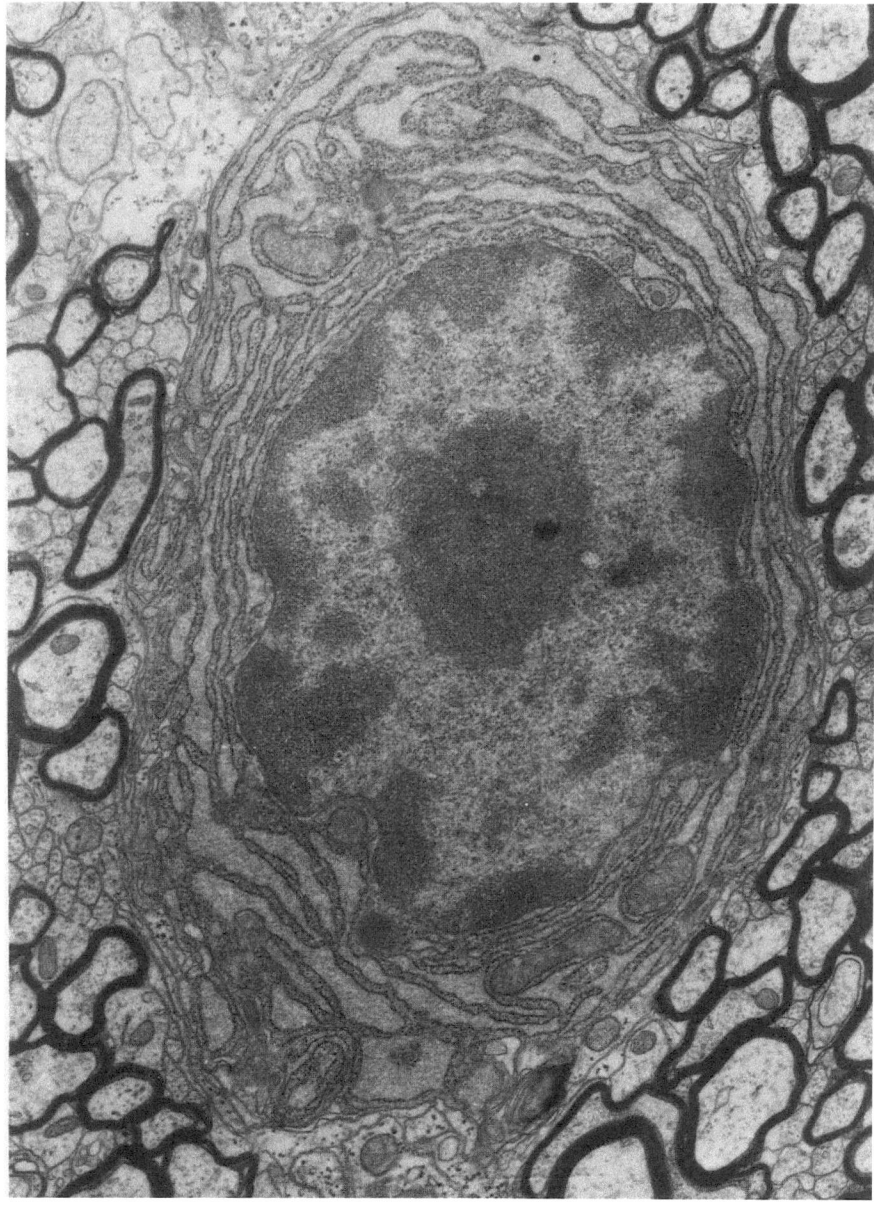

Abb. 256. Plasmazelle im Marklager nach Hirnverletzung. ×16 000 (aus: Hirano A (1971) In: Progress in Neuropathology. Vol 1, p 1, Grune & Stratton)

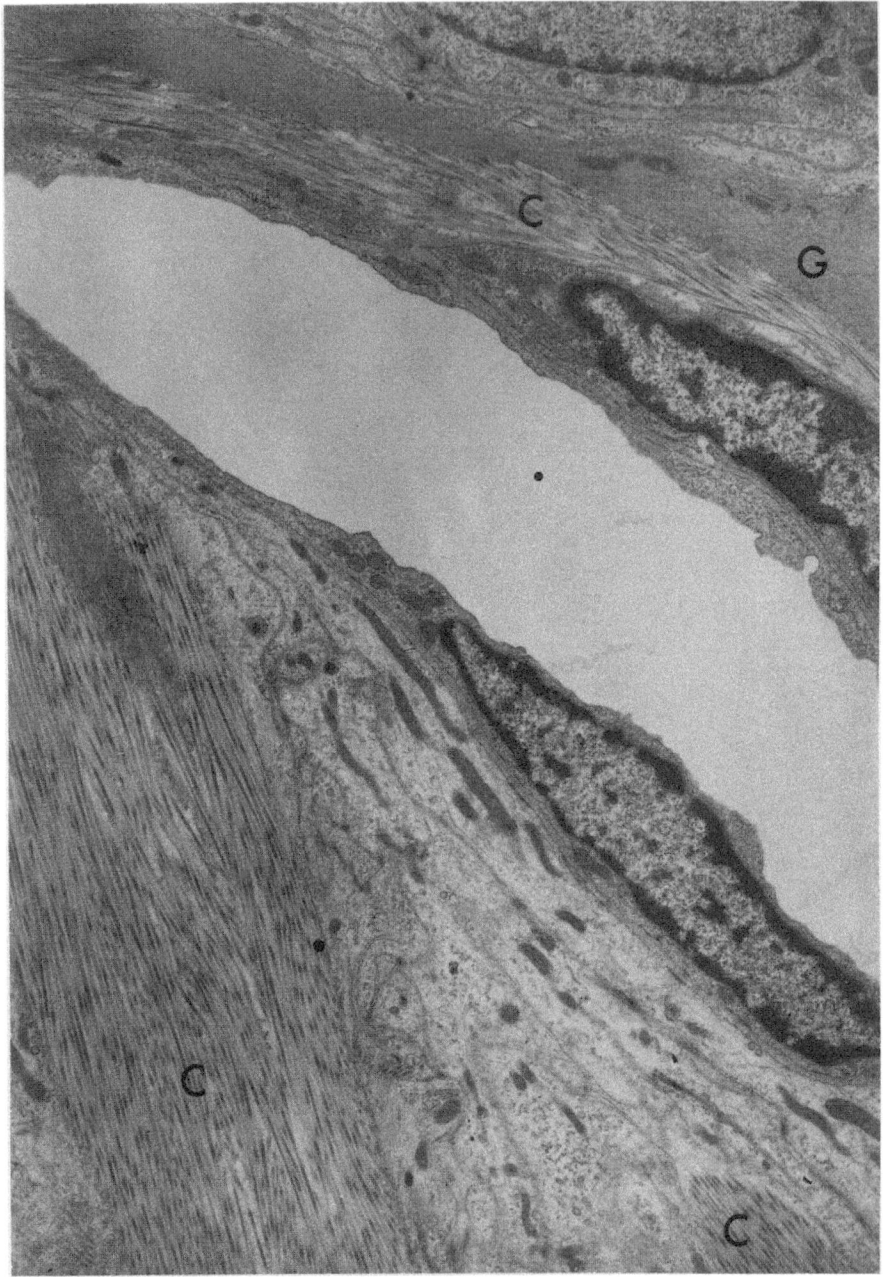

Abb. 257. Perivaskulärer Abschnitt in der Wand eines gut abgekapselten Hirnabszesses. Man sieht Gliafasern (G) und Kollagen (C). × 18 000 (aus: Hirano A (1971) In: Progress in Neuropathology. Vol 1, p 1, Grune & Stratton)

Abb. 258. Kollagenfasern. ×30 000

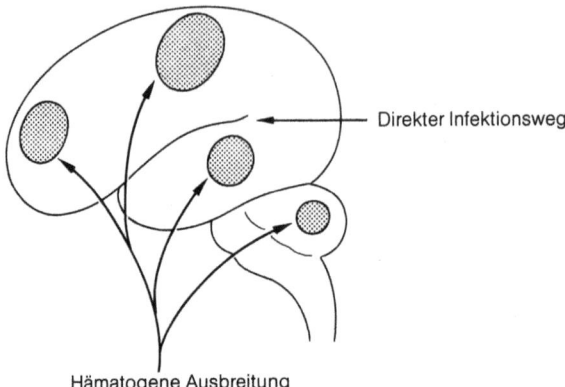

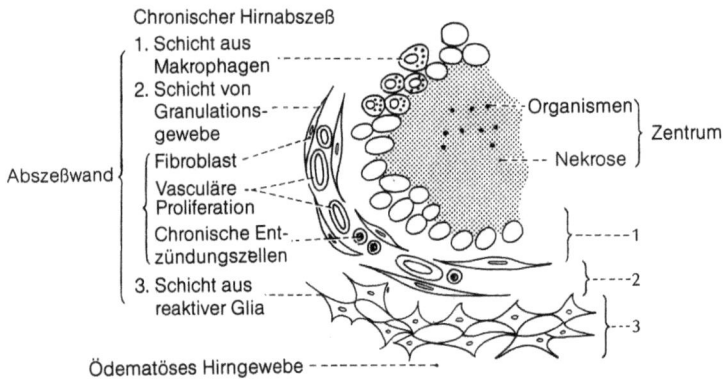

Abb. 259. Hirnabszeß

sind Staphylokokken, Streptokokken oder E. coli. Der zweite Schritt besteht in einer entzündlichen Reaktion auf die Gewebsnekrose in Form eines vaskulären Exsudates mit Einführung von Makrophagen und einer Gliareaktion. Im chronischen Stadium ist das entzündliche Nekrosegebiet durch eine Abszeßkapsel demarkiert, die aus einem inneren Makrophagensaum, umgeben von Fibroblasten und proliferierten Kapillaren, besteht. Hämatogene Leukozyten infiltrieren die Abszeßkapsel. Die bindegewebige Membran wird schließlich noch von reaktiven Gliazellen umgeben. Das benachbarte Hirnparenchym reagiert mit einem kollateralen Ödem.

Das feingewebliche Bild viraler Enzephalitiden unterscheidet sich eklatant von dem bakterieller Infektionen (Abb. 260). Unabhängig von der Art des jeweiligen Virus ist das lichtmikroskopische Bild aller akuten Virusenzephalitiden im großen und ganzen ähnlich, ungeachtet bestimmter typischer topographischer Verteilungsmuster. In den Virchow-Robinschen Räumen findet man Lymphozyten, die perivaskuläre Infiltratzonen bilden.

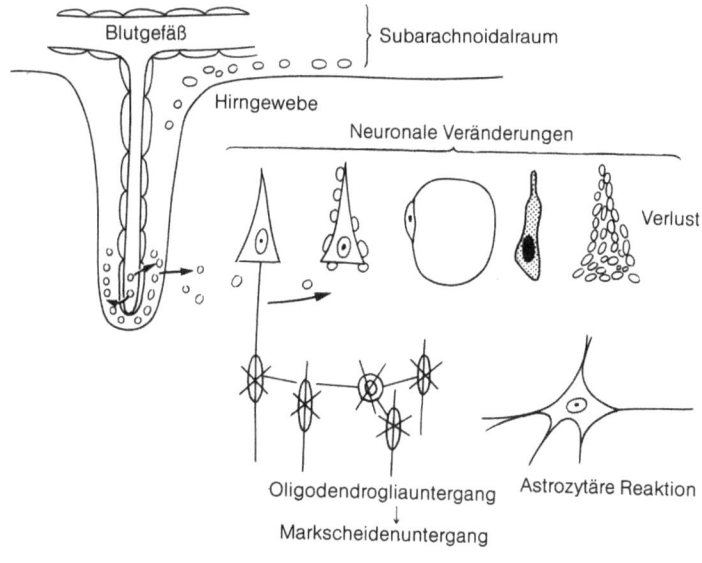

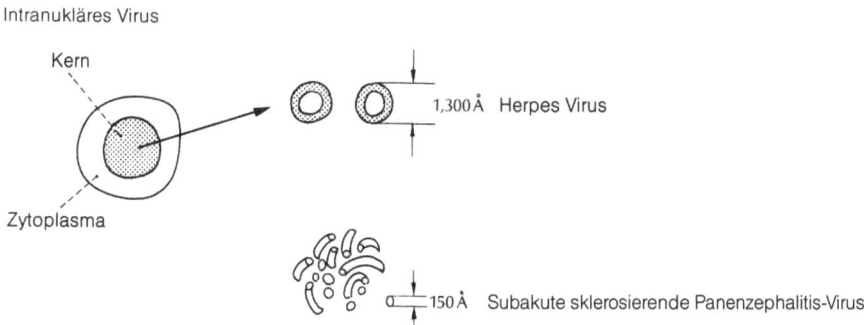

Abb. 260. Virusenzephalitis

Das gleiche beobachtet man im Subarachnoidalraum. Mononukleäre Zellen infiltrieren, zusammen mit Ödemflüssigkeit, das Hirngewebe und durchdringen das Neuropil. Die Neurone in den betroffenen Gebieten zeigen ein ganzes Spektrum von Veränderungen, welches von normal aussehenden Zellen, trotz Virusbefall, bis zum kompletten Zelluntergang reicht. Zwischen diesen beiden Extremen findet man Satellitosen, Chromatolysen, Pyknosen und Neuronophagien. Auch die Gliazellen reagieren auf den viralen Eindringling. Reaktive Astrozyten sind ein geläufiger Bestandteil des Gewebsbildes, und auch Markscheiden- und Oligodendrogliauntergänge fehlen nicht.

Bei bestimmten Viruserkrankungen, wie z.B. der Herpes simplex-Enzephalitis und der subakuten sklerosierenden Panenzephalitis sind intranukleäre eosinophile Einschlußkörper in den Parenchymzellen pathognostische Strukturen. Einige Viruspartikel kann man mit Hilfe des Elektronenmikroskops darstellen. Das Herpesvirus hat ein pfannkuchenartiges Ausse-

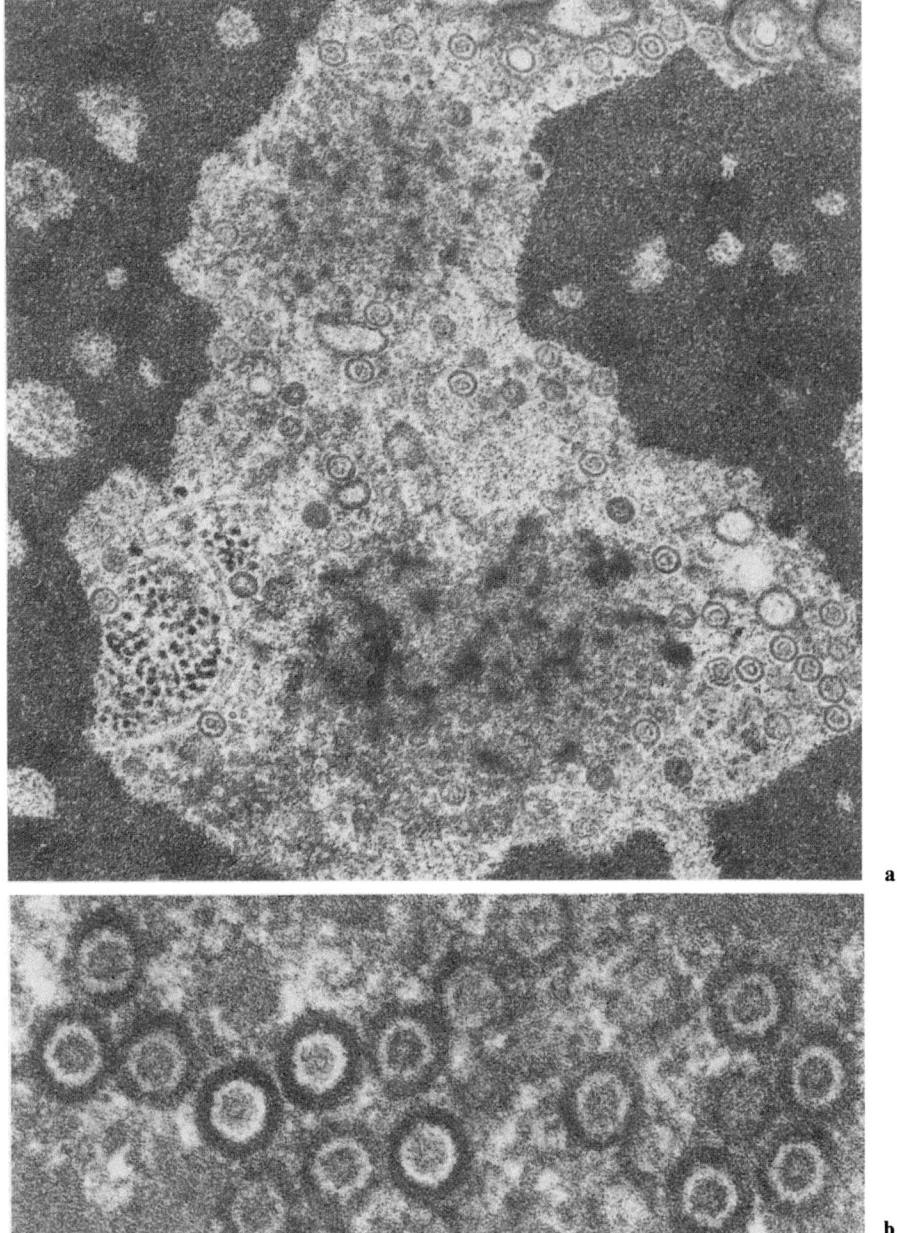

Abb. 261 a, b. Herpesenzephalitis. **a.** Virale Partikel im Kern. ×40 000. **b.** Stärkere Vergrößerung. ×106 000

hen und mißt etwa 1300 Å im Durchmesser (Abb. 261). Bei der subakuten sklerosierenden Panenzephalitis dagegen wirkt das Virus wie ein gewundener Schlauch von etwa 150 Å im Durchmesser. Auch immunhistochemische Methoden können sehr wertvolle Hilfsmittel zum Nachweis des auslösenden viralen Agens sein (Kumanishi und In, 1979).

Literatur

Konigsmark BK, Sidman RL (1963) Origin of brain macrophages in the mouse. J Neuropathol Exp Neurol 22:327–328, 643–676
Hirano A, Zimmerman HM, Levine S (1964) Fine structure of cerebral fluid accumulation. V. Transfer of fluid from extracellular to intracellular compartments in acute phase of cryptococcal polysaccharide lesions. Arch Neurol 11:632–641
Levine S, Hirano A, Zimmerman HM (1965) Hyperacute allergic encephalomyelitis. Electron microscopic observations. Am J Pathol 47:209–221
Levine S, Hirano A, Zimmerman HM (1968) The reaction of the nervous system to cryptococcal infection: An experimental study with light and electron microscopy. In: Infections of the Nervous System: Proceedings of the association for Research in Nervous and Mental Disease, pp 393–423, Zimmerman HM (ed). The Williams and Wilkins Co, Baltimore
Cancilla PA, Baker RN, Pollock PS, Frommes SP (1972) The reaction of pericytes of the central nervous system to exogenous protein. Lab Invest 26:376–383
Vaughn JE, Skoff RP (1972) Neuroglia in experimentally altered central nervous system. In: The Structure and Function of Nervous Tissue. Vol 5, pp 39–72, Bourne GH (ed), Academic Press, New York
Kitamura T, Hattori H, Fujita S (1972) Autoradiographic studies on histogenesis of brain macrophages in the mouse. J Neuropathol Exp Neurol 31:502–518
Llena JF, Chung HD, Hirano A, Feiring EH, Zimmerman HM (1975) Intracerebellar "fibroma". A case report. J Neurosurgery 43:98–101
Hirano A, Llena JF, Chung HD (1975) Fine structure of a cerebellar "fibroma". Acta Neuropathol 32:175–186
Fujita S, Kitamura T (1976) Origin of brain macrophages and the nature of microglia. In: Progress in Neuropathology. Vol 3, pp 1–50. Zimmerman HM (ed), Grune and Stratton, New York
Kitamura T, Tsuchihashi Y, Tatebe A, Fujita S (1977) Electron microscopic features of the resting microglia in the rabbit hippocampus, identified by silver carbonate staining. Acta Neuropathol 38:195–201
Kumanishi T, In S. (1979) SSPE: Immunohistochemical demonstration of measles virus antigen(s) in paraffin sections. Acta Neuropathol 48:161–163

F. Das Ependym (Abb. 262, 263)

1. Normales Ependym

Ependymzellen kleiden fast die gesamte Ventrikeloberfläche und den Zentralkanal des Rückenmarkes aus. Sie besitzen kubische Gestalt und bieten 3 charakteristisch aufgebaute Oberflächen: Die lumenwärtige Oberfläche zeichnet sich durch einen Besatz mit Zilien vom typischen 9+2-Anordnungsmuster der Tubuli und durch kurze, stummelartige Mikrovilli ohne jegliches Überzugsmaterial, wie man es beim Epithel des Verdauungs- oder

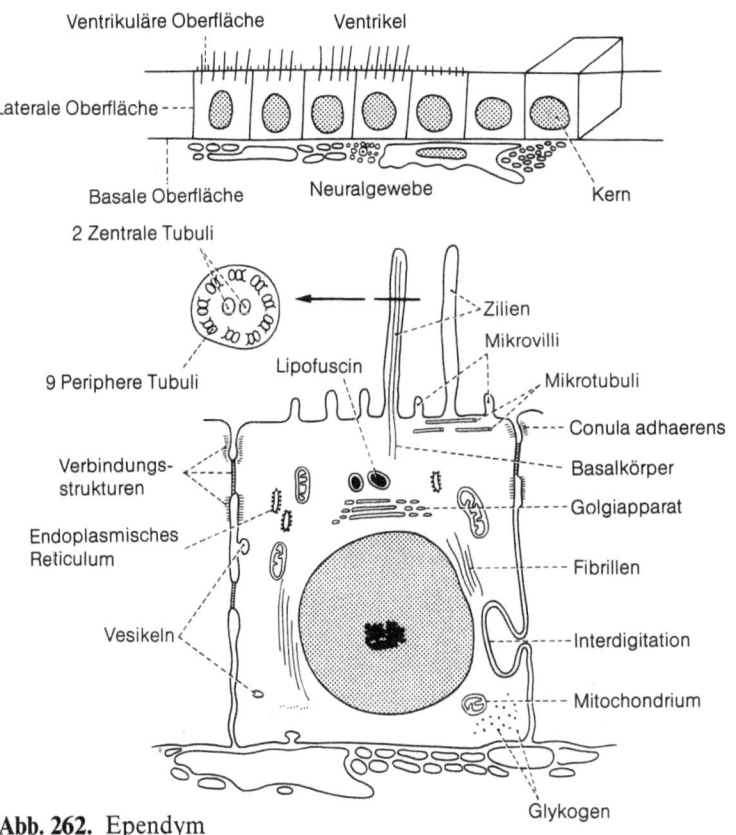

Abb. 262. Ependym

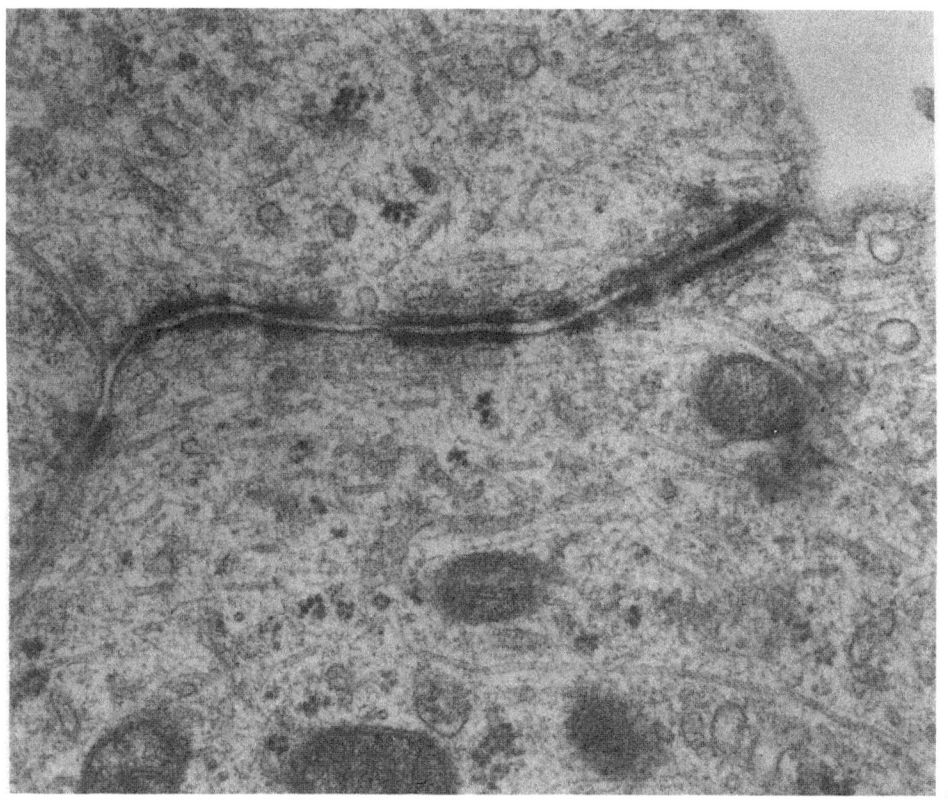
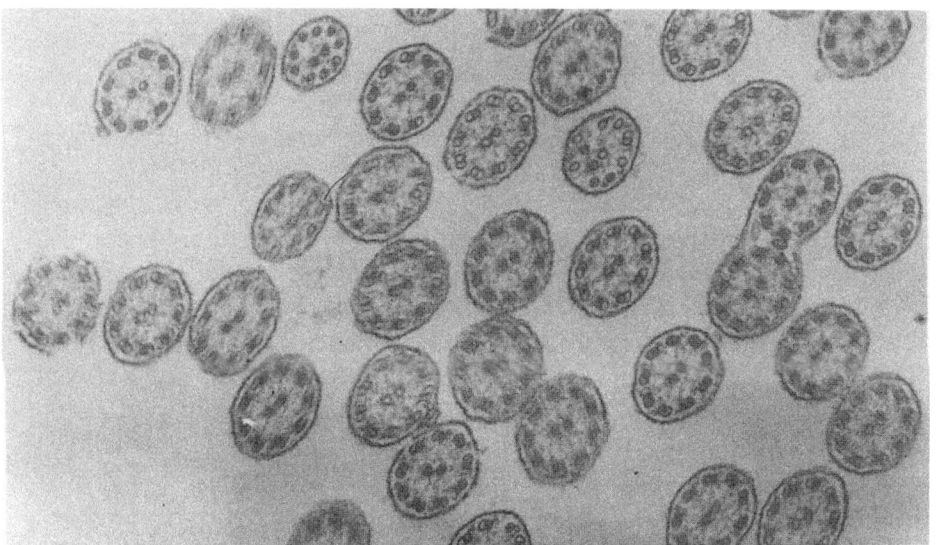

Abb. 263 a, b. Ependym. **a.** Komplexe von Zellverbindungen und Mikrotubuli. ×175 000. **b.** Zilien. ×110 000 (aus: Hirano A, Zimmerman HM (1967) Anat Rec 158:293)

Respirationstraktes findet, aus. Die seitlichen Oberflächen zeigen dagegen wohl entwickelte Komplexe von interzellulären Verbindungen wie Zonulae und Maculae adhaerentes, „Gap-Junctions" und Interdigitationen der benachbarten Plasmamembranen. „Tight-Junctions" fehlen, so daß makromolekulare Tracer wie Meerrettichperoxidase ohne Behinderung die Ependymschicht passieren können. Die basale Oberfläche grenzt meist unmittelbar, ohne trennende Basalmembran, an die neuronalen und glialen Fortsätze des Neuropils an. Demgegenüber ist eine Basalmembran stets dort zwischengeschaltet, wo die Ependymzelle entweder mit einem perivaskulären Raum oder dem Subarachnoidalraum im Bereich der Lamina terminalis am unteren Ende des Rückenmarkes Kontakt aufnimmt. Außerdem sind dort auch Hemidesmosomen vorhanden.

Das Perikaryon der Ependymzelle enthält alle üblichen Organellen. Ein Golgiapparat findet sich im apikalen Zellabschnitt, wo auch Dense-Bodies, sogar noch häufiger, gefunden werden. Mikrotubuli sind selten und in der Regel auf die Abschnitte unmittelbar unter dem apikalen Zellpol beschränkt. Diese Region der Zelle enthält zudem die Blepharoplasten und die Basalkörperchen der Zilien. Zarte Filamente, wie man sie in Astrozyten beobachtet, sind ebenso wie geringe Mengen an Glykogengranula vorhanden.

Eine Variante der Ependymzelle ist der *Tanizyt*, der als Auskleidung von Teilen des dritten Ventrikels zu finden ist. An der lumenwärtigen Oberfläche sind die Tanizyten von tpyisch ependymaler Gestalt und bilden eine zilienhaltige Auskleidung. Mit ihren seitlichen Oberflächen nehmen sie in der oben beschriebenen Weise Kontakt zu den benachbarten Ependymzellen auf. Der Zellkörper der Tanizyten ist jedoch eher elongiert als kubisch. Tief im Parenchym fußt diese Zelle mit der Basis auf Blutgefäßwänden. Dadurch bekommt sie Ähnlichkeit mit den Astrozyten und ihren füßchenförmigen Fortsätzen zur Gefäßwand.

Obwohl das Ependym normalerweise eine fast lückenlose Auskleidung der Ventrikel und des spinalen Zentralkanals bildet, ist diese im Bereich des letzteren, wie auch des dritten Ventrikels, von gelegentlichen Nervenzellfortsätzen unterbrochen. Diese ragen zwischen den Ependymzellen hindurch in das Lumen vor und treten dort in direkten Kontakt mit dem Liquor cerebrospinalis (Vigh et al., 1973). Ein Typ von Zellfortsätzen, der zelluläre Verbindungen mit benachbarten Ependymzellen bildet, hat Zilien mit einer charakteristischen 9+0-Anordnung der Tubuli. Ein zweiter Typ von Fortsätzen enthält sowohl helle wie auch synaptische Vesikel vom Dense-Core-Typ. Einige Untersucher halten den ersten Typ von Fortsätzen für Rezeptoren, die Veränderungen des Liquor cerebrospinalis erfassen, während die letzeren Abgabeorgane für Neurotransmitter sein sollen. Die Bedeutung dieser Neurone ist immer noch unbekannt.

Literatur

Brightman MW, Palay SL (1963) The fine structure of ependyma in the brain of the rat. J Cell Biol 19:419–439

Hirano A, Zimmerman HM (1967) Some new cytological observations of the normal rat ependymal cell. Anat Rec 158:293–302

Vigh B, Vigh-Teichmann I (1973) Comparative ultrastructure of the cerebrospinal fluid-contacting neurons. Internat Rev Cytol 35:189–251

Roy S, Hirano A, Zimmerman HM (1974) Ultrastructual demonstration of cilia in the adult human ependyma. Anat Rec 180:547–550

Hirano A, Matsui T, Zimmerman HM (1975) Electron microscopic observations of ependyma. Neurol Surg (Tokyo), 3:237–244

2. Pathologische Veränderungen des Ependym

Reaktive Veränderungen

Unter pathologischen Verhältnissen können die Ependymzellen eine Anzahl von astrozytenähnlichen Reaktionsmustern entwickeln. Bei einer Reihe von Schädigungsarten schwellen sie an und zeigen Ansammlungen von Glykogengranula und zarten Filamenten.

Die Zellgestalt kann sich auch in anderer Weise verändern. Beim Hydrozephalus z. B. erscheint das Ependym flach und gestreckt. Die seitlichen Extrazellularräume schwellen an und zwischen den Desmosomen bilden sich große Taschen.

Im Gefolge von Veränderungen, die zu einem Verlust an Ependymzellen führen, wie z. B. der Ventrikulitis, proliferieren die subependymären Astrozyten und stellen die Ventrikelbegrenzung. So können Glianarben entstehen, die unregelmäßige knotige Protrusionen gegen das Ventrikellumen bilden. Man findet sie besonders ausgeprägt bei der Syphilis und der Tuberösen Sklerose, aber auch in anderem Zusammenhang. Im Aquaeductus Sylvii vermögen sie zu einer Stenose oder Obliteration zu führen, was einen Hydrocephalus occlusus zur Folge hat.

Literatur

Hirano A, Zimmerman HM, Levine S (1966) The fine structure of cerebral fluid accumulation: Reaction of ependyma to implantation of cryptococcal polysaccharide. J Pathol Bacteriol 91:149–155

Weller RO, Wisniewski H, Shulman K, Terry RD (1971) Experimental hydrocephalus in young dogs: Histological and ultrastructural study of the brain tissue damage. J Neuropathol Exp Neurol 30:613–626

Matthews, MA, St Onge MF, Faciane CL (1979) An electron microscopic analysis of abnormal ependymal cell proliferation and envelopment of sprouting axons following spinal cord transection in the rat. Acta Neuropathol 45:27–36

Page RB, Rosenstein JM, Dovey BJ, Leure-du Press AF (1979) Ependymal changes in experimental hydrocephalus. Anat Rec 194:83–104

Das Ependymom (Abb. 264, 265)

Ependymome unterscheiden sich von normalem Ependym durch den Verlust der typischen gleichmäßigen, einreihigen Anordnung der Zellen, wie man sie bei der Ventrikelauskleidung sieht. Statt dessen bilden sie große Zellmassen, die Ependymrosetten erkennen lassen (Abb. 264). In einigen Abschnitten treten ferner perivaskuläre Pseudorosetten auf. Die echten Rosetten bestehen aus kleinen Gruppen von Tumorzellen, die um ein kleines zentrales Lumen herum angeordnet sind, ähnlich dem Zentralkanal. Diese Zellen haben einige ihrer normalen strukturellen Eigenschaften beibehalten, wie z.B. die Mikrovilli, Zilien an der lumenwärtigen Oberfläche und Verbindungen an den seitlichen Oberflächen. Gewöhnlich sind die Lumina derartiger Rosetten verschlossen, und der kleine zentrale Raum ist mit Mikrovilli und Zilien ausgefüllt (Abb. 265). Die perivaskulären Pseudorosetten sind demgegenüber aus Tumorzellen in perivaskulärer Anordnung aufgebaut. Hinsichtlich weiterer feinstruktureller Merkmale weichen die Tumorzellen kaum vom Aufbau der normalen Ependymzelle ab. Im Gegensatz zur üblichen apikalen Anordnung können z.B. Mikrotubuli in wahlloser Anordnung über das Zytoplasma verteilt beobachtet werden. Auch können die Tumorzellen Gliafasern in abnormer Menge beherbergen.

Literatur

Hirano A, Matsui T, Zimmerman HM (1975) The fine structure of ependymoma. Neurol Surge (Tokyo) 3:557–563

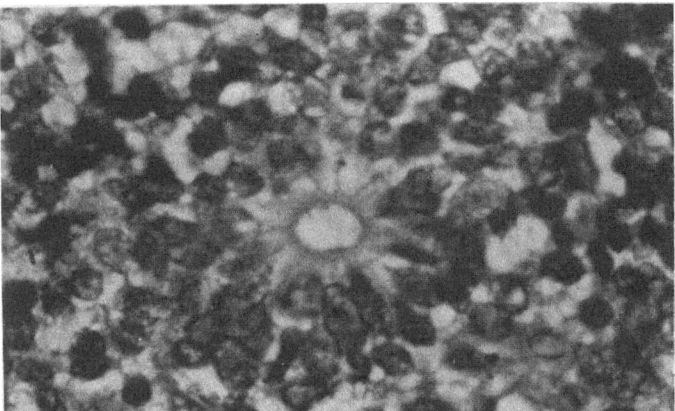

Abb. 264. Ependymrosetten in einem Ependymom (H.E.)

Abb. 265 a, b. Ependymom. **a.** Aggregate von Mikrovilli, Basalkörpern und Zellverbindungskomplexen. ×20 000. **b.** Stärkere Vergrößerung der Mikrovilli und Zellverbindungen. ×64 000 (aus: Hirano A (1971) In: Progress in Neuropathology. Vol 1, p 1, Grune & Stratton)

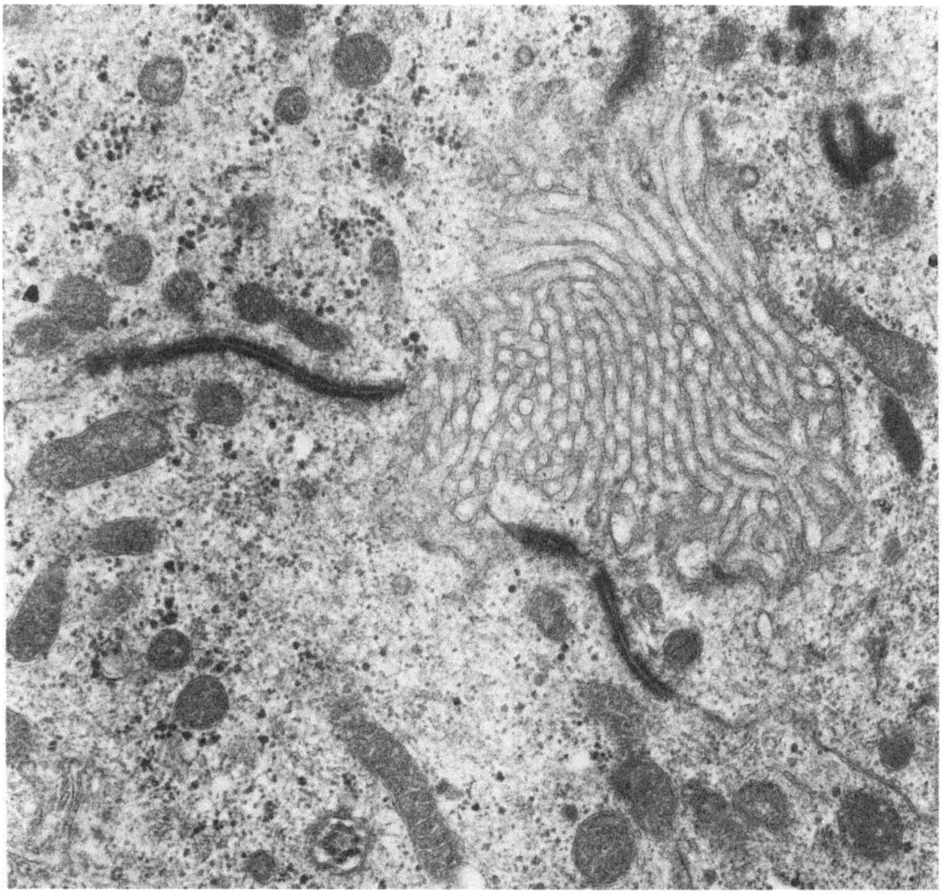

Das Ependymom 317

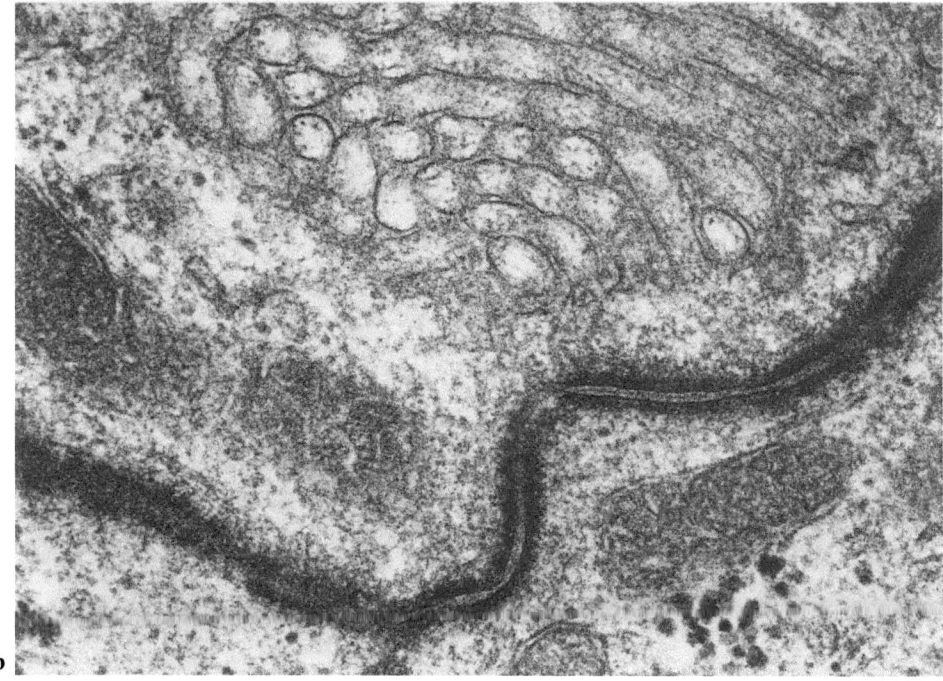

Das myxopapilläre Ependymom. Ependymome des Filum terminale können ein charakteristisches, von dem der übrigen Ependymome abweichendes, feingewebliches Bild bieten. Es zeichnet sich insbesondere aus durch Ansammlung von muzikarminpositivem, hyalinem Material im bindegewebigen Stroma zwischen den kubischen Tumorzellen und den kleinen Gefäßen. Lockere Ansammlungen von Kollagenfaser zwischen den Basalmembranen der Ependymzellen und denen des Endothels sind typisch.

Literatur

Rawlinson DC, Herman MM, Rubinstein LJ (1973) The fine structure of myxopapillary ependymoma of the filum terminale. Acta Neuropathol 25:1–13

Das subependymäre pilozytische Astrozytom (Subependymom) (Abb. 94). Wie der Name sagt, findet man diesen benignen, soliden und gut abgegrenzten Tumor in der Subependymärzone, von wo aus er häufig in die Ventrikel hineinragt. Das charakteristische histologische Bild wird von spindelförmigen Zellen mit überaus reichhaltigen zarten Gliafaserfortsätzen geprägt.

Das Ependymoblastom

Hierbei handelt es sich um ein weniger gut differenziertes Ependymom, welches in erheblichem Maße dem Medulloblastom ähnelt. Die Diagnose wird im wesentlichen bestimmt durch das gelegentliche Vorkommen von Ependymrosetten (Abb. 266) und durch feinstrukturelle Charakteristika, wie man sie in Entwicklungsstadien der normalen Ependymzellen beobachtet.

Literatur

Hirano A, Ghatak NR, Zimmerman HM (1973) The fine structure of ependymoblastoma. J Neuropathol Exp Neurol 32:144–152

Das Medulloblastom (Abb. 267, 268). Medulloblastome sind hochmaligne Tumoren, welche vorwiegend im Kindesalter auftreten und am häufigsten aus der Gegend des Vermis cerebelli entspringen. Die charakteristischsten klinischen Symptome sind rasch fortschreitende zerebelläre Störungen und Zeichen eines Verschlußhydrozephalus.

Rasch infiltrierend wachsende Tumorzellen neigen dazu, in Meningen und Ventrikel einzudringen und über die Oberfläche der gesamten Neuraxis auszuschwemmen, d.h. liquogen zu metastasieren. Die Zellen sind in kompakten Verbänden angeordnet und bieten über den gesamten Tumor hinweg ein sehr uniformes Bild. Die Kerne sind durchweg hyperchromatisch, rund bis rübenförmig und nur von einem spärlichen Zytoplasmasaum

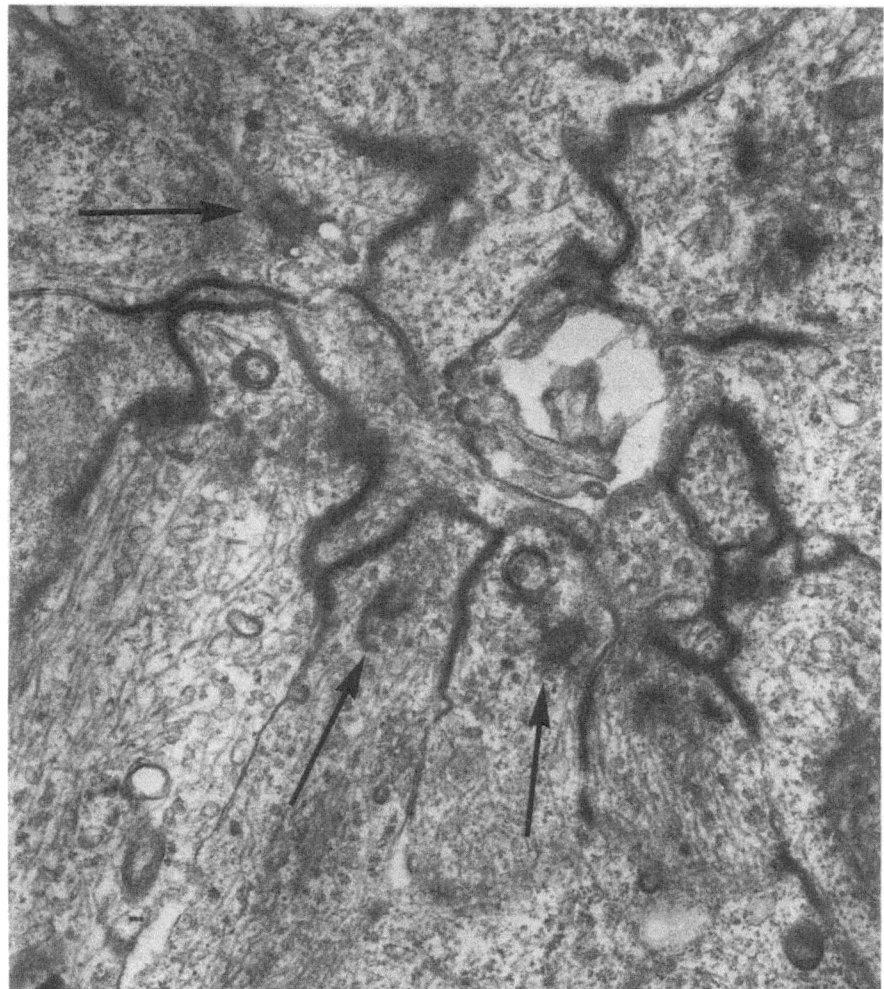

Abb. 266. Rosettenartige Strukturen in einem Ependymoblastom des Kleinhirnwurmes. Radiär ausgerichtete Zellfortsätze sind um ein Lumen angeordnet und durch ein Netzwerk von Verbindungsstrukturen untereinander verknüpft. Jeder Fortsatz enthält zahlreiche radiär ausgerichtete Mikrotubuli und ein oder zwei Basalkörper (Pfeil) (aus: Hirano A et al. (1973) J Neuropathol Exp Neurol 32: 144)

umgeben. Mitosen sind zahlreich. Auch Rosetten werden häufig als charakteristisch beschrieben[1]. Das Medulloblastom ist sehr strahlensensibel. Feinstrukturelle Untersuchungen zeigen schlecht differenzierte Zellen mit einer großen Kern-Plasmarelation (Abb. 267). Alle die üblichen Organellen, einschließlich freier Ribosomen, Mikrotubuli, Mitochondrien und Golgiappa-

---

[1] A.d.Ü.: Dabei handelt es sich allerdings um andere als die oben erwähnten Rosetten; es fehlt ihnen, im Gegensatz zu den Ependymrosetten, das zentrale Lumen. Man bezeichnet sie auch nach ihren Erstbeschreibern als Rosetten vom Homer-Wright-Typ.

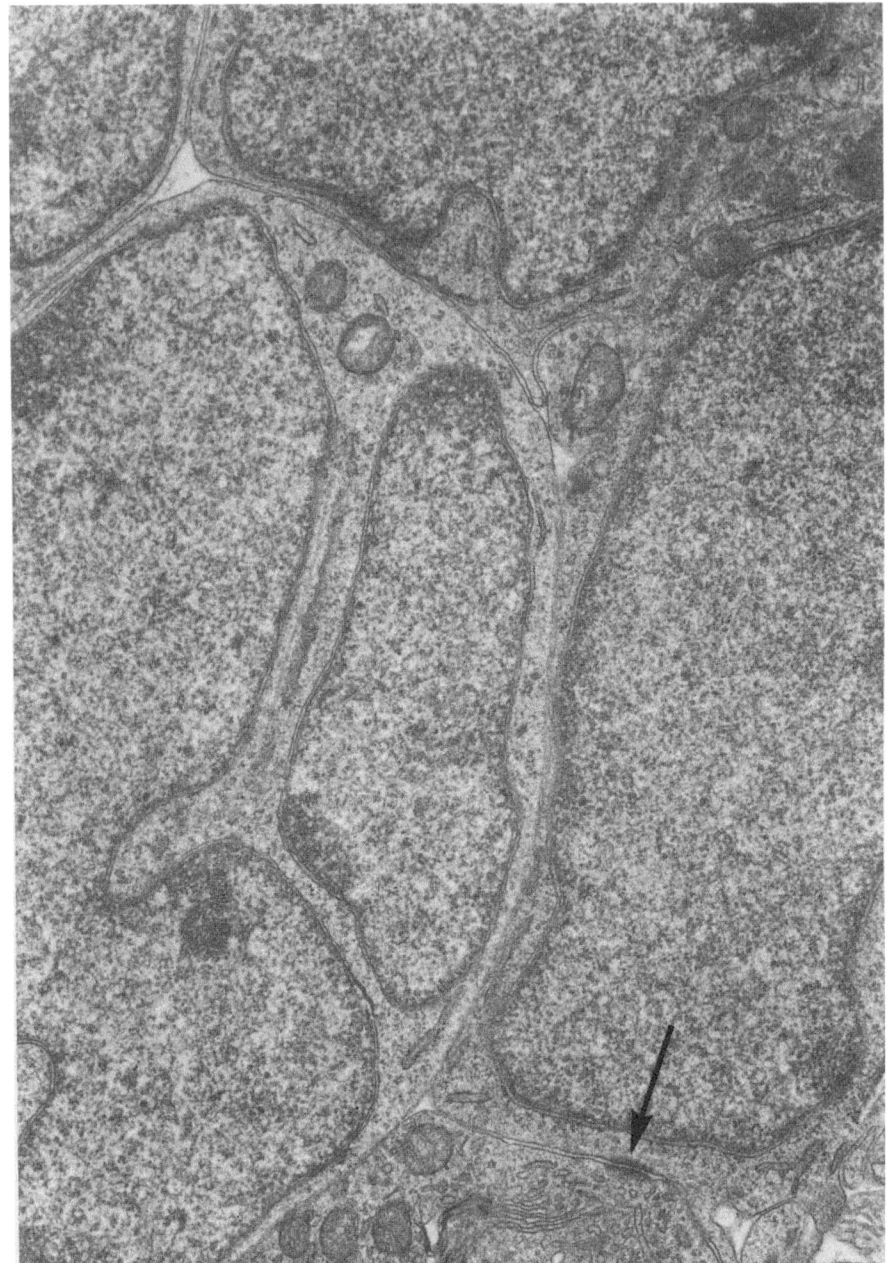

Abb. 267. Medulloblastom. Der Pfeil zeigt auf eine Zellverbindung

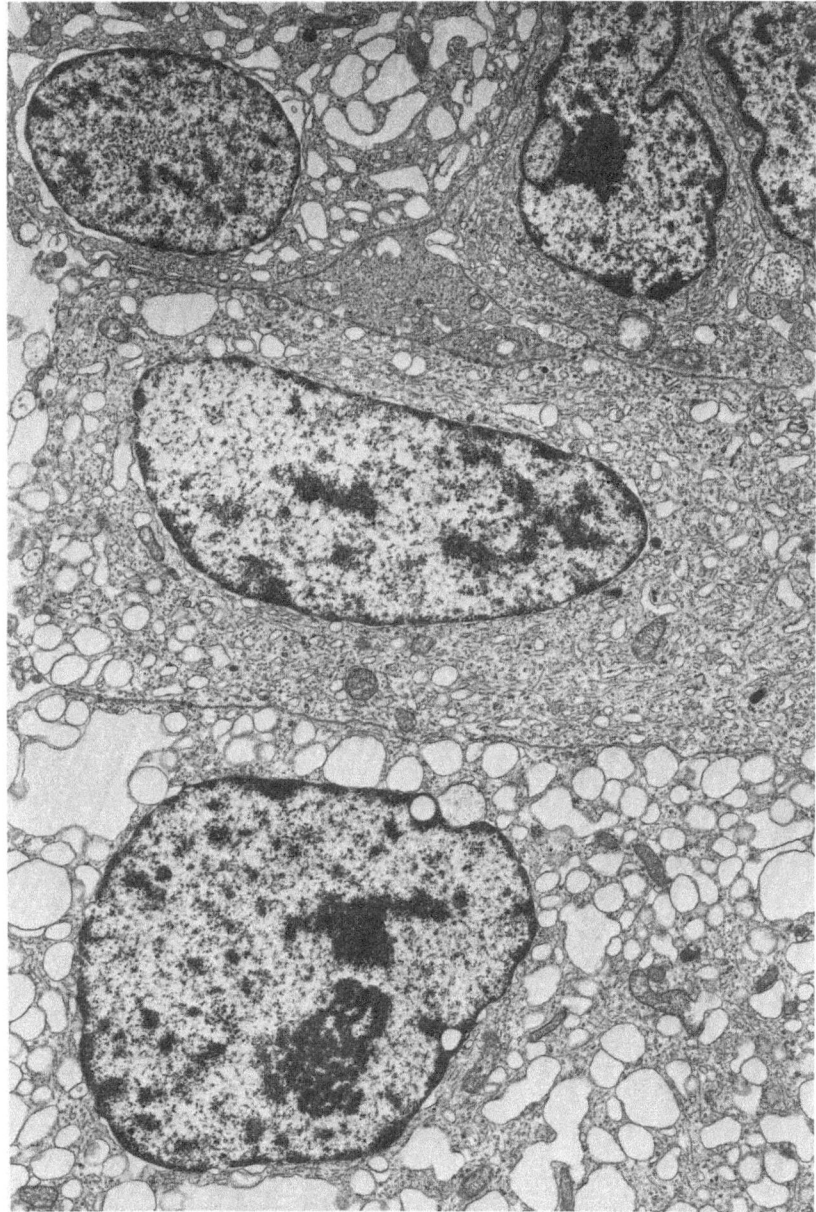

Abb. 268. Tumorzellen mit unterschiedlich ausgeprägten Dilatationen des glatten endoplasmatischen Retikulums in der spongiformen Variante eines Medulloblastoms. ×4 500 (aus: Llena et al. (1978) Acta Neuropathol 44:83)

rat sind vorhanden. Auch rauhes und glattes endoplasmatisches Retikulum kann man nachweisen, wenngleich nur in geringen Mengen. In einer ungewöhnlichen Variante des Tumors erscheinen die Zellen in Folge einer markanten Proliferation des endoplasmatischen Retikulums spongiös durchsetzt (Abb. 268) (Llena et al., 1978). Herdförmige Ansammlungen von 60–90 Å-Filamenten können gelegentlich in diesen Zellen vorkommen. Die Zellen liegen sehr dicht zusammen und lassen nur wenig Extrazellularraum zwischen sich. Ab und zu findet man auch punktförmige Verbindungen zwischen benachbarten Zellen. Die Hintergrunddichte des Zytoplasmas kann zwischen einzelnen Zellen unterschiedlich sein. Die Blutgefäße im Tumor sind gewöhnlich nicht fenestriert (Hirano et al., 1975).

Die Zuordnung des Medulloblastoms ist umstritten. Die Argumentation dreht sich um den Nachweis von gliaartigen Fibrillen und/oder Mikrotubuli. Auf dieser Grundlage haben verschiedene Autoren eine Reihe unterschiedlicher Ableitungen angenommen, so z. B. von Neuroblasten, Glioblasten oder einigen anderen, noch primitiveren Zelltypen, die in beide oben genannten Richtungen differenzieren können. Andere Untersucher nehmen eine gemischte Entstehungsweise für Medulloblastome an. Der Grund für die Unsicherheiten beruht wahrscheinlich auf der Tatsache, daß alle die feinstrukturellen Kriterien, die man bisher herangezogen hat, im Prinzip unspezifischer Natur sind. Darüber hinaus muß man sich vor Augen halten, daß Medulloblastome wegen ihres infiltrativen Wachstums sehr dazu neigen, nicht-neoplastisch entartete Zellen einzuschließen, wodurch erhebliche Verwirrungen und Fehlschlüsse ausgelöst werden können. Man muß betonen, daß, abgesehen von einer einzigen Mitteilung (Ermel und Brucher, 1974), in Medulloblastomen niemals Synapsen beschrieben wurden. Berichte über den Nachweis glatter Muskelfasern zwischen den Tumorzellen bestimmter Varianten des Medulloblastoms eröffnen zusätzliche Möglichkeiten bezüglich der keimblattmäßigen Zuordnung der Medulloblastome (Misugi und Liss, 1971, Stahlberger und Friede, 1977).

Literatur

Misugi K, Liss L (1970) Medulloblastoma with cross-striated muscle. Cancer 25:1279–1285

Ermel AE, Brucher JM (1974) Arguments ultrastructuraux en faveur de l'appartenance du medulloblastome a la lignée neuronale. Acta Neurol Belg 74:208–220

Hassoun J, Hirano A, Zimmerman HM (1975) Fine structure of intercellular junctions and blood vessels in medulloblastomas. Acta Neuropathol 33:67–78

Malamud N, Hirano A (1974) Atlas of Neuropathology, 2nd ed, University of California Press, Berkeley, pp 242–243

Stahlberger R, Friede RL (1977) Fine structure of myomedulloblastoma. Acta Neuropathol 37:43–48

Llena JF, Hirano A, Wisoff HS (1978) Fine structure of an unusual spongy variant of medulloblastoma. Acta Neuropathol 44:83–84

G. Der Plexus chorioideus (Abb. 269–271)

Der Plexus chorioideus besteht aus einer konvolutartigen, mit Epithel überkleideten, Ausstülpung des Subarachnoidalraumes in die Cella media und das Unterhorn der Seitenventrikel, den dritten Ventrikel und die hintere Hälfte des vierten Ventrikels. Er bildet die Hauptquelle des Liquor cerebrospinalis.

Die einreihige Lage kubischen Epithels an der Oberfläche geht kontinuierlich in den Ependymbelag der Ventrikeloberfläche über, wobei sich beide Zellformen jedoch in einigen wichtigen Punkten unterscheiden: Die Plexuszellen sind wesentlich größer als die Ependymzellen. Sie enthalten alle üblichen Zellorganellen in wesentlich reichhaltigerem Maße als die Ependymzellen. Das Zytoplasma ist angefüllt mit Mitochondrien, Golgiapparat, rauhem endoplasmatischem Retikulum, freien Ribosomen und Vesikeln.

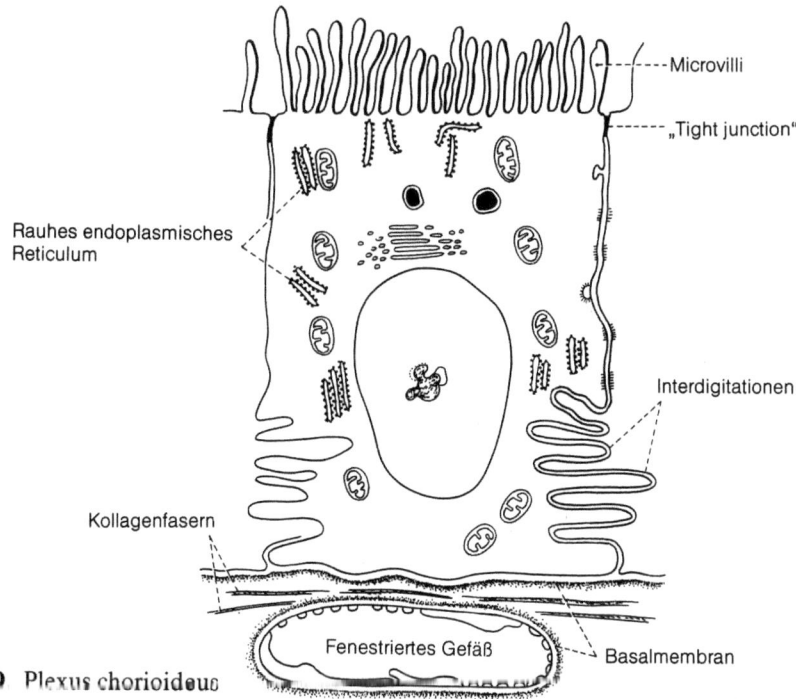

Abb. 269 Plexus chorioideus

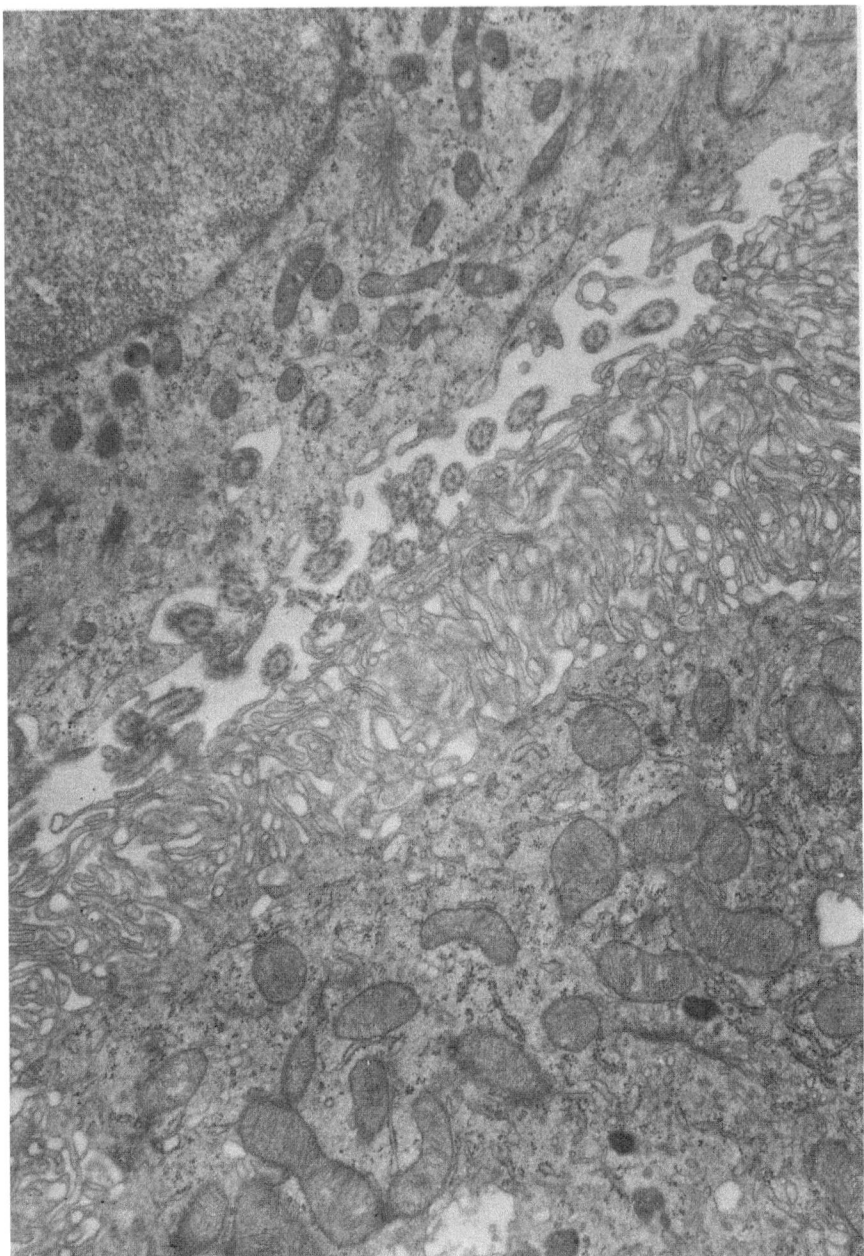

Abb. 270. Ependymabschnitt (oben links) und Plexus chorioideus (unten rechts) der Ratte. Vergleiche zwischen beiden die Gestalt der Villi und die Größe der Mitochondrien. ×20 000

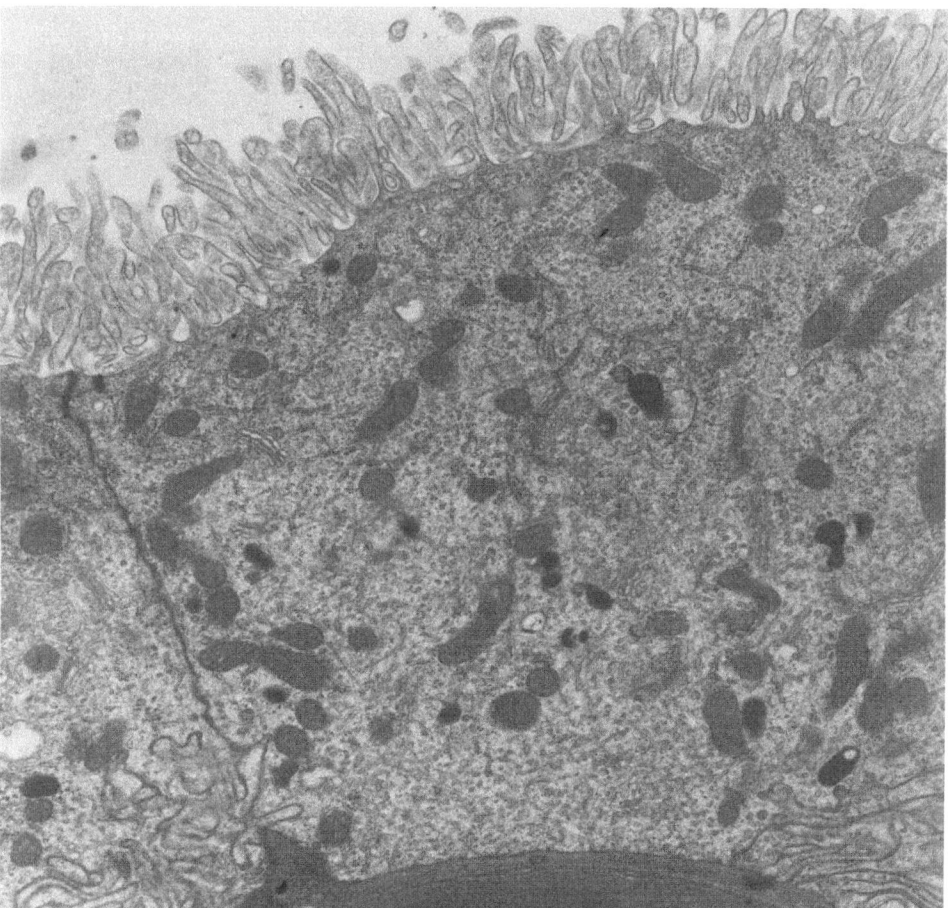

Abb. 271. Plexus chorioideus. × 14 000

Die lumenwärtige Oberfläche weist einen viel dichteren Mikrovillibesatz auf. Die Mikrovilli sind zudem größer als die der Ependymzellen und sind eher keulenförmig als kurz und stummelförmig, wie die des Ependym. Zilien fehlen, mit Ausnahme der Zellen an den Rändern des Plexus. Die seitlichen Oberflächen zeigen „Tight-Junctions" an der lumenwärtigen Schulter. Sie verhindern den Durchtritt von Makromolekülen, wie die der Meerrettichperoxidase, aus den Lumen in den Interstitialraum. Auch Desmosomen sind vorhanden; Interdigitationen sind besonders gut am basalen Drittel oder Viertel der seitlichen Zelloberfläche entwickelt. Die basale Zelloberfläche ist vom darunter befindlichen Bindegewebe durch eine Basalmembran getrennt. Die zahlreichen Blutgefäße des Plexus chorioideus besitzen wesentlich größere Lumina als die intrazerebralen Kapillaren. Im Gegensatz zu nahezu allen anderen Gefäßen des Gehirns sind sie zudem mit einem ausgeprägt fenestrierten Endothel ausgekleidet.

Im Alter erfährt der Plexus chorioideus häufig markante Veränderungen, insbesondere der Glomusteil im Bereich des Trigonum collaterale, der Verbindung zwischen Cella media, Unterhorn und Hinterhorn der Seitenventrikel. Sie bestehen im wesentlichen in einer bindegewebigen Fibrose mit Auftreten von Granulationsgewebe, Cholesterinablagerungen, hyaliner und zystischer Degeneration (multilokuläre Xanthogranulome). Häufig findet man hier auch Psammomkörper, die in Röntgenaufnahmen kalkdichte Schatten geben.

Zu den pathologischen Veränderungen des Plexus chorioideus gehört auch das Plexuspapillom, das am häufigsten bei Neonaten beobachtet wird (Ghatak und McWhorter, 1976). Die mit dem Papillom verbundene Übersekretion von Liquor cerebrospinalis führt zum Hydrocephalus hypersecretorius. Bei Tieren hat man durch systemische Applikation einiger tertiärer Amine eine auf das Plexusepithel beschränkte vakuoläre Degeneration auslösen können (Levin, 1977, Wenk et al., 1979).

Literatur

Hoenig EM, Ghatak NR, Hirano A, Zimmerman HM (1967) Multiloculated cystic tumor of the fourth ventricle choroid plexus. Report of a case. J Neurosurg 27:574–579

Netsky MG, Shuangshoti S (1975) The Choroid Plexus in Health and Disease. University Press of Virginia, Charlottesville, Va

Ghatak NR, McWhorter JM (1976) Ultrastructural evidence for CSF production by a choroid plexus papilloma. J Neurosurg 45:409–415

Levine S (1977) Degeneration of choroid plexus epithelium induced by some tertiary amines. In: Neurotoxicology, pp 419–425, Roizin L, Shiraki H, Grcevic N (eds), Raven Press, New York

Wenk EJ, Levine S, Hoenig EM (1979) Fine structure of contrasting choroid plexus lesions caused by tertiary amines or cyclophosphamide. J Neuropathol Exp Neurol 38:1–9

H. Die Meningen

1. Die Dura mater

Die Dura mater besteht aus einem inneren und einem äußeren Blatt. Beide sind zum größten Teil aus parallel angeordneten Lagen zu festen Verbänden dicht gepackter Kollagenfasern mit gelegentlich eingestreuten Fibroblasten aufgebaut. Innerhalb der einzelnen Lagen sind die Fasern im großen und ganzen rechtwinklig zueinander angeordnet. Die meisten Blutgefäße, vor allem die Sinus, liegen, zusammen mit Lymphgefäßen und einigen Nerven, zwischen äußerem und innerem Durablatt.

Zu den häufigsten pathologischen Veränderungen im Bereich der Dura mater gehören die epiduralen und die subduralen Hämatome. Die Pathogenese dieser Blutungen werden in den Legenden zu den Abbildungen 8 und 9 beschrieben.

2. Die Leptomeninx

Normale Anatomie

Die Leptomeninx bildet eine Trennschicht zwischen Dura mater und Hirnparenchym. Sie besteht aus der Arachnoidea und der mit der Hirnoberfläche unmittelbar verbundenen Pia mater. Beide sind durch zarte, spinngewebsartige Faserzüge bzw. Bindegewebstrabekel miteinander verbunden.

Das Hirngewebe wird von einer geschlossener Lage von Astrozytenfortsätzen, welche durch punktförmige Verbindungen untereinander verknüpft sind, überzogen. Man bezeichnet diese Überkleidung als gliale Grenzmembran. Von der Pia mater ist die Membrana limitans durch eine Basalmembran abgegrenzt. Die Zellen der Pia mater bilden eine locker gefügte Zellage, in der die Zellen durch gelegentliche Verbindungen miteinander verknüpft sind und so den Boden des Subarachnoidalraumes bilden. Zonulae occludentes sind nicht vorhanden. Die äußere Oberfläche des Subarachnoidalraumes wird von mehreren Lagen dichtgefügter, durch Tight-Junctions miteinander verbundener Zellen, aus denen die Arachnoidia besteht, gebildet. Fortsätze der Arachnoidialzellen reichen durch den Subarachnoidalraum abwärts, um mit Fortsätzen der Piazellen Kontakt aufzunehmen und so die Trabekel des Subarachnoidalraumes zu bilden. Die Zellen, welche die Trabekel bilden, sind durch „Gap-Junctions" und punktförmige Verbindungen miteinander verknüpft (Nabeshima et al., 1975). Auch Fibroblasten und Kollagenfasern sind unter ihnen zu finden. Einige Kapillaren sind, wenngleich selten, nachweisbar (Hirano et al., 1976, Ohsugi und Hirano, 1976). Die Permeabilitätseigenschaften des Endothels der Blutgefäße im Subarachnoidalraum sind ähnlich denen des Gehirns, d.h. es gibt auch eine Blut-Liquorschranke im Subarachnoidalraum. Demgegenüber hat man zeigen können, daß ein vesikulärer Transport von Meerrettichperoxidase durch das Arteriolendothel in umschriebenen Regionen des Subarachnoidalraumes der Maus möglich ist (Westergaard und Brightman, 1973).

Die Arachnoidea bildet eine Permeabilitätsschranke zwischen dem Subarachnoidalraum und dem Zentralnervensystem. Tracersubstanzen, wie z.B. die schon mehrfach erwähnte Meerrettichperoxidase, vermögen nach Instillation in den Subarachnoidalraum die Pia mater zu überwinden und ins Gehirn einzudringen. Der umgekehrte Weg in den Subduralraum ist ihnen indes benommen.

Der Transport des Liquor cerebrospinalis zwischen Subarachnoidalraum und den venösen Blutleitern der harten Hirnhaut erfolgt über die Arachnoidalzotten (Pacchionische Granulationen). Diese werden aus knotenförmigen Säulen von arachnoidalen Deckzellen, welche sich zwischen den Kollagenfaserschichten des inneren Durablattes hindurchzwängen, gebildet. Sie stellen sich licht- und elektronenmikroskopisch als endothelüberkleidete Protrusionen in das Sinuslumen dar (Shabo und Maxwell, 1968).

Literatur

Shabo AL, Maxwell DS (1968) The morphology of the arachnoid villi. A light and electron microscopic study in the monkey. J Neurosurg 29:451–463

Westergaard E, Brightman MW (1973) Transport of proteins across normal cerebral arterioles. J Comp Neurol 152:17–44

Nabeshima S, Reese TS, Landis D, Brightman MW (1975) Junctions in the meninges and marginal glia. J Comp Neurol 164:127–170

Hirano A, Cervós-Navarro J, Ohsugi T (1976) Capillaries in the subarachnoid space. Acta Neuropathol 34:81–85

Ohsugi T, Hirano A (1976) Are there capillaries in the subarachnoid space? Neurol Med (Tokyo) 4:233–241

Pathologische Veränderungen der Leptomeninx

Die Meningitis (Abb. 272)

Eine Meningitis ist in den meisten Fällen Folge einer bakteriellen Infektion, die das Gehirn entweder auf hämatogenem Wege oder als fortgeleitete

Die Meningitis

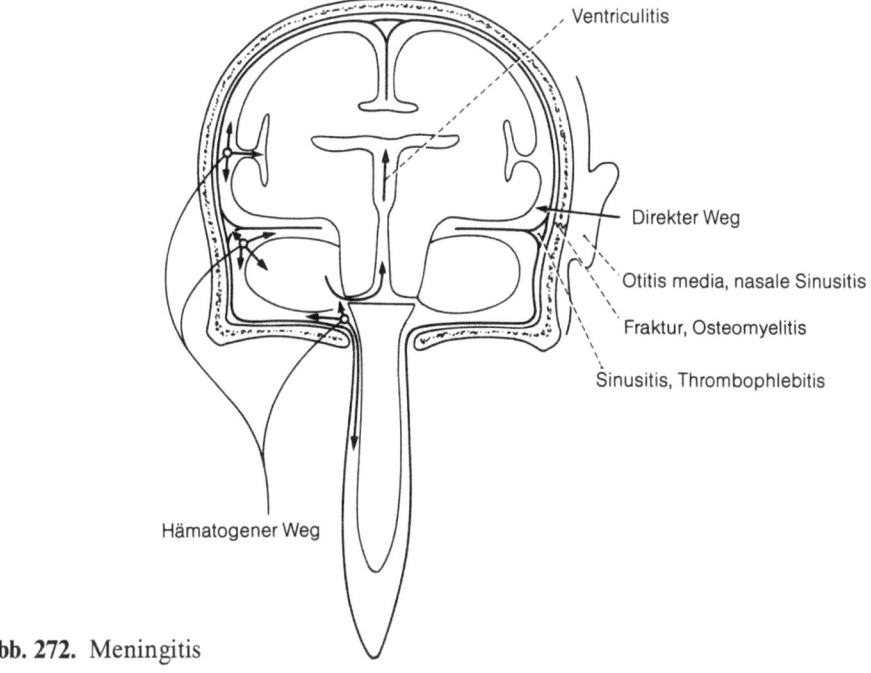

Abb. 272. Meningitis

Entzündung aus Nachbarstrukturen, inbesondere dem Knochen, erreicht. Häufige Ausgangspunkte solcher fortgeleiteter Meningitiden sind eine Mastoiditis im Rahmen der Otitis media mit nachfolgender Thrombophlebitis, eine Sinusitis der Nasennebenhöhlen und Schädelfrakturen mit Eröffnung unsteriler benachbarter Hohlräume. Zu den häufigsten Verursachern eitriger Meningitiden gehören Meningokokken, Pneumokokken und Hämophilus influenzae. Staphylokokken, Streptokokken und Escherichia coli sind etwas weniger häufig und kommen öfter als Verursacher von Hirnabszessen vor.

Im akuten Stadium der Meningitis kommt es zur Exsudation von Ödemflüssigkeit, segmentkernigen Leukozyten und Fibrin, verbunden mit Erythrodiapedesen in den Subarachnoidalraum. Die chronischen Stadien sind dagegen von Infiltraten aus Lymphozyten, Plasmazellen und Makrophagen („Rundzellinfiltraten") geprägt. Auch kommt es zur Proliferation von Bindegewebszellen mit einer Fibrose der Leptomeninx, die zum Verschlußhydrozephalus führen kann.

Bei Eindringen von Tuberkelbazillen oder Spirochäten in den Subarachnoidalraum kommt es zur Ausbildung von chronisch-granulomatösen Meningitiden mit der Bildung von Tuberkulomen, respektive Gummen, die durch verkäsende Nekrosen gekennzeichnet sind, als charakteristische feingewebliche Merkmale. Die Veränderungen sind bei diesen Formen der Meningitis vorwiegend im Bereich der Hirnbasis (basale Meningitis) ausgeprägt.

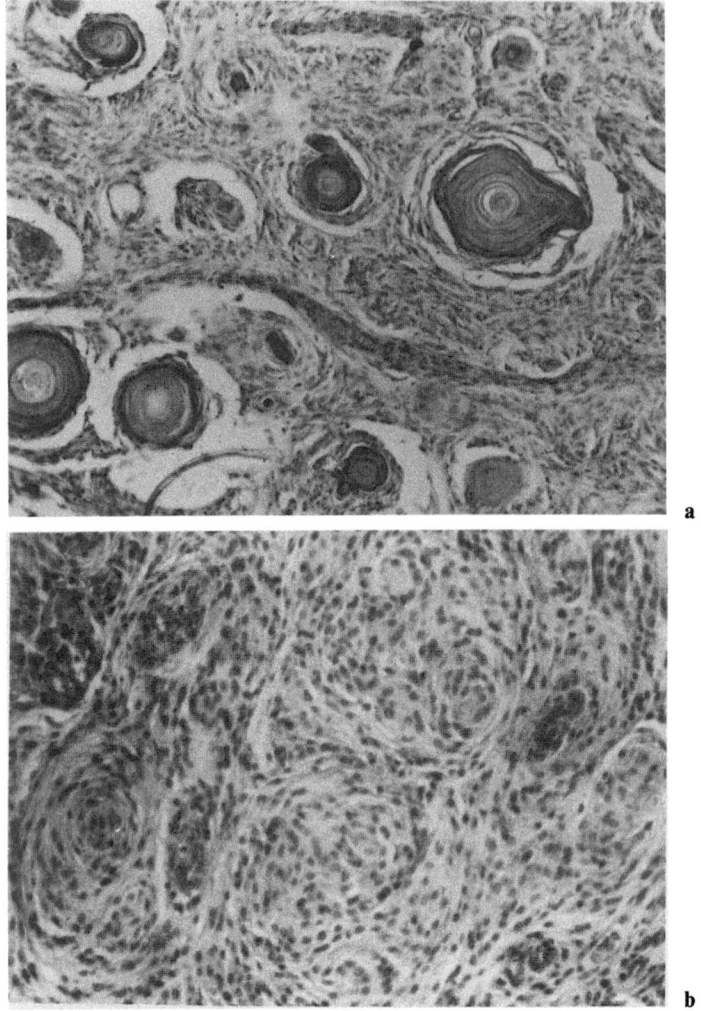

Abb. 273 a, b. Meningeom (H.E.). **a.** Psammomkörper. **b.** Zellwirbel

Außer bakteriellen Erregern können auch Infektionen mit Pilzen zur Meningitis führen. Die bekannteste unter ihnen ist der Cryptococcus neoformans. Weiterhin kommen aber auch Actinomyces, Coccidiomyces, Blastomyces, Mucormyces, Candida albicans (Moniliasis), Nocardien und Aspergillus als Erreger in Frage.

Meningeome (Abb. 273–275)

Das basale Element des Meningeoms ist die neoplastisch transformierte Arachnoidalzelle. Zellwirbelbildungen und das Auftreten von Psammomkörpern machen den charakteristischen lichtmikroskopischen Aspekt des Meningeoms aus (Abb. 273).

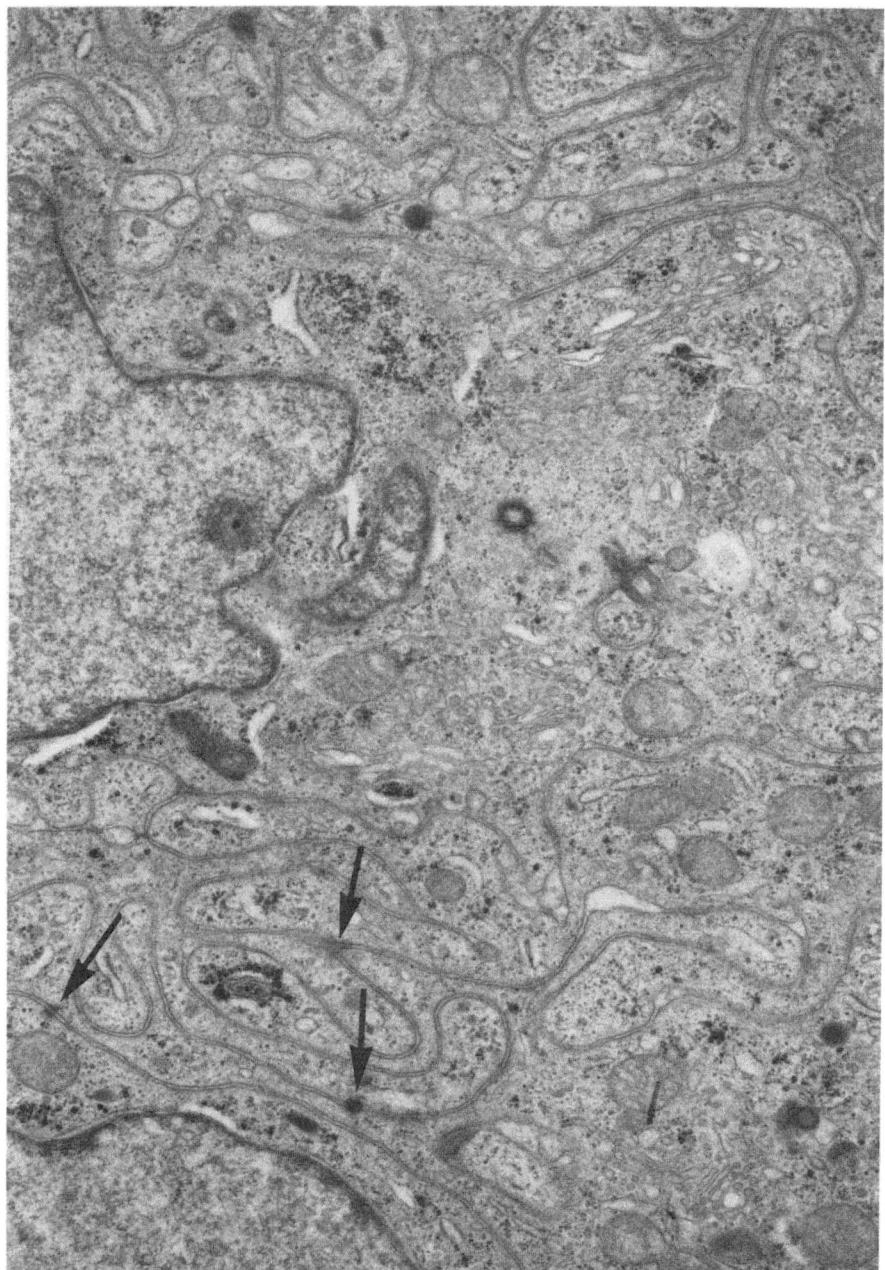

Abb. 274. Meningeom. Die Pfeile deuten auf Desmosomen. ×25 000 (aus: Hirano A (1971) Progress in Neuropathology. Vol 1, p 1, Grune & Stratton)

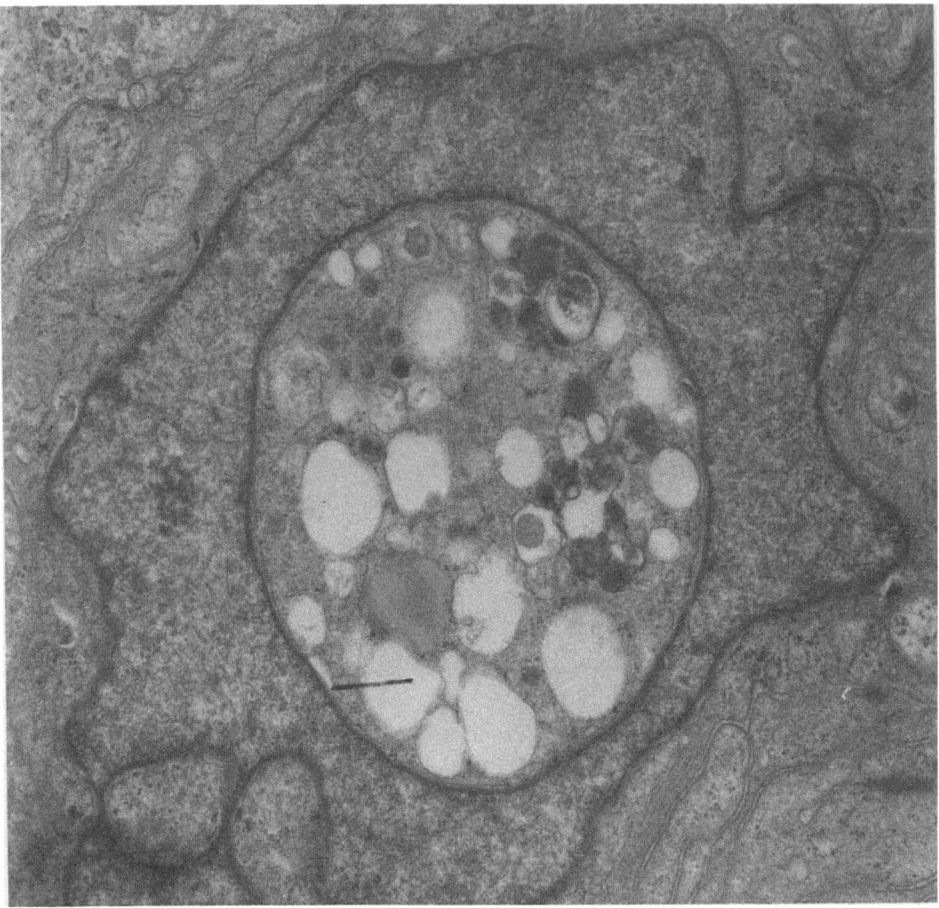

Abb. 275. Meningeom. Invagination des Zytoplasmas in den Kern. Dieser Befund entspricht einem „eosinophilen Kerneinschluß". ×22 000

Feinstrukturelle Untersuchungen haben als auffallendstes Merkmal eine in hohem Maße unregelmäßige, durch die Verflechtung zahlreicher blattförmiger Zellfortsätze gekennzeichnete, Zelloberfläche zutage gefördert (Abb. 274). An den Zellrändern finden sich zahlreiche Desmosomen, so daß meistens der Extrazellularraum recht eng ist. Bereits die normalen Arachnoidalzellen zeigen lange Zellfortsätze, die untereinander durch Verbindungen, auch vom Typ der Desmosomen, „Gap-" und „Tight-Junctions", verbunden sind (Tani et al., 1974). Im Gegensatz zu den Meningeomen zeichnet sich das Zellgefüge der normalen Leptomeninx durch einen weiteren Extrazellularraum aus, d.h. durch den Subarachnoidalraum. Andererseits können allerdings auch in Meningeomen einige Abschnitte große Extrazellularräume mit erheblichem Aufkommen an Kollagenfasern besitzen, von denen einige durchaus größer als üblich sein können. Häufig findet man in den gleichen Arealen Kalkablagerungen, umgeben von

Kollagenfasern und Tumorzellen in konzentrischer Anordnung. Die Tumorzellen enthalten die üblichen Organellen, zeichnen sich aber häufig durch hochgradig unregelmäßig gestaltete Kerne aus, so daß manchmal Zytoplasmaeinstülpungen in den Kern (Abb. 275) nachweisbar sind und lichtmikroskopisch gelegentlich als nukleäre Einschlußkörper beschrieben werden. Zusätzlich findet man manchmal etwas Glykogen, wesentlich häufiger aber noch Filamente, die sich mitunter in großer Menge im Zytoplasma ansammeln.

Die Blutgefäße der Meningeome sind fenestriert (Cervós-Navarro, 1971), im Gegensatz zu denen der normalen Meningen (s. o.). Einige der Psammomkörper entstehen aus degenerierten Blutgefäßen. Daher haben manche anstatt der sonst üblichen kugelförmigen Gestalt eine zylindrische; ja, viele bilden sogar Verzweigungen (Gonatas und Besen, 1963).

Literatur

Gonatas NK, Besen M (1963) An electron microscopic study of three human psammomatous meningiomas. J Neuropathol Exp Neurol 22:263–273

Poon TP, Hirano A, Zimmerman HM (1971) Electron Microscopic Atlas of Brain Tumors. Grune & Stratton, New York

Cervós-Navarro J (1971) Electronenmikroskopie der Hemangioblastoma des ZNS und der angioblastischen Meningiome. Acta Neuropathol 19:184–207

Tani E, Ikeda K, Yamagata S, Nishiura M, Higashi N (1974) Specialized junctional complexes in human meningioma. Acta Neuropathol 28:305–315

Kawamoto K, Herz F, Kajikawa H, Hirano A (1979) An ultrastructural study of cultured human meningioma cells. Acta Neuropathol 46:11–15

Hämangioperizytom. Obwohl Meningeome in der überwiegenden Zahl benigne Tumoren sind, können sie gelegentlich auch einmal maligne werden. Ein solcher Tumor ist das Hämangioperizytom, welches von manchen Autoren als angioblastisches Meningeom bezeichnet wird. Seine histologischen Charakteristika stimmen mit denen der Hämangioperizytome anderer Körperregionen überein. Im Gegensatz zu den sonstigen Meningeomen zeigen sie keine Zellwirbelformationen oder Psammomkörper. Unreife Tumorzellen sind in dichten Nestern in ein reichhaltiges Maschenwerk aus Retikulinfasern eingebettet. Manche Zellen sind teilweise oder komplett von einer Basalmembran eingehüllt, während andere über verschiedenartige Verbindungen miteinander in engem Kontakt stehen. Zusammen mit den üblichen Zellorganellen kann man auch Glykogengranula und Fibrillen nachweisen. Die Fibrillen können sich mitunter zu Bündeln zusammenschließen und auch randständige Ansammlungen von Vesikeln sind gelegentlich zu beobachten – Dinge, die an glatte Muskulatur erinnern. Die Herkunft der Tumorzellen ist noch immer Gegenstand heftiger Kontroversen. Es ist wichtig, diesen Tumortyp vom landläufigen benignen Meningeom abzugrenzen, da er nicht nur sehr schnell rezidivieren kann, sondern zu einer Tumorart gehört, die auch außerhalb des Zentralnervensystems vorkommt.

I. Die Gefäßversorgung (Abb. 276)

Während der Embryonalentwicklung durchdringen die Gefäße der Leptomeninx das wachsende Hirngewebe und bilden die Quelle für alle Blutgefäße des Zentralnervensystems. Als erstes entstehen die Endothelzellen, die zunächst solide Zellsäulen bilden, in deren Innerem sich später ein Lumen formiert. Anschließend erscheinen eine Basalmembran, welche das Endothel umgibt, und, im Falle der Kapillaren, Astrozytenfüße, die an den Fortsätzen der Astrozyten des benachbarten Gewebes sitzen und den perivaskulären Raum umsäumen (Abb. 277).

1. Die Arterien

Normale Arterien (Abb. 278)

Die grundlegende Architektur der intrazerebralen Arterien ist denen anderer Organe ähnlich. Es gibt auch hier eine Intima, die aus Endothelzellen besteht, wobei die Zellkörper und Kerne in Längsrichtung orientiert sind. Die Zellen werden von einer Basalmembran überdeckt. Unter dem Endothel besteht ein schmaler bindegewebiger Spaltraum, der unter normalen Bedingungen im Lichtmikroskop nicht zu erkennen ist. Die Intima wird gegen die Media durch eine deutliche, geschlängelte Lamina elastica interna abgegrenzt. Sie ist leicht zu erkennen und stellt sich in Elastica-van Gieson-Färbungen schwarz-braun dar. Die Media ist der dickste aller Wandabschnitte und besteht aus glatten Muskelzellen. Sie sind spindelförmig und mit zahlreichen Myofilamenten angefüllt. Ferner zeichnen sie sich durch eine einzelne Reihe zahlreicher Vesikel an der Peripherie und eine Basalmembran aus, die sie, mit Ausnahme gelegentlicher Verbindungen zwischen einzelnen Zellen, vollständig umgibt. Manchmal dringen glatte Muskelzellen durch die Lamina elastica interna vor und bilden myoendotheliale Verbindungen. Die Adventitia besteht aus aufgelockerten Bindegewebszügen, vereinzelten Nervenendigungen und ihren Axonen, mit den dazugehörigen Schwannzellen.

Pathologische Veränderungen der Arterien

Die Arteriosklerose (Abb. 27, 278)

Die arteriosklerotischen Gefäßveränderungen sind in der Regel am ausgeprägtesten in der Intima, die erhebliche fibrotische Verdickungen erkennen lassen kann. Oft geht sie mit Fett- (Cholesterin) und Kalkablagerungen ein-

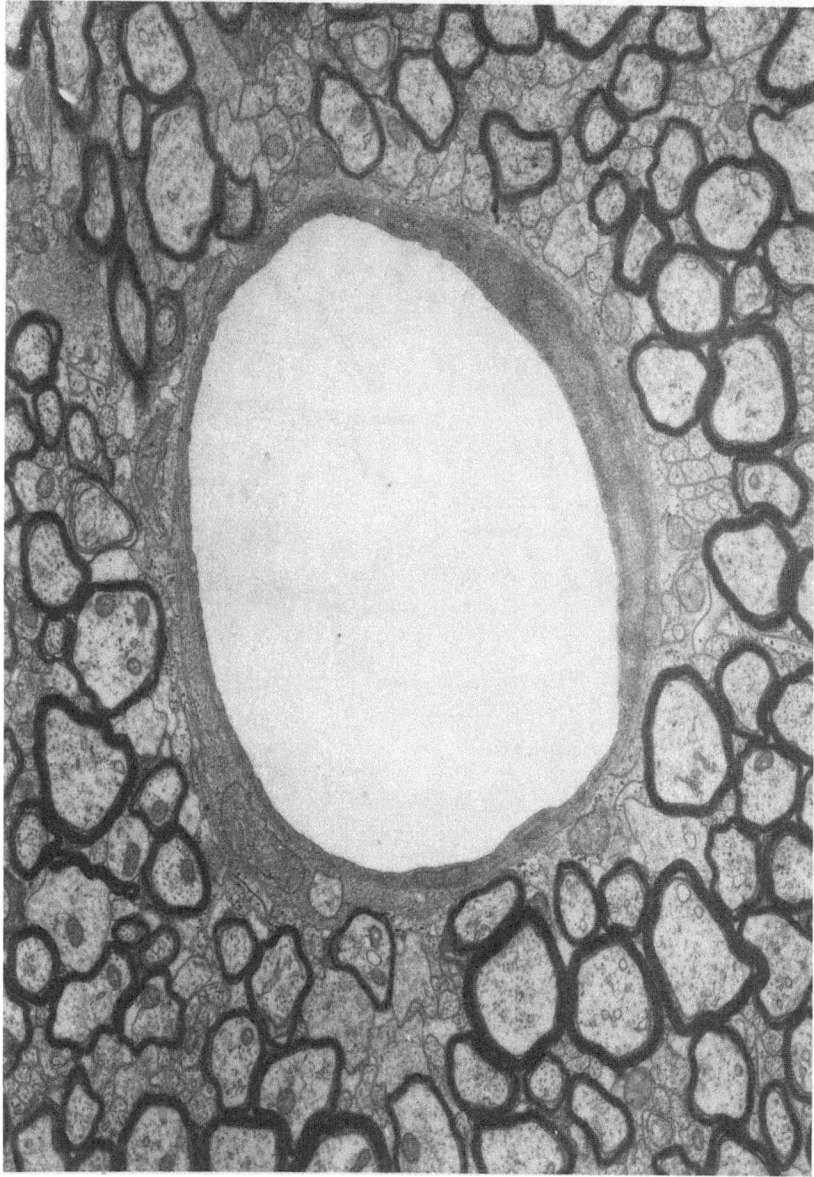

Abb. 276. Blutgefäß im Marklager einer Ratte. Das Gefäßlumen ist leer und als Folge der Perfusionsfixation dilatiert. × 16 000 (aus: Hirano A (1969) The Structure and Function of Nervous Tissue. Vol 2, p 69, Academic Press)

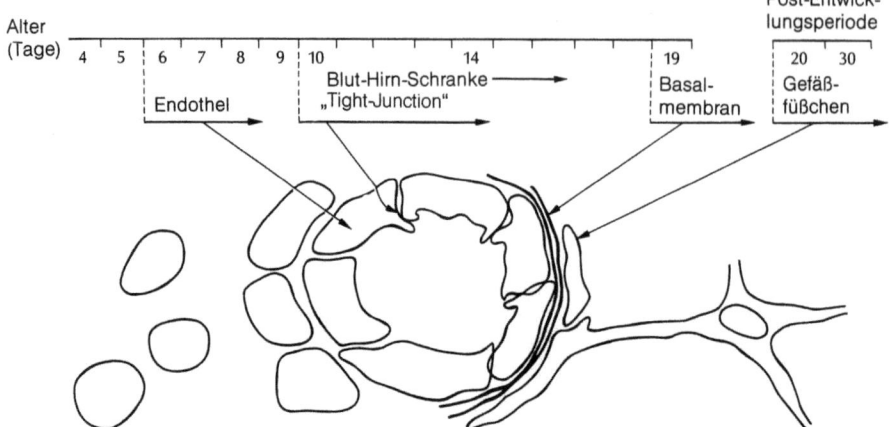

Abb. 277. Schematische Darstellung der Entwicklung eines Blutgefäßes im Hühnchengehirn (aus: Hirano A (1973) Lab Invest 29:659)

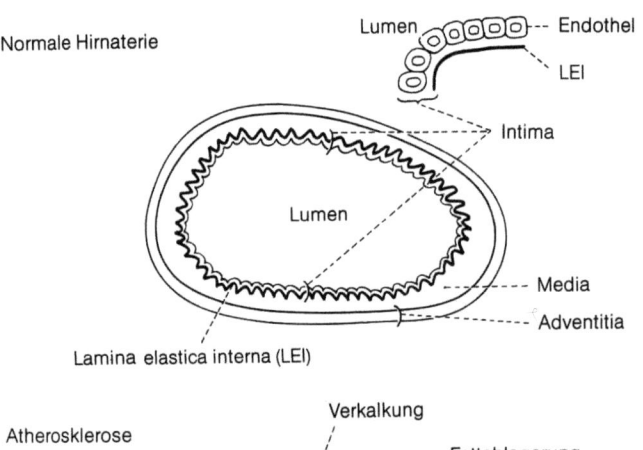

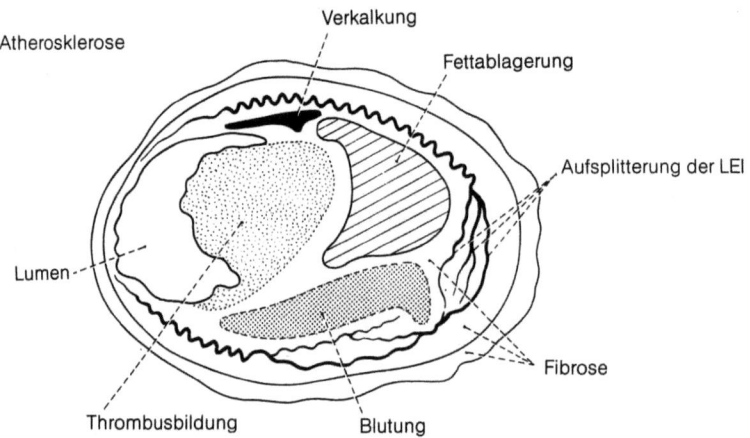

Abb. 278. Normale und arteriosklerotisch veränderte intrakranielle Arterien

her. Die Lamina elastica interna ist häufig aufgesplittert oder unterbrochen. Zudem kann oft lichtungverlegendes thrombotisches Material beobachtet werden, und häufig fehlen die Endothelzellen. Thromben und Embolisate werden in der üblichen Zeit organisiert und über die Bildung kleiner neuer Gefäßlumina rekanalisiert.

Die Pathogenese der Arteriosklerose der Aorta hat in jüngster Zeit wesentliche Erhellung erfahren. Der Prozeß beginnt offensichtlich mit einer primären Schädigung, die auf irgendeine Art und Weise zu Endothelverlusten führt. Das gibt Anlaß zur Bildung von Thromben und zur Migration von glatten Muskelzellen durch die Elastica interna. Chronische Einflüsse, wie eine anhaltende Hypercholesterinämie, bedingen die Bildung der typischen artiosklerotischen Plaques (Ross und Glomset, 1976).

Literatur

Ross R, Lomset JA (1976) The pathogenesis of atherosclerosis. New England J Med 293:369–376, 420–425

Arterielle Verschlüsse und Rupturen

Siehe Seite 28 und 89

Aneurysmen

Siehe Seite 29

Gefäßmißbildungen

Siehe Seite 24, 25

2. Die Venen

Die Venen des Zentralnervensystems zeichnen sich durch ihre weiten Lumina bei relativ dünnen Wänden aus. Das Endothel ist von einer dünnen Lage von Bindegewebe umgeben. Die Lamina elastica interna fehlt, und der Anteil glatter Muskulatur am Wandaufbau ist gering.

3. Die Kapillaren (Abb. 279)

Die zahlreichen Kapillaren des Zentralnervensystems unterscheiden sich von denen der meisten anderen Organe in bezug auf die Permeabilität ihres Endothels, welches das anatomische Grundelement der Blut-Hirnschranke

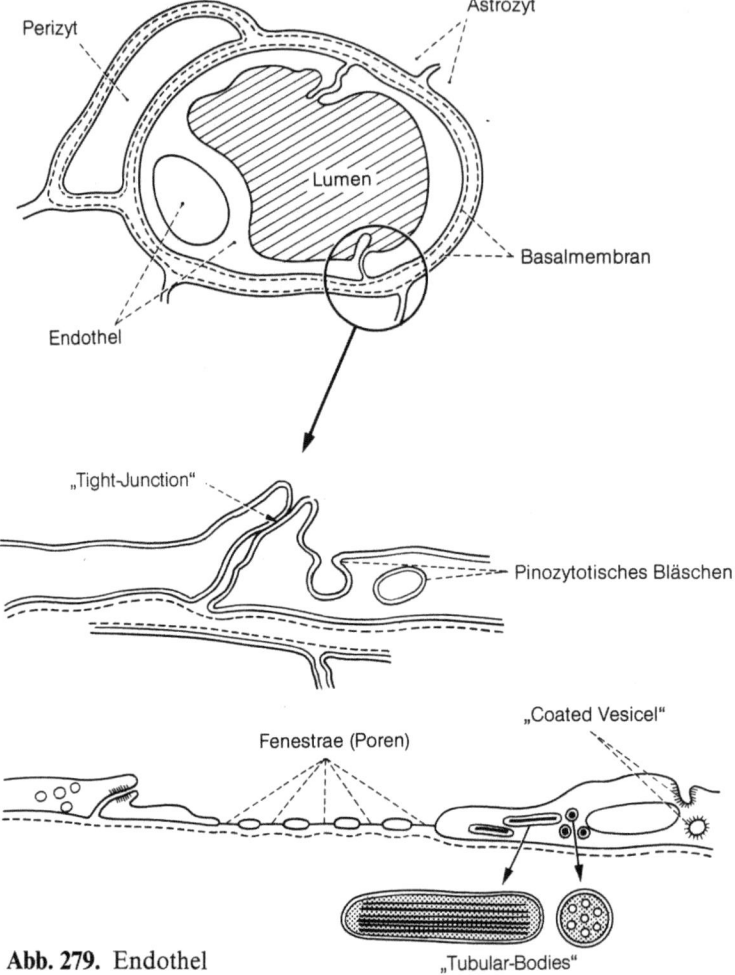

Abb. 279. Endothel

darstellt. Wenn man einen makromolekularen Tracer, wie die Meerrettichperoxidase, dem Blutstrom zuführt, wird er in den meisten Geweben in die perivaskulären Räume und ins Parenchym austreten. Durch „Fenestrae" in den Zellen und/oder mit Hilfe von *plasmalemmalen (pinozytotischen) Vesikeln* kann er die Zellbarriere überwinden. Im Muskel, beispielsweise, nehmen unter normalen Umständen pinozytotische Vesikel annähernd ein Drittel der endothelialen Zellfläche ein. In den meisten Abschnitten des Zentralnervensystems bilden jedoch die Endothelzellen, trotz ihrer erheblich reduzierten, oft nur 0,1 Mikron betragenden Dicke, eine bemerkenswert dichte Schranke für den Tracer. Benachbarte Endothelzellen sind durch Zonulae occludentes miteinander verbunden, die speziell den Durchtritt der Tracersubstanz verhindern. Vesikel des Plasmalemm von etwa 700 Å Durchmesser sind selten und solche, die Tracer enthalten, sind auf die lumenwertige Oberfläche beschränkt. *Fenestrae* gibt es, mit Ausnahme der wenigen Abschnitte, die keine Blut-Hirnschranke besitzen, an den Hirngefäßen nicht. Zu den Arealen mit fenestrierten Gefäßen gehören der Plexus choroideus, die Pinealis und die Hypophyse, die Area postrema, das Tuber cinereum und die Eminentia mediana.

Mit Ausnahme der grauen Substanz des Rückenmarkes ist der *perivaskuläre Raum* der Kapillaren des Zentralnervensystems sehr eng und frei von jeglichen Bindegewebsfasern. Auf der einen Seite wird er durch die endotheliale Basalmembran, zur anderen Seite hin durch die Basalmembran der Astrozytenfüßchen begrenzt. In einigen Fällen ist der perivaskuläre Raum ganz obliteriert, und die beiden Basallaminae bilden eine einzige, mäßig elektronendichte, homogene Struktur. In der grauen Substanz des Rückenmarkes besitzen die meisten Kapillaren einen perikapillären Raum von vergleichsweise großer Ausdehnung, der mitunter auch geringe Mengen an Bindegewebe enthält.

Gelegentlich werden *Perizyten* an der Außenseite des Kapillarendothels und der Venolen gefunden. Herkunft und Bedeutung dieser Zellen sind unbekannt. Sie werden komplett von Basalmembran eingehüllt und bieten feinstrukturelle Eigenschaften, die an diejenigen der glatten Muskelzellen erinnern. Manche Untersucher messen den Perizyten eine phagozytäre Funktion bei und rechnen sie zum retikuloendothelialen System.

Die Endothelzellen im Zentralnervensystem enthalten alle üblichen Zellorganellen, wie Mitochondrien, Golgiapparat, etwas rauhes endoplasmatisches Retikulum, freie Ribosomen, Fibrillen, multivesikuläre Körper, vereinzelte Mikrotubuli und Zentriolen. Demgegenüber kommt der *tubuläre Körper (Weibel-Palade-Körper)*, eine auffällige Organelle im Endothel vieler Organe, im Zentralnervensystem von Labortieren verhältnismäßig selten vor. Diese Gebilde, die man für spezielle Marker der Endothelzelle gehalten hat, wurden zuerst durch Weibel und Palade im Aortenendothel und dem anderer Gefäße beschrieben. Es handelt sich um membrangebundene Organellen von etwa 0,1 Mikron Breite und bis zu 3 Mikron Länge. Die ausgewachsene Organelle ist mit 6–20 Tubuli vollgepackt, mißt etwa 150–200 Å im Durchmesser und ist in eine dichte Matrix eingebettet. Die unreife Organelle dagegen, die man oft mit dem Golgiapparat assoziiert findet, hat eine weniger dichte Matrix. Manchmal kann man beobachten, daß die Grenzmembran der membrangebundenen Vesikel des Golgiapparates in die der tubulären Körper ohne Unterbrechung übergeht.

Tubuläre Körper findet man gewöhnlich im Endothel großer Gefäße und sogar in Kapillaren von vielen Organen außerhalb des Zentralnervensystems. Innerhalb des Zentralnervensystems sind sie jedoch in Kapillaren äußerst ungewöhnlich, obwohl man sie gelegentlich in solchen und in Venolen normaler Altersgehirne nachgewiesen hat (Herringer et al., 1974). Im Nervensystem normaler Labortiere scheinen sie auf die Endothelien der großen Gefäße beschränkt, wie z. B. auf die A. carotis interna, und schließlich auch auf die wenigen, bereits genannten Areale des zentralen Nervensystems mit fenestrierten Kapillaren.

Literatur

Weibel ER, Palade GE (1964) New cytoplasmic components in arterial endothelia. J Cell Biol 23:101–112
Reese TS, Karnovsky MJ (1967) The structural localization of a brain barrier to exogenous peroxidase. J Cell Biol 34:207–217
Herringer H, Anzil AP, Blinzinger K, Kronski D (1974) Endothelial microtubular bodies in human brain capillaries and venules. J Anat 118:205–209

Die pathologischen Veränderungen der Kapillaren und anderer kleiner Gefäße (Abb. 279)

Die meisten krankhaften Veränderungen an Kapillaren und Venolen des Zentralnervensystems kann man in direkte Beziehung zu Veränderungen der Permeabilität, d.h. einen Zusammenbruch der Blut-Hirnschranke, setzen, der nahezu alle pathologischen Störungen begleitet.

Literatur

Stehbens WE (1972) Pathology of Cerebral Blood Vessels. CV Mosby, St. Louis
Cervós-Navarro J (ed) (1974) Pathology of Cerebral Microcirculation. Walter de Gruyter, New York
Hirano A, Matsui T (1975) Vascular structure in brain tumors. Human Path 6:611–621
McCormick WF, Schochet SS Jr (1976) Atlas of Cerebrovascular Disease. WB Saunders Co, Philadelphia
Cervós-Navarro J, Matakas F (eds) (1976) The Cerebral Vessel Wall. Raven Press, New York
Cervós-Navarro J, Betz E, Ebhardt G, Ferszt R, Wüllenweber R (1978) Advances in Neurology. Vol 20: Pathology of Cerebrospinal Microcirculation. Raven Press, New York

Fenestrationen (Abb. 279–281)

Die wahrscheinlich auffallendste dieser Veränderungen ist die Bildung von *Fenestrae* oder Poren in den abnorm verschmälerten Endothelzellen. Die Poren sind offensichtlich identisch mit denjenigen, die man in einigen Hirnarealen bereits unter normalen Verhältnissen sieht. Die Poren sind rundliche, 500 Å im Durchmesser messende, Areale, in denen die lumenwärtige und die basale Plasmamembran miteinander verschmelzen. Die Fusionsstelle stellt ein durchgehendes, etwa 50 Å dickes, Diaphragma dar, welches offensichtlich den Porus selbst abdichtet. Tracersubstanzen vermögen anscheinend die Wände fenestrierter Gefäße weitgehend ungehindert zu durchdringen.

Bei einer Reihe sowohl neoplastischer wie nichtneoplastischer krankhafter Prozesse können fenestrierte Gefäße in jedem Abschnitt des Zentralnervensystems auftreten (Hirano und Kochen, 1975, Snyder et al., 1975).

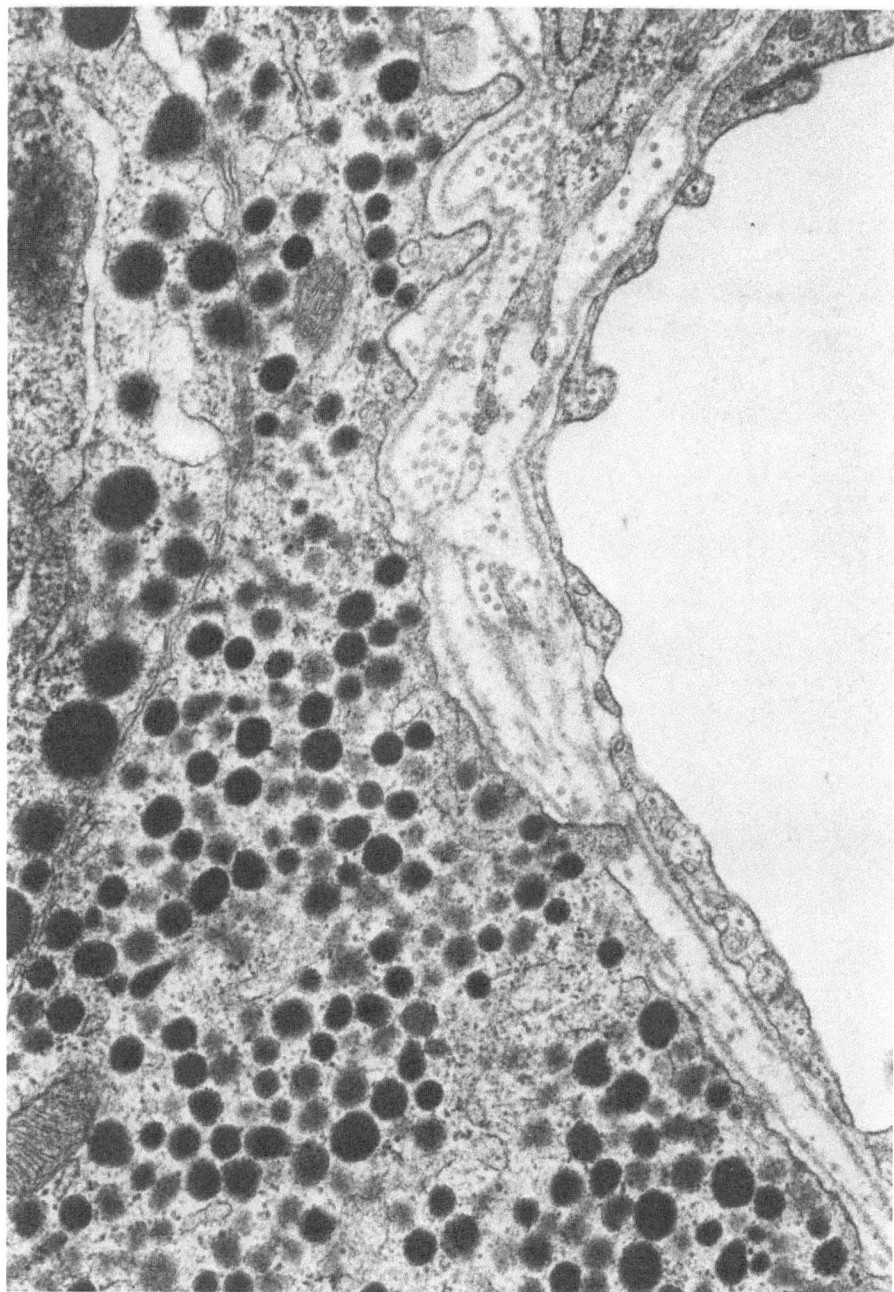

Abb. 280. Hypophyse der gesunden Ratte. Man sieht Hypophysenzellen mit sekretorischen Granula und fenestrierte Endothelien. ×25 000

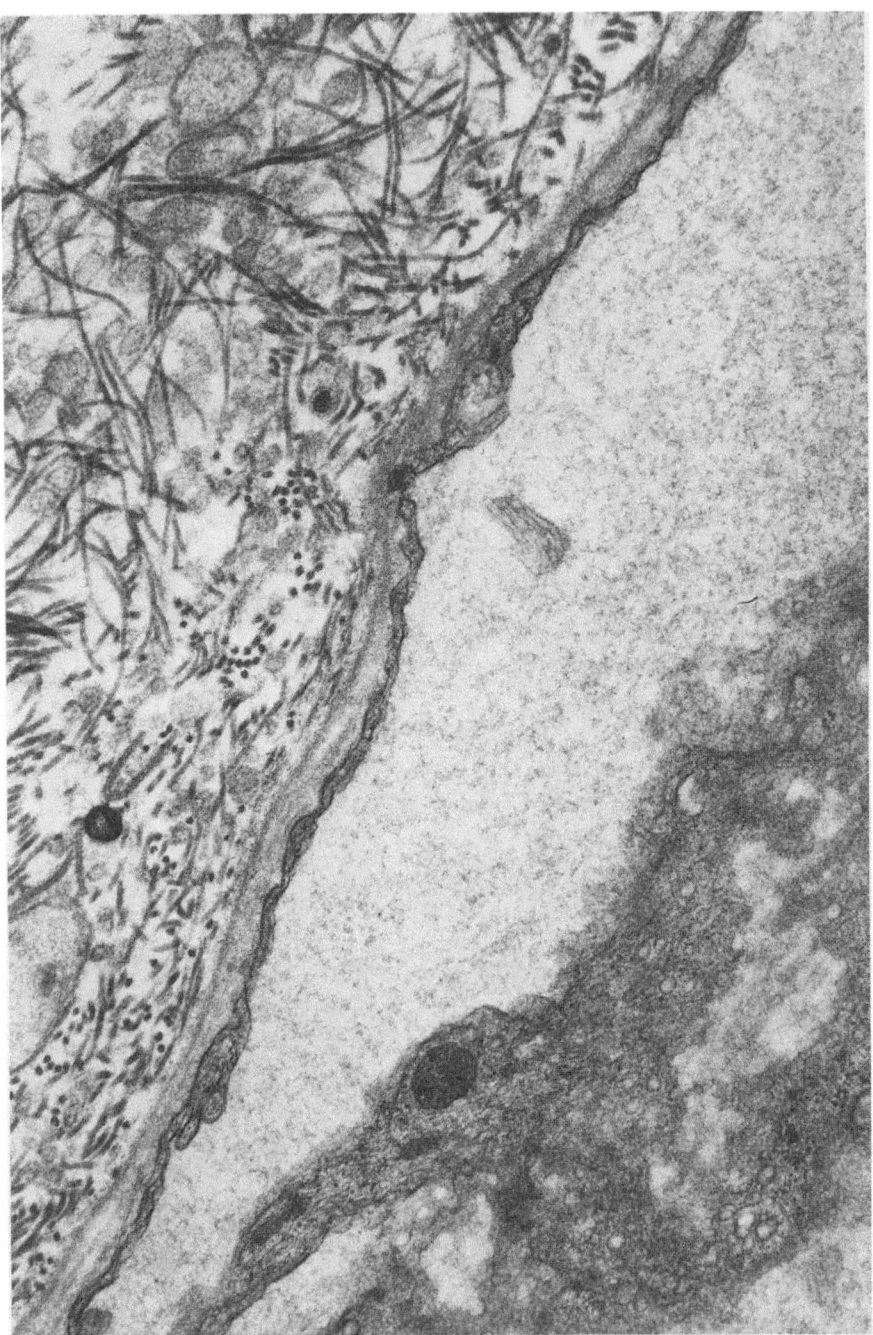

Abb. 281. Blutgefäße in einem Schwannom. Der weite perivaskuläre Raum ist mit Kollagenfasern angefüllt. Die Endothelien sind fenestriert. ×110 000 (aus Hirano A (1974) In: Pathology of Cerebral Microcirculation. p 203, Walter de Gruyter, Berlin)

Im Gegensatz zu den normalen Verhältnissen sind sogar Fenestrae von abnormer Größe in dünnwandigen Gefäßen, wie man sie z.B. bei bestimmten Tumoren oder bei Strahlennekrosen findet, zu beobachten. Die Herkunft dieser Gefäße ist nicht immer eindeutig. In einigen Fällen leiten sie sich möglicherweise aus Proliferaten bereits vorher fenestrierter Gefäße ab. Dies mag z.B. für die fenestrierten Kapillaren in den chromophoben Hypophysenadenomen gelten, da in der Hypophyse die Gefäße schon normalerweise fenestriert sind (Hirano et al., 1972). Ähnlich könnte man die in gleicher Weise veränderten Gefäße in Plexuspapillomen interpretieren.

Andererseits kann man aber auch die Möglichkeit nicht ausschließen, daß zumindest in einigen Fällen fenestrierte Kapillaren im Rahmen pathologischer Veränderungen vorher nicht fenestrierter Gefäße gebildet werden. Schwannome im Subarachnoidalraum der Rückenmarkswurzeln enthalten zahlreiche fenestrierte Blutgefäße (Hirano et al., 1972a, b), obwohl normalerweiser die dort ortsständigen Gefäße diese Phänomene nicht zeigen. Obwohl ungewöhnlich, so kann man doch auch in einigen Gliomen Gefäße mit Fenestrae in geringer Zahl finden. Man hat zeigen können, daß Hirnmetastasen von Nierenkarzinomen fenestrierte Gefäße in ähnlicherweise enthalten, wie man sie auch in normalen Nieren beobachtet (Hirano und Zimmerman, 1972), und man hat angenommen, daß die Tumorzelle zumindest in diesem Falle eine Fenestration an den ansonsten nicht fenestrierten ortsständigen Hirngefäßen induziert hat.

Literatur

Hirano A, Dembitzer HM, Zimmerman HM (1972a) Fenestrated blood vessels in neurilemmoma. Lab Invest 27:305–309
Hirano A, Tomiyasu U, Zimmerman HM (1972) The fine structure of blood vessels in chromophobe adenoma. Acta Neuropathol 22:200–207
Hirano A, Hasson J, Zimmerman HM (1972b) Some new fine structural observations of ethylnitrosourea-induced nerve tumors in rat. Lab Invest 27:555–560
Hirano A, Zimmerman HM (1972a) Fenestrated blood vessels in a metastatic renal carcinoma in the brain. Lab Invest 26:465–468
Hirano A, Ghatak NR, Becker NH, Zimmerman HM (1974) A comparison of the fine structure of small blood vessels in intracranial and retroperitoneal malignant lymphoma. Acta Neuropathol 27:93–104
Hirano A, Kochen JA (1975) Some effects of intracerebral lead implantation in the rat. Acta Neuropathol 33:307–315
Snyder DH, Hirano A, Raine CS (1975) Fenestrated CNS blood vessels in chronic experimental allergic encephalomyelitis. Brain Res 100:645–649

Interzelluläre Verbindungen (Abb. 282–284)

Ohne den Einsatz von Tracern ist es schwierig, Veränderungen der Tight-Junctions, die normalerweise in den meisten Abschnitten des Zentralnervensystems benachbarte Endothelzellen miteinander verknüpfen, in Dünnschnitten zu erkennen. Diesbezügliche Untersuchungen sind in Tierexperi-

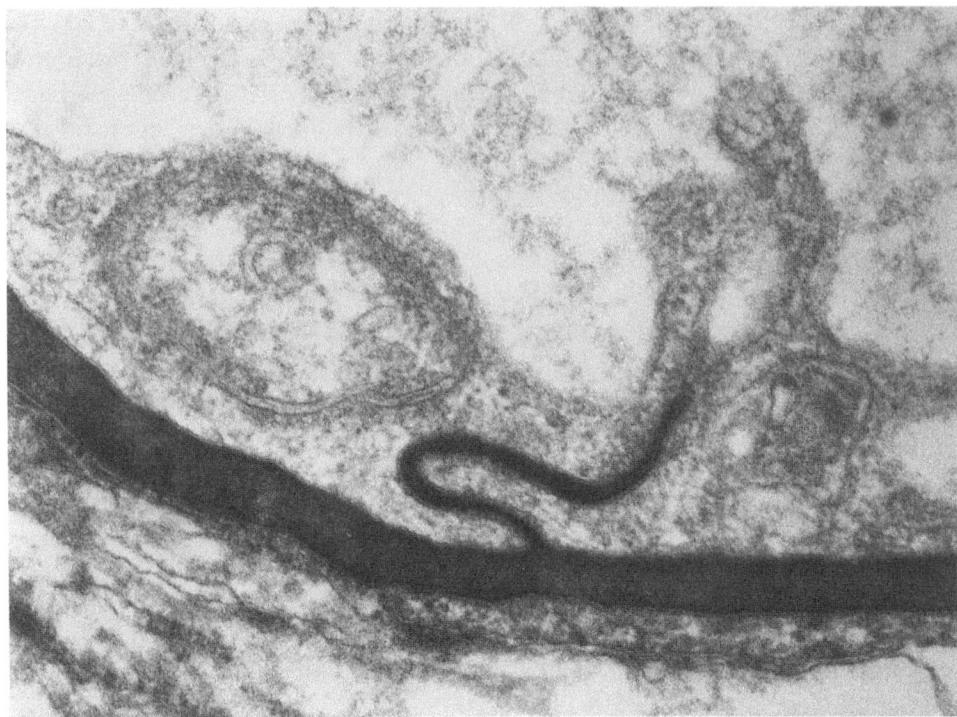

Abb. 282. Verbindung zwischen zwei Endothelzellen im Gehirn einer Ratte, die Lanthannitrat implantiert bekam. Sie verdeutlicht die Undurchdringlichkeit einer Tight-Junction zwischen zwei Zellen (aus: Hirano A (1974) In: Pathology of Cerebral Microcirculation. p 203, Walter de Gruyter, Berlin)

menten vorgenommen worden und, obwohl die Ergebnisse nicht immer eindeutig waren, scheint der Verdacht gerechtfertigt, daß bei einer Reihe von krankhaften Störungen die Tight-Junctions unterbrochen sind. In der Tat ist ja bekannt, daß bei entzündlichen Prozessen sich bestimmte Zellen aus dem Blut zwischen den Endothelzellen hindurchzuzwängen vermögen (Abb. 285 b). Auch hat man beobachtet, daß flüssige Bestandteile des Blutes unter pathologischen Umständen die Endothelschranke zu überwinden vermochten, indem sie zwischen benachbarten Zellen hindurchdrangen. Es ist schwer vorstellbar, daß einige dieser Lücken bereits während des Lebens bestanden, da ihre Größe zu einer offenen Blutung geführt haben müßte, die nicht vorhanden war. Es scheint daher gerechtfertigt, anzunehmen, daß die großen Lücken einer artifiziellen Verstärkung der tatsächlich zugrundeliegenden Verhältnisse entsprechen.

Literatur

Hirano A, Dembitzer HM, Becker NH, Levine S, Zimmerman HM (1970) Fine structural alterations of the blood-brain barrier in experimental allergic encephalomyelitis. J Neuropathol Exp Neurol 29:432–440

Interzelluläre Verbindungen

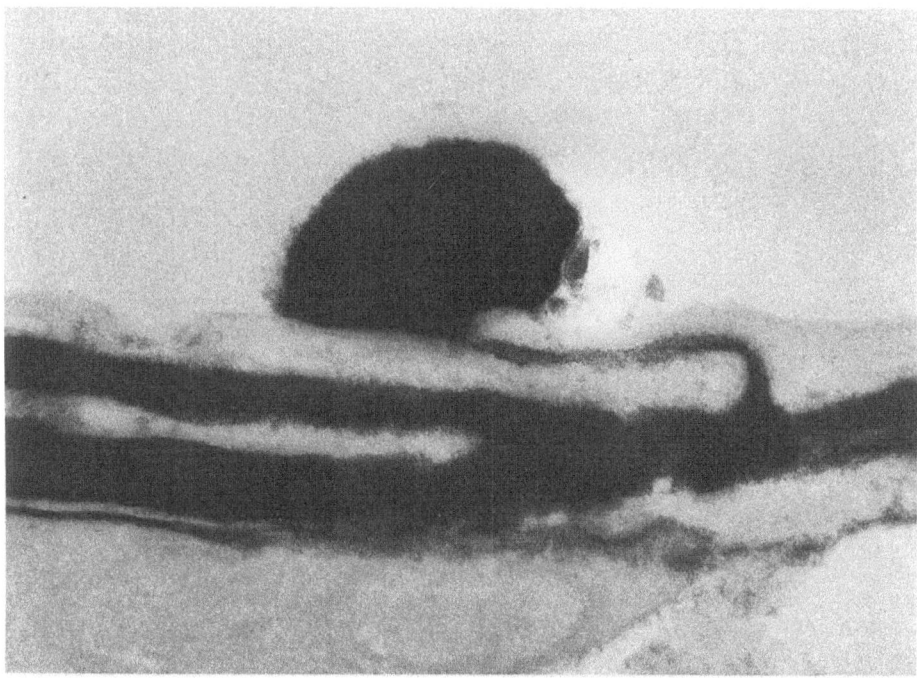

Abb. 283. Ungefärbter Schnitt eines Abschnittes ähnlich dem in Abb. 282 dargestellten. Ein Tracerbolus ragt in das Gefäßlumen und zeigt damit an, daß die Interzellularspalten doch gelegentlich durchgängig sind; in diesem Falle wahrscheinlich als Folge der Lanthanimplantation (aus: Hirano A (1974) In: Pathology of Cerebral Microcirculation. p 203, Walter de Gruyter, Berlin)

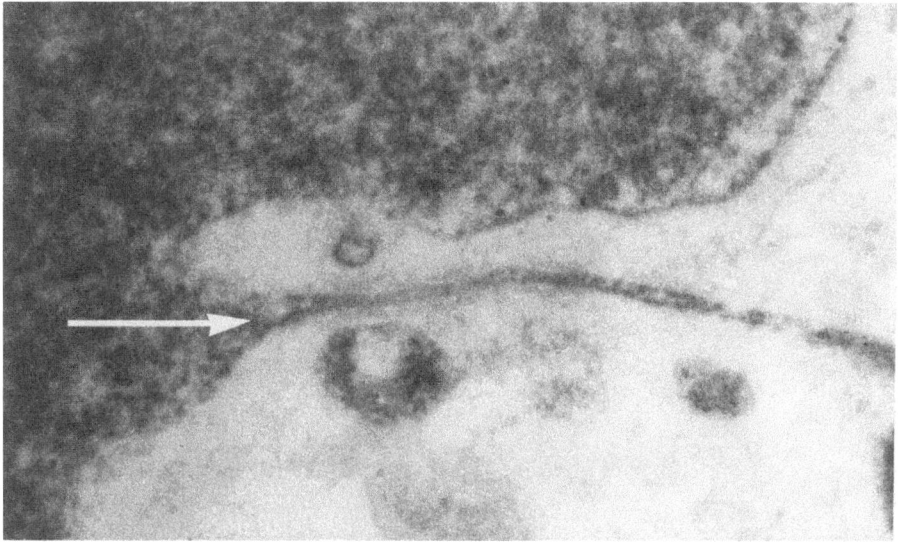

Abb. 284. Eindringen elektronendichter Peroxidase zwischen zwei Endothelzellen (Pfeil). Gehirn einer Ratte mit experimenteller Stichverletzung. ×96 000 (aus: Hirano A et al. (1970) J Neurol Sci 10:205)

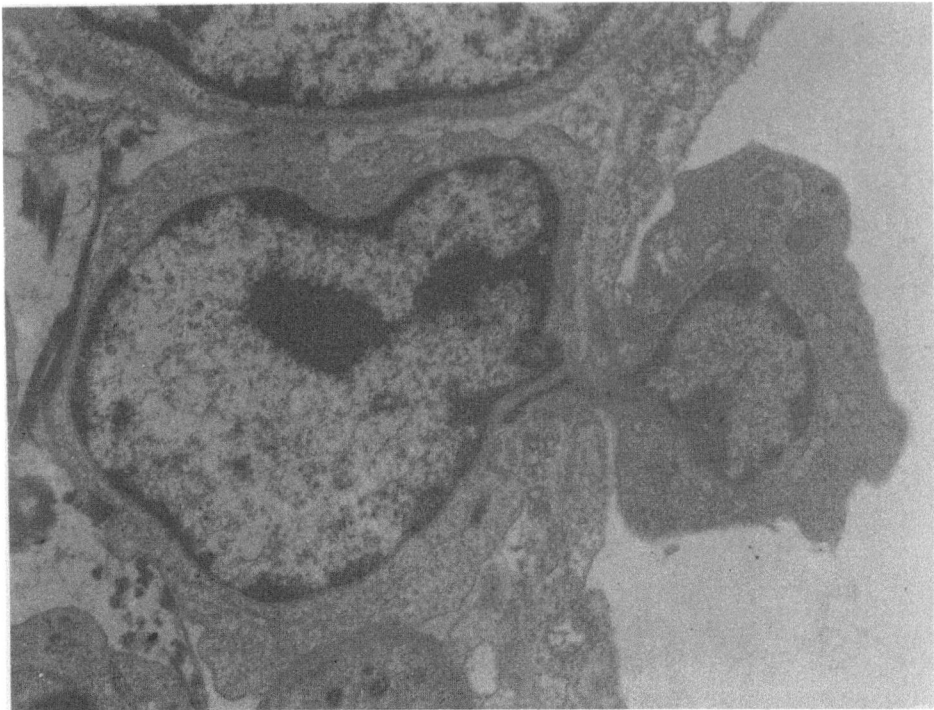

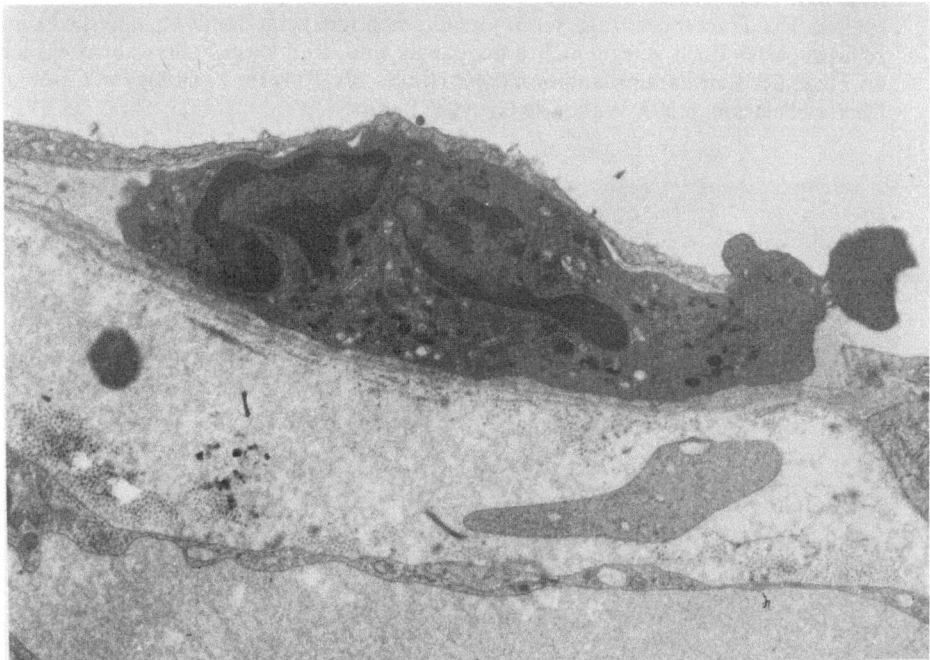

Abb. 285 a, b. Leukozyt, der im Rahmen einer Infektion die Gefäßwand durchwandert. **a.** ×13 000. **b.** ×8 500 (aus: Hirano A et al. (1965) Am J Path 47:209)

Brightman MW, Hori M, Rapoport SI, Reese TS, Westergaard E (1973) Osmotic opening of tight junctions in cerebral endothelium. J Comp Neurol 152:317–325
Hirano A (1974) Fine structural alterations of small vessels in the nervous system. In: International Symposium on the Pathology of Cerebral Microcirculation. pp 203–217, Cervós-Navarro J (ed), Walter de Gruyter & Co, Berlin

Plasmalemmale (pinozytotische) Vesikel (Abb. 286)

Wie bereits früher betont, sind plasmalemmale Vesikel unter pathologischen Bedingungen häufig vermehrt. In Tierexperimenten, in denen Tracersubstanzen verwandt wurden, hat man mit diesen Tracern angefüllte Vesikel sowohl im lumenwärtigen wie im basalen Zellabschnitt gefunden. Manche Untersucher sahen in diesen Vesikeln unter bestimmten Bedingungen den grundsätzlichen Mechanismus des Flüssigkeitstransportes durch die Zelle. Reihen plasmalemmaler Vesikel, die eine Kette quer durch die Endothelzelle bilden, können eine Art Kanal für den direkten Flüssigkeitstransport durch die Zelle darstellen.

Literatur

Hirano A, Becker NH, Zimmerman HM (1969) Pathological alterations in the cerebral endothelial cell barrier to peroxidase. Arch Neurol 20:300–308
Hirano A, Becker NH, Zimmerman HM (1970) The use of peroxidase as a tracer in studies of alterations in the blood-brain barrier. J Neurol Sci 10:205–213
Westergaard E (1977) The blood-brain barrier to horseradish peroxidase under normal and experimental conditions. Acta Neuropathol 39:181–187

Oberflächenmodulation

Ein weiterer Mechanismus der Bildung von Transferkanälen durch Endothelzellen kann die Ausbildung ausgeprägter Einfaltungen oder Einstülpungen der Zelloberfläche sein. Unter einer Reihe verschiedener Bedingungen können sowohl die lumenwärtige als auch die basale Oberfläche des Endothels sehr unregelmäßige Gestalt annehmen, bedingt durch reichhaltige Indentationen der Plasmamembran. Dies führt nicht selten zur Ausbildung großer Taschen (Abb. 287), welche die Zelle komplett durchsetzen und so vorübergehende Transferkanäle bilden, über die ein massiver Flüssigkeitsaustausch zwischen Blut und Gewebe stattfinden kann.

Tubuläre Körper (Weibel-Palade) und verwandte Strukturen (Abb. 288–290)

Wie bereits früher ausgeführt, sind die für Endothelzellen als charakteristische Strukturen herausgestellten tubulären Körper (Weibel-Palade-Bodies)

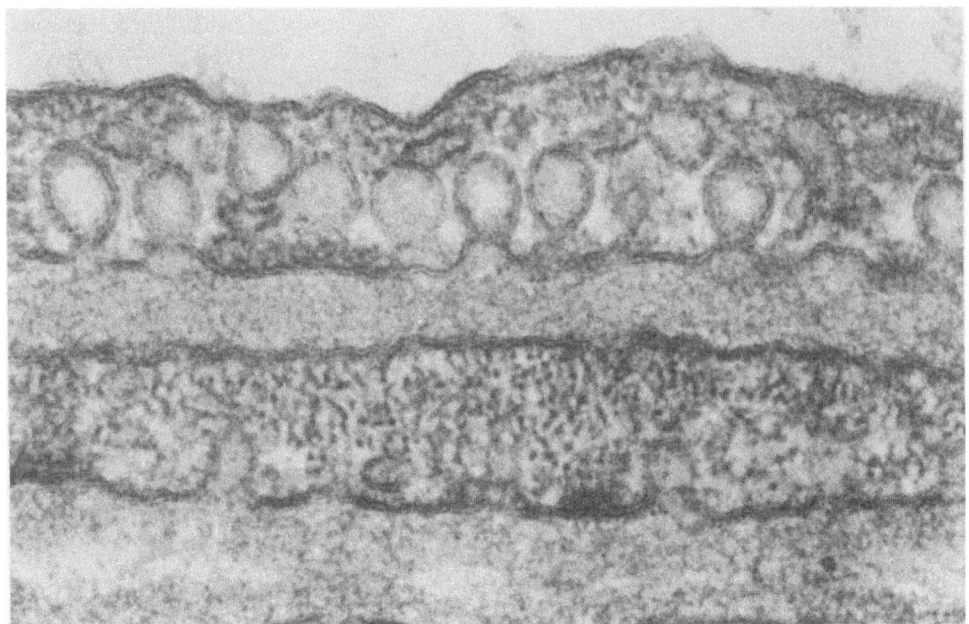

Abb. 286. Zahlreiche pinozytotische Vesikel in Endothelzellen des Gehirns einer Ratte mit experimentellem Hirnödem. ×130 000 (aus: Hirano A (1974) In: Pathology of Cerebral Microcirculation. p 203, Walter de Gruyter, Berlin)

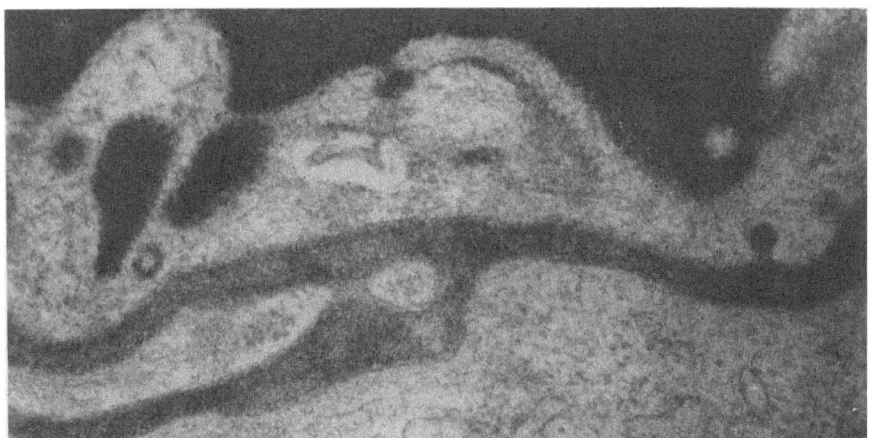

Abb. 287. Lumen und Perivaskularraum dieses Gefäßes von einem Tier mit Enzephalomyelitis sind angefüllt mit Peroxidase. Pinozytotische Vesikel und große „Taschen" enthalten ebenfalls Peroxidase (aus: Hirano A et al. (1970) J Neuropathol Exp Neurol 29:432)

Tubuläre Körper (Weibel-Palade) und verwandte Strukturen

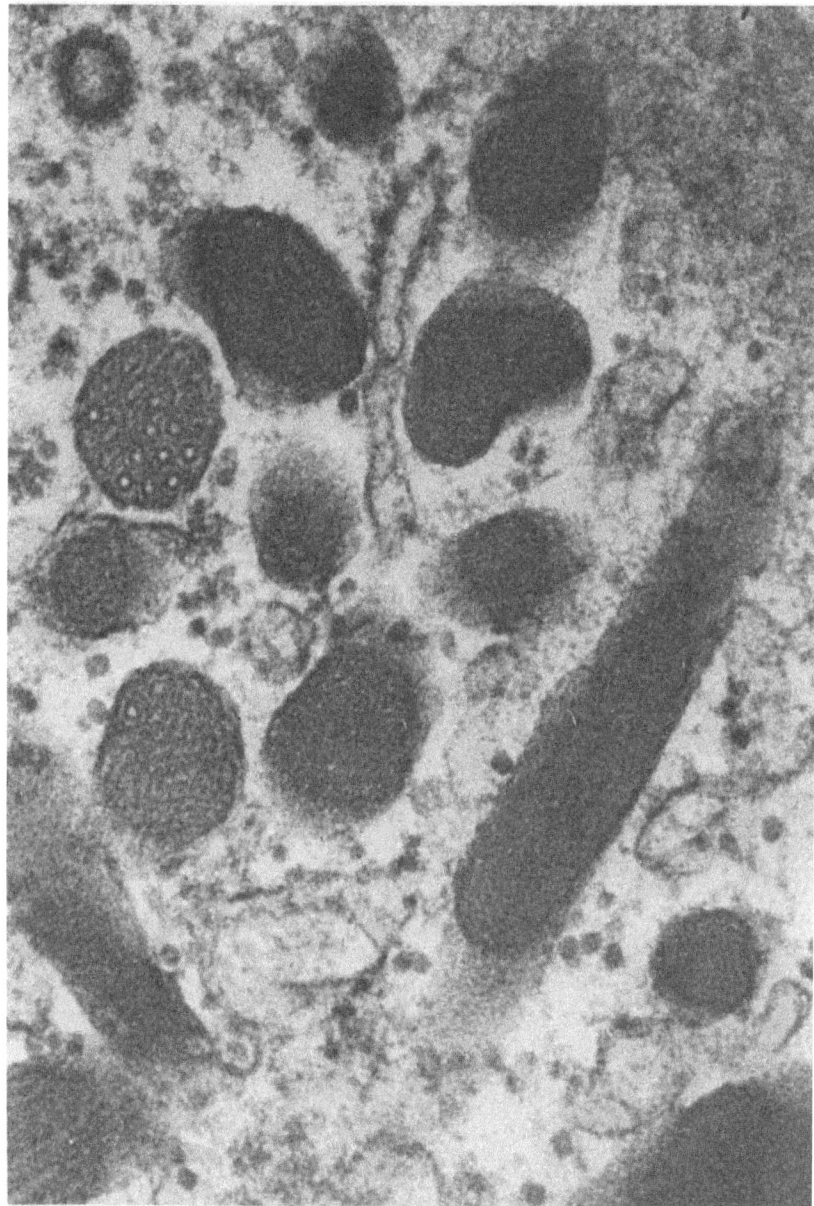

Abb. 288. Quer- und Längsschnitte von tubulären Körpern in der Endothelzelle einer Kapillare aus einem chromophoben Hypophysenadenom. ×29 000 (aus: Hirano A (1974) In: Pathology of Cerebral Microcirculation. p 203, Walter de Gruyter, Berlin)

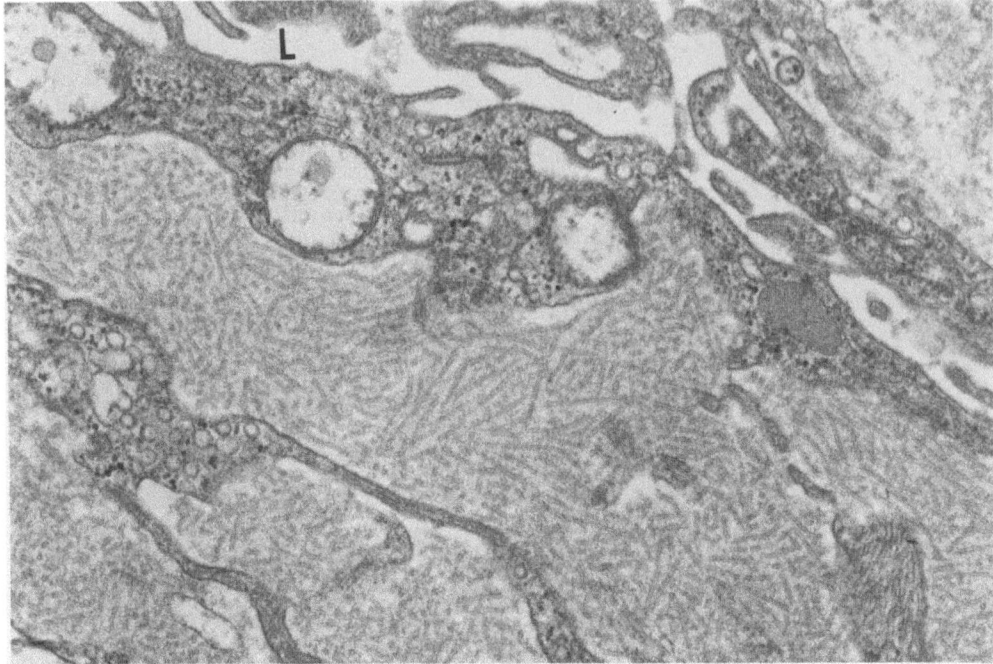

Abb. 289. Gefäßwand in einem Meningeom. Das Lumen (L) wird durch eine deutlich von Einfaltungen gekennzeichnete Endotheloberfläche begrenzt. Eine große Vakuole, die mit Tubuli angefüllt ist, nimmt den größten Teil des Zytoplasmas der Endothelzelle ein. ×18 000 (aus: Ohsugi S, Hirano (1977) Neuropathol Appl Neurobiol 3:1)

im Zentralnervensystem gewöhnlich auf die Endothelien der großen Gefäße beschränkt. Unter pathologischen Bedingungen ist es nicht ungewöhnlich, sie in großer Zahl insbesondere in geschwollenen, reaktiv veränderten oder auch neoplastisch transformierten Endothelzellen zu finden (Abb. 288). Den Beschreibungen von Kawamura et al. (1974) zufolge kann man in solchen Fällen auch mit Tubuli angefüllte Vakuolen beobachten (Abb. 289, 290). Diese Vakuolen können an eine durchgehende Grenzmembran gebunden sein oder auch in direkter Verbindung mit dem Lumen oder dem perivaskulären Raum stehen. In einigen Fällen kann man zwischen den Vakuolen und dem Lumen typische Fenestrae sehen, die darüber hinaus auch benachbarte Vakuolen gegeneinander abzugrenzen vermögen. Die Tubuli in diesem Typ von Vakuolen sind sehr ähnlich denen, die man in den tubulären Körpern von Weibel und Palade findet.

Literatur

Kawamura J, Kamijyo Y, Sunaga T, Nelson E (1974) Tubular bodies in vascular endothelium of a cerebellar neoplasm. Lab Invest 30:358–365

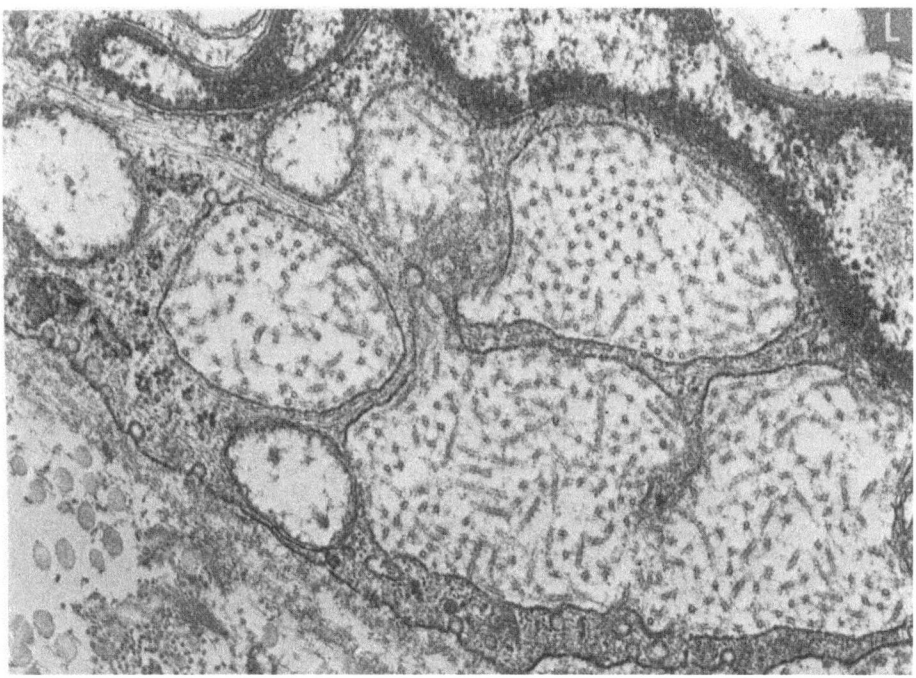

Abb. 290. Gefäßwand in einem Meningeom. Das Lumen (L) ist mit dichtem Plasma angefüllt. Ein großer Abschnitt des Endothelzellzytoplasmas wird von tubulusartigen Vakuolen eingenommen. ×31 000. (Aus: Ohsugi S, Hirano A (1977) Neuropathol Appl Neurobiol 3: 1)

Hirano A (1976) Further observations of the fine structure of pathological reaction in cerebral blood vessels. In: The Cerebral Vessel Wall, pp 41–49, Cervós-Navarro J, Betz B, Willenweber R, Matakas F (eds), Raven Press, New York

Matsumura H, Hirano A (1976) Further observations of endothelial changes accompanying delayed radiation necrosis in the human brain. J Clin Electron Microscopy 9: 37–43

Ohsugi T, Hirano A (1977) Tubular bodies in endothelial cells in meningiomas. Neuropathol Appl Neurol 3: 1–8

Tubuläre Formationen (Abb. 291)

Die tubulären Formationen („Tubular Arrays") bestehen aus fingerförmigen Invaginationen von Membranen des rauhen endoplastischen Retikulums in die Zisternen. Im Querschnitt sind diese Einstülpungen von runder Gestalt und von weitgehend gleichem Durchmesser, so daß sie häufig innerhalb der Zisternen des rauhen endoplasmatischen Retikulums oder der beiden den Kern einhüllenden Membranen als Tubuli erscheinen.

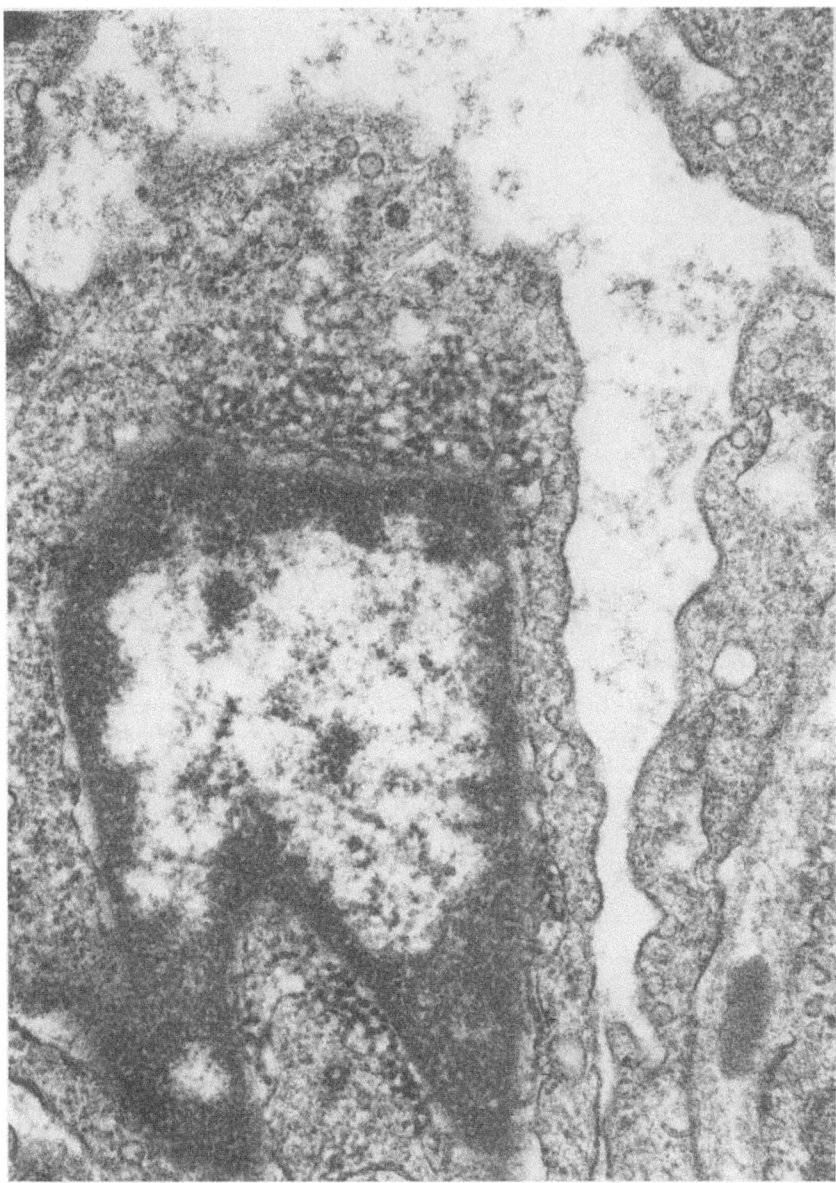

Abb. 291. Endothelzelle mit tubulären Formationen in einem Dysgerminom. ×37 000 (aus: Hirano A et al. (1975) Acta Neuropathol 32:103)

Im Endothel des Zentralnervensystems findet man unter normalen Umständen keine tubulären Formationen. Man hat sie aber in Endothelzellen eines Germinoms beobachtet.

Schließlich kommen tubuläre Formationen auch außerhalb des Zentralnervensystems unter verschiedenartigen krankhaften Bedingungen, wie z. B. bei Tumoren und Myositiden, vor. Auch hat man sie in verschiedenen Zelltypen beobachtet, am häufigsten allerdings in den Endothelzellen.

Literatur

Baringer JR, Swoveland P (1972) Tubular aggregates in endoplasmic reticulum: Evidence against their viral nature. J Ultrastruct Res 41:270–276

Hirano A, Llena JF, Chung HD (1975) Some new observations in an intracranial germinoma. Acta Neuropathol 32:103–113

Hirano A, Ohsugi T, Matsumura H (1978) Pores and tubule-containing vacuoles in altered blood vessels of the central nervous system. In: Advances in Neurology, Vol 20; Pathology of Cerebrospinal Microcirculation. pp 461–469, Cervós-Navarro J, Betz E, Ebhardt G, Ferszt R, Wullenweber R (eds), Raven Press, New York

Endothelproliferationen

Maligne intrakranielle Tumoren sind nahezu immer von Proliferationen des Endothels begleitet, was insbesondere für die multiformen Glioblastome gilt. Die Gefäßarchitektur ist unterentwickelt und man findet nur gewundene, oft spaltförmige Hohlräume anstelle eines Lumens. Die Zellen wirken plump, liegen dicht gepackt, sind durch interzelluläre Kontaktstellen miteinander verbunden und charakteristischerweise unreif. Auch findet man Kernteilungsfiguren. Trotz einer großen Kern-Plasmarelation kann das Zytoplasma in reichhaltiger Weise mit Organellen, insbesondere freien Ribosomen und sogar tubulären Körpern, ausgestattet sein. Grundsätzlich erinnern die Zellen an normales embryonales Endothel, obwohl unter pathologischen Verhältnissen Zellorganellen in vermehrtem Maße gebildet werden.

Weitere Veränderungen

In Abhängigkeit von dem zugrundeliegenden Prozeß, wie auch von seiner Verlaufsdauer, kann man in den Endothelzellen noch weitere, bisher nicht erwähnte Veränderungen beobachten. So können abnorme Ansammlungen von Filamenten und manchmal auch von Mikrotubuli auftreten. Insbesondere in den proliferierenden Endothelien treten die Zentriolen stärker hervor. Unter verschiedenartigen pathologischen Voraussetzungen kommen auffallende Änderungen der Kerngestalt, die auf Kontraktionen der Endothelzellen hindeuten, zur Beobachtung (Majno et al., 1969).

Mitunter treten Dense-Bodies in vermehrter Zahl auf, während bei bestimmten Lipidosen die Endothelien mit Lipideinschlüssen vollgestopft werden. Ein seltsames gewundenes Partikel wurde in einem Fall eines Hämangioblastoms beobachtet (Cancilla und Zimmerman, 1965).

Eine weitere, unter pathologischen Bedingungen beobachtete Struktur, ist das „eingehüllte Vesikel" (Coated Vesicle). Solche Gebilde sind beim Erwachsenen unter normalen Umständen selten, treten aber bei verschiedenen pathologischen Prozessen vermehrt auf.

Literatur

Cancilla PA, Zimmerman HM (1965) The fine structure of a cerebellar hemangioblastoma. J Neuropathol Exp Neurol 24:621–628

Majno G, Shea SM, Leventhal M (1969) Endothelial contraction induced by histamine-type mediators. J Cell Biol 42:647–672

4. Das Hirnödem

Das Hirnödem ist die Veränderung, welche die neurowissenschaftliche Medizin am meisten beschäftigt. Es tritt im Prinzip bei jeder intrakraniellen Raumforderung in Erscheinung und gibt häufig den eigentlich letzten Ausschlag für den tödlichen Ausgang. Die Gefährlichkeit des Hirnödems resultiert aus der Starrheit und Unnachgiebigkeit der knöchernen Hirnhüllen. Diese behindert die Ausdehnung des Gehirns bei ödematöser Schwellung und bedingt, wegen der Inkompressibilität der Flüssigkeit, einen raschen Druckanstieg im Schädelinneren, der häufig den Tod zur Folge hat. Somit ist es nicht weiter verwunderlich, daß man sich gerade um das Hirnödem wissenschaftlich sehr intensiv bemüht hat und noch bemüht.

Aus den lichtmikroskopischen Befunden beim Hirnödem hat man geschlossen, daß es sich, wie auch in anderen Organen, in den meisten Fällen um eine extrazelluläre Flüssigkeitsansammlung handelt (Abb. 292). Der

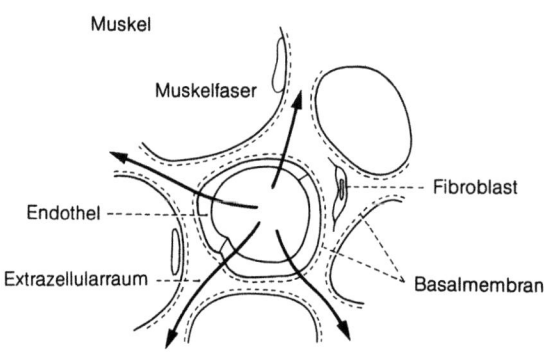

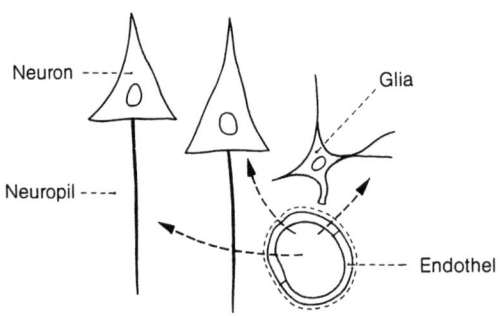

Abb. 292. Ausbreitungswege hämatogener Ödemflüssigkeit. Schema des lichtmikroskopischen Aspektes

Das Hirnödem 355

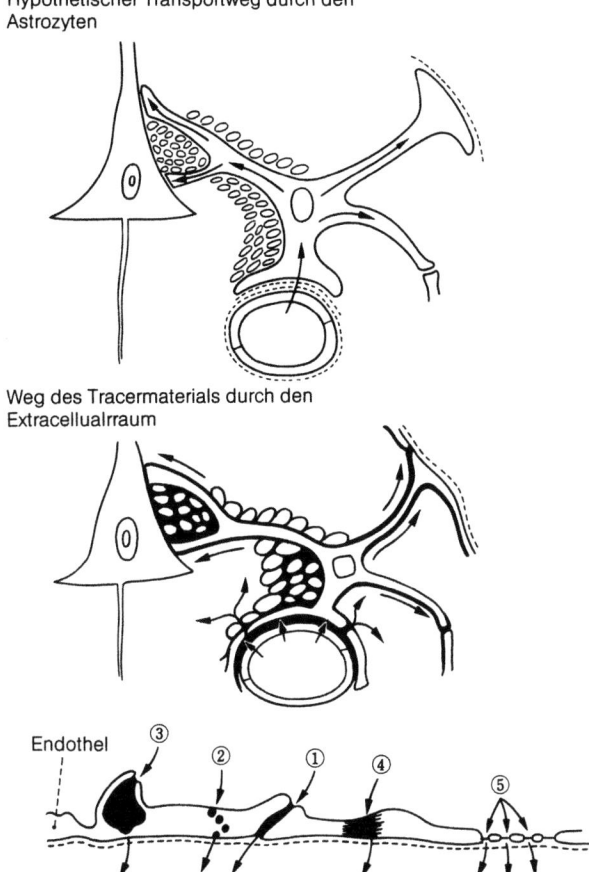

Abb. 293. Eintrittspforten der hämatogenen Ödemflüssigkeit

Einsatz des Elektronenmikroskops hat hier jedoch für einige Überraschungen gesorgt. Entgegen den Eindrücken aus der Lichtmikroskopie hat die Elektronenmikroskopie gezeigt, daß das Hirngewebe normalerweise mit einer derartigen Menge an Zellen und Zellfortsätzen angefüllt ist, daß im Prinzip kaum noch Platz für einen Extrazellularraum übrigbleibt. Wo aber sollte dann die Ödemflüssigkeit sitzen? In der Initialphase der Elektronenmikroskopie wurde man zunächst auf enorme Astrozytenschwellungen im Zusammenhang mit Ödemzuständen aufmerksam, wobei der Extrazellularraum noch enger war als im Normalzustand. Diese Beobachtungen haben sich der Geister bemächtigt; man schloß allgemein, daß der eigentliche Sitz der Flüssigkeitsansammlungen der Astrozyt sei und bewertete die Rolle, welche der Extrazellularraum in anderen Organen spielt, zu gering (Abb. 293). Bald aber kamen den Untersuchern, die sich mit diesem Gebiet beschäftigten, allmählich zwei Tatsachen zu Bewußtsein: 1. Daß sich ihre Untersuchungen vornehmlich auf die graue Substanz konzentriert hatten, obwohl hinlänglich bekannt war, daß das Ödem in erheblichem Umfang eine Veränderung der weißen Substanz ist. Zum zweiten erschienen Astrozyten auch in offensichtlich nichtödematösen Gehirnen geschwollen. Beides war auf die relativ schlechten Konservierungsmethoden des Gehirns zurückzuführen. Die begleitenden Artefakte konzentrierten sich stärker auf die weiße als auf die graue Substanz, also beschäftigte man sich lieber mit der grauen als mit der weißen.

Die Entwicklung der Perfusionstechnik zur Fixierung des zentralnervösen Gewebes, wie auch von besseren Einbettungsmedien, gestatteten eine bessere Konservierung der intrakraniellen Strukturen einschließlich der weißen Substanz. Unter diesen Voraussetzungen hatte man schnell herausgefunden, daß der unter normalen Umständen enge Extrazellularraum im Marklager durch das Hirnödem erheblich ausgeweitet wurde (Abb. 294, 295).

Es blieb jedoch die Schwierigkeit, daß die hellen, leeren Räume, die man in ödematösen Gehirnen fand, dennoch, zumindest teilweise, Artefaktfolgen sein konnten, da ähnliche Veränderungen mitunter auch in schlecht fixierten, aber ansonsten normalen Gehirnen, beobachtet wurden. Was man brauchte, war ein Indikator zum positiven Nachweis der Ödemflüssigkeit.

In diesem Sinne hat man Tracersubstanzen ermittelt, von denen man annahm, daß man durch sie die Bewegungen der Ödemflüssigkeit durch das Gewebe, wegen ihrer Elektronendichte, hindurch verfolgen könnte. So kamen Tracersubstanzen wie die Kryptokokkenpolysaccharide, Meerrettichperoxidase und das Ferritin in Gebrauch.

Man konnte zeigen, daß das Endothel des normalen Gehirns, im Gegensatz zu dem vieler anderer Organe, eine Barriere gegen die Bewegung der meisten Tracersubstanzen bildete. Wurde diese Blut-Hirnschranke jedoch durch eine herdförmige Läsion geschädigt, so vermochte der Tracer auf den verschiedenen, oben bereits eingehend beschriebenen Wegen, das Endothel zu passieren und in die perivaskulären Räumen auszutreten (Abb. 296). Von dort gelangte er zwischen den perivaskulären Astrozytenfüßen hindurch in den der geschädigten Hirnregion benachbarten Extrazellularraum, sowohl in der grauen wie in der weißen Substanz. Mit der Zeit breitete sich der Tracer dann weiter im Extrazellularraum, insbesondere dem der weißen Substanz, aus (Abb. 297). Je nach Art der Läsion konnte man nach etwa einem bis zwei Tagen das Tracermaterial auch in Zellen finden, und zwar sowohl in den ortsständigen wie in solchen, die aus dem Blut eingewandert waren.

Die Unterschiede im Ausmaß einer Ödementwicklung zwischen der grauen und der weißen Substanz kann man leicht mit anatomischen Gegebenheiten erklären. Die graue Substanz besteht aus Zellkörpern und Dendriten, die im einzelnen nach allen Richtungen hin ausgerichtet sind. Zudem stehen sie über synaptische Kontakte in fester Verbindung zu neuronalen Fortsätzen (Abb. 298). Weiter besitzen die Astrozyten blattförmige Fortsätze, die, über Zellkontake verbunden, verschiedene Komponenten der grauen Substanz umkleiden. Aus der Kombination und dem Zusam-

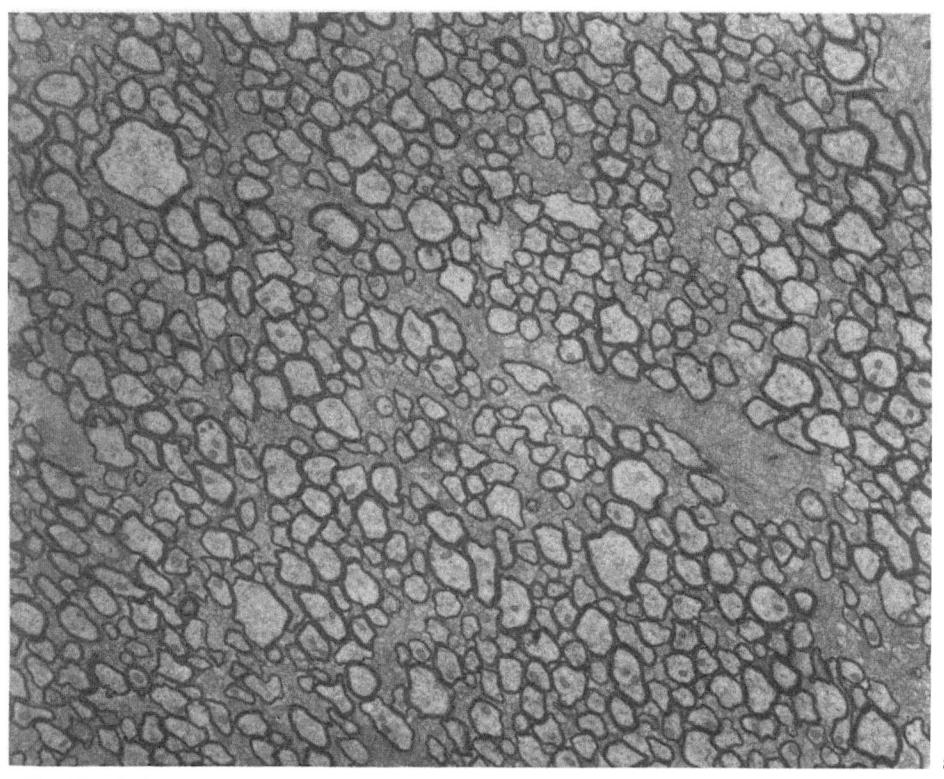
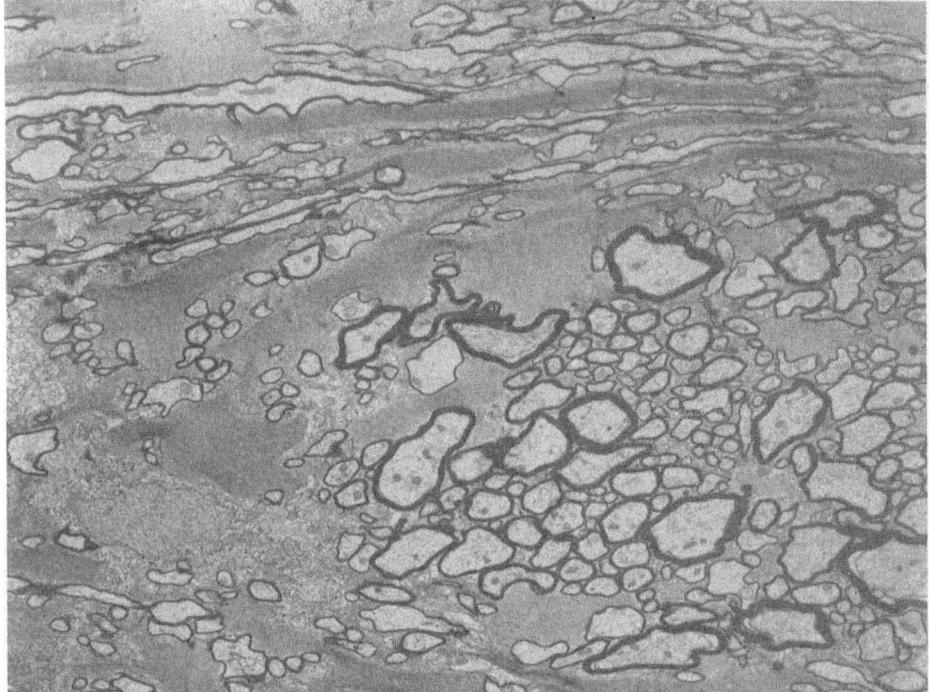

Abb. 294 a, b. Großhirnmarklager. a. Normal. ×6 000 (aus: Hirano A et al. (1966) J Cell Biol, 31:397). b. Ödem des Marklagers. ×4 000 (aus: Hirano A et al. (1964) Am J Path 45:1)

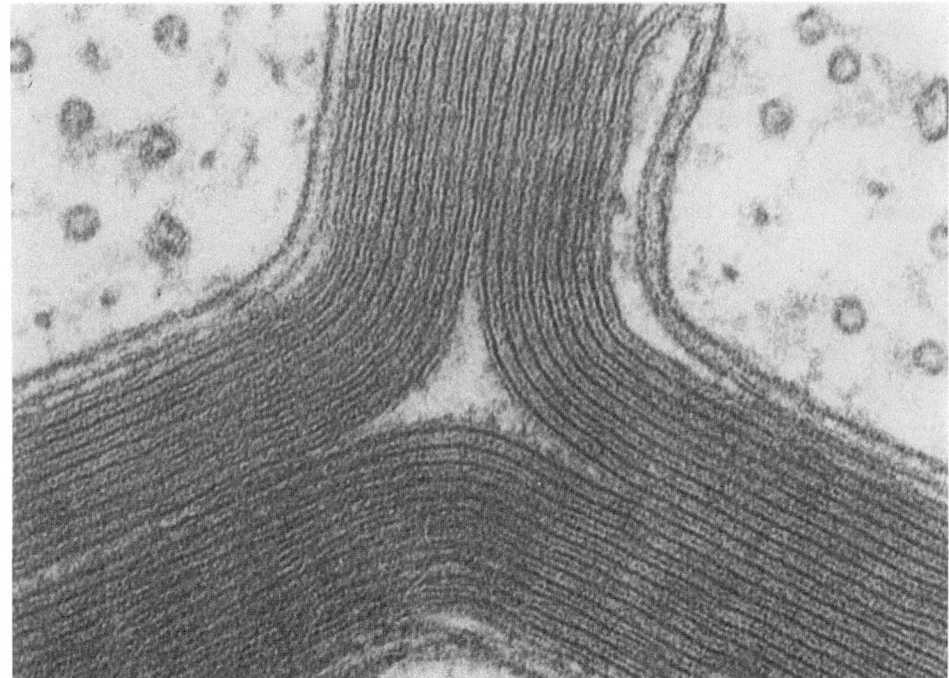
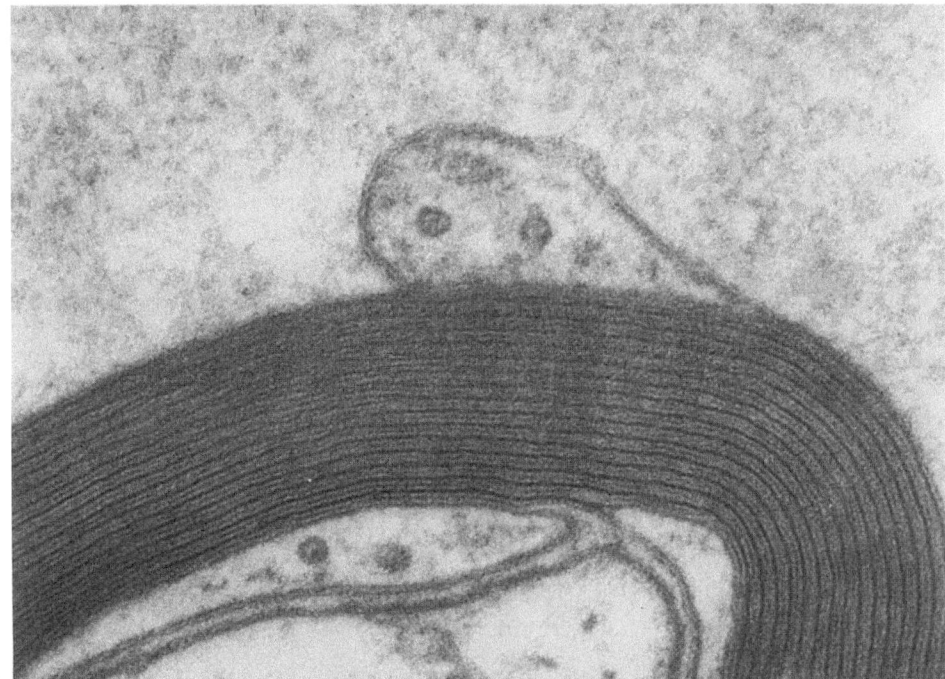

Abb. 295 a, b. Großhirnmarklager. **a.** Markhaltige Axone im gesunden Marklager. ×160 000. **b.** Markhaltiges Axon bei Ödem des Marklagers. ×128 000 (aus: Hirano A (1973) Tokyo Igaku 80:438)

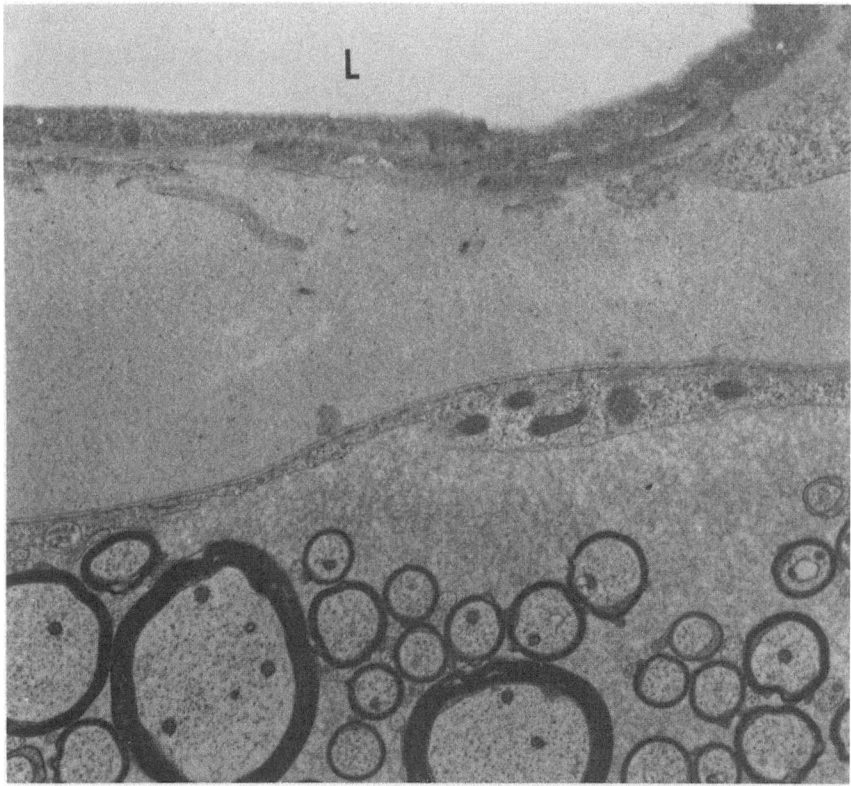

Abb. 296. Ödemflüssigkeit im erweiterten perivaskulären Raum und im intraparenchymatösen Extrazellularraum der weißen Substanz beim Hirnödem. Das Lumen (L) erscheint durch die Perfusionsfixation leer (aus: Hirano A et al. (1968) J Neuropathol Exp Neurol 27:571)

menspiel all dieser Elemente entsteht ein straffer Gewebsverband, welcher einer eindringenden Flüssigkeit insgesamt wenig Raum läßt. Demgegenüber ist die weiße Substanz aus parallellaufenden Faserbündeln mit nur wenigen lockeren Kontakten aufgebaut. Diese Konfiguration gestattet die relativ ungehinderte Ausbreitung von Flüssigkeit zwischen den Zellfortsätzen und auch die Aufsplitterung einzelner Nervenfasern und von Faserbündeln.

Somit verhält sich das Hirnödem grundsätzlich wie ein Ödem anderer Organe. Seine Besonderheiten bestehen vor allem in seinem letalen Effekt aufgrund der mangelnden Expansionsfähigkeit des Gehirns und in den speziellen Unterschieden zwischen grauer und weißer Substanz.

Wie bereits oben betont, bedeutet das Hirnödem eine bedrohliche Komplikation jeglicher Schädigung des Zentralnervensystems durch die begleitende intrakranielle Drucksteigerung und den damit verbundenen Zelltod. Man kann sich jedoch vorstellen, daß das Hirnödem noch weitere, subtilere Folgen hat.

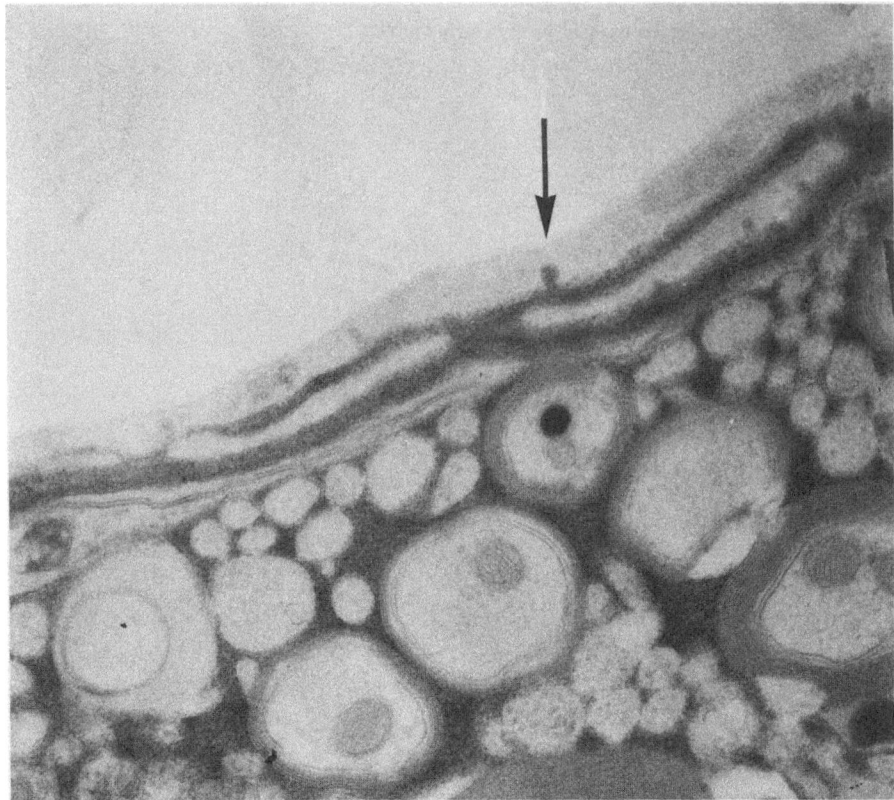

Abb. 297. Extrazellularraum mit eingedrungener Peroxidase in Form von elektronendichtem Tracer. Der Pfeil zeigt eine Pinozytose im Endothel bei Hirnödem an. ×37 000 (aus: Hirano A (1969) The Structure and Function of Nervous Tissue. Vol 2, p 69, Academic Press)

Der starke Einstrom hämatogener Flüssigkeit in die Gewebsspalten hat begreiflicherweise eine Störung des Ionengleichgewichts und der Neurotransmitterkonzentration zur Folge. Wahrscheinlich bleiben derartige Störungen nicht folgenlos für die neuronale Funktion.

Auch die Astrozyten werden wahrscheinlich in ihrer Funktion durch die Anwesenheit der Ödemflüssigkeit beeinträchtigt. Zusätzlich zur Schwellung dieser Zellelemente verändert die Ödemflüssigkeit vielfach auch das Verhältnis der Astrozytenfortsätze zu den anderen intrakraniellen Strukturen. Das hervorstechendste Merkmal hierfür ist die Einscheidung zahlreicher Synapsen durch Astrozytenfortsätze. Die übliche enge Beziehung zwischen den Astrozytenfortsätzen und den Synapsen wird häufig gleichfalls durch das Hirnödem zerstört.

Die Funktion der Markscheide kann bei einigen Formen des Hirnödems ebenfalls beeinträchtigt werden. Unter gewöhnlichen Umständen dient die Markscheide auch dazu, den periaxonalen Raum teilweise gegen

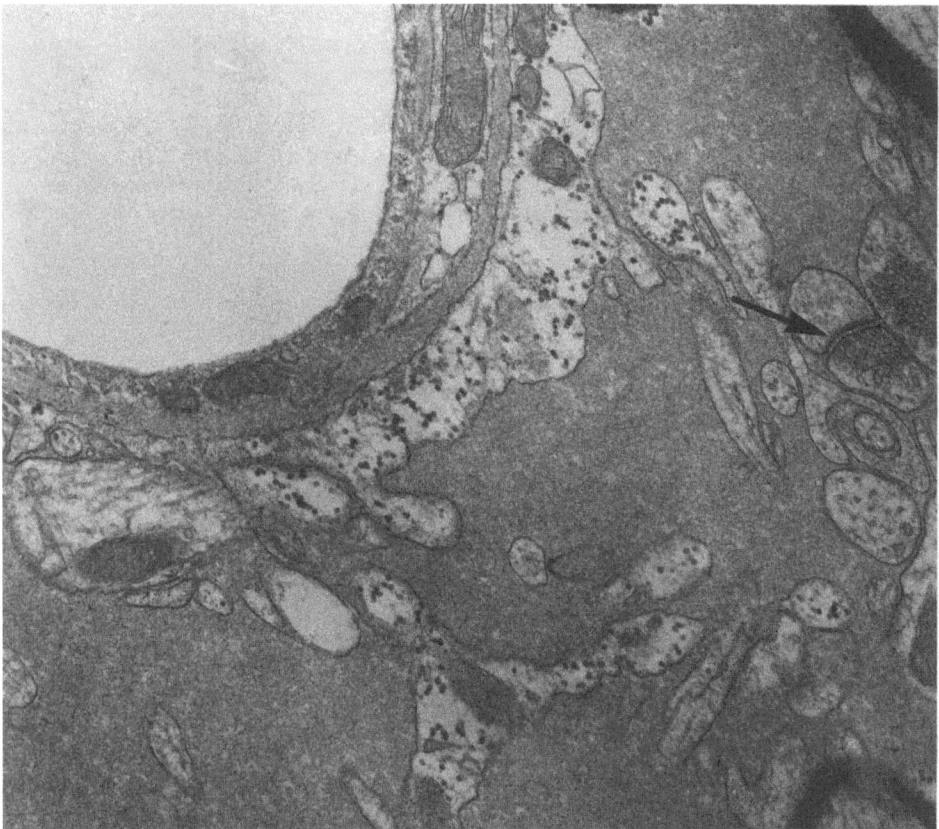

Abb. 298. Elektronendichte Ödemflüssigkeit dringt in den erweiterten Extrazellularraum eines ödematösen Rattengehirns ein. Die perivaskulären Astrozyten sind geschwollen und enthalten Glykogengranula. Der Pfeil zeigt auf eine synaptische Verbindung. ×35 000 (aus: Hirano A (1969) The Structure and Function of Nervous Tissue. Vol 2, p 69. Academic Press)

den allgemeinen Extrazellularraum abzugrenzen. Diese Funktion kann unter bestimmten pathologischen Voraussetzungen durch eine Trennung von äußerer und innerer Schleife von den Myelinlamellen oder durch die Trennung der lateralen Schleife vom Axolemm verlorengehen. Denn solche Veränderungen resultieren in einer Kommunikation von periaxonalem Raum und Extrazellularraum des Zentralnervensystems. Zudem kann das Mikromilieu des Ranvierschen Schnürringes durch Eindringen von Ödemflüssigkeit drastisch verändert werden.

Literatur

Hirano A, Zimmerman HM, Levine S (1964) The fine structure of cerebral fluid accumulation. III. Extracellular spread of crytpococcal polysaccharide in the acute stage. Am J Pathol 45: 1–19

Klatzo I (1967) Presidential address. Neuropathological aspects of brain edema. J Neuropathol Exp Neurol 26: 1–14

Klatzo I, Seitelberger F (1967) Brain Edema. Springer-Verlag, New York
Hirano A (1969) The fine structure of brain in edema. In: The Structure and Function of Nervous Tissue. Vol 2, pp 69–135, Bourne GH (ed), Academic Press, New York
Hirano A, Becker NH, Zimmerman HM (1970) The use of peroxidase as a tracer in studies of alterations in the blood-brain barrier. J Neurol Sci 10:205–213
Hirano A (1974) Fine structural alterations of small vessels in the nervous system. Pathology of Cerebral Microcirculation. pp 203–217, Cervós-Navarro J (ed), Walter de Gruyter und Co Berlin
Manz JH (1974) The pathology of cerebral edema. Human Pathol 5:291–313
Katzman R, Pappius HM (1973) Brain Electrolytes and Fluid Metabolism. Williams & Wilkins, Baltimore
Hirano A (1980) A possible mechanism of dysfunction as the result of brain edema. In: Advances in Neurology, Vol 28: Brain Edema, Pathology Diagnosis and Therapy. pp 83–97, Cervós-Navarro J, Ferszt R (eds), Raven Press, New York

Der Status spongiosus (Abb. 299, 300). Man kann jede Veränderung, die mit dem Auftreten optisch leer erscheinender vakuolärer Räume einhergeht, als Status spongiosus bezeichnen. In diesem Abschnitt werden wir Status spongiosi sowohl der grauen wie auch der weißen Substanz berücksichtigen, da es sich zum überwiegenden Teil um intrazelluläre Phänome handelt, die sich somit vom vasogenen Hirnödem im oben beschriebenen Sinne unterscheiden. Es ist jedoch wichtig zu wissen, daß beide Zustände, d.h. der Status spongiosus und das vasogene Hirnödem, häufig miteinander assoziiert sind, und eine klassische Trennung beider voneinander manchmal äußerst mühsam ist. Darüber hinaus muß man stets damit rechnen, daß die Möglichkeit der Überlagerung durch artifizielle Veränderungen, insbesondere als Folge inadäquater Fixierung, besteht.

In der grauen Substanz (Abb. 299) beobachtet man eine Astrozytenschwellung in der Regel nach Ischämie oder anderen zu Nekrosebildung führenden Insulten. Man findet die Veränderung vor allem und besonders deutlich im perivaskulären, subpialen und perineuronalen Raum, wo die

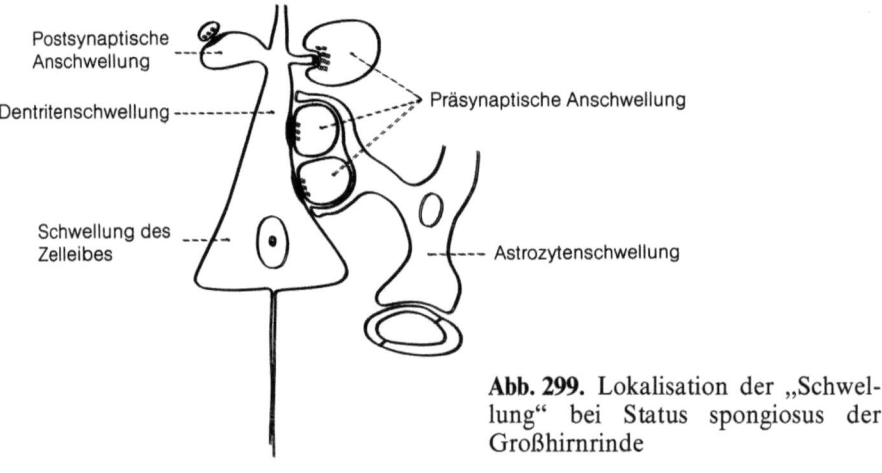

Abb. 299. Lokalisation der „Schwellung" bei Status spongiosus der Großhirnrinde

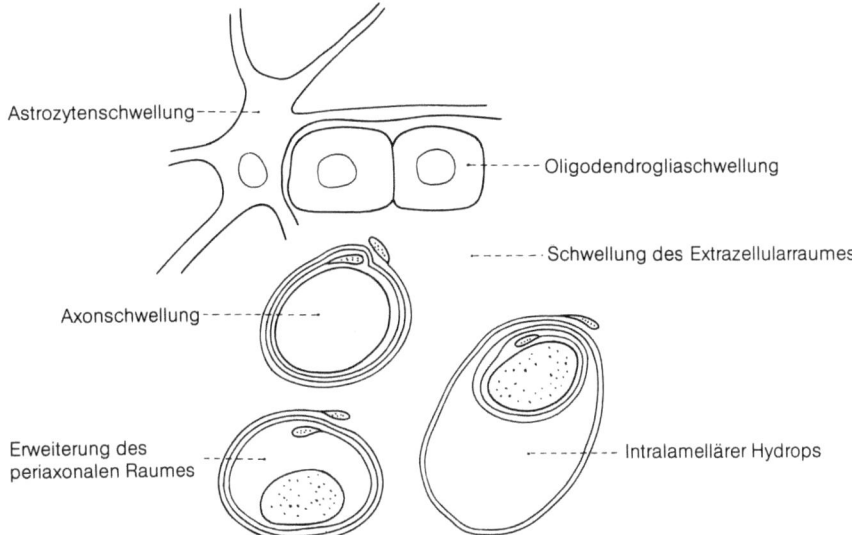

Abb. 300. Lokalisation der „Schwellung" bei Status spongiosus des Marklagers

Astrozytenfortsätze eine Abdeckfunktion ausüben. Der perinukleäre Abschnitt des Astrozyten selbst ist ebenfalls in die Schwellung einbezogen. Unter bestimmten Bedingungen, wie z. B. bei der Creutzfeldt-Jakobschen Krankheit, sind Teile der Nervenzellen stärker selektiv betroffen. Zu diesen Zellabschnitten gehören sowohl die prä- und postsynaptischen Endigungen, als auch die Dendriten und die Perikarien.

Die Zellpopulation des Markes setzt sich vorwiegend aus Oligodendrozyten und Astrozyten zusammen. Beide können lediglich aufgrund schlechter Durchfixierung der tieferen Marklagerabschnitte schwellen (Abb. 300). Ein Beispiel für dieses Phänomen ist das sogenannte Spiegeleimuster der Oligodendroglia. Es kommen aber auch echte spongiöse Veränderungen an den bemarkten Nervenfasern vor. Im Verlauf der Nekroseentstehung, z. B. im Gefolge von Ischämie oder Zyanintoxikation, kann das bemarkte Axon auf ein Vielfaches seiner Ausgangsgröße anschwellen. Bei einigen Störungen wird der periaxonale Raum abnorm erweitert und ist manchmal mit Extrazellularflüssigkeit angefüllt (Hirano und Dembitzer, 1981). Zwischen den Myelinlamellen können Spalträume auftreten. Bei der Triäthylzinnvergiftung kann man beispielsweise einen großen intralamellären Markscheidenhydrops beobachten. Diese und andere Veränderungen der Markscheide wurden bereits im Kapitel über die Pathologie der Markscheide beschrieben.

Literatur

Hirano A, Dembitzer HM (in press) The periaxonal space in an experimental model of neuropathy: The mutant Syrian hamster with hind-leg paralysis. J Neurocytol

J. Nicht-neuroektodermale Gewebe in der Neuraxis

Auch unter normalen Bedingungen findet man in der Neuraxis Strukturen, die sich nicht vom Neuroektoderm ableiten. Dazu gehören die Blutgefäße, die Meningen[1] und die Hypophyse. Unter krankhaften Bedingungen kann man zudem weitere, nicht vom Neuroektoderm abgeleitete Elemente im Zentralnervensystem finden. Dies ist z. B. häufig der Fall bei Entwicklungsstörungen, oder auch bei der Tumormetastasierung.

1. Die Hypophyse

Die normale Hypophyse (Abb. 280) wurde in einer Reihe ausgezeichneter Werke beschrieben (Tixier-Vidal und Farquhar, 1975). Sie ist unterteilt in den vorderen, endokrinen Anteil (Adenohypophyse) und den hinteren, die Neurohypophyse. Wie andere Organe, so ist auch die Hypophyse ein Ort, an dem zahlreiche pathologische Prozesse zielen, wie z. B. Infarkte, Hämorrhagien (Hypophysenapoplex) und andere. Für den Neuropathologen spielen die Hypophysenadenome in der täglichen Diagnostik die größte Rolle.

In der jüngeren Vergangenheit haben die Kliniker die Hypophysenadenome auf der Basis ihrer hormonalen Aktivität klassifiziert. Grundsätzlich korreliert eine solche Einteilung mit der mehr klassischen morphologischen Einteilung, die auf den Färbereaktionen basiert.

Die Hypophysenadenome kann man in chromophobe und chromophile Tumoren unterteilen. Die meisten chromophoben Adenome entbehren einer offenkundigen sekretorischen Aktivität und bilden einen verdrängend wachsenden Tumor innerhalb der Sella turcica und ihrer Nachbarregionen (Abb. 88). Inzwischen hat man jedoch nachweisen können, daß einige chromophobe Adenome Prolaktin bilden. Mikroskopisch erscheint der Tumor als eine Masse aus agranulären Zellen, die ein „organoides" Gewebsmuster, ähnlich dem eines endokrinen Organs bilden. Elektronenmikroskopische Untersuchungen fördern indes, trotz des scheinbaren agranulären

---

[1] A.d.Ü.: Abweichende, klassische Auffassungen leiten die zerebrale Leptomeninx von den Neuralleisten ab und ordnen sie damit dem Neuroektoderm zu („Mesektoderm").

Die Hypophyse

Aspektes im Lichtmikroskop, stets einige kleine sekretorische Granula in zahlreichen Tumorzellen zutage (Abb. 301). Wahrscheinlich kann man die sekretorische Aktivität einiger chromophober Adenome auf diese Befunde zurückführen. Die Gefäße der chromophoben Adenome sind, wie es in normalem endokrinen Gewebe üblich ist, fenestriert, wobei die Zahl der Poren allerdings geringer ist als unter normalen Umständen (Hirano et al., 1972).

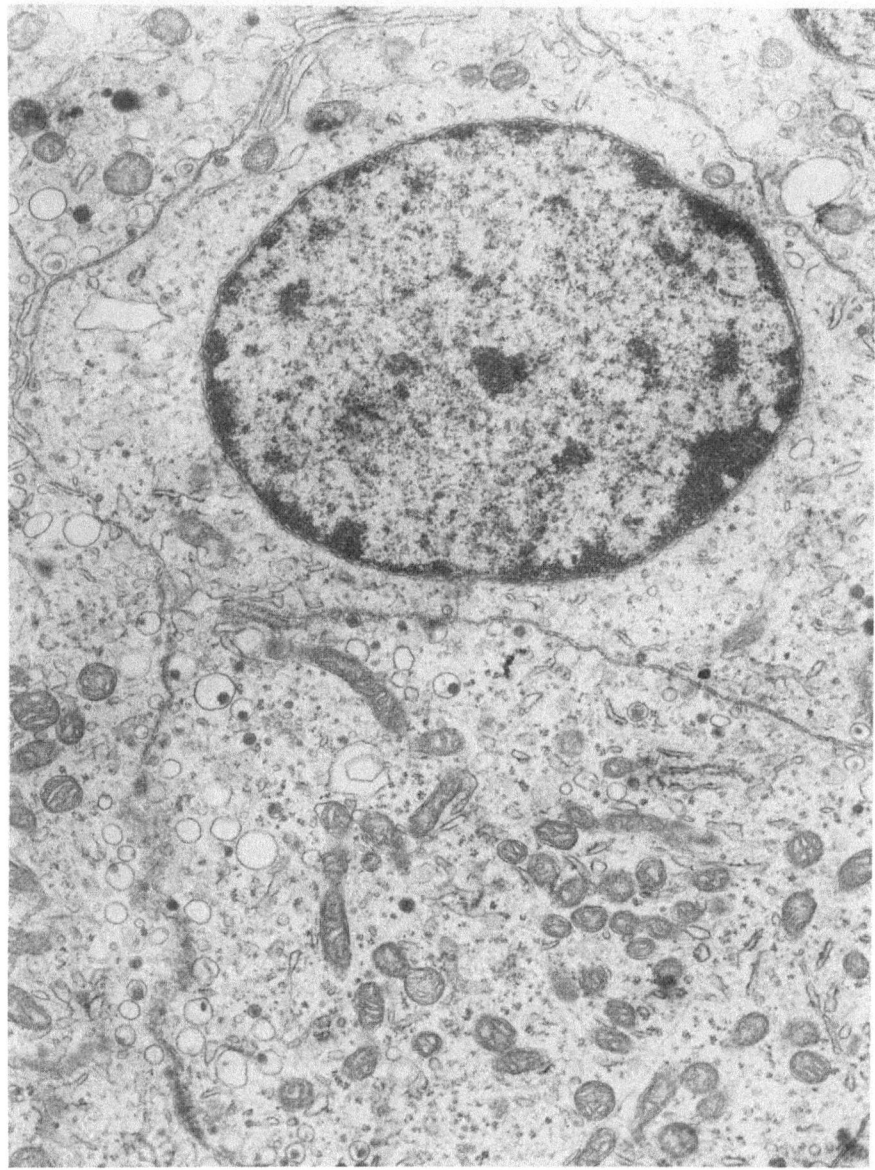

Abb. 301. Hypophysenadenom. Man sieht verstreute sekretorische Granula. ×15 000

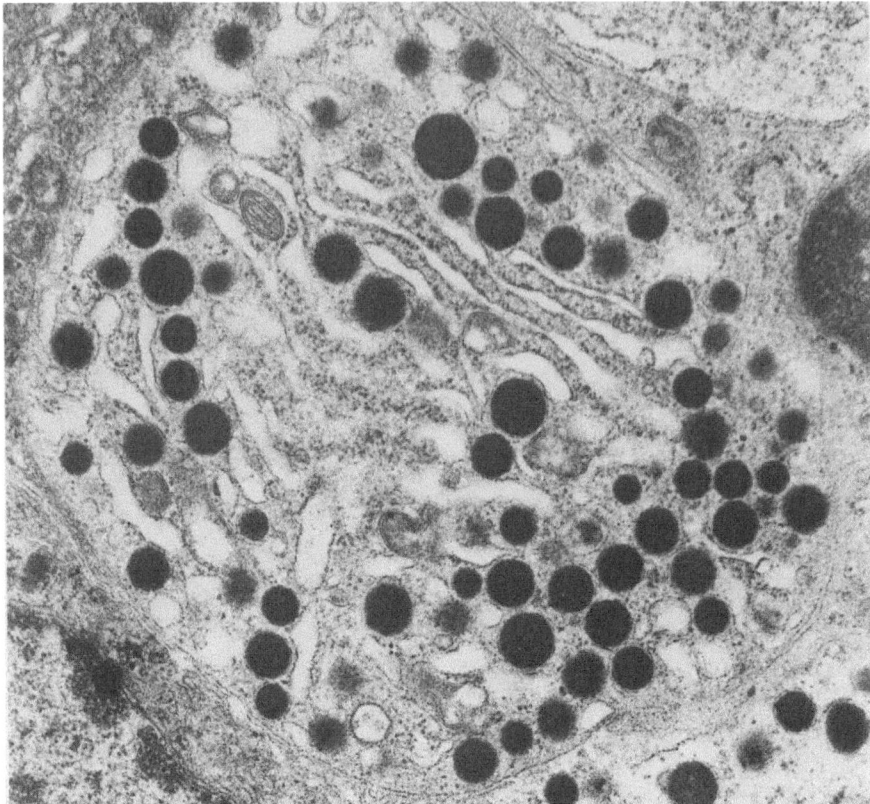

Abb. 302. Hypophysenadenom eines Patienten mit Akromegalie. Beachte die zahlreichen sekretorischen Granula. ×25 000

Die chromophilen Adenome unterteilt man in klassischer Weise in eosinophile und basophile Tumoren. Die eosinophilen Adenome bilden Wachstumshormon, was zu Akromegalie oder zu Riesenwuchs führt. Feinstrukturelle Untersuchungen haben ergeben, daß die eosinophilen Granula, die man im Lichtmikroskop sieht, aus großen Ansammlungen von membrangebundenen sekretorischen Granula bestehen (Abb. 302). Bei einigen Patienten mit Akromegalie können die eosinophilen Granula sehr spärlich sein, dies besonders in stationären Fällen.

Basophile Adenome können von einer abnormen ACTH-Produktion begleitet sein. Die Tumoren sind in der Regel klein und durch die Anwesenheit basophiler Granula gekennzeichnet. In bestimmten Fällen von Cushing-Syndrom liegt ein basophiles Adenom zugrunde.

Literatur

Hirano A, Tomiyasu U, Zimmerman HM (1972) The fine structure of blood vessels in chromophobe adenoma. Acta Neuropathol 22:200–207

Tomiyasu U, Hiranno A, Zimmerman HM (1973) Fine structure of human pituitary adenoma. Arch Pathol 95:287–292

Tixier-Vidal A, Farquhar MD (eds) (1975) The Anterior Pituitary. Academic Press, New York

2. Das Kraniopharyngeom (Abb. 69, 89, 303, 304)

Die Kraniopharyngeome sind epidermoide Tumoren, die sich vermutlich von der Rathkeschen Tasche ableiten. Obwohl sie eine gewisse Prävalenz im Kindes- und Jugendalter haben, können sie in jedem Lebensalter auftreten. Die Tumoren bilden suprasellare Massen von Plattenepithel (Abb. 304) und Bindegewebe und sind durch zahlreiche zystische Hohlräume ausgezeichnet (Abb. 303). Die Zysten können einmal erweiterte Räume im Bindegewebe, ausgeweitete Extrazellularräume zwischen den Epithelien mit Bildung von honigwabenartigen Gewebsmustern, oder keratinhaltige, von Plattenepithelien ausgekleidete Spalträume sein (Abb. 303) (Ghatak et al., 1971). Die Blutgefäße im Bindegewebe sind fenestriert (Hirano et al., 1973).

Der Tumor, der mit der Zeit verkalken kann, ist vom Hirngewebe durch ein Netzwerk von Gliafortsätzen getrennt, unter denen man gewöhnlich Rosenthalsche Fasern findet.

Literatur

Ghatak NR, Hirano A, Zimmerman HM (1971) Ultrastructure of a craniopharyngioma. Cancer 27:1465–1475

Hirano A, Ghatak NR, Zimmerman HM (1973) Fenestrated blood vessels in craniopharyngioma. Acta Neuropathol 26:171–177

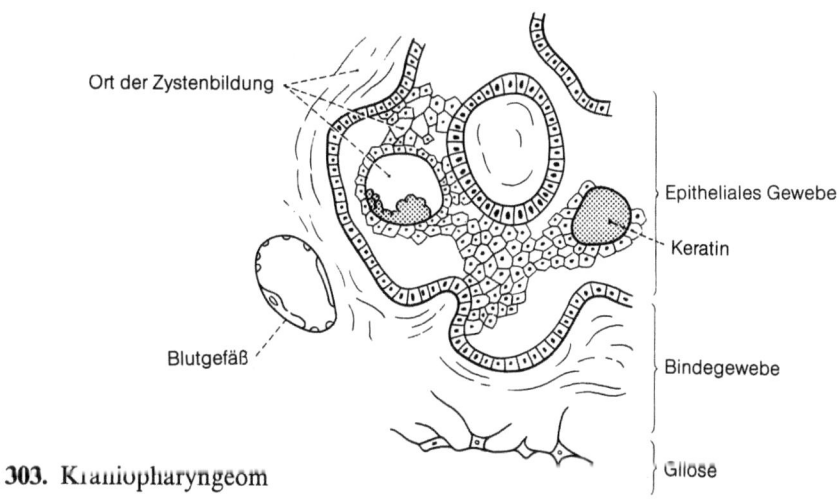

Abb. 303. Kraniopharyngeom

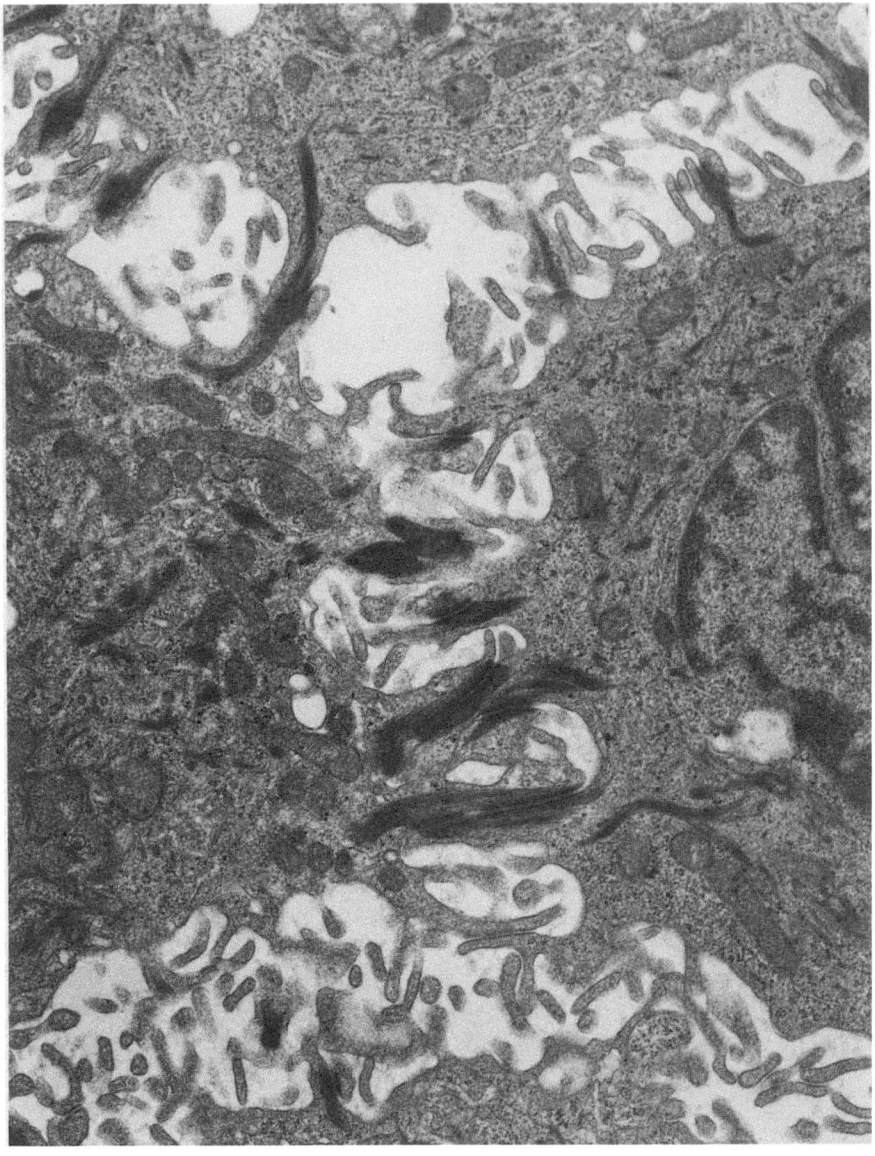

Abb. 304. Kraniopharyngeom. Beachte die gut entwickelten Desmosomen zwischen den Zellen. ×20 000

3. Das Cholesteatom

Auch Cholesteatome sind von Natur epidermoide Tumoren. Die epithelähnlichen Tumorzellen bilden eine Zyste um ein keratinhaltiges Lumen. Die großen Mengen an Keratin kann man bereits makroskopisch erkennen und sie verleihen dem Tumor sein charakteristisches „perlartiges" Aussehen. Cholesteatomen begegnet man am häufigsten an der Schädelbasis, einschließlich des Kleinhirnbrückenwinkels und der suprasellären Region, aber auch in der Lumbosakralregion des Rückenmarkes.

4. Endodermalzysten (Abb. 305–307)

Endodermalzysten zeichnen sich durch eine einfache Lage von Epithelzellen, die ein zystisches Lumen auskleiden, aus. Sie treten in der Mittellinie der Neuraxis auf. Man kann verschiedene Arten von Endodermalzysten aufgrund der Morphologie der Epithelzellen unterscheiden. Zysten mit Epithelzellen, die an jene des Respirationstraktes erinnern, hat man sowohl in der Lumbosakralgegend wie auch in der Gegend der Hypophyse gefunden. Andere, die sogenannten enterogenen Zysten, besitzen eine Epithelauskleidung mit den Charakteristika des Digestionstraktes. Solche hat man im Subarachnoidalraum des Rückenmarkes gefunden.

Kolloidzysten des dritten Ventrikels sind benigne kongenitale Gebilde, die am Übergang zwischen Seiten- und drittem Ventrikel, d.h. im Bereich des Foramen Monroi, auftreten. Man kann sie als Zufallsbefunde bei der Obduktion finden, sie können aber auch sehr groß werden und Obstruktionserscheinungen des Foramen Monroi auslösen und damit zum Verschlußhydrozephalus führen.

Histologisch ist die Zyste von einem einreihigen Zylinderepithel ausgekleidet und enthält PAS-positives, kolloidales Material. Man findet drei Typen von Epithelzellen: Die erste Form ist eine zilienlose Zelle, die sekretorische Vakuolen enthält. Die Plasmamembran an der apikalen Oberfläche der Zelle ist von einer Mantelsubstanz überdeckt (Hirano und Ghatak, 1977). Die sekretorischen Zellen erinnern manchmal an Becherzeller. Diese Zellen treten im Wechsel mit zilienbesetzten Zellen auf, die bar jeglichen Mantelmaterials sind. Zudem findet man in der Basalregion häufig keilförmige Zellen. Vom dritten Typ von Epithelzellen nimmt man an, daß es sich um unreife Zellen handelt, die Vorläufer von entweder zilienbesetzen oder sekretorischen Zellen sind (Ghatak et al., 1977). Die Epithelien sind gegen das Bindewebe durch eine Basalmembran abgegrenzt. Das Zystenlumen enthält elektronendichtes Material und frei flotierenden Zellschutt.

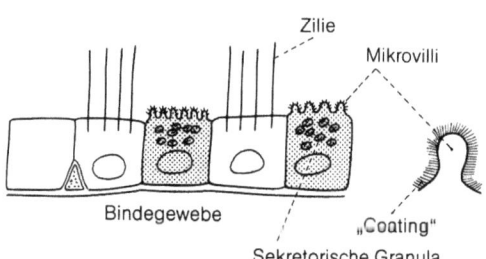

Abb. 305. Wand einer Epithelzyste

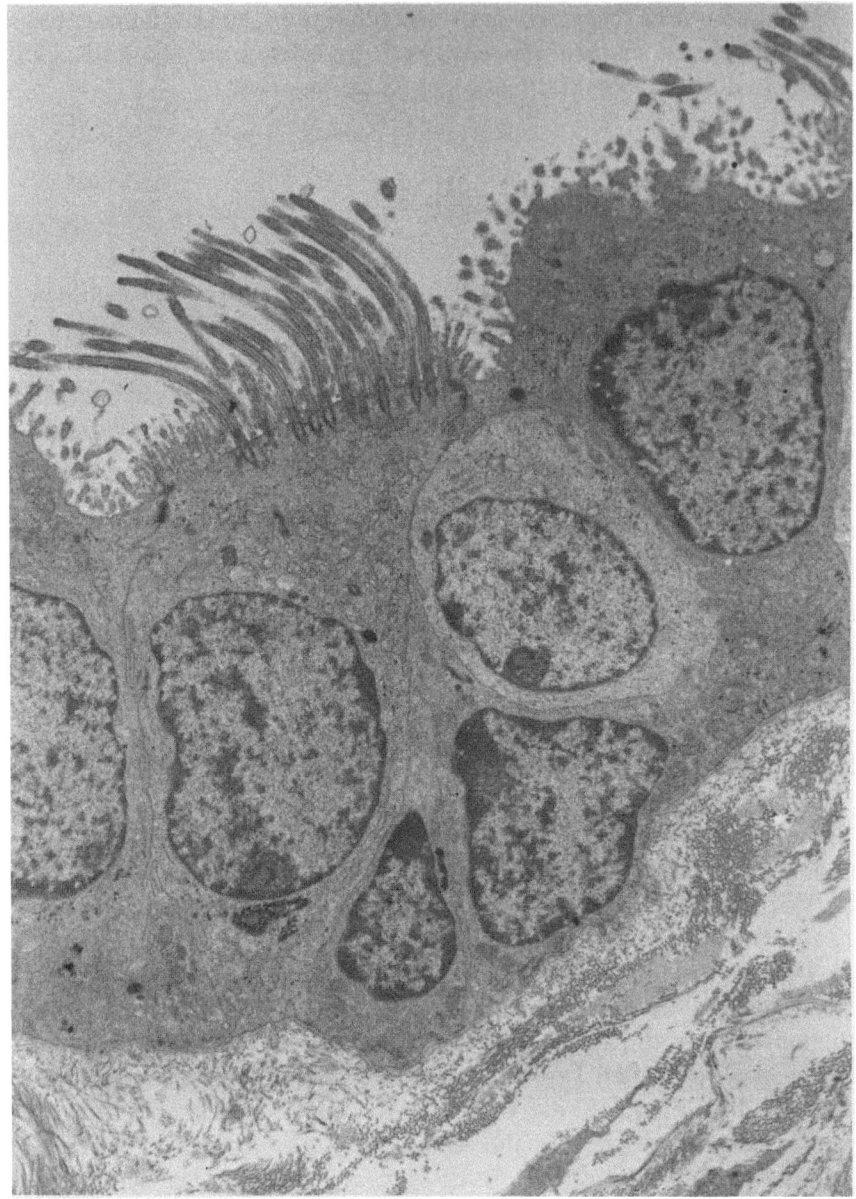

Abb. 306. Wand einer Epithelzyste. Man sieht zilienbesetzte Zellen und solche ohne Zilien. ×6 000 (aus: Hirano A et al. (1971) Acta Neuropathol 18:214)

Epithelzysten von grundsätzlich gleichem Aufbau hat man im Subarachnoidalraum in der Mittellinie der Neuraxis gefunden (Hirano et al., 1971), und viele haben sie als solche neuroepithelialer Abkunft angesehen. Es fehlen dafür aber z.Z. noch eindeutige Beweise, und die Möglichkeit, daß es sich um Endodermalzysten handelt, ist noch immer nicht auszu-

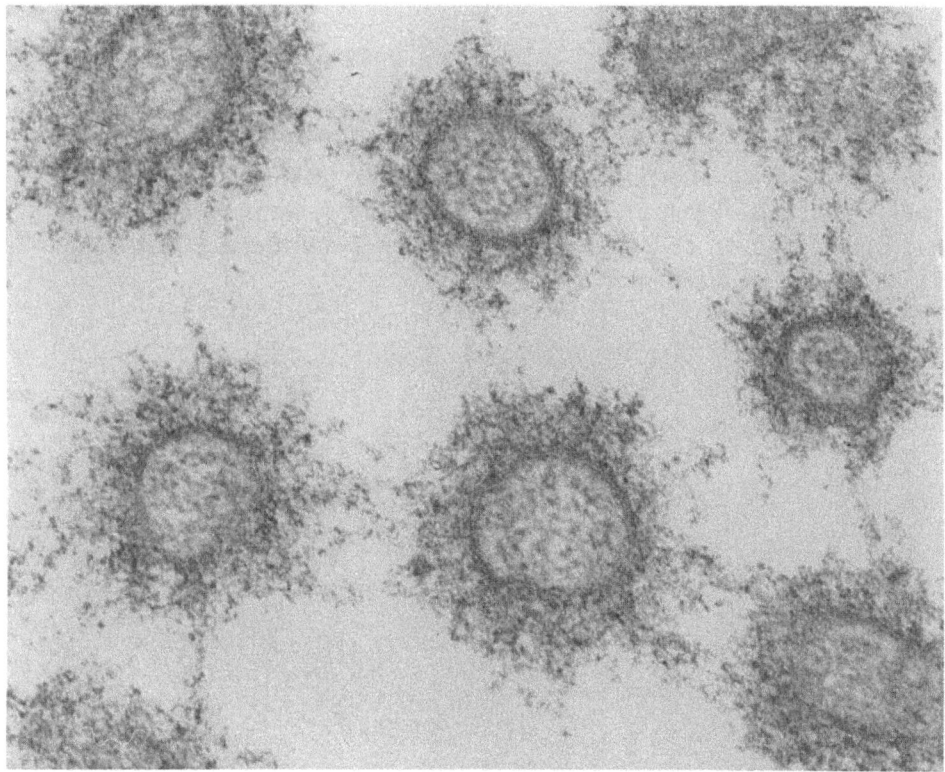

Abb. 307. Querschnitt durch die Mikrovilli von zilienfreien Zellen ähnlich denen in Abb. 306. Der Oberfläche liegt ein fibrilläres und granuläres Material in einer Menge an, wie man es im normalen Nervensystem nicht findet. × 128 000 (aus: Hirano A et al. (1971) Acta Neuropathol 18:214)

schließen. Es ist hervorzuheben, daß man aufgrund der ventrikelnahen Lokalisation die Kolloidzysten als Gebilde ansehen kann, die in der Tiefe einer Einstülpung des Subarachnoidalraumes entlang der Tela chorioidea lokalisiert sind.

Literatur

Hirano A, Ghatak NR, Wisoff HS, Zimmerman HM (1971) An epithelial cyst of the spinal cord. An electron microscopic study. Acta Neuropathol 18:214–223

Hirano A, Ghatak NR (1974) The fine structure of colloid cyst of the third ventricle. J Neuropathol Exp Neurol 33:333–341

Ghatak NR, Hirano A, Kasoff SS, Zimmerman HM (1974) Fine structure of an intracerebral epithelial cyst. J Neurosurg 41:75–82

Hirano A, Matsui T, Zimmerman HM (1975) The fine structure of epithelial cyst in the central nervous system. Neurol Surg (Tokyo), 3:639–646

Ghatak NR, Kasoff I, Alexander E Jr (1977) Further observation on the fine structure of a colloid cyst of the third ventricle. Acta Neuropathol 39:101–107

5. Das Germinom (Abb. 308)

Germinome sind in der Epiphysenregion oder auch suprasellär lokalisiert. Letztere hat man früher als „ektopische Pinealome" bezeichnet. Sie zeichnen sich durch einen typischen Aufbau aus zwei Zellformen aus, einmal große epitheliale Zellen und zum anderen kleine, lymphozytenartige Zellen. Die epithelialen Zellen, die Keimzellen des Ovars oder der Testes ähn-

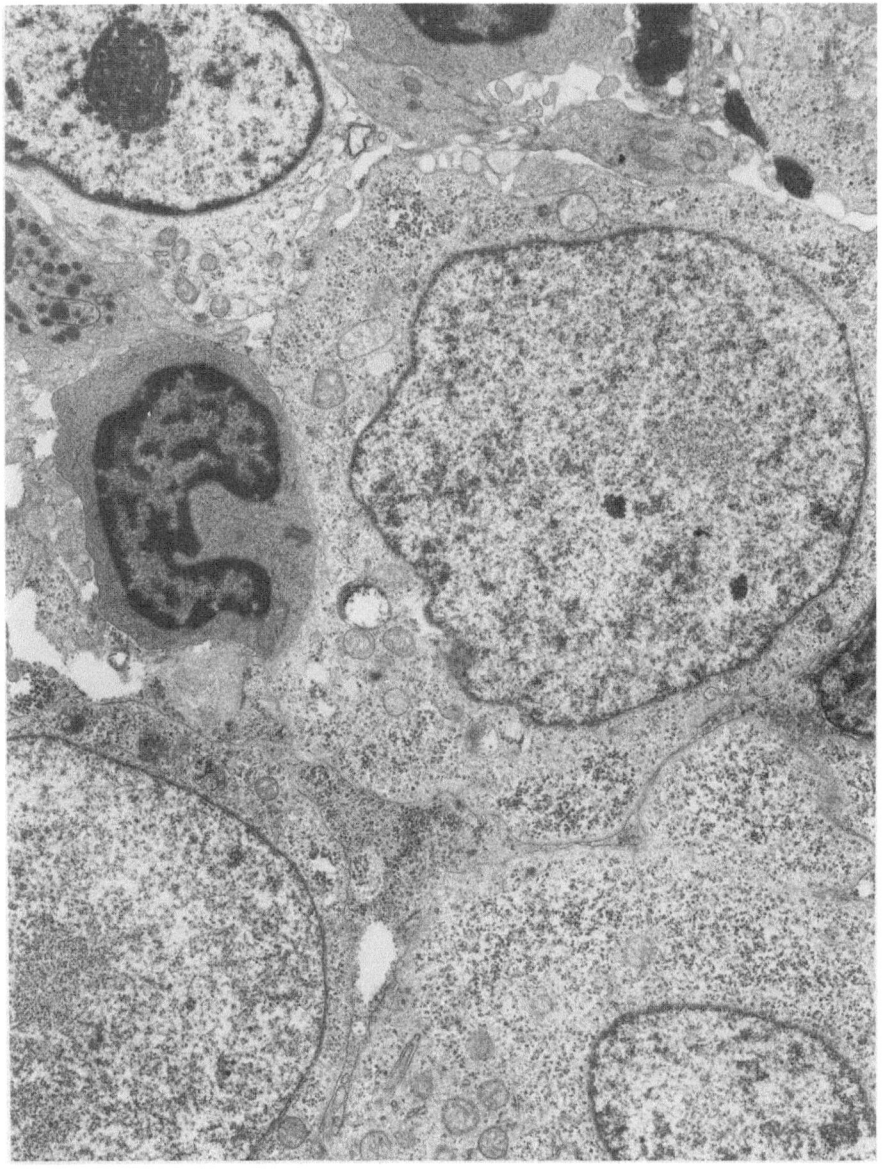

Abb. 308. Germinom. ×7 000

lich sehen, zeigen häufig ringförmige Lamellenstrukturen und einen unterschiedlich starken Glykogengehalt. Die Blutgefäße sind fenestriert. Die Tumorzellen wachsen infiltrativ in die Umgebung vor und sind sehr strahlensensibel.

Die Pinealisregion ist auch noch Sitz weiterer, seltener Tumorformen von embryonalem Charakter. Hierzu gehören unter anderem Teratome und Choriokarzinome.

Literatur

Kageyama N, Belsky R (1961) Ectopic pinealoma in the chiasma region. Neurology 11:318–327

Ghatak NR, Hirano A, Zimmerman HM (1969) Intrasellar germinomas: A form of "ectopic pinealoma". J Neurosurg 31:670–675

Hirano A, Llena JF, Chung HD (1975) Some new observations in an intracranial germinoma. Acta Neuropathol 32:103–113

Matsumura H, Hirano A, Zimmerman HM, Ross ER (1976) Fine structure of intracranial germinomas. Report of 3 cases. J Clin Electron Microscopy (Tokyo) 9:195–205

6. Teratome (Abb. 70)

Teratome bevorzugen die Mittellinie der Neuraxis, insbesondere die Epiphysenregion. Diese benignen Tumoren sind nicht strahlensensibel und müssen, wenn möglich, chirurgisch entfernt werden.

7. Bindegewebstumoren

Wie bereits früher erwähnt, ist Bindegewebe, abgesehen von den Meningen und den größeren Blutgefäßen, nur eine untergeordnete Komponente des Zentralnervensystems. Trotzdem bildet diese ansonsten so geringfügige Komponente gelegentlich die Ausgangsbasis für Tumoren wie Fibrome und Sarkome. Auch Lipome hat man, allerdings selten, im Zentralnervensystem, insbesondere mit Mittellinienbezug, gefunden.

Literatur

Hirano A, Llena JF, Chung HD (1975) Fine structure of a cerebellar "fibroma". Acta N europathol 32:175–186

8. Chordome

Chordome leiten sich von der embryonalen Chorda dorsalis ab und werden ebenfalls entlang der Mittellinie gefunden. Vorzugssitze sind der Clivus, der Dens epistropheus oder die Wirbelkörper der Sakrokokzygealregion. Die Tumoren okkupieren den Epiduralraum und üben Druck auf die benachbarten Gewebsstrukturen, insbesondere die Rückenmarkswurzeln, aus. Die Zellen enthalten häufig große Ansammlungen von Mukopolysacchariden, die ihnen im Lichtmikroskop ein „blasenförmiges" Aussehen verleihen, das auch zu ihrer Beschreibung als „physaliforme" Zellen Anlaß gegeben hat.

Literatur

Cancilla P, Morecki R, Hurwitt ES (1964) Fine structure of a recurrent chordoma. Arch Neurol 11:289-295

Mair WGP, Gessaga EC (1973) Ultrastructure of a sacrococcygeal chordoma. Acta Neuropathol 27:27-35

9. Metastasen (Abb. 15-17, 95-98, 309-312)

Metastasen im Zentralnervensystem können von einer großen Vielzahl von Primärtumoren ihren Ausgang nehmen. Bei Männern sind Bronchialkarzinome die bei weitem häufigste Quelle, bei Frauen dagegen die Mammakarzinome. Weitere häufige Lokalisationen von Primärtumoren sind der Digestionstrakt und das Urogenitalsystem; aber auch Melanome, Lymphome, Leukämien, Sarkome und andere können Quellen für Metastasen im Zentralnervensystem bilden.

Die Mehrzahl der Metastasen gelangt auf hämatogenem Wege in das Zentralnervensystem. Metastasen können singulär auftreten, häufiger sind sie allerdings multipel. Sie können in der Dura mater, in der Leptomeninx oder im Hirnparenchym lokalisiert sein. Die Mammakarzinome setzen häufiger als andere Tumorformen Durametastasen. Bei diffuser Ausbreitung von Metastasen im Subarachnoidalraum spricht man von Meningeosis carcinomatosa. Abgesehen von der hämatogenen Streuung können Tumormetastasen das Gehirn auch auf direktem Wege über eine Invasion aus den Nachbarstrukturen, wie z. B. dem Schädelknochen, den Wurzeln oder dem Epiduralraum, erreichen.

Im Gegensatz zu den Gliomen sind Tumormetastasen meist scharf gegen die Umgebung abgesetzt, seltener wachsen sie dagegen infiltrativ und sind unscharf begrenzt. In zahlreichen Fällen kommt es zur zentralen Nekrose und zystischen Einschmelzungen. Bestimmte Tumoren, wie die Melanome, neigen zur Blutung. Die Reaktion des umgebenden Hirngewebes auf die Metastasen ist sehr variabel; ein kollaterales Ödem ist dagegen

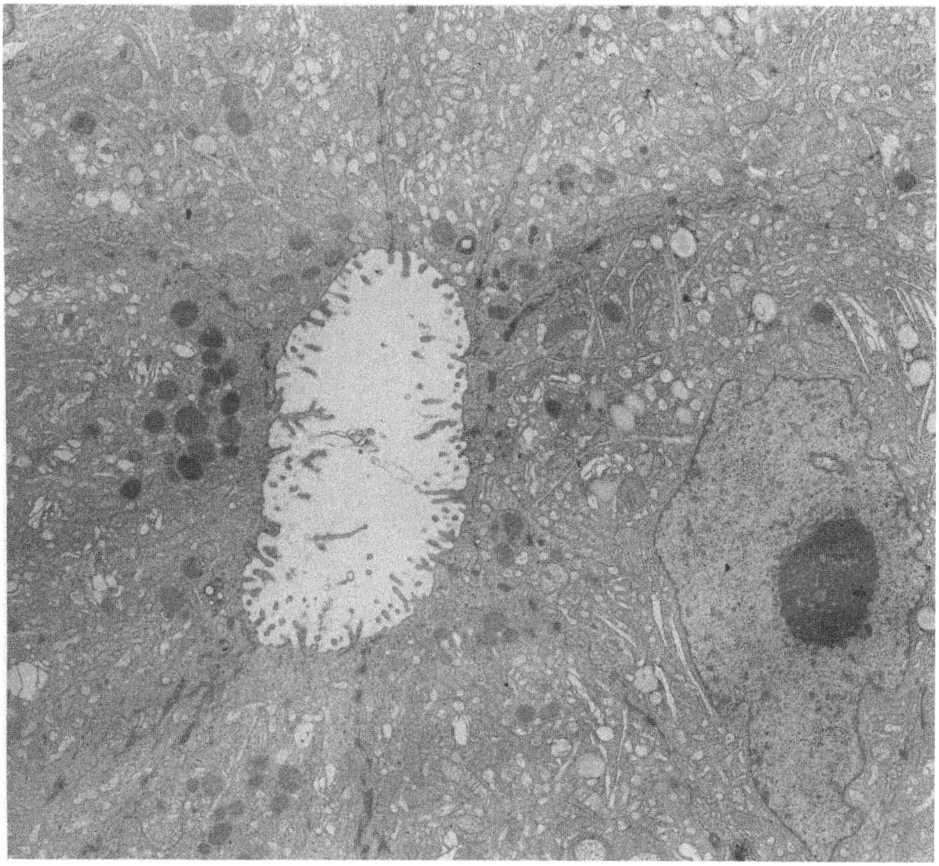

Abb. 309. Karzinommetastase. Die Tumorzellen bilden ein Lumen, in welches Mikrovilli hineinragen. ×4 000 (aus Hirano A (1971) In: Progress in Neuropathology. Vol 1, p 1, Grune & Stratton)

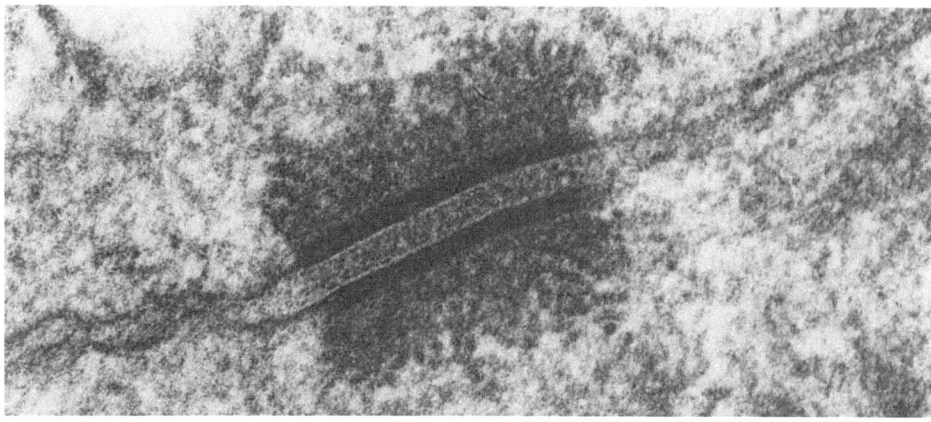

Abb. 310. Karzinommetastase. Gut entwickeltes Desmosom, wie man es in dieser prächtigen Form im normalen Nervensystem nicht findet. ×160 000 (aus: Hirano A (1971) In: Progress in Neuropathology. Vol 1, p 1, Grune & Stratton)

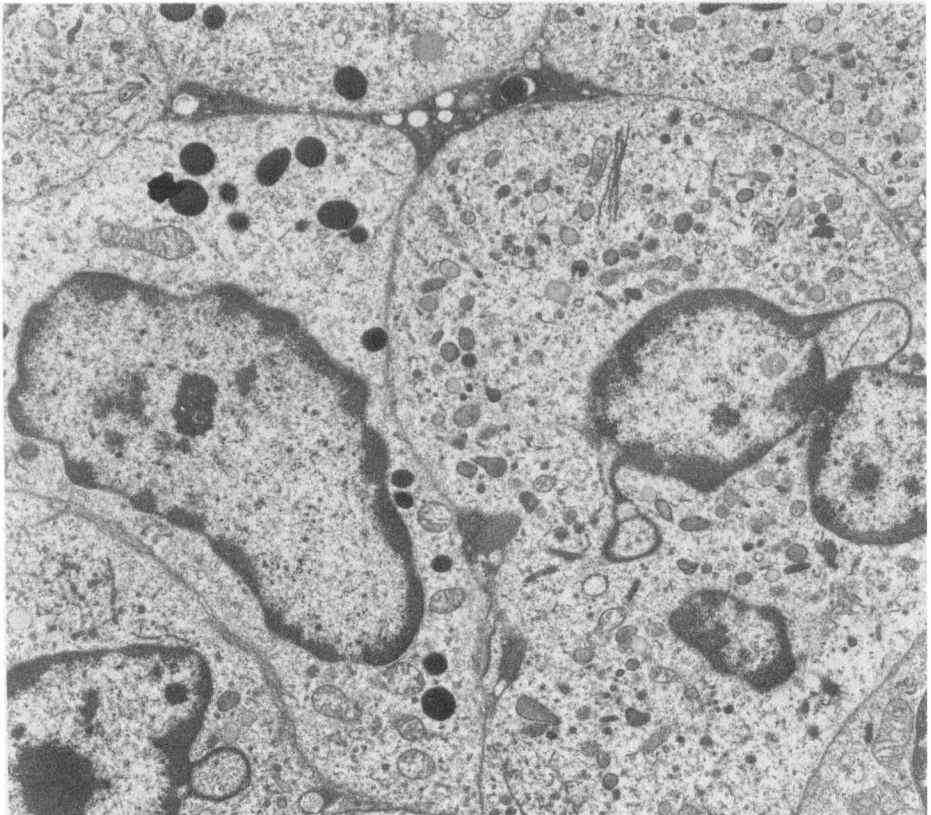

Abb. 311. Tumorzellen mit unterschiedlichen Mengen an Granula aus einem intrakraniellen Granularzellsarkom

nahezu konstant vorhanden, d.h., es fehlt nur selten. Die endgültige Diagnose des Tumors steht und fällt mit der histologischen Auswertung der Metastase und dem Nachweis des Primärtumors.

Primäre wie auch metastatische Lymphome des Zentralnervensystems sind wohlbekannt. Diese Tumoren wachsen entweder diffus infiltrierend oder sie bilden solide, umschriebene Knoten. In Abhängigkeit von ihrem Einfluß auf die hämatopoetischen Gewebe können Lymphome wie auch Leukämien sogar ohne Tumormanifestation im Zentralnervensystem selbst mit erheblichen Hirnblutungen einhergehen.

Der zunehmende Einsatz der Chemotherapie und anderer moderner Therapieverfahren ist begleitet von einem Anstieg an mykotischen und viralen Infektionen des Zentralnervensystems. Die Strahlentherapie kann von weiteren Komplikationen gefolgt sein. Im Abstand von mehreren Monaten oder mehr kann eine intervalläre Strahlennekrose oder „Strahlenspätnekrose" im Gefolge hoher Strahlendosen auftreten. Es handelt sich um Koagulationsnekrosen des Markgewebes und Gefäßschäden, insbesondere in Form von fibrinoiden Nekrosen und einer Hyalinofibrose der Gefäß-

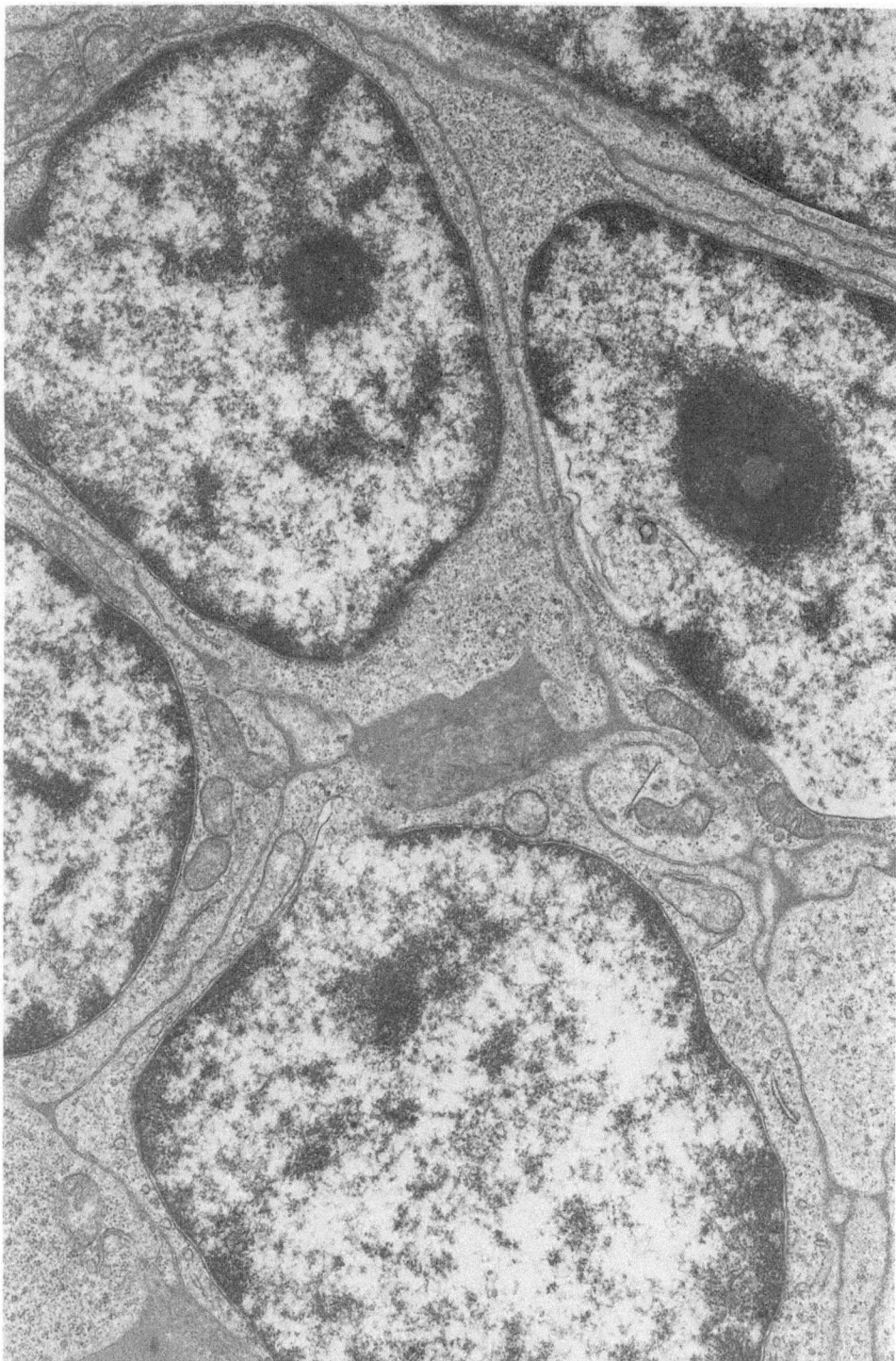

Abb. 312. Primäres Lymphom im Zentralnervensystem. Die dichtgepackten Zellen zeigen keine Verbindungskomplexe. ×15 000 (aus Hirano A (1978) Acta Neuropathol 43:119)

wand. Der intervalläre Strahlenschaden ist meist umschrieben und kann tumorartige Symptome verursachen, so daß die fälschliche Annahme eines Tumorrezidivs nahe liegt.

Literatur

Barron KD, Hirano A, Araki S, Terry RD (1959) Experience with metastatic neoplasms involving the spinal cord. Neurology 9:91–106

Ghatak NR, White BE (1969) Delayed radiation necrosis of the hypothalmus. Arch Neurol 21:425–430

Zimmerman HM (1971) Malignant lymphomas. In: Pathology of the Nervous System. Vol 2, 2165–2178, Minckler J (ed), McGraw Hill, New York

Hirano A, Zimmerman HM (1972) Fenestrated blood vessels in a metastatic renal carcinoma in the brain. Lab Invest 26:465–468

Hirano A, Ghatak NR, Becker NH, Zimmerman HM (1974) A comparison of the fine structure of small blood vessels in intracranial and retroperitoneal malignant lymphomas. Acta Neuropathol 27:93–104

Jellinger K, Seitelberger F (eds) (1975) Lymphomas of the Nervous System. Supplement to Acta Neuropathologica VI

Llena JF, Cespedes G, Hirano A, Zimmerman HM, Feiring EH, Fine D (1976) Vascular alterations in delayed radiation necrosis of the human brain. An electron microscopic study. Arch Pathol Lab Med 100:531–534

Llena JF, Kawamoto K, Hirano A, Feiring EH (1978) Granulocytic sarcoma of the central nervous system: Initial presentation of leukemia. Acta Neuropathol 42:145–147

Hirano A, Hojo S (1980) Metastatic tumors in the central nervous system. The neuropathologial point of view. Neurol Surg (Tokyo) 8:509–518, 599–603

III. Auswahl der Lehrbücher und Zeitschriften auf dem Gebiet der Neuropathologie

1) Lehrbücher und Übersichten der Neuropathologie

Adams RD, Sidman RL (1968) Introduction to Neuropathology. McGraw-Hill Book Co, New York

Biggart JH (1961) Pathology of the Nervous System. 3rd Ed, Livingstone, Edinburgh, and London

Blackwood W, Corsellis JAN (eds) (1976) Greenfield's Neuropathology. 3rd Ed, Edward Arnold, London

Burger PC, Vogel FS (1976) Surgical Pathology of the Nervous System and its Coverings. J Wiley and Sons, New York

Escourolle R, Poirier JP (1978) Manual of Basic Neuropathology. 2nd Ed. Translated by LJ Rubinstein, WB Saunders Co, Philadelphia

Friede RL (1975) Developmental Neuropathology. Springer-Verlag, New York

Haymaker W (1969) Bing's Local Diagnosis in Neurological Diseases. CV Mosby Co, St. Louis

Johannessen JV (ed) (1979) Electron Microscopy in Human Medicine, Vol 6: Nervous System, Sensory Organs, and Respiratory Tract. McGraw-Hill, New York

Lubarsch O, Henke F, Rössle R (1955–1958) Handbuch der speziellen pathologischen Anatomie und Histologie des Nervensystems. Edited by Scholz W, Springer-Verlag, Berlin, Part XIII (1–5)

Minckler J (1968–1972) Pathology of the Nervous System. 3 Vols. McGraw-Hill Book Co, New York

Peters G (1970) Klinische Neuropathologie. 2nd Ed. Georg Thieme Verlag, Stuttgart

Robertson DM, Dinsdale HB (1972) The Nervous System. Structure and Function in Disease. Williams & Wilkins, Baltimore

Slager UT (1970) Basic Neuropathology. Williams & Wilkins, Baltimore

Smith JF (1974) Pediatric Neuropathology. McGraw-Hill Book Co, New York

Smith WT, Cavanagh JB (eds) (1979) Recent Advances in Neuropathology. Vol 1 Churchill Livingstone, Edinburgh

Spencer P, Schaumburg HH (eds) (1980) Experimental and Clinical Neurotoxicology. Williams & Wilkins, Baltimore

Tedeschi CG (ed) (1970) Neuropathology. Methods and Diagnosis. Little, Brown & Co, Boston

Vinken PJ, Bruyn GW (eds) (1968–1979) Handbook of Clinical Neurology. North Holland Publish, Amsterdam and London. Vol 1–36

Zimmerman HM (ed) (1979) Progress in Neuropathology. Grune & Stratton, New York. Vols 1, 2 & 3, 1971, 1973 and 1976, Raven Press, New York, Vol 4

2) Atlanten der Neuropathologie

Blackwood W, Dodds TC, Sommerville JC (1970) Atlas of Neuropathology. 2nd Edition. E & S Livingstone Ltd. Edinburgh

Doerr W, Schumann G, Ule G (1978) Atlas of Pathologic Anatomy. Georg Thieme Publishers, Stuttgart

Hirano A, Iwata M, Llena JF, Matsui T (1980) Color Atlas of Pathology of the Nervous System. Igaku-Shoin, Tokyo and New York
Malamud N, Hirano A (1975) Atlas of Neuropathology. 2nd Ed, University of California Press, Berkeley
Society of Neuropathology (ed) (1967) Atlas of Neuropathology, Igaku Shoin
Treip CS (1978) Color Atlas of Neuropathology. Year Book Medical Publishers, Chicago
Zacks SI (1971) Atlas of Neuropathology. Harper & Row, New York

3) Literatur zur Pathologie der peripheren Nerven und der Muskulatur

Aguayo AJ, Karpati G (eds) (1979) Current Topics in Nerve and Muscle Research. Excerpta Medica, Amsterdam
Adams RD (1975) Diseases of Muscles. 3rd ed, Hoeber Medical Books, Harper & Row, New York
Asbury AK, Johnson PC (1978) Pathology of Peripheral Nerve. WB Saunders Co, Philadelphia
Bethlem J (1970) Muscle Pathology. Introduction and Atlas. North-Holland Publish, Amsterdam and London
Coërs C, Woolf AL (1959) The Innervation of Muscle. A Biopsy Study. Blackwell Scientific Publications, Oxford
Dubowitz V, Brooke MH (1973) Muscle Biopsy. A Modern Approach. WB Saunders Co, Philadelphia
Dyck PJ, Thomas PK, Lambert EH (1975) Peripheral Neuropathy. Vol I & II. WB Saunders Co, Philadelphia
Hughes JT (1974) Pathology of Muscle. WB Saunders Co, Philadelphia
Landon DN (ed) (1976) The Peripheral Nerve. Chapman & Hall, London
Walton JN (1974) Disorders of Voluntary Muscles. 3rd Ed Churchill Livingstone, Edinburgh & London

4) Atlanten über periphere Nerven und Muskeln

Babel J, Bischoff A, Spoendlin H (1970) Ultractructure of the Peripheral Nervous System and Sense Organs. Atlas of Normal and Pathological Anatomy. CV Mosby Co, St Louis
Mair WGP, Tome FMS (1972) Atlas of the Ultrastructure of Diseased Human Muscle. Churchill Livingstone, Edinburgh
Uono M, Kinoshita M (1972) Atlas of Muscle Pathology. Igaku Shoin, Ltd, Tokyo

5) Monographien über Tumoren

Harkin J, Reed RJ (1969) Tumors of the Peripheral Nervous System. Armed Forces Institute of Pathology. Washington DC, Atlas of Tumor Pathology, Second Series, Fasc 3
Rubinstein LJ (1972) Tumors of the Central Nervous System. Armed Forces Institute of Pathology. Washington DC, Atlas of Tumor Pathology, Second Series, Fasc 6
Russell DS, Rubinstein LJ (1977) Pathology of Tumours of the Nervous System. 4th ed, Edward Arnold, London
Zülch KJ (1965) Brain Tumors. Their Biology and Pathology. 2nd ed. Translated by Olszewski J, Rothballer AB, Springer, New York

6) Tumoratlanten

Barnard RO, Logue V, Reaves PS (1976) An Atlas of Tumours Involving the Central Nervous System. Bailliere-Tindall, London

Poon TP, Hirano A, Zimmerman HM (1971) Electron Microscopic Atlas of Brain Tumors. Grune & Stratton, New York
Zimmerman HM, Netzky MG, Davidoff LM (1956) Atlas of Tumors of the Nervous System. Lea & Febiger, Philadelphia
Zülch KJ (1971) Atlas of the Histology of Brain Tumors. Springer-Verlag, New York

7) Literatur zur Elektronenmikroskopie des normalen Hirngewebes

Palay SL, Chan-Palay V (1974) Cerebellar Cortex. Cytology and Organization. Springer-Verlag, New York
Peters A, Palay SL, Webster H DeF (1970) The Fine Structure of the Nervous System. The Cells and Their Processes. Harper & Row, New York
Sandri C, Van Buren JM, Akert K (1977) Progress in Brain Research, Vol 46: Membrane Morphology of the Vertebrate Nervous System. A study in Freeze-etch Technique. Elsevier, Amsterdam

8) Zytologie

Koss LG (1979) Diagnostic Cytology and its Histopathologic Bases. Third Edition. Professional Book Service, New York

9) Zeitschriften der Neuropathologie

Acta Neuropathologica
Journal of Neuropathology and Experimental Neurology
Neuropathology and Applied Neurobiology

10) Zeitschriften der Neurologie

Annals of Neurology
Archives of Neurology
Brain
Clinical Neurology (Tokyo)
Journal of Neurological Science
Journal of Neurology (Berlin)
Journal of Neurology, Neurosurgery and Psychiatry
Muscle and Nerve
Neurology
Neurological Medicine (Tokyo)
Revue Neurologique (Paris)

11) Zeitschriften der Neurochirurgie

Journal of Neurosurgery
Neurologia Medico-Chirurgica (Tokyo)
Neurological Surgery (Tokyo)
Neurosurgery
Surgical Neurology

12) Zeitschriften der Pathologie

American Journal of Pathology
Archives of Pathology and Laboratory Medicine
Human Pathology
Laboratory Investigation

13) Zeitschriften der Neurowissenschaften und verwandter Gebiete

Advances in Neurological Sciences (Tokyo)
American Journal of Anatomy
Anatomical Record
Brain and Nerve (Tokyo)
Brain Research
Journal of Cell Biology
Journal of Comparative Neurology
Journal of Neurocytology (London)

Sachverzeichnis

A
Abszeßkapsel 308
Adenohypophyse 364
Akromegalie 366
Akustikusneurinome 10
–, Kleinhirnbrückenwinkel 37
Aleutennerze 184
Alkoholismus, chronischer 89
Aluminiumintoxikation 156
Alzheimer I-Glia 237
Alzheimer II-Glia 237
Alzheimerfibrillen 121, 122, 155, 165, 166, 209, 211, 212, 214, 216
– bei ALS 163
–, Bielschowsky-Methode 159
–, Feinstruktur 167
–, flammenförmige 162
–, lichtmikroskopischer Nachweis 159
–, Verteilung 162
–, Verteilungsmuster 164
–, Vorkommen 162
Alzheimersche Krankheit 48, 145, 149, 171, 222
Aktinfilamente 156
Amyloid 212, 215
Amyloidablagerung 211, 212, 214
Amyloidose, generalisierte 212
– der Hirngefäße 214
Amyloidneuropathie 294
Aneurysma(en) 29, 337
–, A. cerebri media 34
–, multiple 33
–, Ramus communicans anterior 30
–, Vena magna Galeni 20
Anfallsleiden 10
Angiom, arteriovenöses 25
Angiopathie, kongophile 214, 215
Annulate Lamellae 138
Anoxie 205
Aquaeductus Sylvii, Obliteration 315

–, Stenose 86, 315
Arachnoidalzellen 332
Arachnoidalzotten (Pacchionische Granulationen) 21
Arachnoidea 22, 327
Arachnoiditis 104
Area postrema 204, 339
Argentophilie 177
Arnold-Chiari-Mißbildung 48
A. basilaris, Aneurysma 24
Arteria carotis
–, communis 5
–, externa 5
–, interna 5
–, Verschluß 5
A. cerebri media, Aneurysma 34
–, Verschluß 59
Arteria spinalis anterior 123
Arterien
–, Adventitia 334
–, Arteriosklerose 335
–, arteriosklerotisch veränderte 336
–, glatte Muskelzellen 334
–, Intima 334
–, Lamina elastica interna 334
–, Media 334
–, normale 334
–, pathologische Veränderungen 335
–, Verdickungen der Intima 335
Arteriosklerose 28, 335
–, Pathogenese 337
Astroglia, Pathologie 232
Astrozyt(en) 363
–, Einschlüsse 244
–, fibrilläre 229
–, Fortsätze 229, 230
–, Funktion 229
–, gemästete 238
–, geschwollene 239
–, Gestaltveränderungen 246
–, Glykogengranula 233
–, hypertrophische 238
–, intranukleäre Einschlüsse 235, 236

–, Isolatorfunktion 230
–, Kern 231, 233
–, normale 229
–, Nucleolus 231
–, Organellen 231
–, perivaskuläre 361
–, protoplasmatische 229, 231
–, reaktive 238, 248, 309
–, Schwellung 360
–, subependymäre 315
–, subpiale 244
Astrozytenfortsätze 360, 363
Astrozytenfüße 339
–, perivaskuläre 356
Astrozytenschwellung 232, 355, 362
Astrozytom(e) 61, 247
–, Blutgefäße 249
–, Filopodien 249
–, Mikrovilli 249
–, mikrozystische Degeneration 249
–, Mitosefrequenz 249
–, Nuclear-Bodies 249
–, pilozytisches 318
–, Polymorphie 249
–, subependymäres 97, 318
–, Verbindungsapparat 249
Atresie, kongenitale cholangioläre 201
Atrophie 207
–, chronische 222
–, lobäre 51
Atrophien, nukleäre 113
Autoimmunerkrankungen 274
Autolyse, Körnerzellen 83
–, postmortale 9
Axon(e) 130, 191, 196
–, bemarktes 290
–, dystrophische 201
–, Innenauskleidung 192
–, myelinisiertes 294
–, nacktes 295
–, peripheres 294
–, Plasmamembran 192
–, Purkinjezellen 192
–, regenerierendes 290

–, segmentale Schwellung 199
– -Torpedos 195
–, Ursprungssegment 192
Axondurchtrennung 136
Axonflow 156
Axonhillock 133
Axonlemm 192, 265
Axonopathie, distale 224
Axonschwellungen 193
Axonterminals 201
Axontransport 192
Axonveränderungen 198
Axoplasma 192

B
Balkennekrose 31
Basalmembran 334
–, endotheliale 339
–, Endothelzellen 334
B-Enzephalitis, japanische 220
β-β'-Iminodiproprionitril (IDPN)-Intoxikation 156, 193
Bielschowsky-Färbung 122
Bilirubinenzephalopathie 177
Bindegewebe 301
Bindegewebsfärbung, Trichromfärbung nach Masson 126
Bindegewebsfasern im Zentralnervensystem 125
Bindegewebstumoren 373
Binswangersche Krankheit 91
Bleiintoxikation 235
Blepharoplasten 314
Blutgefäße, fenestrierte 228
Blut-Hirnschranke 274, 337, 339, 340, 356
Blutgefäß 335
Blutgefäße 364
–, Basalmembran 334
–, Endothelzellen 334
–, Entwicklung 336
–, Kapillaren 334
– im Schwannom 342
– des Zentralnervensystems 334
Blutleiter der harten Hirnhaut 328
–, venöse 328
Blut-Liquorschranke 328
Blutung, intraventrikuläre 32
Blutungen, rezidivierende 24
Bouton 202
Bronchialkarzinom 374

Brown-Séquard-Syndrom 108
Bulbi olfactorii, Fehlen der 35
–, Trisomie 35
Bunina-Bodies 184
Bunina-Körper 182, 183
Buscaino-Schollen 279

C
Celloidineinbettung 116
Charcot-Marie-Toothsche Krankheit 296
Chediak-Higashi-Krankheit 184
Chemotherapie 376
– des Krebses 158
Cholesteatom 369
–, Keratin 368
Chondroitin-B-Sulfat 151
Chorda dorsalis 374
Chordome 67, 374
–, Vorzugssitze 374
Chorea Huntington 48, 88
Chorionepitheliome 67
Chromatolyse 134–136, 178, 309
–, zentrale 108
Circulus arteriosus Willisi 25, 26
Clarke-Stillingsche Säule, Neurone 131
coated vesicle 353
Colchicin 158
Computertomographie (CAT) 11
–, axiale 73, 81
computertomographische Schnittebene, Gehirn 74
Contre-Coup-Herde 63
Contusio cerebri 63
Corpora amylacea 181, 231, 244, 245
Corpora mamillaria, symmetrische Atrophie 54
Corpus geniculatum laterale 166
Creutzfeldt-Jakobsche Krankheit 10, 171, 206, 215, 363
Crista galli 7
Cristae mitochondriales 174
Curvilinear Bodies 145
Cushing-Syndrom 366

D
Dark-Neurons 222
Deckzellen, arachnoidale 328
Degeneration 70

–, hepatolentikuläre 88
–, mukoide 257
–, postsynaptische 207
–, präsynaptische 207
–, Pyramidenbahn 55
–, striatonigrale 88
–, transneuronale 225
–, transsynaptische 54, 55, 207, 225
–, vakuoläre 223, 274
–, vesikuläre 278
–, zerebelläre 54
Dejerine-Sottassche Krankheit 296
Demenz 208
–, Alzheimersche Krankheit 48
–, präsenile 48, 159
–, progressive 159
–, senile 145, 188
Dendriten 130
–, Arborisation 186
–, Dornen 186
–, Pathologie 186
Dendritenbaum 186, 218
Dendritic-Spines der Purkinjezellen 204
Dense-Bodies 198–201, 211, 301, 314, 353
Dense-Core-Vesicles 203, 227, 228, 248
Dermatomyositis 2
Desmosomen 315, 325, 331, 332, 368, 375
Desoxyribonukleinsäure 132
Diphtheritoxin 279
Dornen, dendritische 217
Down-Syndrom 164
Druckkonus 43
Drucksteigerung, intrakranielle 37, 42, 359
Drusen, Amyloidablagerung 211
–, senile 208–215
Dura mater 7, 12, 327
Durametastase 18
Dying-back 224, 281
Dysgerminom s. Germinom
Dysmyelinisation 88
Dystrophia myotonica, eosinophile Einschlüsse in Thalamusneuronen 185
Dystrophie, neuroaxonale 180, 193, 201, 208, 224
Dystrophie-Maus 269

E
Einbettung in Kunststoff 127
Einschlüsse
–, argentophile 168

Sachverzeichnis

–, Dystrophia myotonica 185
–, eosinophile 185
–, fingerprintartige 145
– im Herzmuskel 182
–, intrazelluläre 121
–, intrazytoplasmatische 177
–, -hyaline (kolloidale) 182
–, lamellare 136
–, PAS-positive 182
– in Thalamusneuronen 185
Einschlußkörper
–, eosinophiler intranukleärer 132
–, Herpesvirusinfektionen 132
–, intranukleäre eosinophile 309
–, subakute sklerosierende Panenzephalitis (SSPE) 132
–, zytoplasmatische hyaline (kolloidale) 143
Elastica-van Gieson-Färbung 123, 126
Elektronenmikroskop 6, 128
Element, postsynaptisches 205
–, präsynaptisches 202, 205
Eminentia mediana 204, 339
Empty-Synaptic-Bag 207
Endigung(en), postsynaptische 203
–, präsynaptische 208
Endodermalzysten 369, 370
Endokarditis 303
Endothelien 129, 338
–, fenestrierte 341
–, Lipideinschlüsse 353
Endothelproliferationen in malignen intrakraniellen Tumoren 353
Endothelzellen 334, 352
–, Basalmembran 334
–, Transferkanäle 347
–, Zellorganellen 339
Endplatten, motorische 205
Entmarkung 270
Entmarkungsherde 269
Entmarkungskrankheiten 55, 91
–, Leukodystrophien 84
Entwicklung, neuronale 224
Entzündung 301
Enzephalitis, akute Herpes-(simplex)- 68
Enzephalomyelitis, experimentelle allergische 274
Enzephaloneuritis, experimentelle allergische 274, 278

Enzephalopathie
–, hepathogene 237, 281
–, hypoxische 237
–, spongiforme 205, 206
–, eosinophile intranukleäre Kerneinschlüsse 234
Ependym 313
–, normales 312
–, pathologische Veränderungen 315
–, reaktive Veränderungen 315
Ependymitis 23
Ependymom
–, echte Rosetten 316
–, Filum terminale 318
–, myxopapilläres 318
–, perivaskuläre Pseudorosetten 316
Ependymoblastom 318, 319
Ependymrosetten 316
Ependymzelle(n), Gestalt 312
–, Perikaryon 314
Epidermoidzysten 67
Epiduralraum, spinaler 103
Epineurium 267
Epithelzyste 369, 370
Escherichia coli 308, 329
Extrazellularraum 356

F

Färbetechniken 119
Falx cerebri 7
–, Verkalkungen 12
Fascia dentata 177
Fasergliose 238
–, anisomorphe 240
–, isomorphe 240
Fenestrae 338, 340, 343
Ferritin 356
Ferrugination 220
Fibroblasten 303
Fibrome 373
Filum terminale 318
Flüssigkeitsaustausch 347
Flüssigkeitstransport, Mechanismus 347
– durch die Zelle 347
Fluoreszein 128
Foramen Monroi 369
Formalinfixierung 6
Formatio reticularis 166
Formationen, tubuläre 351, 352
Fornix 243
Friedreichsche Ataxie 112, 114

G

Galactocerebrosid-β-galactosidase, Defekt 87
Ganglogliome 222, 228
Ganglion Gasseri 37
Gap-Junctions 229, 248, 314, 328, 332
Gefäßmißbildungen 104, 337
Gefäßversorgung 334
Gefrierschneiden 117
Gehirn
–, arterielle Gefäßverschlüsse 28
–, computertomographische Schnittebene 74
–, Frontalschnittechnik 70
–, Gyri 47
–, makroskopisches Bild 46
–, makroskopische Untersuchung 10
–, Sektion 70
–, Sektionstechniken 70
–, Sulci 47
Gehirnabszesse 55
Germinom 67, 352, 372
Geschwülste 228
–, Astrozytome 247
–, Ependymom 316
–, Meningeome 330
–, Neurilemmom 297
–, Neurinom 297
–, Neurofibrom 300
–, Oligodendrogliom 258
– des peripheren Nerven 297
–, Schwannom 297
Gewebe, Anfärbbarkeit 9
–, Entnahme 6
Gewebsantigene, Lokalisation 128
Gewebsentnahme, Präparationsverfahren 116
–, Untersuchung, mikroskopische 116
Gewebserweichung, parasagittale 12
Giant-Axon-Neuropathie 193
Gliafaserfärbungen, Holzer-Färbung 124
–, Phosphorwolframsäure 124
Gliafasern 231, 241
–, Färbung 243
Gliafaserprotein, saures 128
Gliainseln 243
Glial Bundles 243
Glianarbe 219, 240, 246
Gliazellen 129
Glioblasten 322

Glioblastom, gigantozelluläres 251
–, Gefäßarchitektur 353
–, Pseudopalisaden 251
Glioblastoma multiforme 95, 353
– –, Endothelproliferationen 250
– –, Nekrosen 250
– –, Polymorphie 250
Gliome 61, 228, 247, 343
Gliose 240, 245
Globoidzellen 87
Glutaraldehyd 7
Glykogen 143
Glykogengranula 143, 232, 234, 315, 333
Glykogen-Membrankomplex 143
GM_2-Gangliosidose, Hexosominidase A-Aktivität 151
Golgi-Apparat 186
Granula
–, ACTH-Produktion 366
–, basophile 366
–, Cushing-Syndrom 366
–, elektronendichte 148
–, eosinophile 185, 366
– in Nervenzellen 185
–, sekretorische 365, 366
Granulazellmyoblastome 67
Granularzellsarkom, intrakranielles 376
Großhirn, Frontalschnitte 73
Guillain-Barré-Syndrom 279
Gyrus cinguli 38

H
Hämangioblastom 353
Hämangioperizytom 333
Hämatom 12
–, chronisches subdurales 14
–, epidurales 13
–, Fissura Sylvii 34
–, subdurales 14, 21
Hämatoxillin-Eosin Färbung 119
Hämophilus influenzae 329
Hämosiderinpigment 24
Hämosiderinspeicherung 244
Hallervorden-Spatzsche Krankheit 88
Haubenbahn, zentrale 223
Hauptlinie, dicke 261
Hemianopsie, homonyme 41
Hemidesmosomen 314
Hemiparkinsonismus 71
Heparan 151
Herniation

– des Gyrus cinguli 38
–, tentorielle 39
–, tonsilläre 43
–, transtentorielle 41
–, zentrale 45
Herniationsformen 45
Herpesenzephalitis 310
Herpes simplex-Enzephalitis 234, 309
Herpesvirus 309
Herpes zoster 37
Hexachlorophenintoxikation 273
Hexosaminidase A 151
Hinterlaufparalyse 281
Hirano-Body(ies) 169, 170, 171, 172, 178
–, Lage 170
–, Vorkommen 170
Hirnabszeß 303, 306, 308, 329
Hirnatrophie 11
–, diffuse 48
–, lobäre 177
Hirnblutungen 376
Hirnentnahme 10
Hirngefäße, fenestrierte 339
Hirngewicht 11
Hirnmetastase(n) 19, 65
–, topographische Verteilung 97
Hirnnerv(en) 35
–, dritter 36
–, vierter 36
–, fünfter 37
–, sechster 36
–, achter 37
Hirnödem 44, 354–356, 359–361
–, Pathogenese 37
–, vasogenes 362
Hirnrindennekrosen, laminäre 58
Hirnschlagadern, Grenzzonen 51
Hirnschwellung 11, 37
Hirnsektion 11
Hirnstammblutungen, primäre 41
Hirntumoren 54, 61 ff.
Hirnverletzung 305
Holzer-Färbung 124
Honeycombs 193
Hurlersche Krankheit, Heparan 151
–, Chondroitin-B-Sulfat 151
Hydrocephalus occlusus 48
Hydrocephalus hypersecretorius 326
Hydrops, intralamellärer 274

Hydrokarbone, kanzerogene 197
Hydrozephalus 23, 85, 315
Hypercholesterinämie 337
Hypoglykämie 193, 205
Hypophyse 339, 341, 343
–, Hämorrhagien 364
–, Infarkt 364
Hypophysenadenom(e) 67, 94, 365
–, chromophile 364
–, chromophobe 343, 349, 364
–, eosinophile 366
–, Prolaktinbild 364
Hypophysenapoplex 364
Hypoxie 223

I
Imbibition, blutige 14
Immersionsfixation 7
Immunfluoreszenz, Kultur 6
Immunglobulin 214
Immunhistochemie, Antikörper, spezifische 128
–, Gewebsantigene 128
Infarkte, hämorrhagische 41, 42, 54, 56 ff., 59
Infektion(en)
–, bakterielle 308
– des Gehirnes 11
–, mykotische 11
–, virale 11
Internodus 264
Interzellularspalten 345
Invaginationen von Membranen, fingerförmige 351
Ionengleichgewicht 360
Ischämie 362, 363
–, transitorische 51
Isonikotinsäurehydrazid 217

K
Kaktus 188
Kanthomeatallinie 96
Kapillaren 334, 339
–, Basalmembran 334
–, Endothelzellen 334
–, pathologische Veränderungen 340
–, Permeabilität 337, 340
Karyoplasma 131, 132
Karzinommetastase 375
Keratin 368
Kernchromatin 132
Kerneinschlüsse, eosinophile intranukleäre 234
–, pathologische 234
Kerngestalt, Änderungen 353

Kernikterus 177
Kernohan-Notch 41
Kern/Plasma-Relation 224
Kernveränderungen 232
Kinking 50
Kinky-Hair-Disease 174, 175, 187, 188, 189, 191, 218
Kleinhirnatrophie 53, 188
Kleinhirndegeneration 54, 216
–, Körnerzelltyp 246
Klüver-Barrera-Färbung 125
Körnerzelle(n) 218
–, Autolyse 83
–, Kleinhirn 130
Körnerzellschicht, superfiziale 224
Körper 350
–, kurvilineare 145
–, membranöse zytoplasmatische 151, 152
–, multilamelläre 304
–, tubuläre 339, 347, 349, 350
Körperchen, Entstehungsweise 149
–, granulovakuoläre 149, 150
Kohlenmonoxidvergiftung 91
Kollagenfasern 303, 307
Kolloidzysten 371
– des dritten Ventrikels 369
Konservierung, Gewebe 6
Kontusionsherde, Gyri recti 64
–, Gyri orbitales 64
Kopfschwartenschnitt 7
Korb, leerer 219
Korsakoff-Psychose 88
Krampfanfälle 208
Kraniopharyngeom 94, 242, 368
–, Blutgefäße 367
–, Rosenthalsche Fasern 367
–, suprasellares 67
Kristalloide 281
–, filamentäre 158
Kryptokokkenmeningitis 22
Kryptokokkenpolysaccharide 356
Kryptokokkuszelle 302, 303
Kugeln, argentophile 177
Kunststoffschnitte, geeignetste Färbung 127
Kuru 206, 215
Kuru-Plaques 215

L
Lafora-Körper 121, 180, 182, 201, 245

–, Auftreten 181
–, Versilberung nach Bodian 121
Lamellar-Body(ies) 136, 137, 138, 142
– in Purkinjezellen 138
Lamellarstrukturen
–, Germinome 140
–, Corpus geniculatum laterale 140
–, Hypophysenadenome 140
–, motorische Vorderhornzellen 140
–, Oozyten 138
–, ringförmige 138, 139, 140, 142
–, Spinalganglien 140
Lamina elastica interna 123
Lateralsklerose, amyotrophische 10, 140, 145, 146, 182, 219, 221, 222
–, familiäre 182
Lepra 271
Leptomeninx 21
–, Fibrose 329
–, normale Anatomie 327
–, pathologische Veränderungen 328
Leptomeninx spinalis 104
– –, Fibrosierung 104
Leukämie 374
Leukodystrophie 245
– fibrinoide 87
–, Krabbes globoidzellige 87
–, metachromatische 85, 271
–, Morbus Alexander 87
–, spongiöse 87
–, sudanophile 87
Leukodystrophien 257
–, Entmarkungskrankheiten 84
Leukoenzephalopathie, progressiv multifokale 234, 238, 270
Leukozyt(en) 308, 346
–, segmentkernige 302, 329
Lewy-Kugeln 122, 123, 179, 181
–, Feinstruktur 180
–, Substantia innominata 178
Linie
–, Aufsplitterung 272
–, Auftrennung 276
–, Dissoziation 273
–, gleichmäßige Auftrennung 274
–, intraperiodale 263, 272–276
Lipideinschlüsse 151, 257
–, abnorme 149

Lipidose(n) 2, 88, 149, 165, 225, 257, 353
–, motorische Vorderhornzelle bei 151
Lipofuscin 148, 244
–, Altersgehirn 145
–, Lipofuscingranula 145
–, Purkinjezellen 145
–, Silberimprägnation 145
–, topographische Verteilung 145
Lipofuscinablagerungen 147
Lipofuscingranula, amyotrophische Lateralsklerose 146
Lipofuscinose 145
Lipome 373
Liquor cerebrospinalis 322
Locus coeruleus 166
Lungenabszeß 303
Lusekörperchen 297
Lymphom(e) 65, 374
–, primäres 377
–, Hirnblutungen 376
–, metastatische 376
–, primäre 376, 377
– des Zentralnervensystems 376
Lymphozyten 302, 329
Lysosomen 145
Lyssa 185

M
Mäusemutanten, Jimpy 88
–, Quaking 88
Major-Dense-Linie 261
Makrophagen 302, 304, 329
–, autoradiographische Untersuchungen 302
–, Herkunft 301
Mammakarzinom 374
Marchiafava-Bignamische Krankheit 91
Marinesco-Körper 132, 133
Marklamellen 261, 263
Markscheide 262, 284
–, abnorme Ausstülpung 291
–, Anatomie 260
–, Färbeeigenschaften 267
–, normale 266
–, normale zentrale 260
–, Pathologie 271, 363
–, Periodizität 267
–, periphere 266
–, redundante 284
–, Veränderungen 257, 270
–, Wicklungsprozeß 266
–, zentrale 292
Markscheidenbildung 261

Markscheidenfärbung 116
- Klüver-Barrera-Färbung 125
-, Luxol-Fast-Blue 124
-, Methode nach Spielmeyer 125
-, Methode nach Woelcke 125
- am Paraffinmaterial 125
Markscheidenhydrops, intralamellärer 271, 363
Markscheidenkonfigurationen 286
Markscheidenuntergang 270
Massenblutung, zerebrale 93
Masson-Trichromfärbung 123
Mastzellen 297
Matrixzellen 224
Medulloblastom 318, 320
-, glatte Muskelfaser 322
-, Rosetten 319
-, spongiforme Variante 321
Meerrettichperoxidase 231, 314, 328, 338, 356
Meganeuriten 188, 225
Melanin 148
Melanom(e) 65, 374
-, primäre 149
-, zentrales Nervensystem 149
Melanophoren 148, 149
Melanose 148
Membrana limitans 327
Membran-Partikelkomplex 140–142
Membranen, glioaxonale 279
-, Invagination 279
Meningen 327, 364
Meningeom(e) 10, 12, 17, 107, 330–332, 350, 351
-, angioblastisches 333
-, feinstrukturelles 332
-, Kalkablagerungen 332
Meningiosis carcinomatosa 104, 374
Meningitis 22, 329
-, bakterielle 328
-, basale 329
-, chronisch-granulomatöse 329
-, fortgeleitete 328
-, hämatogene 328
Meningokokken 329
Meningomyelozele 49
Mesoderm 301
Metalues 188
Metastase(n) 12
-, epidurale 103
-, Kompression 103

Metastasen 12
-, der Dura mater 374
-, hämatogene 374
- im Subarachnoidalraum 374
- im Zentralnervensystem 374
Meynertsche Basalkernkomplexe 166
Migration 224
Mikrofilamente 154
-, Durchmesser 156
Mikroglia, ruhende 301
Mikropolygyrie 49
Mikrotubuli 153, 155, 158, 186, 192, 193, 196, 211, 301, 313, 314, 353
-, Axonen 154
-, Dendriten 154
-, Durchmesser 154
-, Funktion 154
-, Perikaryon 154
Mikrovilli 312, 316, 325, 371
Minor-Dense-Line 263
Mißbildungen, arteriovenöse 12
-, kongenitale 46
Mitochondrien 199
-, geschrumpfte 176
-, Gestalt 174
-, Glykogengranula 177
-, Größe 174
-, vakuolisierte 177
-, Vermehrung 198
Mitosehemmer 158
Morbus Alexander 87
Morbus Alzheimer 159, 178, 209
Morbus Canavan 87, 271
Morbus Krabbe, globoidzellige Leukodystrophie 84
Morbus Parkinson 123, 219
Morbus Pick 149, 171
Morbus Werdnig-Hoffmann 221
Morbus Wilson 88
Mukozyten 279
Mukoviszidose 201
Multiple Sklerose 35, 69, 269, 296
-, Entmarkungsherde 100
Muskelatrophie
-, hereditäre 156
-, nukleäre 114
-, spinale 219
Muskelzellen, glatte 334, 339
Myelin, peripherer Typ 266
-, zentraler Typ 266
Myelinolyse, zentrale pontine 91

Myelinovoide 284
Myelinprotein, basisches 128
Myelinsegmente 260
Myelomalazie 104
Myelo-Optico-Neuropathie, subakute 224
Myoklonien 181
Myoklonusepilepsie 181

N
Nebenlinie, dünne 263
Negri-Körper 185
Nekrose(n) der Stammganglien 58
-, fibrinoide 376
-, verkäsende 329
Nerven, Entmarkung 277
-, periphere 108, 267, 277
Nervendurchtrennung 285
Nervenzelle(n), doppelkernige 129, 223
-, doppelkernige 222
-, Fortsätze 130
-, Gestaltänderungen 225
-, Impulsleitung 130
-, neuromelaninhaltige 149
Nervenzellerkrankung, einfache 222
Nervenzellfortsätze 186
Nervenzellkerne, Fischaugenbild 131
Nervenzelluntergang 219
Nervenzellveränderungen 220
Neurilemmom 297
Neurinom 297
Neuroblasten 322
Neuroblastom, zerebelläres 226, 228
Neuroektoderm 364
Neurofibrillen 153, 156, 157
-, abnorme 159
-, argentophile 159
Neurofibrillenveränderungen 166, 169
Neurofibrom 299, 300
Neurofibromatose 300
Neurofilamente 153, 155, 160, 192, 211
-, amyotrophische Lateralsklerose 158
-, Axonen 154
-, Dendriten 154
-, Durchmesser 154
-, Länge 154
-, Perikaryon 154
-, Veränderungen 156
Neurohypophyse 364
Neurolathyrismus 184
Neurom, traumatisches 285

Neuromelanin 148
-, Auftreten 147
-, elektronenmikroskopisch 148
Neuron(e) 130
-, dunkle und geschrumpfte 222
-, Feinstruktur 131
Neuronophagie 136, 221, 309
Neuropathie, hypertrophische 300
-, periphere 281
Neuropathologie, Ausbildung in der 3
Neurotransmitter 314
Neurotransmitterkonzentration 360
Neurotubuli 154
Neutralfette 125
Nexus 248
Nissl-Färbung 121
Nisslschollen 133
Nissl-Substanz 133
-, Auflösung 134
Nn. olfactorii, Agenesie 36
Nuclear-Bodies 232, 249
Nucleolemm
-, Grundsubstanz, feingranuläre 132
-, Pars amorpha 132
-, pathologische Veränderungen 132
Nucleolus, Größe 131
-, Lage 131
Nucleoporen 132
Nucleus
- amygdalae 166
- gracilis 201
- lentiformis 166
- subthalamicus 166
- vestibularis 197

O

Oberflächenmodulation 347
Oberflächensiderose 244
Oblongatasyndrom, dorsolaterales 63
Oculomotoriuslähmung 39
Ödem des Marklagers 357, 358
Ödemflüssigkeit, Indikator 356
-, Nachweis 356
Oligodendroglia
-, interfaszikuläre 253
-, mukoide Degeneration 257
-, normale 253
-, Pathologie 257
-, Spiegeleimuster 363

Oligodendrogliafortsätze 253
Oligodendrogliazelle 293
-, genetische Defekte 270
-, Pathologie 270
Oligodendrogliom(e) 258
-, Mikroverkalkung 258
Oligodendrozyt(en) 254, 255, 363
-, Spiegeleiphänomen 256
Onion-Bulbs 281, 285, 293, 300
Opalski-Zelle 237
Organellen, fibrilläre 193
-, Veränderungen 193
Organellenverluste 193
Osmiumtetroxid, Nachfixierung 127
Otitis 303

P

Pacchionische Granulationen 17, 328
Paired-Helical-Filaments 167, 168, 214
Panenzephalitis, subakute sklerosierende 164, 234, 257, 309, 311
Papovaviren 270
Paragangliom der Cauda equina 227, 228
Parallelfaser 218
Paralyse, progressive 188
Paranodus 264
Parkinson-Demenz 48
Parkinsonismus 71
-, postencephalitischer 162, 179
Parkinsonismus-Demenz-Komplex 149, 163, 212
- auf Guam 179
Parkinsonsche Krankheit 178, 179
Pathoklise 84
Perfusionsfixation 7
Perikaryon, Schwellung 134
Perineuralzellen 267, 300
Perizyten 301, 339
Peroxidase 128
Phagosomen 145
Phagozyt 303
Phosphorwolframsäure-Hämatoxylin-Methode 124
Pia mater 22, 327
Pick, Arnold 177
Pick-Kugeln 177, 180
-, Ultrastruktur 178
Picksche Krankheit 51, 88

Pigmentablagerung, intraneuronale 147
Pinealis 339
Pinealome, ektopische 67, 372
Pinozytose 360
Pits 44
Plaques
-, Alzheimersche 209
-, artiosklerotische 337
-, gefäßgebunden 209
-, kongophile 214
-, neuritische 212
-, senile 159, 212, 214–216
Plasmamembran, Indentationen 347
Plasmazellen 302, 305, 329
Platybasie 50
Plexus chorioideus 323, 324, 325, 339
-, Veränderungen 326
-, Xynthogranulome 326
-, zystische Degeneration 326
Plexuspapillom 326
Plexuspapillome, Gefäße in 343
Poliomyelitis anterior acuta 134, 219
Polyglucosankörper im Herzmuskel 201
- im Nervensystem 201
Polysomen 133
Ponsgliom 65, 66
Progressive Supranuclear Palsy 168
Protein, neurofibrilläres 156
Psammomkörper 326, 330, 333
Psychosen 10
Purkinjezellen 130, 166, 189
-, Dendritenbaum 190
Pyramidenbahn 123
Pyramidenbahndegeneration 55, 70

Q

Quecksilbervergiftung 188
Querschnittsläsion 107

R

Rabies 185
Ramus communicans posterior, Aneurysma 32
Randsiderose 244
Ranvierscher Schnürring 263
Rathkesche Tasche 367
Raum, periaxonaler 260
-, perivaskulärer 334, 339

Raumforderung, intrakranielle 11, 37, 354
Reaktion, axonale 134
Recklinghausensche Krankheit 37
Refsumsche Krankheit 296
Regeneration 288
Region, paranodale 264
Reidsche Basallinie 74
Reinnervation 207
Remyelinisierung 281, 284, 285, 295, 296
Residualkörper 145, 199
Respiratorgehirn 71
Retardierung, geistige 10, 208
Retikulinfaser-Bindegewebsfärbungen, Methode nach Wilder 125
Retikulinfasern 126
Retikulum
–, endoplasmatisches 132, 133, 136, 186, 193, 197, 351
–, glattes 193
–, rauhes 133, 186, 351
–, Veränderungen 193
Ribonukleinsäure 132
Ribosomen 132, 143, 192
–, freie 133
Riesenwuchs 366
Riesenzelle, Betzsche 221
Riesenzellen, Betzsche 130, 136
Rindenblindheit 208
Rosenthalsche Fasern 87, 241, 242, 367
Rosetten vom Homer-Wright-Typ 319
Rotationsmikrotom 127
Rückenmark
–, Blutversorgung 110
–, Deformierungen, artefizielle 9
–, Entnahme 9
–, Faserbahndegenerationen 114
–, makroskopische Untersuchung 10
–, Meningeome 107
–, normale Anatomie 105
–, pathologische Anatomie 107
–, Schwannome 107
–, Sektion des 113
–, Untersuchung 103
Rückenmarksquerschnitte 111
Rückenmarkstumoren, intramedulläre 107
Rupturblutung 14
Rupturen, arterielle 337

S
Sack, leerer präsynaptischer 207
Sarkom 374
Sarkome 373
Satellitenzellen 130, 136, 186, 256
Satellitose 136, 309
Schädelfrakturen 329
Schaumzellen 297
Schleife
–, äußere 261, 274
–, innere 261, 281
–, laterale 264, 265, 296
–, paranodale 264
–, Vulnerabilität 281
Schmidt-Lantermansche Einkerbungen 267
Schnürring, Ranvierscher 192
Schrotschußemboli 28
Schwannom 298
–, Blutgefäße 297
–, Typ A nach Antoni 297
–, Typ B nach Antoni 297
Schwannome 37, 107, 343
–, maligne 300
Schwannsche Zelle 266
Schwannzellen 293, 300
–, intrazytoplasmatische Lipideinschlüsse 271
Schwannzellnekrosen 271
„Schweizer Käse"-Artefakt 8
Schwellung, leere 205, 206
Scrapie 173, 206, 216
Seitelbergersche Krankheit 208
Simchowicz-Körper 149
Sinusitis 303, 329
Sklerose, tuberöse 164
Slow-Virus-Infektionen 206
Somatic Sprouts 188
Sommersektor 122, 177
Spaltmißbildung 109
Speichermaterial, sudanophiles 123
Spezialfärbungen 120, 122, 123
Spiegeleiphänomen 256
Spinalarterien 110
Spinalerkrankung, funikuläre 114
Spinalganglienzellen 130
Spine-Apparat 204
Spines 156, 186, 204
–, dendritische 218
–, loses 218
–, von Purkinjezellen 218
Spirochäten 329
Stachelkugel 188

Staphylokokken 308, 329
Status spongiosus 362
– des Marklagers 363
Stauungshyperämie 23
Steele-Richardson-Olszewski-Syndrom, Neurofibrillenveränderungen 168
Stern-Körper 188
Strahlennekrose 343
–, intervalläre 376
Strahlenspätnekrose 66, 376
Straight-Filaments 167
Streptokokken 308, 329
Strukturen
–, mikrotubulusartige 143
–, parakristallierte 158, 160, 196, 281
–, tubulovesikuläre 193, 196, 208, 211
Subarachnoidalblutung 7, 23, 24, 64
Subarachnoidalraum 104, 327
Subependymom 318
Substantia innominata 166
Substantia nigra 166
Sudanfärbung 126
Sudan-(Fett-)Färbung 125
Sudanrot 125
Sudanrotfärbung 123
Synapse(n) 103, 186, 204
–, normale 203
–, pathologisch veränderte 203
–, chemische 202
–, elektrische 202
–, exzitatorische 202
–, inhibitorische 202
–, Lysis 205
–, normale 202
–, Veränderungen 204, 207
–, Schwellung 205
Synapsenspalt 202, 203
Synaptogenese 207
Syringomyelie 114
System, retikuloendotheliales 339
Systemdegenerationen 51, 114

T
Tabes dorsalis 112
Tanizyt 314
Tay-Sachssche Krankheit, Hexosaminidase-Aktivität 151
Tela chorioidea 371
Tellurintoxikation 271
Teratome 67, 373
Tetraplegie 169

Sachverzeichnis

Thalamusgliom (Astrozytom) 96
Thiaminmangel 197
Thrombophlebitis 329
Tight-Junction(s) 261, 265, 267, 274, 314, 325, 327, 343, 344
Tollwut 185
Toluidinblau 127
Toluidinblaufärbung 127
Torpedos 193
Tracersubstanzen 356
Tractus tegmentalis centralis 225
Transferkanäle 347
Transport, axonaler 156
–, intrazellulärer 154
Transversalbänder 265
–, Veränderungen 296
Transversalfraktur 13
Triäthylzinnvergiftung 271, 272, 280, 363
Trichromfärbung nach Masson, Bindegewebsfärbung 126
Trigeminusneuralgie 37
Triorthokresylphosphatvergiftung 193
Trisomie, Fehlen der 35
Tuber cinereum 339
Tuberkelbazillen 329
Tuberöse Sklerose 222, 315
tubular arrays 351
Tumoren 12, 343
–, gutartige 37

U
Ultradünnschnitte, Kontrastierung mit Uranyl- oder Bleisalzen 128
Ultramikrotom 127
Unterkleidungsmaterial 263
Untersuchungen, histochemische 6
–, neurochemische 6

V
Vakuolen
–, autophagische 183
–, perinukleäre 223
–, ringförmige 223
Vena magna Galeni, Aneurysmen der 12, 20
Venen 337
Venolen 339
Ventrikelsystem, Veränderungen 45
Ventrikulitis 315
Veränderungen
–, autolytische 9
–, herdförmige 51
–, ischämische 222
–, neuronale 219
–, regenerative 199
–, sekundäre 55
Verbindungen, interzelluläre 343
Vermis cerebelli 318
Verschiebeblutungen 42
Verschlüsse, arterielle 337
Verschlußhydrozephalus 318, 329, 369
Vesikel 198, 199, 201
–, pinozytotische 338, 347, 348
–, plasmalemmale 338, 347
–, synaptische 202, 207, 211, 218
Vinblastinbehandlung 196
Vincaalkaloide 158
Vinca-Alkaloidintoxikationen 184
Virchow-Robinsche Räume 308
Virusenzephalitis 309
Viruserkrankungen 309
–, langsame 216
Virusinfektionen 55
Viruspartikel 309
Vitamin E-Mangel 201
Vorderhornzelle
–, Chromatolyse 134

–, motorische 130, 134, 135, 219
–, Ultrastruktur 135

W
Wachstumshormon 366
Wallenberg-Syndrom 63
Wallersche Degeneration 55, 108, 174, 193, 195, 198, 270
Weibel-Palade-Bodies 347
Weibel-Palade-Körper 339, 350
Werdnig-Hoffmansche Krankheit 243
Wernicke-Syndrom 88
Wilsonsche Krankheit 237

X
Xanthogranulome, multilokuläre 326

Z
„Zahnpasta"-Artefakt 8, 107
Zebra-Bodies 151, 153
Zellbett, leeres 219
Zellen, physaliforme 374
Zellkern, Größe 130
Zellveränderung, retrograde 134
Zenkersche Lösung 124
Zentralnervensystem, verschiedene Zelltypen 129
Zentriolen 353
Zilien 314, 316
Zisternen 351
–, dilatierte 185
–, membrangebundene 140
Zisternenmembran 141
Zonulae occludentes 230, 327, 338
Zonulae und Maculae adhaerentes 314
Zyanintoxikation 176, 363
Zyanvergiftung 102, 193
Zystofibrose des Pankreas 201
Zytoskelett 154
Zwiebelschalenformationen 281

M. Mumenthaler

Didaktischer Atlas der klinischen Neurologie

1982. 365 Abbildungen. X, 139 Seiten
Gebunden DM 118,-. ISBN 3-540-11279-0

Inhaltsübersicht: Schädeldeformierung. – Haarausfall. – Gefäße am Kopf. – Schädel im Röntgenbild. – Schädeltrauma und seine Folgen. – Gesicht, allgemein Auffälliges. – Gesicht, halbseitige Besonderheiten (1. Serie). – Gesicht, halbseitige Besonderheiten (2. Serie). – Gesicht, halbseitige Besonderheiten (3. Serie). – Gesicht, beidseitige Anomalien. – Einseitige Ptose. – Kongenitale Ptose. – Ptose im Alter. – Allmählich zunehmende beidseitige Ptose. – Motilitätsstörungen eines Auges. – Exophthalmus. – Blickwendung. – „Augendiagnostik". – Leitsymptom, Augenfundusveränderungen. – Gestörtes Funktionieren des Mundes. – Dicke Lippen. – Asymmetrie der Unterlippe. – Verräterische Zunge und Zahnfleisch. – Atrophie der Zunge. – Kurzer Hals. – Schiefe Kopfhaltung. – Asymmetrie der Nackenmuskulatur. – Einseitiger Schultertiefstand. – Besonderheiten des Schultergürtels. – Eigenartige Haltung von Armen und Händen. – Lahmer Arm. – Dorsalextensionsschwäche der Hand. – Ausgeprägte Atrophie der kleinen Handmuskeln. – Atrophie des I. Spatium interosseum an der Hand. – Daumenballen. – Abdomen und Inguinalgegend. – Hexenschuß. – Skoliose. – Hartnäckige Rückenschmerzen. – Besonderheiten der Oberschenkel. – Besonderheiten am Unterschenkel. – Anomalien der Füße. – Haut und Trophik. – Quellennachweis. – Sachverzeichnis.

Die diagnostische Beurteilung eines Patienten stützt sich einerseits auf die Anamnese, andererseits aber auf die Befunde. Der erste Befund ist immer der einfache Aspekt, der bei ruhiger und sorgfältiger Beobachtung des Patienten auffällt. Dieser wird dem Erfahrenen oft wichtige Hinweise geben oder gar schon eine Diagnose erlauben.
Derartige typische oder gar pathognomonische Aspekte sind in der medizinischen Literatur reichlich dargestellt, meist jedoch verstreut in verschiedensten Publikationen.
Der vorliegende, nach didaktischen Gesichtspunkten aufgebaute Atlas bietet eine umfassende Sammlung der wichtigsten Befunde in der klinischen Neurologie. Sorgsam wird die Beobachtungsgabe des Lesers an einprägsamen Kasuistiken geschult. Durch eine Wechselwirkung von Bild und textlicher Information, durch die Formulierung von Fragen, wird ein Maximum an optischen Eindrücken vermittelt und die Eigeninitiative des Beobachters gefördert. Zwar werden gute Kenntnisse der klinischen Neurologie das Deuten der Befunde erleichtern, aber durch erklärende und hinweisende Kommentare wird auch der klinische Anfänger einen Zugang zur Diagnose erhalten.

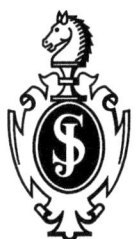

Springer-Verlag
Berlin
Heidelberg
New York

W. Birkmayer, P. Riederer
Die Parkinson-Krankheit
Biochemie, Klinik, Therapie
1980. 69 Abbildungen, 35 Tabellen. X, 217 Seiten
Gebunden DM 78,-. ISBN 3-540-81589-9

J. A. L. B. Bulcke, A. L. Baert
Clinical and Radiological Aspects of Myopathies
CT Scanning - EMG - Radio-Isotopes
1982. 104 figures, 30 tables. Approx. 176 pages
Cloth DM 128,-. ISBN 3-540-11443-2

Experimental and Clinical Neuropathology
Proceedings of the First European Neuropathology Meeting, Vienna, May 6-8, 1980
Editors: K. Jellinger, F. Gullotta, M. Mossakowski
1981. 210 figures. XI, 409 pages
(Acta Neuropathologica, Supplementum 7)
DM 166,-
Reduced price for subscribers to "Acta Neuropathologica": DM 132,80. ISBN 3-540-10449-6

J. M. Schröder
Pathologie der Muskulatur
1982. 190 Abbildungen in 525 Einzeldarstellungen, 18 Tabellen, 1 Falttafel. XXIII, 813 Seiten
(Spezielle pathologische Anatomie, Band 15)
Gebunden DM 660,-
Subskriptionspreis: Gebunden DM 528,-
ISBN 3-540-11069-9

M. Swash, M. S. Schwartz
Neuromuscular Diseases
A Practical Approach to Diagnosis and Management
1981. 167 figures. XXII, 316 pages
Cloth DM 110,-. ISBN 3-540-10548-4

Spezielle pathologische Anatomie
Ein Lehr- und Nachschlagewerk
Begründet von E. Uehlinger, W. Doerr
Herausgeber: W. Doerr, G. Seifert

13. Band
1. Teil
Pathologie des Nervensystems I
Durchblutungsstörungen und Gefäßerkrankungen des Zentralnervensystems
Von J. Cervós-Navarro, H. Schneider
Redigiert von G. Ule
1980. 263 Abbildungen in 374 Einzeldarstellungen, 4 Tabellen. XXI, 665 Seiten
Gebunden DM 320,-
Subskriptionspreis: Gebunden DM 256,-.
ISBN 3-540-09788-0

13. Band
2. Teil
Pathologie des Nervensystems II
Entwicklungsstörungen, Chemische und physikalische Krankheitsursachen
Von H. Berler, H. Noetzel, G. Quadbeck, W. Schlote, H. P. Schmitt, G. Ule
Redigiert von G. Ule
1982. 284 Abbildungen. Etwa 940 Seiten
Gebunden DM 680,-
Vorbestellpreis/Subskriptionspreis:
Gebunden DM 544,-
(Der Vorbestellpreis gilt nach Erscheinen weiter als Subskriptionspreis bei Verpflichtung zur Abnahme aller Bände des Handbuchs). ISBN 3-540-11536-6

Pathologische Erregbarkeit des Nervensystems und ihre Behandlung
Membranfunktion, Neurotransmitter und Hirnpeptide bei Epilepsien, extrapyramidalmotorischen, neuromuskulären und neuroendokrinen Erkrankungen
Herausgeber: H. G. Mertens, H. Przuntek
Unter Mitarbeit zahlreicher Fachwissenschaftler
1980. 208 Abbildungen, 97 Tabellen.
XXXVII, 725 Seiten (23 Seiten in Englisch)
(Verhandlungen der Deutschen Gesellschaft für Neurologie, Band 1)
DM 128,-. ISBN 3-540-10214-0

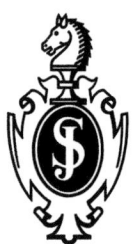

Springer-Verlag Berlin Heidelberg New York

MIX
Papier aus verantwortungsvollen Quellen
Paper from responsible sources
FSC® C105338

If you have any concerns about our products,
you can contact us on
ProductSafety@springernature.com

In case Publisher is established outside the EU,
the EU authorized representative is:
**Springer Nature Customer Service Center GmbH
Europaplatz 3, 69115 Heidelberg, Germany**

Printed by Libri Plureos GmbH
in Hamburg, Germany